Endspurt Klinik

Pädiatrie

Skript 10

3., vollständig überarbeitete Auflage

80 Abbildungen

Georg Thieme Verlag
Stuttgart • New York

Autor/Fachbeirat

Dr. med. Claus **Schott**
Jakob-Reichert-Str. 2
97944 Boxberg
Deutschland

Bibliografische Information der Deutschen Nationalbibliothek
Die Deutsche Nationalbibliothek verzeichnet diese Publikation in der Deutschen Nationalbibliografie; detaillierte bibliografische Daten sind im Internet über http://dnb.d-nb.de abrufbar.

Wichtiger Hinweis: Wie jede Wissenschaft ist die Medizin ständigen Entwicklungen unterworfen. Forschung und klinische Erfahrung erweitern unsere Erkenntnisse, insbesondere was Behandlung und medikamentöse Therapie anbelangt. Soweit in diesem Werk eine Dosierung oder eine Applikation erwähnt wird, darf der Leser zwar darauf vertrauen, dass Autoren, Herausgeber und Verlag große Sorgfalt darauf verwandt haben, dass diese Angabe **dem Wissensstand bei Fertigstellung des Werkes** entspricht.
Für Angaben über Dosierungsanweisungen und Applikationsformen kann vom Verlag jedoch keine Gewähr übernommen werden. **Jeder Benutzer ist angehalten**, durch sorgfältige Prüfung der Beipackzettel der verwendeten Präparate und gegebenenfalls nach Konsultation eines Spezialisten festzustellen, ob die dort gegebene Empfehlung für Dosierungen oder die Beachtung von Kontraindikationen gegenüber der Angabe in diesem Buch abweicht. Eine solche Prüfung ist besonders wichtig bei selten verwendeten Präparaten oder solchen, die neu auf den Markt gebracht worden sind. **Jede Dosierung oder Applikation erfolgt auf eigene Gefahr des Benutzers.** Autoren und Verlag appellieren an jeden Benutzer, ihm etwa auffallende Ungenauigkeiten dem Verlag mitzuteilen.

1. Auflage 2015
2. Auflage 2018

Rüdigerstr. 14
70469 Stuttgart
Deutschland
www.thieme.de

Printed in Germany

Umschlaggestaltung: Thieme Group
Satz: L42 AG, Berlin; gesetzt aus: PTC APP
Druck: AZ Druck und Datentechnik GmbH, Kempten

ISBN 978-3-13-243066-2 1 2 3 4 5 6

Auch erhältlich als E-Book:
eISBN (PDF) 978-3-13-243067-9
eISBN (epub) 978-3-13-243068-6

Wo datenschutzrechtlich erforderlich, wurden die Namen und weitere Daten von Personen redaktionell verändert (Tarnnamen). Dies ist grundsätzlich der Fall bei Patienten, ihren Angehörigen und Freunden, z. T. auch bei weiteren Personen, die z. B. in die Behandlung von Patienten eingebunden sind.
Um den Lesefluss zu erhalten, wird im Nachfolgenden in der Regel die maskuline Geschlechtsform verwendet. Sie bezieht alle Geschlechter gleichermaßen mit ein.

Auf zum Endspurt!

Es ist so weit: Nach den ganzen Strapazen der letzten Jahre liegt die Ziellinie jetzt vor Ihnen. Nur die letzte Hürde im Studium, die 2. ÄP, steht noch an. Doch nach den unzähligen durchlernten Nächten, der wenigen Freizeit und all dem Stress haben Sie mittlerweile wirklich keine Lust mehr, dicke Bücher zu wälzen, um sich prüfungsfit zu machen?! Dann sind unsere Klinik-Skripte genau das Richtige für Ihren Endspurt! Denn hier finden Sie **alle Fakten für alle Fächer**, die Ihnen im Examen abverlangt werden! Kurz gefasst und leicht verständlich zeigen Ihnen unsere Skripte, worauf es dem IMPP wirklich ankommt!

Lernpakete. Wir haben den gesamten Stoff für Sie in Einheiten unterteilt, die Sie jeweils an einem Tag durcharbeiten können. Mit diesem Plan sind Sie in **90 Tagen** mit unseren Skripten durch und dann bestens vorbereitet auf die 2. ÄP. Die Lernpakete sind natürlich nur ein Vorschlag unsererseits, wie Sie Ihr Lernpensum gestalten. Denn wie schnell Sie beim Lernen vorankommen, hängt natürlich maßgeblich von Ihrem Vorwissen und Ihrer persönlichen Lerngeschwindigkeit ab.

Prüfungsrelevante Inhalte. Damit Sie genau wissen, was Sie können müssen, und das auch auf den ersten Blick erkennen, haben wir alle Antworten auf die Prüfungsfragen des IMPP gelb hervorgehoben. Die Markierung umfasst alle zwischen dem Frühjahrsexamen 2008 und dem Herbstexamen 2019 gestellten Fragen. So sind Sie für die Prüfung bestens gewappnet, und Altfragen werden kein Problem mehr darstellen.

Kreuzen. Kreuzen. Kreuzen. Kreuzen ist das A und O, denn so bekommen Sie ein Gefühl für die IMPP-Fragen! Auf **viamedici.thieme.de** haben wir daher für Sie **individuelle Prüfungssitzungen** zusammengestellt, die exakt auf unsere Lernpakete zugeschnitten sind. Sie können also – nachdem Sie ein Lernpaket gelernt haben – auf examen online die passenden Fragen dazu kreuzen und so Ihren eigenen Lernfortschritt überprüfen. In den Prüfungssitzungen werden regelmäßig alle neuen Examina ergänzt, sodass Ihnen keine einzige Frage entgeht!

Mit „Endspurt" können Sie also **sicher sein**, dass Sie wirklich den **gesamten prüfungsrelevanten Stoff gelernt** haben!

PRÜFUNGSHIGHLIGHTS ✘

Die wichtigsten Infos zu den geprüften Inhalten sind noch einmal als **Prüfungshighlights** zusammengefasst. Die **Anzahl der !** zeigt Ihnen, wie oft das IMPP bestimmte Inhalte abgefragt hat:

- ! Hierzu gab es 1 Frage.
- !! 2 bis 3 Fragen wurden dazu gestellt.
- !!! Dieses Thema kam 4-mal oder noch öfter vor.

LERNTIPP !

In unseren **Lerntipps** machen wir Sie auf **IMPP-Vorlieben** und typische **„Schlagworte"** in den Prüfungsfragen aufmerksam und nennen Ihnen Tipps und Tricks, um die Labor- oder Bildbefunde schnell und richtig zu interpretieren. Daneben gibt es Infos, worauf es v. a. in der **mündlichen Prüfung** ankommt, und **Eselsbrücken**, mit denen Sie sich bestimmte Fakten noch einfacher merken können. Auch verschiedene Zusammenhänge werden noch einmal veranschaulicht, damit Sie sich die Antworten leichter herleiten können.

BEISPIEL

Mit unseren **Beispielen** zeigen wir Ihnen ganz konkret, womit Sie in der Prüfung konfrontiert werden. Hier können Sie z. B. epidemiologische Rechenaufgaben lösen und das Interpretieren von Laborwerten üben.

PRAXIS In den **Praxistipp-Kästen** finden Sie Fakten, die Sie später in der Klinik brauchen werden und die Sie sich unabhängig von den IMPP-Vorlieben merken sollten.

Damit Sie zusätzlich Zeit beim Lernen sparen und die zusammengehörigen Inhalte „an einer Stelle" haben, wurden die Fächer **Innere Medizin** und **Chirurgie** zusammengelegt. Die chirurgischen Inhalte können Sie an dem roten Strich am Rand (**OP-Technik**) sofort erkennen und so das Fach Chirurgie auch separat lernen, wenn Sie das lieber möchten. OP-TECHNIK

Auch die übergreifenden Fächer Klinische Pathologie, Pharmakologie und Radiologie sind direkt bei den jeweiligen Krankheitsbildern integriert, aber nicht extra gekennzeichnet.

Im Kleindruck finden alle, die's ganz genau wissen wollen, vertiefende Infos und Fakten.

Fehlerteufel. Alle Texte wurden von ausgewiesenen Fachleuten gegengelesen. Aber: Viele Augen sehen mehr! Sollten Sie in unseren Skripten über etwas stolpern, das so nicht richtig ist, freuen wir uns über jeden Hinweis! Schicken Sie die Fehlermeldung bitte an studenten@thieme.de oder folgen Sie dem Link www.thieme.de/endspurt-klinik. Wir werden dann die Errata sammeln, prüfen und Ihnen die Korrekturen unter **www.thieme.de/endspurt-klinik** zur Verfügung stellen. Und für den Fall, dass Ihnen unser Produkt gefällt, dürfen Sie uns das selbstverständlich auch gerne wissen lassen! ☺

Alles Gute und viel Erfolg für Ihr Examen
Ihr Endspurt-Team

Inhaltsverzeichnis

Pädiatrie

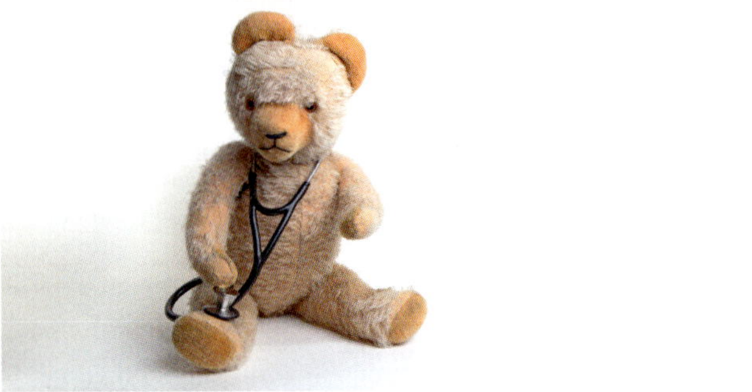

Foto: K. Oborny, Thieme Gruppe

LERNPAKET 1

LERNPAKET 2

LERNPAKET 3

LERNPAKET 4

LERNPAKET 7

Pädiatrie

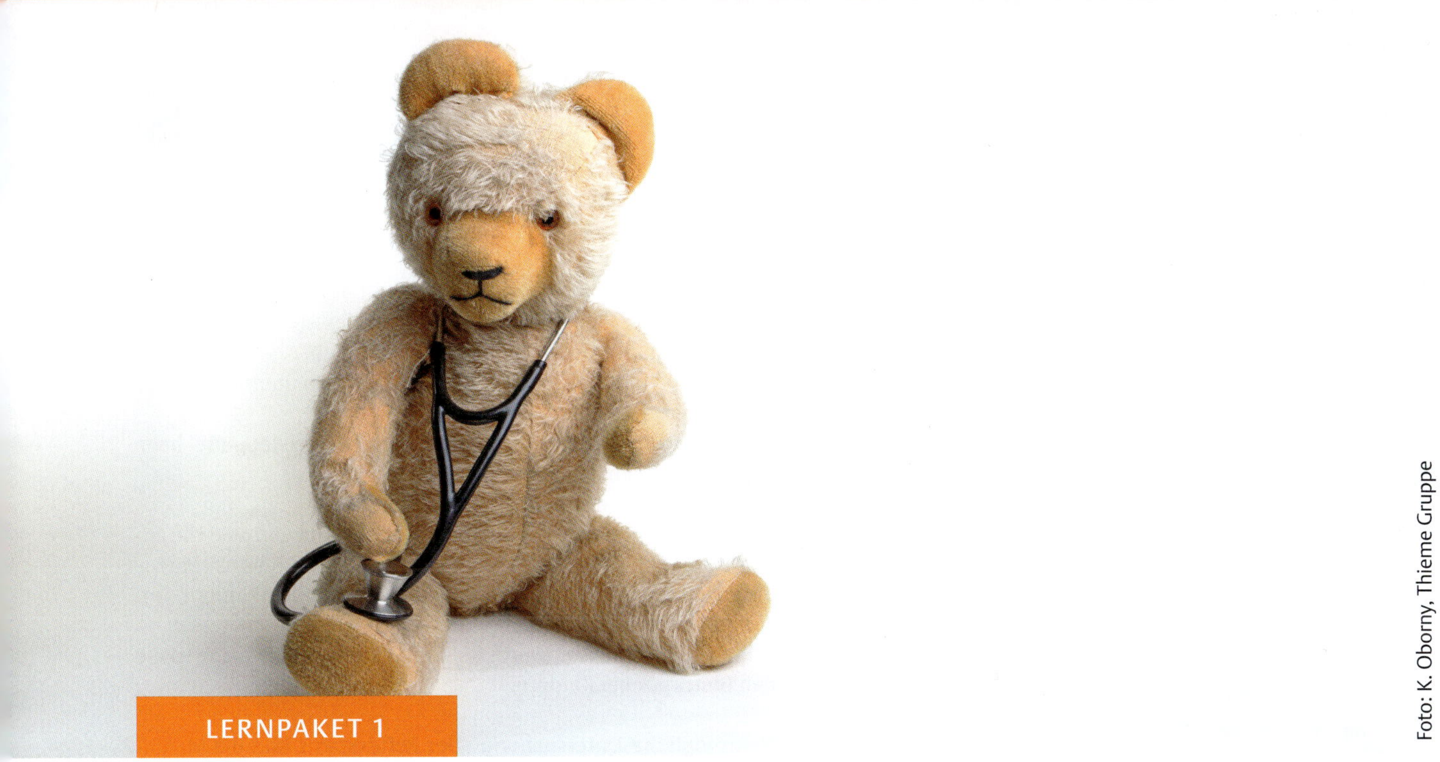

LERNPAKET 1

Foto: K. Oborny, Thieme Gruppe

1 Besonderheiten in der Pädiatrie

1.1 Erhebung der Anamnese im Kindesalter

Eine sorgfältige Anamnese ist Voraussetzung für die gezielte körperliche Untersuchung. Die pädiatrische Anamnese bedarf – je nach Alter und Entwicklungsstand des Kindes – einer unterschiedlichen Vorgehensweise. Im **Neugeborenen-** und **Säuglingsalter** wird die Anamnese des Kindes immer bei Mutter, Vater oder einer anderen zuverlässigen Bezugsperson erhoben (**Fremdanamnese**). Ab dem **Kindergartenalter** kann das Kleinkind spielerisch und unter Verwendung einer altersgerechten Sprache in die Anamneseerhebung miteinbezogen werden. **Schulkinder** und **Jugendliche** beschreiben ihre Symptome zielgerichtet.

Tab. 1.1 zeigt die verschiedenen pädiatrischen Bezeichnungen.

Wichtige Kriterien der pädiatrischen Anamnese sind:

- krankheitsbezogene Anamnese: aktuelles Krankheitsbild, Grunderkrankungen, bisherige Erkrankungen
- Medikamentenanamnese und Impfstatus
- Familienanamnese
- Schwangerschafts- und Geburtsanamnese
- Entwicklungs- und Ernährungsanamnese
- Sozialanamnese.

Tab. 1.1 Pädiatrische Bezeichnungen

Bezeichnung	Alter
Frühgeborenes	Gestationsalter < 37 Wochen
Neugeborenes	0–28 Tage
Säugling	4 Wochen bis 12 Monate
Kleinkind	jüngeres Kleinkind: 12 Monate bis 3 Jahre älteres Kleinkind: 3–6 Jahre
Schulkind	7–12 Jahre
Jugendliche/-r	13–17 Jahre

1.2 Pädiatrische körperliche Untersuchung

Grundsätze: Bei der körperlichen Untersuchung sollten altersspezifische Besonderheiten und die psychische Verfassung des Kindes berücksichtigt werden (z. B. Angst, Schamgefühl). Der **Untersuchungsraum** sollte **warm** sein, genauso wie die Hände und das Stethoskop des Untersuchers.

Tab. 1.2 Normwerte für Herzfrequenz, Blutdruck und Atemfrequenz bei Kindern

Alter	Herzfrequenz (Schläge/min)	RR syst (mmHg)	RR diast (mmHg)	Atemfrequenz (/min)
Frühgeborenes	140 (90–180)[1]	[2]		60
Neugeborenes	120 (80–170)	74	51	36–55
Säugling	120 (90–160)	85	64	23–34
Kleinkind 1–3 J.	110 (80–130)	91	63	19–26
Kleinkind 4–6 J.	100 (80–120)	95	59	
Schulkind 7–10 J.	90 (70–100)	97	58	18–22
Schulkind 11–12 J.	85 (65–105)	104	66	
Jugendliche ab 13 J.	80 (60–100)	109	70	16–20

[1] Abhängig vom Gestationsalter: FG haben eine höhere Herzfrequenz.
[2] Der MAD entspricht ungefähr dem Gestationsalter. Normwerte für RR syst und diast liegen nicht vor.

Bei Säuglingen, Klein- und Schulkindern sollten routinemäßig die **Körpermaße** (Körperlänge, -gewicht und Kopfumfang) erfasst und die Werte bei den Vorsorgeuntersuchungen im gelben Untersuchungsheft bzw. in Perzentilenkurven (S. 13) festgehalten werden.

Durchführung:
Körperliche Untersuchung: Die **Inspektion** kann schon während der Anamneseerhebung und des Ausziehens des Kindes erfolgen und bereits erste Hinweise auf den Allgemein- und Ernährungszustand, die Bewusstseinslage, Bewegung, Tonus, Schonhaltung und Hautveränderungen liefern. Das Verhalten des Kindes kann Aufschluss über seinen Entwicklungsstand geben.

Grundsätzlich sollte immer eine systematische **Reihenfolge** eingehalten werden (bei schreienden Säuglingen/Kindern jedoch oft nicht möglich). Untersuchungen, bei denen das Kind für die Befunderhebung möglichst ruhig sein soll (z. B. Auskultation), sollten möglichst zu Beginn erfolgen:
- Auskultation des Herzens
- Auskultation der Lunge
- Auskultation, Palpation und Perkussion des Abdomens
- Untersuchung des Kopfes (Fontanelle, Gesicht)
- Palpation des Halses (Schilddrüse, Lymphknoten, Claviculae, M. sternocleidomastoideus)
- Untersuchung der Extremitäten und der Leistenpulse beim Neugeborenen
- Untersuchung der Genital- und Analregion.

Unangenehme und instrumentelle Untersuchungen wie die Inspektion des Gehörgangs und des Mund-Rachen-Raums (Munduntersuchung mit Spatel) sollten, gerade bei Kleinkindern, immer zuletzt erfolgen.

Tab. 1.2 zeigt Normwerte für Herz- und Atemfrequenz sowie den Blutdruck bei Kindern.

Neurologische Untersuchung: Der Reflexstatus und die Meningismuszeichen sollten bei jeder Untersuchung geprüft werden. Die weitere neurologische Untersuchung verläuft je nach Alter unterschiedlich. Die Befunde sind **immer altersabhängig** zu beurteilen!

2 Das gesunde Neugeborene

2.1 Perinatologische Definitionen

Tab. 2.1 gibt einen Überblick über die wichtigsten perinatologischen Definitionen.

PRÜFUNGSHIGHLIGHTS

- **!!** Ein **Frühgeborenes** wird vor der 37. SSW post menstruationem geboren.
- **!** Ein **eutrophes Neugeborenes** weist ein Geburtsgewicht zwischen der 10. und 90. Perzentile auf und wurde nach der vollendeten 37. SSW geboren.
- **!!** Ein **hypotrophes Neugeborenes** liegt mit seinem Geburtsgewicht unterhalb der 10. Perzentile und wurde nach der vollendeten 37. SSW geboren.

2.2 Postnatale Adaptation

Kardiorespiratorisches System: Mit dem ersten Atemzug des Neugeborenen füllt sich die Lunge größtenteils mit Luft und eine regelmäßige Atmung setzt ein. Surfactant verhindert den Kollaps der Alveolen. Durch die **Lungenbelüftung** wird der Widerstand im Lungenkreislauf vermindert. Dies führt zu einer Umverteilung des Blutvolumens und zu einer gesteigerten Lungendurchblutung. In der Folge **verschließt** sich das **Foramen ovale funktionell** durch den Druckunterschied zwischen linkem (Hochdruck) und rechtem (Niederdruck) Vorhof und der Blutfluss im Ductus arteriosus Botalli kehrt sich um. Lokale sauerstoffsensible Chemorezeptoren hemmen die Prostaglandinsynthese im Gefäßendothel, wodurch die Vasokonstriktion des Ductus arteriosus Botalli eingeleitet wird. Vollständig verschließt sich der **Ductus arteriosus** innerhalb mehrerer Stunden bzw. Tage nach der Geburt. Die

Tab. 2.1 Perinatologische Definitionen

Begriff	Definition
Gestationsalter (GA)	Dauer der Gestation, ausgedrückt in Wochen und Tagen, gerechnet ab dem 1. Tag der letzten Menstruation bis zur Geburt. Beispiel: 38 $^4/_7$ oder 38 + 4: 38 Wochen und 4 Tage
vorzeitige Wehen	Wehen vor 37 + 0 Schwangerschaftswochen
vorzeitiger Blasensprung	Blasensprung vor Beginn regelmäßiger Wehentätigkeit
frühzeitiger Blasensprung	Blasensprung mit Wehen vor Erreichen von 6 cm Muttermundsweite
Geburt	Komplette Ausstoßung oder Extraktion eines Fetus mit mindestens 500 g Gewicht, ohne Berücksichtigung des Gestationsalters und unabhängig davon, ob die Nabelschnur abgetrennt oder die Plazenta dabei ist
Lebendgeburt	Lebenszeichen des Kindes nach Trennung vom Mutterleib, d. h. Herzaktion, Nabelschnurpulsation oder Einsetzen der Spontanatmung
Totgeburt	keine Lebenszeichen des Kindes nach Trennung vom Mutterleib
Fehlgeburt	Geburt eines Fetus oder Embryos mit weniger als 500 g Gewicht ohne vorliegende Lebenszeichen, ohne Berücksichtigung des Gestationsalters, unabhängig davon, ob die Fehlgeburt induziert oder spontan war
Neugeborenes (NG)	lebend geborenes Kind ab der Geburt bis zum Alter von 28 Tagen
Termingeborenes	Geburt ab der vollendeten 37., jedoch vor der vollendeten 42. Schwangerschaftswoche (GA zwischen 259 und 293 Tagen)
Frühgeborenes (FG)	Geburt vor der vollendeten 37. Schwangerschaftswoche (SSW) (GA < 259 Tage)
übertragenes Neugeborenes	Geburt ab der vollendeten 42. Schwangerschaftswoche (GA > 293 Tage)
eutrophes Neugeborenes	Geburtsgewicht 10.–90. Perzentile Synonym: appropriate for gestational age (AGA)
hypertrophes Neugeborenes	Geburtsgewicht > 90. Perzentile Synonym: large for gestational age (LGA)
hypotrophes Neugeborenes	Geburtsgewicht < 10. Perzentile Synonym: small for gestational age (SGA), Mangelgeburt
intrauterine Wachstumsretardierung (IUGR)	Kinder mit Abknicken der intrauterinen Wachtumskurve. IUGR-Kinder müssen nicht SGA sein!
low birth weight infant (LBW)	Geburtsgewicht < 2500 g
very low birth weight infant (VLBW)	Geburtsgewicht < 1500 g
extremely low birth weight infant (ELBW)	Geburtsgewicht < 1000 g

Unterschiede zwischen fetalem und neonatalem Kreislauf sind in **Abb. 2.1** dargestellt.

Wärmeregulation: Nach der Geburt produziert das Neugeborene Wärme im **braunen Fettgewebe** und reduziert den Wärmeverlust über die Haut durch **Vasokonstriktion**, um seine Körpertemperatur konstant zu halten (Homöothermie). Subkutanes Fettgewebe dient der Isolation des Körpers. Trotz dieser Regulationsmechanismen kühlen unbekleidete Neugeborene (v. a. Mangelgeborene, die eine geringere subkutane Fettschicht haben) bei 22 °C Raumtemperatur aus.

Niere: Die Ausscheidung von Stoffwechselprodukten des Fetus erfolgt intrauterin vor allem über die Plazenta. Die Nieren des Fetus scheiden Urin in das Fruchtwasser aus. Zum Zeitpunkt der Geburt ist die **Nierenfunktion** (GFR, tubuläre Sekretion) noch deutlich **eingeschränkt**; sie reift innerhalb der ersten Monate. Die Harnkonzentrierungsfähigkeit der Niere wird postnatal gesteigert.

Der **erste Urin** wird oft während der Geburt oder unmittelbar danach abgegeben (sollte innerhalb von **24–72 h** abgegeben sein).

Blutbildendes System: Die Hämatopoese findet beim Embryo im Dottersack (megaloblastische Phase), beim Fetus überwiegend in Leber und Milz (hepatolienale Phase) und ab dem 3. Trimenon insbesondere im Knochenmark (myeloische Phase) statt.

Das Blutvolumen beträgt bei der Geburt ca. 85 ml/kg KG. Streicht man die Nabelschnur zum Neugeborenen hin aus, erhöht sich der kindliche Hämatokrit. Fetale Erythrozyten sind größer und überleben kürzer als adulte. Das fetale Hämoglobin (HbF, bestehend aus 2 α- und 2 γ-Globin-Ketten) hat eine höhere Affinität zu Sauerstoff (essenziell in der Schwangerschaft). Bei der Geburt beträgt der HbF-Anteil am Gesamthämoglobin ca. 80 %. Postnatal wird HbF durch HbA_1 ersetzt, das aus 2 α- und 2 β-Globin-Ketten besteht (nach dem 4. Lebensmonat HbF < 5 %). Die Hämoglobinkonzentration nimmt postnatal kontinuierlich ab → **physiologische Trimenonanämie** (S. 85).

Unmittelbar postnatal haben Neugeborene eine **physiologische Leukozytose** (bis 20 000/µl) mit Linksverschiebung. Die **Thrombozytenzahl** liegt bei der Geburt im **unteren Normbereich** (140 000–190 000/µl) und steigt danach kontinuierlich an.

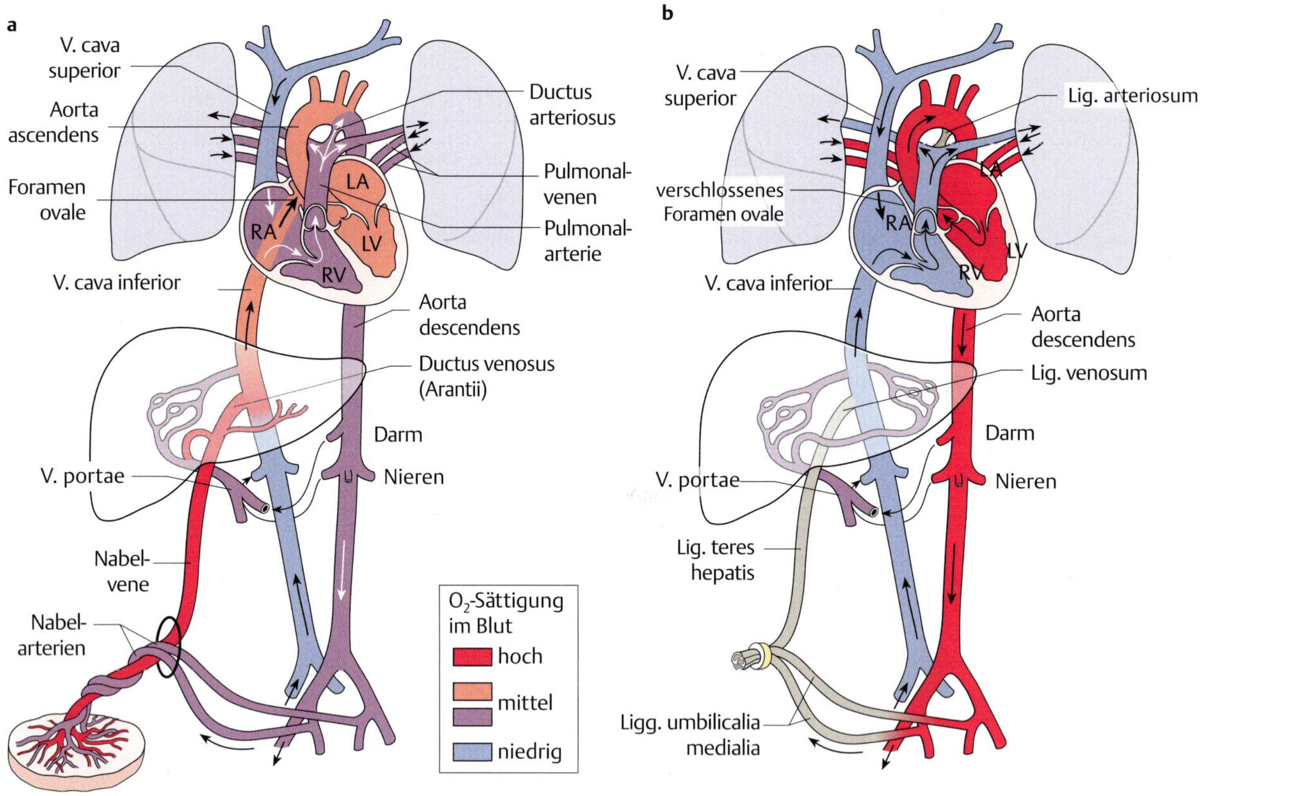

Abb. 2.1 Postnatale Adaptation des kardiorespiratorischen Systems. a Fetaler Kreislauf. **b** Neonataler Kreislauf. [aus Gortner, Meyer, Duale Reihe Pädiatrie, Thieme, 2018]

Verdauungstrakt und Leber: Der erste Stuhl, das **Mekonium**, ist grünlich schwarz und enthält abgeschilfertes Schleimhautepithel, Galle und mit dem Fruchtwasser verschluckte Haare und Hautepithelien. **Innerhalb** von **48 h** sollte der erste Mekoniumabgang erfolgt sein.

Wegen der Unreife der Leber und ihrer Biotransformationssysteme (Glucuronyltransferasen) ist die Ausscheidung des beim Hämoglobinabbau anfallenden Bilirubins verzögert. Es entsteht ein **physiologischer Neugeborenenikterus** (S. 28).

Energiestoffwechsel: Der Blutzucker des Neugeborenen sollte bei > 35 mg/dl (> 1,9 mmol/l) liegen. Eine **vorübergehende Hypoglykämie** besteht bei Frühgeborenen, Neugeborenen mit IUGR bzw. SGA, Asphyxie, Hypothermie, Sepsis, diabetischen Müttern und bei Tokolytikagabe (β-Agonisten) an die Mutter. Eine **persistierende Hypoglykämie** tritt auf bei kongenitalem Hyperinsulinismus und Stoffwechselerkrankungen (Galaktosämie, Fruktoseintoleranz, Glykogenspeicherkrankheiten, Aminosäurestoffwechseldefekte). Mit einer frühen Fütterung oder einer oralen Maltodextringabe lässt sich eine postnatale Hypoglykämie verhindern.

Eine postnatale Gewichtsabnahme von bis zu 10 % des Geburtsgewichts ist physiologisch; sie ist v. a. durch die reduzierte Nahrungsaufnahme in den ersten Lebenstagen bei erhöhtem Verbrauch (**Katabolismus**) bedingt. Cave: Unbehandelte neonatale Hypoglykämien können bleibende zerebrale Schäden verursachen!

Hormone: Hormonell bedingte Veränderungen werden im Abschnitt Schwangerschaftsreaktionen (S. 11) beschrieben.

Immunsystem: Während der Schwangerschaft werden von der Mutter Antikörper vom **Typ IgG transplazentar** auf den Fetus übertragen (**humorale Leihimmunität**). Der Transfer beginnt in der 17. Schwangerschaftswoche und hält bis zur Geburt an. **Frühgeborene** haben somit einen **geringeren Infektionsschutz** (→ kürzere Transferzeit).

Der Infektionsschutz (sog. „Nestschutz") bleibt für verschiedene Krankheitserreger unterschiedlich lang bestehen, da die mütterlichen Antikörper unterschiedlich schnell abgebaut werden. Antikörper gegen Enteroviren werden innerhalb weniger Wochen abgebaut, während Antikörper gegen das Masernvirus mehr als ein Jahr persistieren können. Auch die Muttermilch (S. 24) enthält Antikörper. Unter einer **stillen Feiung** versteht man eine Infektion, die asymptomatisch bleibt. Sie kommt bei Menschen mit gutem Abwehrsystem vor und führt zur Immunität gegen den betreffenden Erreger.

2.3 Beurteilung des Neugeborenen nach der Geburt

2.3.1 Apgar-Score

Der Apgar-Score dient der standardisierten Beurteilung von Neugeborenen nach der Geburt und wird **1, 5 und 10 min nach der Abnabelung** ermittelt. Der 1-min-Wert trifft eine Aussage darüber, ob Reanimationsmaßnahmen notwendig sind. Die Beurteilung des Neugeborenen erfolgt nach den Kriterien **A**ussehen (Hautfarbe), **P**ulsfrequenz, **G**rimassieren (beim Absaugen oder Sondieren des Nasen-Rachen-Raumes), **A**ktivität des Neugeborenen sowie **R**espiration (Apgar, **Tab. 2.2**).

Tab. 2.2 Apgar-Score

Punkte	Aussehen	Puls	Grimassieren	Aktivität	Respiration
0	blass, blau	keine	keine	schlaff	keine
1	Stamm rosig, Extremitäten blau	< 100/min	Grimassieren	gebeugte Extremitäten	langsam, unregelmäßig
2	Stamm und Extremitäten rosig	> 100/min	Husten, Niesen, Schreien	aktive, spontane Bewegung	kräftiges Schreien

LERNTIPP !

Der Apgar-Score ist ein dankbares Prüfungsthema: Merken Sie sich die 5 Kriterien und die Merkmale, für die es jeweils 2 Punkte gibt – die anderen Merkmale können Sie sich ableiten!

Bewertung:

- 9–10 Punkte: ideal, unauffälliges, rosiges Neugeborenes
- 7–8 Punkte: noch normal, unauffälliges, rosiges Neugeborenes
- 4–6 Punkte: mäßige kardiorespiratorische Depression
- 0–3 Punkte: schwere kardiorespiratorische Depression durch Vasokonstriktion peripherer Gefäße bei Hypoxämie.

PRAXIS Unmittelbar postpartal sind auch bei einem gesunden, reifen Neugeborenen die Extremitäten noch blau. Der höchste Apgar-Score lautet daher nach 1, 5 und 10 min: 9/10/10. Bei einem Apgar-Wert < 5 sind sofort Reanimationsmaßnahmen erforderlich.

2.3.2 Nabelschnurblutgasanalyse

Unmittelbar postpartal sollte eine Blutgasanalyse (BGA) des arteriellen und venösen Nabelschnurbluts durchgeführt werden (**Tab. 2.3**). Pathologische arterielle Werte zeigen eine deutliche Hypoxämie des Kindes unter der Geburt an und können auf eine Asphyxie hindeuten (→ hohes Risiko einer bleibenden neurologischen Schädigung!).

Tab. 2.3 Bewertung der arteriellen Blutgasanalyse der Nabelschnur

Bewertung	pH-Wert	Base Excess
normal	≥ 7,20	> –10 mmol/l
pathologisch	7–7,19	–18 bis –10 mmol/l
sicher pathologisch	< 7,00	< –18 mmol/l

2.3.3 U1

Unmittelbar nach der Geburt wird die erste Vorsorgeuntersuchung (U1) durchgeführt. Sie umfasst:

- Bestimmung der **Körpermaße**
- Bestimmung der **somatischen Reifezeichen**:
  - **Ohr:** vollständig geformte Ohrmuschel, Knorpel bis zur Peripherie
  - **Brust:** Brustdrüsenkörper > 7 mm, erkennbare Brustwarzen und erhabener Warzenhof
  - **Fußsohle:** Falten auch an der Ferse
  - **Fingernägel:** erreichen die Fingerkuppe oder überragen sie
  - **Testes und Skrotum:** deszendierte Testes, gefälteltes Skrotum
  - **Labien und Klitoris:** große Labien bedecken kleine Labien und Klitoris
  - **Haare:** Lanugohaare fehlen
  - **Haltung:** Extremitäten gebeugt, physiologischer Muskeltonus.
- Suche nach **Geburtsverletzungen**
- Suche nach **Fehlbildungen** (3 % aller Kinder): Spaltbildungen, Kolobome, Choanalatresie, präaurikuläre Anhängsel, überzählige Brustwarzen, Bauchwanddefekte, Zelenbildung, beidseitige Vierfingerfurche, Fehlstellung/-haltung der Füße, Hypo-/Epispadie, Klitorishypertrophie, anale Fehlbildungen
- Beurteilung der **postpartalen Adaptation**:
  - Atmung und Lunge: Zyanose, Atemgeräusche, Einziehungen, Nasenflügeln, Atemfrequenz
  - Herz-Kreislauf: Hautperfusion, Herztöne, Herzfrequenz, Herzrhythmus, Herzgeräusche, periphere Pulse (Leiste!)
  - Abdomen: vergrößerte Organe, Anzahl der Nabelschnurgefäße (2 Arterien, 1 Vene)
  - Nervensystem: Tonus, Neugeborenenreflexe
  - Genitale und Anus: Leistenhernie, Testes deszendiert, Hydrozele.

2.3.4 Neugeborenenreflexe

Neugeborenenreflexe (**Tab. 2.4**) sind **Primitivreflexe**, die sich im Laufe der Entwicklung zurückbilden. Ihr Ausbleiben, verlängertes Bestehenbleiben und Seitenasymmetrien sind Hinweise auf zerebrale Störungen oder Paresen.

LERNTIPP !

Die Ernährungsreflexe (Saugreflex, Suchreflex) verschwinden um den 3. LM, die Schutzreflexe (Moro-Reflex, Greifreflex, Galant-Reflex, tonischer Nackenreflex) um den 6. LM.

PRÜFUNGSHIGHLIGHTS

- !!! **Apgar-Score**: Beurteilung von **A**ussehen, **P**ulsfrequenz, **G**rimassieren, **A**ktivität und **R**espiration **1, 5** und **10 Minuten** postpartal mit maximal **2 Punkten** pro Merkmal.
- ! **somatische Reifezeichen:** Prägen Sie sich die Reifezeichen ein.
- !! **Moro-Reflex**: rasche Bewegung der Arme nach außen mit Öffnung der Hände. Danach werden die Arme wieder gebeugt an den Körper herangeführt und die Hände geschlossen.

2.3.5 Schwangerschaftsreaktionen

Das Neugeborene kann verschiedene Schwangerschaftsreaktionen zeigen, die durch die Hormone von Mutter und Plazenta bedingt sind. Ihnen wird kein Krankheitswert beigemessen.

- **Mastopathia neonatorum:** Meist beidseitige Brustdrüsenschwellung bei ca. 15 % der Kinder. Nach einem Maximum um den 10. Lebenstag dauert die Rückbildung oft Wochen. Manipulationen sind wegen der Gefahr einer Mastitis kontraindiziert.
- **Hexenmilch:** prolaktinbedingte Sekretion von weißlich gelber Flüssigkeit aus den kindlichen Brustdrüsen.

Tab. 2.4 Physiologische Neugeborenenreflexe

Reflex	Durchführung und Reaktion des Kindes
Schreitreflex	Kind wird mit beiden Händen aufrecht am Rumpf gehalten, Kopf in Neutralposition. Druck des Fußes auf die Unterlage verursacht Anziehen des ipsilateralen und Strecken des kontralateralen Beins.
Glabella-Reflex	Schließen der Augen bei Druck auf die Glabella
Suchreflex	Berührung am Mundwinkel löst Verziehen des Mundwinkels und Drehen des Kopfes nach der Seite des Reizes aus.
Greifreflex	Handschluss beim Berühren der Handinnenflächen (**palmarer Greifreflex**); Beugung der Zehen beim Berühren der Fußsohle (**plantarer Greifreflex**)
Galant-Reflex	Streicht man mit dem Finger paravertebral am Rücken entlang, formt das Kind mit dem Körper einen Bogen (konkav zur Berührung).
Bauer-Reaktion	Kind in Bauchlage. Bei Druck gegen die Fußsohlen beginnt das Kind, alternierend zu kriechen.
asymmetrischer tonischer Nackenreflex	Kind in Rückenlage. Bei passiver Kopfdrehung streckt das Kind die gleichseitigen Extremitäten und beugt die kontralateralen (**Fechterstellung**).
symmetrisch-tonischer Nackenreflex	Kind in Rückenlage. Bei passiver Kopfbeugung beugt das Kind die Arme und streckt die Beine durch, bei passiver Kopfstreckung umgekehrt.
Saugreflex	Berührung der Lippen oder der perioralen Haut löst Saugreaktion aus.
Moro-Reflex	plötzliches Loslassen des angehobenen Kopfes in Rückenlage oder Erschrecken des Kindes; Phase I: Mundöffnung, Armbewegung nach außen, Öffnung der Hände; Phase II: Schließen des Mundes, Beugung der Arme und Faustschluss vor der Brust
Babinski-Reflex	Bestreichen des lateralen Fußrands führt zur Dorsalextension der Großzehe.

- **Milien:** epidermale Retentionszysten von Talgdrüsen, die auf der Haut als feine weiße Punkte erscheinen, meist an der Nase. Häufiger bei Jungen.
- **Acne neonatorum:** Neugeborenenakne mit Komedonen durch von der Mutter übertragene Androgene oder eine vorübergehend erhöhte Produktion von Androgenen in der Nebennierenrinde des Kindes. Spontane Abheilung innerhalb von wenigen Wochen.
- **vaginale Blutung:** Blutung aus dem Endometrium durch Östrogenentzug, meist gegen Ende der ersten Lebenswoche. Dauer: wenige Tage.

2.4 Neugeborenen-Screening

Das Neugeborenen-Screening ist eine in Deutschland und vielen anderen Ländern empfohlene **Präventionsmaßnahme**. Es dient der frühzeitigen Erkennung potenziell schwer verlaufender **Stoffwechselkrankheiten** und **Endokrinopathien**, die, rechtzeitig erkannt, meist (noch) gut therapierbar sind. Die Blutabnahme für das Neugeborenen-Screening auf angeborene Stoffwechselerkrankungen sollte innerhalb der ersten 36–72 Stunden nach der Geburt erfolgen.

Zeitpunkt und Vorgehen:

- Blutentnahme **zwischen der 36. und 72. Lebensstunde**, Auftragung auf spezielles Filterpapier (sog. **„Guthrie"-Testkarten**)
- Bei Neugeborenen, die vor der 36. Lebensstunde die Klinik verlassen und/oder Bluttransfusionen, Kortikosteroide oder Dopamin erhalten, muss auf jeden Fall ein Erstscreening und nach 36 Lebensstunden ein Zweitscreening durchgeführt werden.
- Auch Frühgeborene, die vor der 32. Schwangerschaftswoche entbunden wurden, müssen zu einem späteren Zeitpunkt (ab der 32. Schwangerschaftswoche) ein Zweitscreening erhalten.
- Die Auswertung der Testkarten erfolgt mittels **Tandem-Massenspektrometrie** sowie weiterer enzymatischer und immunologischer Testverfahren.

PRAXIS **Cave:** Hohe Glukoseinfusionen zum Zeitpunkt der Blutentnahme für den Guthrie-Test führen ebenfalls zu veränderten Werten und können einen Stoffwechseldefekt vortäuschen.

Krankheiten: Im Neugeborenen-Screening werden erfasst:

- konnatale Hypothyreose
- adrenogenitales Syndrom (AGS)
- Biotinidasemangel
- klassische Galaktosämie
- Aminoazidopathien: Phenylketonurie (PKU), Hyperphenylalaninämie (HPA), Ahornsirupkrankheit (MSUD)
- Organoazidopathien: Glutarazidurie Typ I (GA I), Isovalerianazidurie (IVA)
- Defekte des Carnitinzyklus: Carnitin-Palmitoyl-Transferase-I-Mangel (CPT-I), Carnitin-Palmitoyl-Transferase-II-Mangel (CPT-II), Carnitin-Acylcarnitin-Translokase-Mangel
- Defekte der Fettsäureoxidation: Medium-Chain-Acyl-CoA-Dehydrogenase-Mangel (MCAD), Long-Chain-3-OH-Acyl-CoA-Dehydrogenase-Mangel (LHCAD), Very-Long-Chain-Acyl-CoA-Dehydrogenase-Mangel (VLCAD)
- Mukoviszidose (seit 2016).

PRÜFUNGSHIGHLIGHTS

- ! Die Blutabnahme für das Neugeborenen-Screening auf angeborene Stoffwechselerkrankungen sollte innerhalb der ersten 36–72 Stunden nach der Geburt erfolgen.
- !!! Die **klassische Galaktosämie**, die konnatale Hyperthyreose und das adrenogenitale Syndrom werden im Neugeborenen-Screening erfasst.

2.5 Neugeborenen-Hörscreening

Seit 2009 existiert ein Neugeborenen-Hörscreening, das der Erkennung eines Hörverlusts ab 35 dB dient. Die Prävalenz angeborener beidseitiger Hörstörungen beträgt **1:1000 bei gesunden Neugeborenen**, bei Risikokindern (FG, Chromosomenanomalien, intrauterine Infektionen) 1:100. Bei frühzeitig erkannten Hörstörungen besteht die Therapie aus einer frühen Versorgung mit Hörgeräten (zwischen 3. und 6. Lebensmonat) und Cochleaimplantaten (zwischen 9. und 12. Lebensmonat), um eine normale Entwicklung (v. a. Sprachentwicklung!) zu erreichen.

- Zeitpunkt: erste 3 Lebenstage
- Methoden: TEOAE (transitorisch evozierte otoakustische Emissionen, kurz OAE) oder Hirnstammaudiometrie (als AABR [automated auditory brainstem response] = automatisierte Form der BERA [brainstem evoked response audiometry])

Bei auffälligem Ergebnis der Erstuntersuchung ist eine Kontrolle bis zur U2 mittels AABR vorgesehen. Ist das Ergebnis erneut auffällig, sollte eine weiterführende pädaudiologische Diagnostik bis zur 12. Lebenswoche eingeleitet werden.

PRÜFUNGSHIGHLIGHTS

– ! Methode des Hörscreenings: automatisierte Hirnstammaudiometrie (BERA, AABR).

2.6 Neugeborenenprophylaxe

Vitamin K:

- Ziel: Prophylaxe des **Morbus haemorrhagicus neonatorum** (S. 27)
- Durchführung: im Rahmen der U1 (Dosierung: 2 mg oral bzw. bei Frühgeborenen und kranken Neugeborenen: 200 µg parenteral), weitere Gaben bei der U2 und U3.

Vitamin D:

- Ziel: Prophylaxe einer Rachitis
- Durchführung: während des 1. Lebensjahres täglich oral (Dosierung: 400–500 IE/d), Beginn ab dem 5. Lebenstag, Fortführung ggf. auch in den Wintermonaten des 2. Lebensjahres

Iod:

- Ziel: Strumaprophylaxe
- Durchführung: in Iodmangelgebieten (z. B. Süddeutschland) und bei familiärer Prädisposition Anreicherung der Nahrung mit Iodid (z. B. iodiertes Speisesalz); fast alle handelsüblichen Säuglingsnahrungen sind mit Iodid angereichert. Empfohlene Substitutionsdosis beim Säugling zwischen 0 und 4 Monaten: 50 µg/d.

PRÜFUNGSHIGHLIGHTS

– ! Zur Prophylaxe des Morbus haemorrhagicus neonatorum wird dem Neugeborenen Vitamin K oral verabreicht.
– ! Die Vitamin-D-Substitution dient der Prophylaxe einer Rachitis.

3 Wachstum und Entwicklung

3.1 Vorsorgeuntersuchungen

Die Vorsorgeuntersuchungen (auch „U-Untersuchungen", **Tab. 3.1**) dienen zur Früherkennung von Krankheiten, die die körperliche und geistige Entwicklung von Kindern gefährden können. Die Teilnahme an den Untersuchungen ist freiwillig, sie wird jedoch empfohlen. Die Ergebnisse werden in einem **Vorsorgeheft** („**gelbes U-Heft**") dokumentiert.

3.2 Somatogramme und Perzentilenkurven

Somatogramme dienen der Darstellung der körperlichen Entwicklung eines Kindes. **Perzentilenkurven** vergleichen die individuelle Entwicklung eines Kindes mit der des Normkollektivs. Es gibt Perzentilenkurven u. a. für Körpergröße, -gewicht, Kopfumfang, Body-Mass-Index (BMI) und Wachstumsgeschwindigkeit. Sie beruhen auf epidemiologisch erhobenen Daten und sind daher geschlechts- und populationsspezifisch.

In Perzentilenkurven sind jeweils die Mittelwerte des Normkollektivs (gesunde, gleichaltrige Kinder) eingetragen (≙ 50. Perzentile) sowie die einfache Standardabweichung (25. und 75. Perzentile) und die Normgrenzen (3. und 97. Perzentile).

LERNTIPP !

Ein Geburtsgewicht auf der 75. Perzentile bedeutet z. B., dass 75 % aller Mädchen bzw. Jungen mit gleichem Gestationsalter höchstens das gleiche Gewicht haben, also genauso viel oder weniger als dieses Kind wiegen.

3.3 Entwicklung von Größe und Gewicht

Die **Skelettentwicklung** ist ein komplexer Vorgang. Störungen des Wachstums und der Skelettentwicklung können nachhaltige Folgen haben, da sich die Wachstumsphase des Skeletts von der Fetalzeit bis zur Adoleszenz erstreckt. Daher sind Kontrolle und exakte Dokumentation von Wachstum und Entwicklung wichtige Bestandteile jeder U-Untersuchung. Mithilfe gründlich geführter Perzentilenkurven (**Abb. 3.1**) können Wachstumsstörungen („perzentilenkreuzendes Wachstum") rechtzeitig erkannt werden.

Im Verlauf des Körperwachstums nehmen einzelne Körperteile und Organe unterschiedlich an Größe und Gewicht zu (**allometrisches Wachstum**), sodass sich die Körperproportionen verschieben. Das Verhältnis von Körperlänge zur Länge des Kopfes beträgt bei Neugeborenen 4:1, während es bei Erwachsenen bei 8:1 liegt.

Tab. 3.1 Pädiatrische Vorsorgeuntersuchungen

	Zeitpunkt	Untersuchung	besondere Maßnahmen
U1 (Neugeborenen-erstuntersuchung) (S. 11)	unmittelbar postpartal	körperliche Untersuchung, v. a. Reifezeichen, Fehlbildungen, postnatale Adaptation	Daten zu Schwangerschaft und Geburt, Apgar-Score, Bestimmung des arteriellen Nabelschnur-pH-Wertes, Vitamin-K-Gabe, Hörscreening
U2 (Neugeborenen-untersuchung)	3.–10. Lebenstag	körperliche Untersuchung, v. a. Herz, Atmung, Spontanmotorik, Reflexe und Fehlbildungen	< 72. Lebensstunde: Blutabnahme für Neugeborenen-Screening, Vitamin-K-Gabe, Initiierung von Vitamin D, Fluorid und evtl. Iodidprophylaxe, ggf. Kontrolle des Hörscreenings
U3	4.–5. Lebenswoche	körperliche Untersuchung	Vitamin-K-Gabe, Sonografie der Hüfte, ggf. Kontrolle des Hörscreenings
U4	3.–4. Lebensmonat	körperliche Untersuchung	Impfungen
U5	6.–7. Lebensmonat	v. a. motorische und geistige Entwicklung	Impfungen
U6	10.–12. Lebensmonat	v. a. Sinnes- und Sprachentwicklung, Sozialentwicklung („Fremdeln")	evtl. Impfungen
U7	21.–24. Lebensmonat	v. a. Sinnes- und Sprachentwicklung, Verhaltensauffälligkeiten	evtl. Impfungen
U7a	24.–36. Lebensmonat	v. a. Sinnes- (v. a. Sehvermögen, Schielen) und Sprachentwicklung, Verhaltensauffälligkeiten	–
U8	46.–48. Lebensmonat	v. a. Verhaltensauffälligkeiten, Sinnesorgane (Hör- und Sehtest), Sprachentwicklung	–
U9	60.–64. Lebensmonat	v. a. Verhaltensauffälligkeiten, Sprache, Koordination (Hand-Augen-Koordination)	Feststellung der Schulreife, evtl. Impfung
U10*	7.–8. Lebensjahr	v. a. Entwicklungsstörungen (Lese-Rechtschreib-Rechen-Störung), Störungen der motorischen Entwicklung, Verhaltensstörungen (ADHS)	–
U11*	9.–10. Lebensjahr	v. a. Schulleistungsstörungen, Sozialisations- und Verhaltensstörungen, Zahn-, Mund- und Kieferanomalien, gesundheitsschädigendes Medienverhalten	Bewegungs- und Sportförderung
J1	10.–14. Lebensjahr	Anamnese (seelische Entwicklung/Verhaltensstörungen, schulische Leistungen, Rauchen, Alkohol- und Drogenkonsum, chronische Erkrankungen); körperliche Untersuchung (v. a. Körpermaße, Pubertätsentwicklung, Blutdruck, Schilddrüse, Skelettsystem)	Jugendgesundheitsberatung (Sexualberatung, Suchtprävention, Gesprächsangebot bei Problemen und Konflikten) ggf. Blutuntersuchung (Schilddrüsenwerte, Cholesterinspiegel) Kontrolle des Impfstatus gegen HPV, ggf. Impfung
J2*	16.–17. Lebensjahr	v. a. Pubertäts- und Sexualitätsstörungen, Haltungsstörungen, Kropfbildung, Diabetes	–

* wird nicht von allen Kassen erstattet.

Zur Einschätzung der Größen- und Gewichtsentwicklung sind in **Tab. 3.2** jeweils die 50. Perzentilen von Kindern verschiedener Altersstufen angegeben. Die Wachstumsgeschwindigkeit ist am Ende der Neugeborenenzeit am größten (200 g/Woche bzw. ca. 2 cm/Monat). Sie nimmt im 1. Lebensjahr ab und bleibt bis zur Pubertät nahezu konstant bei einer Gewichtszunahme von 2–3 kg/Jahr und einem Längenwachstum von 5–7 cm/Jahr. Während des pubertären Wachstumsschubs steigt die Wachstumsgeschwindigkeit noch einmal an.

PRAXIS Die Entwicklung von Frühgeborenen ist nach ihrem korrigierten Alter zu beurteilen. Dies bedeutet, dass nicht ihr tatsächliches Alter als Berechnungsgrundlage dient, sondern der ursprünglich berechnete Geburtstermin (GA 40 Wochen).

LERNTIPP !

Prägen Sie sich die in **Tab. 3.2** angegebenen Eckdaten des körperlichen Wachstums ein, da das IMPP diese Angaben vielfältig in Aufgabenstellungen einbaut.

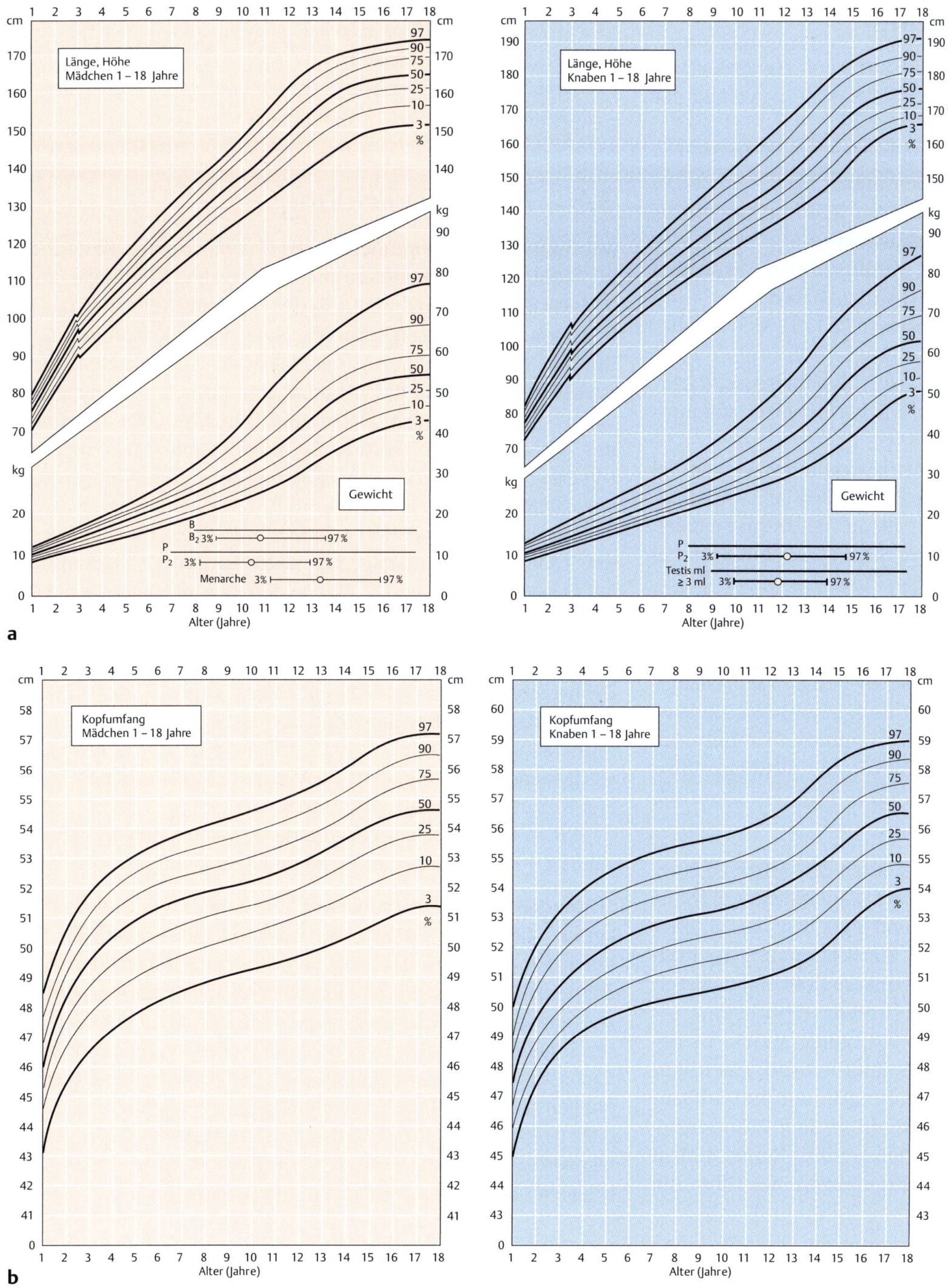

Abb. 3.1 Perzentilenkurven.
a Wachstums- und Gewichtsperzentilen für Mädchen (rosa) und Jungen (blau) von 1–18 Jahren.
b Kopfumfangsperzentile für Mädchen (rosa) und Jungen (blau) von 1–18 Jahren. [aus Kerbl et al., Checkliste Pädiatrie, Thieme, 2015]

Tab. 3.2 Größen- und Gewichtsentwicklung des Kindes

Alter	Körpergewicht (kg)	Körpergröße (cm)
Neugeborenes	3–3,7	50
4.–5. Lebensmonat	6–7 (Geburtsgewicht verdoppelt)	60
1 Jahr	9–10,5 (Geburtsgewicht verdreifacht)	75
4 Jahre	15–17,5 (Geburtsgewicht verfünffacht)	100 (Geburtsgröße verdoppelt)
6 Jahre	18–21 (Geburtsgewicht versechsfacht)	120
12 Jahre	40	150

3.4 Knochenentwicklung

Fontanellen: Unmittelbar postpartal sind beim Neugeborenen 2 Fontanellen zu tasten. Diese verschließen sich im Verlauf der Entwicklung:

- anteriore, **große Fontanelle**: rautenförmig; 2–3 cm im Durchmesser, Verschluss bis zum 24. Lebensmonat
- posteriore, **kleine Fontanelle**: dreieckig; 0,5–1 cm im Durchmesser, Verschluss bis zum 3. Lebensmonat.

Ein vorzeitiger oder ein verzögerter Verschluss der Fontanellen ist pathologisch und kann vielfältige Ursachen haben:

- vorzeitiger Verschluss: Kraniosynostosen (S. 125), Mikrozephalie
- verzögerter Verschluss: Hydrozephalus, Hypothyreose, Rachitis, chronisch erhöhter Hirndruck (z. B. bei Tumoren, subduralem Hämatom).

Anhand der Fontanellen lässt sich der **Hydratationszustand** bei Säuglingen beurteilen (eingesunkene Fontanellen bei Dehydratation). Eine vorgewölbte Fontanelle tritt auf bei intrakraniellen Druckerhöhungen, z. B. bei Blutungen, Meningitis, aber auch bei manchen viralen Erkrankungen wie der Hand-Fuß-Mund-Krankheit.

Nasennebenhöhlen: Die Nasennebenhöhlen sind **bei Geburt noch nicht angelegt**. Sie werden erst im Verlauf des Schädelwachstums gebildet und belüftet. Erst nach ihrer Belüftung können sie klinische Bedeutung durch Entzündungen erlangen. Im Röntgenbild nachweisbar sind die Kiefer- und Siebbeinhöhlen nach 6 Monaten, die Keilbeinhöhle nach 3 Jahren sowie die Stirnhöhlen nach 7–9 Jahren.

Knochenalter: Das Knochenalter wird durch den Vergleich einer **Röntgenaufnahme** der **linken Hand** mit standardisierten Röntgenaufnahmen (Atlas von Greulich und Pyle bzw. von Tanner und Whitehouse) ermittelt (**Abb. 3.3**). Zur Bestimmung des Knochenalters sind die **Anzahl** der **Knochenkerne** der Handwurzelknochen und die **Reihenfolge** ihres **Auftretens** relevant. Im 2. Lebensjahr sind meist 2 Knochenkerne (Os capitatum und Os hamatum), im 12. Lebensjahr meist alle Knochen vorhanden. Anhand dieser Kriterien können das Knochenalter und evtl. vorhandene Wachstumsstörungen bestimmt und ab dem 7./8. Lebensjahr eine Wachstumsprognose getroffen werden. Bei normalem Wachstum weichen Knochenalter und tatsächliches Alter um maximal 1 Jahr voneinander ab.

PRAXIS Der Zeitpunkt des pubertären Wachstumsschubes korreliert mit dem Knochenalter. Bei den meisten Kindern treten die Sesambeine der Hand vor dem Beginn des Wachstumsschubes auf.

PRÜFUNGSHIGHLIGHTS

- ! Zu den **Vorsorgeuntersuchungen** innerhalb des ersten Lebensjahres zählen u. a. das **Neugeborenen-Screening**, das **Neugeborenen-Hörscreening** sowie die **Hüftgelenksonografie**.
- ! Bei der U1, der U2 und der U3 wird jeweils **Vitamin K** prophylaktisch verabreicht.
- ! Im Rahmen der U3 werden die Hüftgelenke sonografisch untersucht (**Screening auf Hüftdysplasie**).
- ! Überprüfung des **Impfstatus gegen HPV** im Rahmen der Jugendgesundheitsuntersuchung (**J1**) und ggf. Impfung.
  !! Interpretation von **Perzentilenkurven**
- ! Das durchschnittliche **Gewicht reifer Neugeborener** liegt zwischen 3000 und 3700 g.
- ! Im Alter von **4–5 Monaten** hat ein gesundes Kind sein **Geburtsgewicht verdoppelt**.
- ! Bestimmung des **Skelettalters**: Röntgenaufnahme der linken Hand und Vergleich mit Referenzbildern.

3.5 Zahnentwicklung

Milchgebiss und Zahndurchbruch: Das Milchgebiss besteht aus 20 Zähnen mit 2 Schneidezähnen, 1 Eckzahn, 1 Prämolar sowie 1 Molar in jedem Quadranten. In der Regel brechen um den 6. Lebensmonat die **unteren Schneidezähne**, dann die oberen Schneidezähne und im weiteren Verlauf die Mahl- und Eckzähne durch. Beschwerden, die mit der Zahnung einhergehen, sind Hypersalivation, Schlafstörungen, Fieber und Durchfälle. Verzögerungen des Zahndurchbruchs können bei Kindern mit Down-Syndrom, Hypothyreose, Rachitis (und weiteren Skeletterkrankungen) und Speicherkrankheiten auftreten.

Manchmal kommen Neugeborene mit einem durchgebrochenen Zahn (Dens neonatalis, sog. **Geburtszahn** oder Hexenzahn) auf die Welt (Prävalenz 1:2000). In den meisten Fällen ist ein Geburtszahn nicht pathologisch, kann jedoch ein Hinweis auf eine genetische Erkrankung sein (z. B. Ellis-van-Creveld-Syndrom).

Zahnwechsel: Der erste bleibende Zahn ist i. d. R. der 1. Molar, der **ab dem 6. Lebensjahr** durchbricht, danach erst fallen die Milchzähne aus. Bis zum 12. Lebensjahr ist der Zahnwechsel weitgehend abgeschlossen. Die Weisheitszähne brechen häufig erst nach dem 18. Lebensjahr durch.

Das bleibende Gebiss besteht aus 32 Zähnen mit 2 Schneidezähnen, 1 Eckzahn, 2 Prämolaren und 3 Molaren.

Störungen der Zahnentwicklung: Die Zahnentwicklung beginnt bereits intrauterin, sodass sie während der Schwangerschaft durch **exogene** Noxen gestört werden kann. Daher können die Zähne schon vor ihrem Durchbruch geschädigt sein. Exogene Noxen wie beispielsweise eine Röteln- (Embryopathie) oder Maserninfektion, eine Lues connata oder eine Vitamin-D-Mangel-Rachitis schädigen den Zahnschmelz. Gelbbraune Schmelzverfärbungen treten bei Tetrazyklineinnahme (vor dem 8. Lebensjahr) oder Icterus gravis auf. **Genetische** Störungen sind z. B. die Amelogenesis imperfecta (erbliche Zahnschmelzdysplasie) oder Dentinogenesis imperfecta (Dentinbildungsstörung).

3.6 Sexualentwicklung

Ablauf der Sexualentwicklung: Im Alter von 6–8 Jahren tritt die **Adrenarche** mit vermehrter Produktion von Dehydroepiandrosteron (DHEA) in der Nebennierenrinde ein. Durch eine vermehrte Ausschüttung von Gonadotropin-Releasing-Hormon (GnRH) wird die Hypophyse zur Produktion von LH und FSH angeregt (**Gonadarche**). Diese Hormone stimulieren die Gonaden zur Bildung der Geschlechtshormone und zur Reifung der Keimzellen. Die Geschlechtshormone induzieren das Wachstum der Keimdrüsen und die Ausbildung der sekundären Geschlechtsmerkmale. Durch die hormonellen Einflüsse werden in der Pubertät Gefühls- und Stimmungsschwankungen sowie Konflikte verstärkt durchlebt.

Die Meilensteine der Sexualentwicklung beider Geschlechter sind in **Tab. 3.3** dargestellt.

Beurteilung der Pubertätsentwicklung: Die Pubertätsentwicklung wird anhand der Veränderungen der Genitalorgane und der Ausbildung der sekundären Geschlechtsmerkmale beurteilt. Die **Pubertätsstadien** werden **nach Tanner** eingeteilt (**Abb. 3.2**). Entscheidend sind dabei die Entwicklung der Schambehaarung (Pubarche) bei Jungen und Mädchen, die der Brust beim Mädchen (Thelarche) und die des Hodens bzw. des Penis beim Jungen. Das Hodenvolumen wird mit einem **Orchidometer** ermittelt.

Tab. 3.3 Meilensteine der Sexualentwicklung

Jungen	Meilenstein	Mädchen	Meilenstein
10–14 Jahre	Vergrößerung der Hodenvolumina > 3 ml	9–13 Jahre	Thelarche
10–14 Jahre	Pubarche	10–13 Jahre	Pubarche
14 Jahre	pubertärer Wachstumsschub (9 cm/Jahr)	12 Jahre	pubertärer Wachstumsschub (7 cm/Jahr)
12–16 Jahre	Stimmbruch	12–14 Jahre	Menarche

Pubarche: Beginn der Entwicklung der Schambehaarung; Thelarche: Beginn der Brustentwicklung; Menarche: erste Monatsblutung.

Entwicklung der Schambehaarung bei Jungen und Mädchen

- Ph 1 kindliche Verhältnisse, keine Schambehaarung
- Ph 2 wenige, gering pigmentierte Haare an der Peniswurzel bzw. an den großen Labien
- Ph 3 kräftigere, dunklere gekräuselte Haare, bis über die Symphyse ausgedehnt
- Ph 4 ähnlich wie bei Erwachsenen, aber nicht auf die Oberschenkel übergehend
- Ph 5 Ausdehnung und Dichte wie bei Erwachsenen, auf die Oberschenkel übergehend
- Ph 6 auf der Linea alba in Richtung Nabel weiterreichende Behaarung, in 80% bei Männern, in 10% bei Frauen

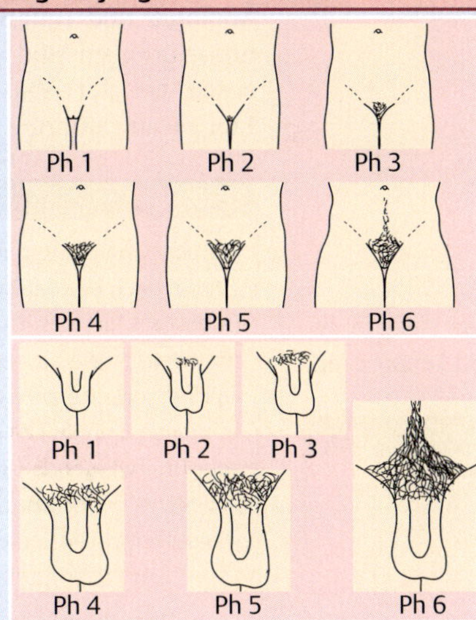

Brustentwicklung bei Mädchen

- B 1 kindliche Verhältnisse, lediglich Erhebung der Brustwarze
- B 2 Brustdrüse vergrößert. Vorwölbung des Warzenhofs. Areola im Durchmesser größer
- B 3 weitere Vergrößerung, Volumen des Drüsenkörpers größer als das der Areola
- B 4 Brustwarze und Areola bilden jetzt über dem Drüsenkörper eine zweite Vorwölbung
- B 5 vollentwickelte Brust mit kontinuierlichem Übergang vom Drüsenkörper zu Areola und prominenter Mamille

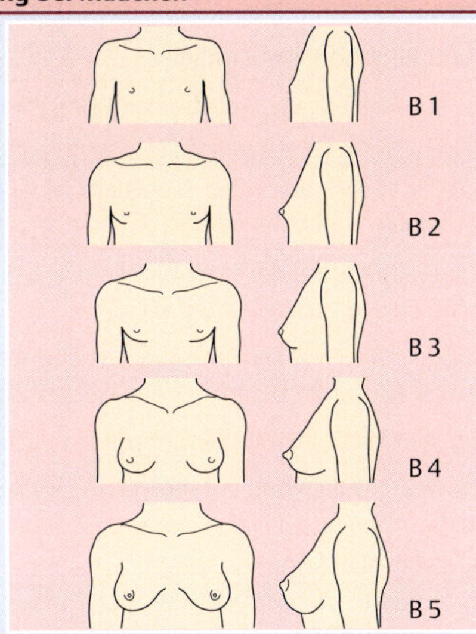

Genitalstadien bei Jungen

- G 1 Hoden, Skrotum und Penis wie in der Kindheit
- G 2 Hodenvolumen ca. 4 ml, Skrotum größer, Penis noch wie in der Kindheit
- G 3 Hodenvolumen und Skrotum größer, Penis länger
- G 4 Hodenvolumen ca. 12 ml, Skrotum dunkler pigmentiert, Penis länger und dicker
- G 5 Hoden, Skrotum und Penis in Größe und Aussehen wie beim Erwachsenen

Abb. 3.2 **Pubertätsstadien nach Tanner.** [aus Gortner, Meyer, Duale Reihe Pädiatrie, Thieme, 2018]

LERNTIPP !

Bei Mädchen beginnt die Pubertätsentwicklung oft mit der Thelarche. Häufig setzt die Brustentwicklung einseitig ein. Zunächst kann sie als druckschmerzhafter Knoten hinter der Mamille imponieren. Das IMPP hat in diesem Zusammenhang eine Prüfungsfrage mit einer sehr besorgten Mutter gestellt, die bei ihrer 9-jährigen Tochter eine derartige einseitige Veränderung festgestellt hat. Die Mutter ist so besorgt, da die Großmutter und die Tante des Mädchens an einem Mammakarzinom verstorben sind. Als Arzt sollten Sie die Mutter über die physiologische Entwicklung und die Harmlosigkeit des Befundes aufklären.

PRÜFUNGSHIGHLIGHTS

- ! **Pubertätsstadien nach Tanner:** Kriterien sind die Entwicklung der Schambehaarung bei Jungen und Mädchen, die der Brust beim Mädchen und die des Hodens bzw. des Penis beim Jungen.
- !! physiologische **Thelarche**: bei Mädchen um das 10. Lebensjahr, oft einseitige Brustentwicklung, die zunächst als druckschmerzhafter Knoten imponieren kann.

3.7 Motorische und geistige Entwicklung

3.7.1 Reflexe und Reaktionen

Die Säuglingsreflexe sind in **Tab. 3.4** aufgeführt. Die Neugeborenenreflexe (S. 11) werden in einem eigenen Abschnitt besprochen.

LERNTIPP !

Beim **Land**au-Reflex bewegt sich das Kind, als wolle es nach einem Absprung **landen**.

3.7.2 Meilensteine der Entwicklung

Anhand der in **Tab. 3.5** dargestellten Meilensteine lassen sich die grobmotorische Entwicklung, die Entwicklung des Spielverhaltens und Feinmotorik sowie der Sprache und des Sozialverhaltens beurteilen.

PRÜFUNGSHIGHLIGHTS

- ! Im 2. Lebensmonat beginnt das Antwortlächeln bzw. soziale Lächeln.
- ! Mit 9 Monaten kann ein Kind frei sitzen.
- !! Mit 1 Jahr steht das Kind normalerweise frei.
- ! Mit 2,5 Jahren verfügt ein Kind normalerweise über einen aktiven Wortschatz von mehr als 100 Wörtern und benutzt Mehrwortsätze.

3.8 Wachstumsstörungen

Ätiologie und Differenzialdiagnose: Die Ursachen für Wachstumsstörungen sind vielfältig. Die wichtigsten Differenzialdiagnosen bei der Abklärung von Wachstumsstörungen sind in **Tab. 3.6** aufgeführt.

LERNTIPP !

In Zusammenhang mit dem Symptom Kleinwuchs hat das IMPP einmal nach dem äußerst seltenen Silver-Russell-Syndrom gefragt. Es besteht hier bereits ein intrauteriner Kleinwuchs und auch später wachsen die Kinder deutlich unterhalb der 3. Perzentile. Auffällig sind außerdem ihr dreieckiges Gesicht, die hohe Stirn und die schmalen Lippen. Die geistige und motorische Entwicklung ist aber überwiegend normal. Da dieses Syndrom so selten ist, können Sie es bei den entsprechenden Fragen auch nach dem Ausschlussverfahren versuchen.

Tab. 3.4 Physiologische Reflexe und Reaktionen im Säuglings- und Kleinkindalter

Reflex	Durchführung und Reaktion des Kindes
Labyrinthstellreflex	Halten des Kindes in variabler Lage, Anheben und Einstellen des Kopfes in Normalposition zur räumlichen Orientierung
Landau-Reflex	Festhalten des auf dem Bauch liegenden Säuglings und Anheben in eine Schweblage; Strecken der Beine und Anheben des Kopfes
Stellreaktionen	Anpassung der Lage des Kopfes, der Extremitäten und des Rumpfes nach den Erfordernissen der Schwerkraft. Voraussetzung für aufrechten Gang.
Sprungbereitschaft	Festhalten des auf dem Bauch liegenden Säuglings und Anheben in eine Schweblage, dann rasches Heranbringen des Kopfes an die Unterlage; Ausstrecken der Arme zum Abstützen
Stützreaktionen	sitzender Säugling wird leicht angestoßen; Abstützen nach vorn, seitlich oder nach hinten
Gleichgewichtsreaktionen	sitzender Säugling wird gehalten und aus dem Gleichgewicht gebracht; kompensatorische Körperbewegungen (Strecken der Arme oder Beine, Beugen der Wirbelsäule), um Gleichgewicht wiederzuerlangen. Voraussetzung für aufrechten Gang.

Tab. 3.5 Meilensteine der Entwicklung

Alter	Bewegung	Verhalten	Sprache	Sozialverhalten	Kontrolle
1 Monat	Drehen des Kopfes aus der Neutralposition zur Seite in Bauchlage (< 1 Monat)	Fixieren und Verfolgen von Gegenständen	Schreien, Seufz- oder Stöhnlaute für Wohl- oder Unbehagen	Beruhigung durch Körperkontakt und Ansprechen, Antwortlächeln/soziales Lächeln 2. Monat	U2 (Bewegung) U3 (Rest)
3 Monate	Kopfkontrolle in Bauchlage	Betrachten und Spielen mit den eigenen Fingern	spontanes Vokalisieren, gezieltes Schreien, z. B. bei Hunger	spontanes Lächeln	U4
6 Monate	Kopfkontrolle in jeder Körperhaltung, in Bauchlage Abstützen auf die Hände, Sitzen mit Unterstützung, Drehen von Rücken auf Seite/Bauch	Greifen nach Gegenständen, Transferieren davon zwischen beiden Händen	Vokalisieren auf Ansprache	Freude an Zuwendung, Beginn von Fremdeln	U5
9 Monate	freies Sitzen, Fortbewegung in Bauchlage, Hochziehen zum Stehen	Hand-Mund-Augen-Exploration von Gegenständen, Scherengriff	Silbenketten mit „a"	Fremdeln	U6
12 Monate	freies Stehen	Schütteln, Klopfen und gezieltes Fallenlassen von Gegenständen, Pinzettengriff	Doppelsilben/Silbenwörter („Mamam"), Imitation von Sprachlauten, Ausführen einfacher Aufträge	Zuneigung zu vertrauten Personen	U6
18 Monate	freies und sicheres Gehen (15–18. Monat)	Verstecken und Wiederhervorholen von Gegenständen, Ein- und Ausräumen von Gegenständen	gezielter Gebrauch von „Mama" und „Papa" sowie einfacher Wörter	Verstehen von Geboten und Verboten, Spielen mit sich allein	U7
2 Jahre	freihändiges Aufstehen, freies und sicheres Rennen	z. B. Turmbauen (< 10 Klötze), Druckknopf schließen, Schuhe ausziehen, Imitationen und Beginn mit Rollenspielen	Wortschatz mind. 20 Wörter, 2,5 Jahre: mehr als 100 Wörter, Mehrwortsätze	Beobachten der Umgebung	U7
3 Jahre	symmetrisches Gangbild, Einbeinstand für ca. 1 s, Springen, alternierendes Treppensteigen	Aufknöpfen, Deckelschrauben, Auffädeln von Perlen, konzentriertes Rollenspiel	Gebrauch von Personalpronomen, Singular und Plural	z. B. Spielen mit anderen, Teilen von „Besitz", Durchsetzen eigener Interessen	U7a
4 Jahre	Einbeinstand für ca. 5 s, Hüpfen auf einem Bein, freihändiges, alternierendes Treppensteigen und -hinabgehen	z. B. Stiftgriff, korrekter Umgang mit einer Schere	Erzählen von Erlebnissen, richtiger Satzbau, Gebrauch von Nebensätzen, korrektes Benennen von Gegenständen	Suchen von Freundschaft und Kooperation mit Gleichaltrigen	U8
5 Jahre	Mitschwingen der Arme beim Gehen, Einbeinstand für mind. 10 s, Einbeinhüpfen (mind. 9 ×), sicherer Zehen- und Hackengang, Balancieren auf einer Linie	z. B. sicheres Abzeichnen von einfachen Formen (Kreis, Dreieck, Quadrat), Beginn mit Regelspielen	sichere und (fast) fehlerfreie Aussprache, logisches und zeitlich korrektes Erzählen, flüssige Sprache	Kooperation mit Spielkameraden, Verstehen von Spielregeln, Verstehen von emotionalen Äußerungen	U9

Tab. 3.6 Wachstumsstörungen

Klassifikation	Differenzialdiagnosen	
Kleinwuchs		
primärer Kleinwuchs	familiärer Kleinwuchs	Normvariante (kleine Eltern, Geburtsgewicht < 3. Perzentile, normale Wachstumsgeschwindigkeit, altersentsprechendes Knochenalter)
	Störungen des Skelettwachstums	Achondroplasie, Osteogenesis imperfecta
sekundärer, symptomatischer Kleinwuchs	konstitutionelle Entwicklungsverzögerung	Normvariante mit temporärem Kleinwuchs
	genetische Syndrome, angeborene Erkrankungen	Down-Syndrom, Turner-Syndrom, Fanconi-Anämie, Smith-Lemli-Opitz-Syndrom, Prader-Willi-Syndrom, fetale Alkoholspektrumstörung, Phosphat-Diabetes, Silver-Russell-Syndrom
	chronische Erkrankungen	angeborene Herzfehler, Lungenerkrankungen, zystische Fibrose, Zöliakie, chronisch-entzündliche Darmerkrankungen, Niereninsuffizienz, Stoffwechselerkrankungen, Rachitis, Pankreatitis
	Endokrinopathien	Hypothyreose, Wachstumshormonmangel, Pubertas tarda oder praecox
	psychosozialer Kleinwuchs	Vernachlässigung
	iatrogener Kleinwuchs	Cushing-Syndrom, Zytostatikatherapie
Hochwuchs		
permanenter Hochwuchs	familiärer Hochwuchs	Normvariante (große Eltern, Geburtsgewicht > 97. Perzentile, normale Wachstumsgeschwindigkeit, Knochenalter altersentsprechend)
	genetische Syndrome	Klinefelter-Syndrom, Fragiles-X-Syndrom, Marfan-Syndrom, Homozystinurie, Wiedemann-Beckwith-Syndrom
	Endokrinopathien	hypophysärer Gigantismus (STH-produzierender Tumor)
temporärer Hochwuchs	konstitutionelle Entwicklungsbeschleunigung	Normvariante (verfrühter Pubertätswachstumsschub und -beginn, akzeleriertes Knochenalter)
	Endokrinopathien	Hyperthyreose, Pubertas praecox, AGS
	Adiposogigantismus	übermäßige Kalorienzufuhr und Bewegungsmangel
Untergewicht		
Gedeihstörung	Dystrophie	Gewichtsabnahme oder -verlauf < 3. Perzentile mit vermindertem Körperfettgehalt und Unterhautfettgewebe (geringere Hautfaltendicke)
	Kwashiorkor	Erkrankung in Entwicklungsländern, verminderte Protein- und Energiezufuhr (Ödeme, Hyperkeratose, trockene Haut, brüchige Haare, Abgeschlagenheit)
Untergewicht	Störungen der Nahrungsaufnahme	Mangel- und Fehlernährung
	chronische Erkrankungen	angeborene Herzfehler, Lungenerkrankungen, zystische Fibrose, Malassimilation, Niereninsuffizienz, Stoffwechselerkrankungen
	psychische oder psychiatrische Erkrankungen	Anorexia nervosa, Depressionen
	psychosozial bedingtes Untergewicht	Vernachlässigung und Misshandlung
Übergewicht		
Übergewicht/Adipositas	primäre Adipositas	übermäßige Kalorienzufuhr und Bewegungsmangel
	genetische Erkrankungen	Down-Syndrom, Klinefelter-Syndrom, Turner-Syndrom, Prader-Willi-Syndrom
	Endokrinopathien	Hypothyreose
	iatrogen	Cushing-Syndrom

Diagnostik: Die Diagnostik von Wachstumsstörungen umfasst:

- Messung der **anthropometrischen Daten** und Ermittlung des **BMI** sowie der Wachstumsgeschwindigkeit anhand früherer Messungen (zur Feststellung, ob Perzentilen-paralleles oder -kreuzendes Wachstum vorliegt), ggf. Messung der Hautfaltendicke
- Anamneseerhebung mit Schwerpunkt auf Körpergröße und Pubertätsentwicklung von Eltern, Großeltern und Geschwistern
- körperliche Untersuchung (**Dysmorphiezeichen**? Chronische Erkrankungen?)
- Bestimmung der **Pubertätsstadien nach Tanner**
- radiologische Bestimmung des **Knochenalters** (S. 16) (**Abb. 3.3**)
- **Labordiagnostik**
  - Blutbild, Elektrolyte, Leber-, Nieren- und Schilddrüsenfunktionsparameter
  - Gliadin- und Transglutaminase-Antikörper (bei V. a. Zöliakie)
  - Insulin-like growth factor I (IGF-I) und IGF-binding protein 3 (bei V. a. Wachstumshormonmangel)
  - LH, FSH sowie Sexualhormone (bei V. a. Pubertas bzw. Pseudopubertas praecox)
  - Homozystein in Plasma und Urin (bei V. a. Homozysteinurie)
  - endokrinologische Funktionstests
- **humangenetische Diagnostik** bei V. a. genetische Erkrankungen
- zerebrale Bildgebung bei zentral bedingtem Hormonmangel mit V. a. eine Gehirnfehlbildung oder Raumforderung im Bereich von Hypothalamus oder Hypophyse (z. B. Hypopituitarismus durch Kraniopharyngeom).

Therapie: bei sekundären Wachstumsstörungen zunächst Behandlung der Grunderkrankung

- **Kleinwuchs:** tägliche s. c.-Injektion von rekombinant hergestelltem **Somatotropin** (Indikationen: Wachstumshormonmangel, Turner-/Prader-Willi-Syndrom, chronische Niereninsuffizienz, intrauteriner Kleinwuchs ohne Aufholwachstum); Therapiedauer bis zum Abschluss der Körperlängenentwicklung

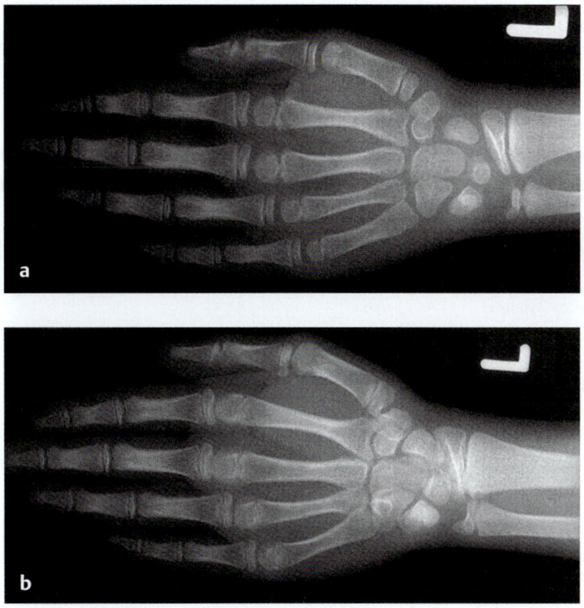

Abb. 3.3 Bestimmung des Knochenalters.
a Altersentsprechendes Skelettalter eines 8-jährigen Mädchens. [aus Reiser, Kuhn, Debus, Duale Reihe Radiologie, Thieme, 2017]
b Akzeleriertes Knochenalter bei Pubertas praecox. [aus Reiser, Kuhn, Debus, Duale Reihe Radiologie, Thieme, 2017]

- **Hochwuchs:** Gabe von hochdosierten Sexualhormonen (Östrogen, Ethinylestradiol bzw. Testosteronenanthat) → beschleunigte Pubertätsentwicklung und Knochenreifung; Indikationen: Kinder mit Zielgröße > 97. Perzentile (Jungen > 200 cm, Mädchen > 185 cm); Therapiebeginn i. d. R. nach spontanem Pubertätseintritt, Dauer mindestens 6 Monate bzw. bis zum Abschluss des Längenwachstums.

PRÜFUNGSHIGHLIGHTS

– ! **Silver-Russell-Syndrom:** Kleinwuchs, Gesichtsauffälligkeiten.

4 Impfungen

4.1 Impfkalender

Abb. 4.1 zeigt die aktuellen Impfempfehlungen der Ständigen Impfkommission (STIKO, Stand 2019/2020).

4.2 Impfstoffe und ihre Besonderheiten

Impfstoffe: Man unterscheidet Tot- von Lebendimpfstoffen. Konjugierte (= an ein Trägerprotein gekoppelte) Totimpfstoffe werden v. a. bei Säuglingen und Kleinkindern eingesetzt, da sie eine stärkere Immunantwort auslösen als nicht konjugierte Impfstoffe (z. B. gegen Pneumo-/Meningokokken, Hib).

Lebend- und Totimpfstoffe können miteinander kombiniert werden. Auch die simultane Gabe von 2 Lebendimpfstoffen ist möglich. Werden die Lebendimpfstoffe nicht simultan verabreicht, sollte dazwischen ein Abstand von 4 Wochen liegen.

Impfstoffe mit Mehrfachkombinationen (polyvalent) werden bevorzugt (z. B. 6-fach-Impfstoff Diphtherie, Tetanus, Pertussis, Hib, Hepatitis B und Polio).

LERNTIPP

Der Nestschutz durch diaplazentar übertragene IgG-Antikörper reicht bis zum 6.–12. (–15.) Lebensmonat.

Kontraindikationen:

- Lebendimpfstoffe sind in der Schwangerschaft und bei Immundefekten kontraindiziert.
- akute und schwere Erkrankungen → Impfen frühestens 2 Wochen nach Genesung (Cave: Leichte fieberhafte Infekte sind keine Kontraindikation!)
- Allergie gegen Bestandteile des Impfstoffs (Influenzaimpfstoff enthält z. B. Hühnereiweißbestandteile)

Impfung	Alter in Wochen	Alter in Monaten					Alter in Jahren							
	6	2	3	4	11–14	15–23	2–4	5–6	7–8	9–14	15–16	17	ab 18	ab 60
Rotaviren	G1[b]	G2	(G3)											
Tetanus		G1	G2	G3	G4	N	N	A1	N	A2		N	A (ggf. N)[e]	
Diphtherie		G1	G2	G3	G4	N	N	A1	N	A2		N	A (ggf. N)[e]	
Pertussis		G1	G2	G3	G4	N	N	A1	N	A2		N	A3[e]	ggf. N
Hib *H. influenzae* Typ b		G1	G2[c]	G3	G4	N	N							
Poliomyelitis		G1	G2[c]	G3	G4	N		N		A1		N	ggf. N	
Hepatitis B		G1	G2[c]	G3	G4	N				N				
Pneumokokken[a]		G1		G2	G3	N				N				S[g]
Meningokokken C					G1 (ab 12 Monaten)					N				
Masern					G1	G2				N			S[f]	
Mumps, Röteln					G1	G2				N				
Varizellen					G1	G2				N				
HPV humane Papillomviren										G1[d] G1[d]	N[d]			
Herpes zoster														G1[h] G2[h]
Influenza														S (jährlich)

Erläuterungen:
G Grundimmunisierung (in bis zu 4 Teilimpfungen G1–G4)
A Auffrischimpfung
S Standardimpfung
N Nachholimpfung (Grund- bzw. Erstimmunisierung aller noch nicht Geimpften bzw. Komplettierung einer unvollständigen Impfserie)

a Frühgeborene erhalten eine zusätzliche Impfstoffdosis im Alter von 3 Monaten, d. h. insgesamt 4 Impfstoffdosen.
b Die 1. Impfung sollte bereits ab dem Alter von 6 Wochen erfolgen, je nach verwendetem Impfstoff sind 2 bzw. 3 Impfstoffdosen im Abstand von mindestens 4 Wochen erforderlich.
c Bei Anwendung eines monovalenten Impfstoffes kann diese Dosis entfallen.
d Standardimpfung für Kinder und Jugendliche im Alter von 9–14 Jahren mit 2 Impfstoffdosen im Abstand von mindestens 5 Monaten, bei Nachholimpfung beginnend im Alter > 14 Jahren oder bei einem Impfabstand von < 5 Monaten zwischen 1. und 2. Dosis ist eine 3. Dosis erforderlich (Fachinformation beachten).
e Td-Auffrischimpfung alle 10 Jahre. Die nächste fällige Td-Impfung einmalig als Tdap- bzw. bei entsprechender Indikation als Tdap-IPV-Kombinationsimpfung.
f Einmalige Impfung mit einem MMR-Impfstoff für alle nach 1970 geborenen Personen ≥ 18 Jahre mit unklarem Impfstatus, ohne Impfung oder mit nur einer Impfung in der Kindheit.
g Impfung mit dem 23-valenten Polysaccharid-Impfstoff.
h Zweimalige Impfung mit dem adjuvantierten Herpes-zoster-Totimpfstoff im Abstand von mindestens 2 bis maximal 6 Monaten.

Abb. 4.1 Impfempfehlungen der STIKO (Robert Koch-Institut). [nach Ständige Impfkommission: Empfehlungen der Ständigen Impfkommission (STIKO) am Robert Koch-Institut. Epid Bull 2019;34:313 – 364 | DOI 10.25646/6233.6 (lizensiert unter CC BY 4.0: https://creativecommons.org/licenses/by/4.0/)]

Nebenwirkungen:
- Bei Lebendimpfstoffen sind leichte fieberhafte Reaktionen etwa 1–2 Wochen nach der Impfung möglich (keine Infektionsgefahr).
- Lokalreaktionen an der Einstichstelle: Rötung, Schwellung, Schmerzen
- milde, selbstlimitierende Symptomatik: Impfmasern, Impfwindpocken.

Tetanus:
- Impfstoff: Totimpfstoff → inaktiviertes Tetanustoxid (T); Impfung in Kombination mit Diphtherie (Td) und Pertussis (Tdap, DTaP) verfügbar
- Grundimmunisierung (G1–G4), 2 Auffrischungen (5–6 Jahre und 9–14 Jahre), dann alle 10 Jahre Auffrischung
- im Verletzungsfall: Kinder, die sich vor Abschluss der Grundimmunisierung eine offene Verletzung zuziehen, sollten eine aktive Impfung (i. d. R. mit dem Dreifachimpfstoff Tdap oder DTaP) erhalten. Eine zusätzliche Tetanus-Immunprophylaxe ist erforderlich bei tiefen oder verschmutzten Verletzungen und unzureichendem Impfschutz. Bei einer Verletzung, die nach abgeschlossener Grundimmunisierung auftritt, ist eine zusätzliche Tetanus-Immunprophylaxe nur dann notwendig, wenn seit der letzten Tetanus-Impfung 10 Jahre (bzw. bei großflächigen, tiefen, verschmutzten Wunden 5 Jahre) vergangen sind.

Pertussis:
- Impfstoff: azellulärer Totimpfstoff (aP)
- Nach der Grundimmunisierung und den ersten beiden Auffrischimpfungen wird eine erneute Auffrischung alle 10 Jahre nach der letzten Impfung empfohlen (i. d. R. mit dem Dreifachimpfstoff Tdap).

Haemophilus influenzae B:
- Impfstoff: Totimpfstoff (Konjugatimpfstoff)
- Impfung ist v. a. wichtig bei < 4-Jährigen; ab 5 Jahren Impfung nur bei Risikopatienten (z. B. Asplenie).

Poliomyelitis:
- Impfstoff: Totimpfstoff (trivalenter inaktivierter Wirkstoff)
- keine routinemäßige Auffrischung nach dem 18. Lebensjahr

Hepatitis B:
- Impfstoff: Totimpfstoff (rekombinant oder inaktiviert)
- Postexpositionsprophylaxe:
  - keine Impfung bei ausreichendem Immunschutz (Anti-Hbs-Ak ≥ 100 I.E./l)
  - postpartale Hepatitis-B-Prophylaxe (S. 46)

Pneumokokken
- Impfstoff: Totimpfstoff (Konjugat- oder Polysaccharidimpfstoff)
- Grundimmunisierung (G1–G3, Frühgeborene zusätzlich im Alter von 3 Monaten), Nachholimpfung (15–23 Jahre)
- Empfohlen als Standardimpfung u. a. für alle Säuglinge ab dem vollendeten 2. Lebensmonat (bei Säuglingen Konjugatimpfstoff).

Masern, Mumps, Röteln:
- Impfstoff: Lebendimpfstoff (MMR)
- Die Grundimmunisierung erfolgt im Alter von 11–14 bzw. 15–23 Monaten.
- Postexpositionsprophylaxe:
  - Masern: Hat ein Kind, das nicht oder nur einmal geimpft wurde, ab dem 9. Lebensmonat bzw. haben Personen, die keine ausreichende Grundimmunisierung erhalten haben oder deren Immunstatus unbekannt ist, Kontakt mit dem Masernvirus, ist eine aktive Postexpositionsprophylaxe mit dem Masern-Mumps-Röteln-Lebendimpfstoff innerhalb der ersten 3 Tage nach Exposition angezeigt.
  - Mumps: s. Masern
  - Röteln: Schutz nicht bekannt.
- 5–12 Tage nach der Impfung (im Mittel an Tag 7 oder 8) kann ein leichter fieberhafter Infekt auftreten (Impfreaktion).
- Seit dem 1. März 2020 gilt das **Masernschutzgesetz**: Nachweis des Masernschutzes verpflichtend für alle nach dem 31. Dezember 1970 geborenen Personen, die in einer Gemeinschaftseinrichtung betreut werden, sowie Personen, die in Gesundheitseinrichtungen tätig sind.

Varizellen:
- Impfstoff: Lebendimpfstoff (VZV oder MMRV)
- s. c.-Impfung
- weitere Indikationen: Ungeimpfte zwischen 9 und 17 Jahren und ohne Varizellenanamnese, seronegative Risikopatienten (z. B. Patienten mit schwerer Neurodermitis) bzw. Frauen mit Kinderwunsch
- Postexpositionsprophylaxe (S. 78).

Humane Papillomaviren (HPV):
- Impfstoff: Totimpfstoff (rekombinant)
- Die STIKO empfiehlt seit 2018 die Impfung für Mädchen und Jungen zwischen 9 und 14 Jahren (beste Immunantwort zwischen dem 9. und 11. Lebensjahr).
- Die Grundimmunisierung sollte vor dem ersten Geschlechtsverkehr abgeschlossen sein. Erfolgt die erste Impfung vor dem vollendeten 15. Lebensjahr, sind zwei Impfungen im Abstand von 6 Monaten nötig. Erfolgt die erste Impfung nach dem 15. Geburtstag, sind es 3 Impfungen.

PRAXIS Frühgeborene sind wegen ihres reduzierten Nestschutzes **anfälliger für Infektionskrankheiten**. Daher sollten Frühgeborene die Standardimpfungen gemäß ihrem tatsächlichen Alter erhalten. Insbesondere die Masernimpfung sollte bei Frühgeborenen schon **frühzeitig**, d. h. **im 9. Lebensmonat**, erfolgen.

BEISPIEL

Frage

Eltern mit ihrem 3-jährigen Kind kommen in Ihre Hausarztpraxis, da im Kindergarten vor einem Tag Masern aufgetreten sind. Das Kind ist mit 12 Monaten 1-mal gegen Masern geimpft worden. Welches weitere Vorgehen raten Sie den Eltern?

Antwort

Sie empfehlen eine sofortige 2. Masernimpfung. Auf die Nachfrage der Mutter, ab wann das Kind wieder in den Kindergarten dürfe, antworten Sie, dass es diesen erst dann wieder besuchen dürfe, wenn eine Weiterverbreitung der Masern in diesem Kindergarten nicht mehr zu befürchten sei (ca. 14 Tage). Eine Masernimpfung nach Exposition schützt, wenn sie innerhalb von 3 Tagen durchgeführt wird. Das ist jedoch nicht sicher auszuschließen, denn das vor einem Tag im Kindergarten erkrankte Kind war schon 4–5 Tage vor Auftreten des Exanthems ansteckend.

PRÜFUNGSHIGHLIGHTS

- ! Kleinkinder erhalten den Impfstoff gegen Pneumokokken als **Konjugatimpfstoff**.
- !! Die **Pneumokokkenimpfung** mit einem Konjugatimpfstoff wird von der STIKO für alle Säuglinge ab dem (vollendeten) 2. Lebensmonat empfohlen.
- ! Die Grundimmunisierung gegen Mumps, **Masern** und Röteln (MMR-Impfstoff) erfolgt im Alter von 11–14 bzw. 15–23 Monaten.
- !! Ein Kind, das nur einmal gegen Masern geimpft wurde, bzw. ein ungeimpftes Kind kann innerhalb von 3 Tagen nach stattgehabter **Masern-Exposition** aktiv mit dem MMR-Impfstoff immunisiert werden.
- ! Die Impfung gegen **Varizellen** wird auch **seronegativen Risikopatienten** (z. B. bei schwerer **Neurodermitis**) empfohlen.
- ! Die Grundimmunisierung gegen **HPV** sollte vor dem ersten Geschlechtsverkehr abgeschlossen sein.

5 Ernährung des Säuglings

5.1 Nahrungsaufbau und Trinkmenge

Unmittelbar nach der Geburt kann bei gesunden Neugeborenen mit dem Nahrungsaufbau, d. h. der schrittweisen Steigerung der Trinkmenge, begonnen werden. Die Trinkfrequenz ist in den ersten Lebenstagen und -wochen höher als im Verlauf des ersten Lebensjahres. Früh- und Mangelgeborene benötigen anfangs eher häufige, d. h. 8–12 Mahlzeiten pro Tag, während reife Neugeborene initial mit 6–8 Mahlzeiten pro Tag auskommen. Ältere Säuglinge schaffen es, größere Portionen pro Mahlzeit zu trinken.

5.2 Muttermilch

Zusammensetzung: Muttermilch verändert ihre Zusammensetzung (Vormilch bis zum 3.–5. Tag post partum → Übergangsmilch bis ca. 3 Wochen post partum → reife Frauenmilch) und bietet daher gesunden Neugeborenen und jungen Säuglingen eine **optimale Nährstoffversorgung**. **Laktose** macht in Muttermilch den größten Kohlenhydratanteil aus. Im Vergleich zu Kuhmilch hat reife Muttermilch eine andere Nährstoffzusammensetzung (Kuhmilch ist deutlich protein- und mineralstoffreicher, **Tab. 5.1**).

In der Muttermilch (v. a. in der Vormilch = Kolostrum) sind neben Antikörpern (**sekretorisches IgA**), die bei Neugeborenen immununterstützend wirken und sie vor Atemwegs- und Magen-Darm-Infektionen schützen, auch **Lysozym, Laktoferrin** und **Leukozyten** enthalten, die die Abwehr von Magen-Darm-Bakterien bei Neugeborenen und Säuglingen unspezifisch unterstützen.

Früh-/Mangelgeborene und kranke Säuglinge: Ist Stillen wegen Frühgeburt, Gesichtsmissbildungen, kardialer Fehlbildungen, infektionsbedingten Erschöpfungszustands oder respiratorischer Insuffizienz temporär nicht möglich, sollte die Muttermilch abgepumpt und dem Kind über eine Magensonde appliziert bzw. mit der Flasche gefüttert werden.

Bei Früh- oder Mangelgeborenen kann eine **Anreicherung** der Muttermilch mit Nährstoffen notwendig werden, damit sie zufriedenstellend gedeihen. Kranke Säuglinge können eine Nahrung mit einer speziellen Nährstoffzusammensetzung benötigen, beispielsweise erhalten Neugeborene mit rezidivierenden Hypoglykämien zusätzlich Maltodextrin. Chronisch kranke Säuglinge profitieren von der **Zufütterung** einer **hochkalorischen Säuglingsnahrung**.

Besonderheiten des Stillens: Gestillte Neugeborene zeigen in den ersten Lebenstagen eine **stärkere Gewichtsabnahme** als nicht gestillte Neugeborene (Cave: bei Mangel- und Frühgeborenen!). Außerdem können gestillte Kinder einen verstärkten und **verlängerten Neugeborenenikterus** aufweisen. Mit der Muttermilch können fettlösliche **Noxen** (z. B. Nikotin, Alkohol, Medikamente, Umweltschadstoffe wie DDT, Dioxine, Drogen) sowie **Infektionserreger** vom Säugling aufgenommen werden. Nach einer **Allgemeinanästhesie** der Mutter darf sie ihr Kind dann wieder stillen, wenn sie sich dazu in der Lage fühlt. Eine mütterliche **Unterversorgung mit Vitaminen** wirkt sich über die Muttermilch auch auf das Kind aus (Vorsicht bei Kindern von Veganerinnen!).

Tab. 5.1 Energie- und Nährstoffgehalt von reifer Muttermilch, Säuglingsanfangsnahrung und Kuhmilch (Ø/100 ml)

	Muttermilch	Säuglingsanfangsnahrung	Kuhmilch
Energie (kcal)	69	60–75	66
Kohlenhydrate (Laktose) (g)	7	5–10	4,8
Protein (g)	1,1	1,3–2,1	3,3
Fett (g)	4,5	3,1–4,6	3,5

Kontraindikationen:

- angeborene **Stoffwechselkrankheiten** des Kindes (Phenylketonurie, Galaktosämie, Harnstoffzyklusdefekte)
- **mütterliche Erkrankungen** wie HIV, CMV (bei Frühgeborenen) und HSV (bei Läsionen der Brust) und Tuberkulose
- mütterlicher Drogenabusus oder Medikamentenkonsum (z. B. Psychopharmaka, Chemotherapeutika, Opiate)

Bei Hepatitis C wird Stillen – nach Aufklärung der Mutter über das Risiko – durch die Nationale Stillkommission empfohlen. Die Empfehlungen für Mütter mit Hepatitis B sind nicht einheitlich (Impfung des Säuglings senkt das Übertragungsrisiko).

5.3 Muttermilchersatznahrungen

Industriell hergestellte Muttermilchersatznahrungen werden eingesetzt, wenn die Muttermilchmenge nicht ausreicht, bei unüberwindbaren Stillhindernissen (s. o.) oder nach frühem Abstillen. Diese sog. **Formula-Nahrungen** sind qualitativ hochwertige Erzeugnisse, die der Nährstoffzusammensetzung der Muttermilch nachempfunden sind und eine konstante Versorgung des Säuglings mit Vitaminen und Mineralstoffen gewährleisten.

Säuglingsanfangsnahrungen: Säuglingsanfangsnahrungen **auf Kuhmilchbasis** können anstelle von Muttermilch ab der Geburt gefüttert werden. Sog. **Prä-Nahrungen** enthalten **Laktose** als einziges Kohlenhydrat. Für Frühgeborene existieren Prä-Nahrungen mit einem erhöhten Energie- und Proteingehalt. Sog. **1er-Nahrungen** enthalten neben **Laktose** auch **Stärke**.

Tab. 5.1 zeigt die Zusammensetzung von Säuglingsnahrung und reifer Muttermilch einander gegenübergestellt. Reine Kuhmilch eignet sich nicht als Säuglingsnahrung, da es zur Nierenschädigung kommen kann!

Folgenahrungen: 2er-Nahrungen (enthalten Laktose, Stärke, präbiotische Ballaststoffe) können ab dem 7. Lebensmonat gefüttert werden, weil sie eine etwas modifizierte Nährstoffzusammensetzung, abgestimmt auf die Bedürfnisse der älteren Säuglinge, haben. Sie sorgen für eine **länger andauernde Sättigung**.

Hypoallergene Säuglingsnahrungen: Hypoallergene Säuglingsmilchnahrungen (sog. HA-Nahrungen) werden für **Kinder mit familiärer Atopiebelastung**, die nicht gestillt werden können, empfohlen. Im Gegensatz zu herkömmlichen Säuglingsnahrungen sind HA-Nahrungen antigenreduziert. Sie enthalten mittelgradig hydrolysiertes Protein, damit das Immunsystem des Kindes nicht gegen Nahrungsmittelproteine sensibilisiert wird. HA-Nahrungen existieren als Prä- und Folgenahrungen. Sie können dazu beitragen, das Risiko der Entwicklung einer Allergie zu vermindern, können es aber nicht eliminieren.

Weitere Spezialnahrungen: Säuglingsnahrung auf Sojamilchbasis sollte nur gefüttert werden, wenn Kontraindikationen gegen herkömmliche Säuglingsnahrung bestehen, wie Galaktosämie oder Laktoseintoleranz.

PRÜFUNGSHIGHLIGHTS

- **!** Kuhmilch hat deutlich mehr Mineralstoffe als Muttermilch.
- **!** Nach einer Allgemeinanästhesie der Mutter darf sie ihr Kind wieder stillen, wenn sie sich dazu in der Lage fühlt.

5.4 Beikost

Muttermilch ist für einen kurzen Zeitraum für Neugeborene und Säuglinge ein ausgewogenes Lebensmittel. Bereits ab dem 4.–6. Lebensmonat gewährleistet die ausschließliche Ernährung mit Muttermilch jedoch keine adäquate Nährstoffversorgung und kein adäquates Gedeihen mehr. Ab dem 5. Lebensmonat, bei allergiebelasteten Eltern ab dem 4. Lebensmonat, sollte das Nährstoffangebot erweitert werden, d. h. mit Beikost begonnen werden.

Gängige Beikost sind Gemüse-, Kartoffel-, Obst-, Getreide- oder Fleischbreie. Die Reihenfolge der Einführung dieser Breie spielt eine untergeordnete Rolle. Fleisch sollte nicht zu spät eingeführt werden, da es eine wichtige Eisenquelle ist.

PRAXIS Das Risiko der Entwicklung einer Zöliakie oder eines Diabetes mellitus Typ 1 ist abhängig vom Zeitpunkt der Einführung glutenhaltiger Nahrung. Es wird empfohlen, glutenhaltige Beikost ab dem 4.–6. Lebensmonat zuzufüttern, da nachgewiesen wurde, dass ein früherer oder späterer Beginn mit glutenhaltiger Nahrung mit einem erhöhten Erkrankungsrisiko einhergeht.

6 Erkrankungen von Früh- und Neugeborenen

6.1 Geburtsverletzungen

Geburtsverletzungen treten vermehrt bei komplizierten vaginalen (z. B. bei abnormer Kindslage) oder vaginal operativen Entbindungen auf.

Caput succedaneum (Geburtsgeschwulst): Ödem und Einblutung (Ekchymosis) am vorangehenden Teil des kindlichen Kopfes. Weiche, teigige Schwellung, nicht fluktuierend. **Spontane Rückbildung** innerhalb weniger Tage. Eine größere Ekchymosis kann zur Hyperbilirubinämie und zur CRP-Erhöhung beitragen.

Kephalhämatom (Kopfblutgeschwulst): subperiostale Blutung, die durch die Schädelnähte begrenzt ist, meist am Hinterhaupt, manchmal doppelseitig. Prall-elastisch, fluktuierend. Verkalkung oder sekundäre Infektion (sehr selten) möglich. **Spontane Rückbildung** innerhalb weniger Tage bis Monate (bei Verkalkung). Das Hämatom kann zur Hyperbilirubinämie beitragen.

Subgaleatische Blutung: großes subgaleatisches Hämatom, das die Schädelnähte überschreitet und oft bis zur Stirn und hinter die Ohren reicht. Anämie und Hypovolämie durch hohen Blutverlust möglich. Kann ein Hinweis auf Hämophilie sein. Das Hämatom kann deutlich zur Hyperbilirubinämie beitragen.

Subduralblutung: meist bei reifen Neugeborenen infolge von Einrissen der Brückenvenen bzw. der Falx cerebri oder des Tentorium cerebelli. Mögliche Langzeitfolge: Ausbildung eines subduralen Hygroms mit Verdrängungssymptomatik, Krampfanfälle.

Plexusparesen: Sie entstehen durch Zug an Arm oder Kopf:

- **obere Plexuslähmung** (Erb-Duchenne): Schädigung von C 5 und C 6 → Arm hängt schlaff, adduziert, innenrotiert und proniert am Körper, kann im Ellenbogengelenk nicht gebeugt werden; außerdem Störung der Sensibilität und der Schweißsekretion in den betroffenen Hautzonen; **erhaltener Handgreifreflex**, intakte Kraft und Sensibilität der Hand; Fehlen des Bizepssehnen-, Radiusperiost- und Moro-Reflexes; bei Schädigung von C 4 → Phrenikusparese mit Zwerchfelllähmung mit Dyspnoe.
- **untere Plexuslähmung** (Klumpke): Schädigung von C 7–Th 1 mit Lähmung des Unterarms und **fehlendem Handgreifreflex**. Bewegungen der Schulter sind möglich. Sehr selten, meist in Kombination mit oberer Plexuslähmung. Bei sympathischer Beteiligung des Segments Th 1 ipsilaterales Horner-Syndrom.

Therapie: frühe krankengymnastische Behandlung, meist gute Prognose mit spontaner Rückbildung innerhalb von 4 Wochen (Phrenikusparese innerhalb von 3–4 Monaten); bei Plexusdurchriss neurochirurgische Rekonstruktion.

Fazialisparese: Folge einer Forzepsentbindung (selten). Auf der betroffenen Seite fehlender Lidschluss und verstrichene Nasolabialfalte, Verziehen des Mundes (z. B. beim Schreien) zur gesunden Seite hin. Spontane Rückbildung innerhalb weniger Tage. Differenzialdiagnose: „schiefes Schreigesicht“ durch einseitige Agenesie des M. orbicularis oris.

Weitere:

- Rückenmarksverletzungen
- Muskelverletzung: häufig Blutung in M. sternocleidomastoideus
- Hautablederung durch Vakuumextraktion: harmlos
- Klavikulafraktur: bei makrosomen Kindern oder abnormer Kindslage; Minderbewegung des Arms, Schreien bei Lagerung auf der betroffenen Seite; i. d. R. heilt die Fraktur innerhalb von Tagen.

- subkutane Fettgewebsnekrose (Adiponecrosis subcutanea): extrem selten; meist infolge eines Schockzustands; keine Therapie nötig bzw. möglich
- Verletzung innerer Organe (Nebenniere, Leber): meist durch geburtshilfliche Handgriffe (z. B. Bracht).

PRÜFUNGSHIGHLIGHTS

- ! Ein **Kephalhämatom** bildet sich spontan zurück.
- ! Bei der **unteren Plexus-Lähmung** (Klumpke) liegt die Schädigung auf Höhe der Segmente C 7–Th 1. Der Unterarm ist gelähmt, der Handgreifreflex fehlt. Bewegungen der Schulter sind möglich.

6.2 Vorgeburtliche Schädigungen

6.2.1 Fetale Alkoholspektrumstörung (FASD)

Epidemiologie und Einteilung: Ausprägung abhängig von der Dauer des Alkoholkonsums und der Höhe des Alkoholspiegels, jedoch interindividuell unterschiedlich. Inzidenz: 1:200–1:1000.

PRAXIS Bereits ein einmaliger übermäßiger Alkoholkonsum im ersten Trimenon, d. h. während der Organogenese, kann eine teratogene Wirkung haben!

Abhängig von der Ausprägung unterscheidet man:
- **fetales Alkoholsyndrom** (**FAS**): Vollbild der FASD, bestätigter mütterlicher Alkoholkonsum, charakteristische faziale Dysmorphien, Minderwuchs, Mikrozephalie (mit weiteren Hirnfehlbildungen), retardierte neurologische Entwicklung und Verhaltensauffälligkeiten
- **partielles FAS:** bestätigter mütterlicher Alkoholkonsum, retardierte neurologische Entwicklung und Verhaltensauffälligkeiten.

Klinik:
- **faziale Dysmorphien**: niedrige Stirn, enge und kurze Lidspalten, Ptosis, verkürzter Nasenrücken, nach vorn zeigende Nasenlöcher („Steckdosennase"), verstärkte Nasolabialfalte, langes, **flaches Philtrum**, **schmales Oberlippenrot**, Retrogenie
- intrauterine und persistierende **Wachstumsverzögerung**: SGA, Minderwuchs
- **Mikrozephalie** und strukturelle Hirnfehlbildungen: Balkenagenesie, Hypoplasie des Zerebellums
- **kognitive Defizite**: **Sprachentwicklungsstörungen**, gestörte Wahrnehmungs- und Merkfähigkeit, **verminderter IQ** (im Mittel 66–75 Punkte)
- **Verhaltensauffälligkeiten**: Lernschwierigkeiten, **Konzentrationsstörungen**, Hyperaktivität, Impulsivität, Distanzlosigkeit
- mögliche **Fehlbildungen**: Herzfehler (ASD, **VSD** u. a.), Skelett- und Extremitätenfehlbildungen, Anomalien des Urogenitaltrakts, Augenanomalien, Schallempfindungsschwerhörigkeit, Gaumen- oder Lippenspalte.

Diagnostik: Anamnese, Klinik, Entwicklungstests und ggf. bildgebende Diagnostik (je nach Fehlbildung).

Differenzialdiagnosen: beim FAS: mütterliche Phenylketonurie, beim partiellen FAS: Fragiles-X-Syndrom, DiGeorge-Syndrom, Turner- oder Smith-Lemli-Opitz-Syndrom; häufige psychiatrische Fehldiagnosen: ADHS, Bindungsstörungen, Persönlichkeitsstörungen, kindliche Schizophrenie oder Autismus.

Therapie: symptomatisch (Fördermaßnahmen, Ergotherapie, Logopädie), zerebrale Schädigung ist irreversibel.

PRÜFUNGSHIGHLIGHTS

Alkoholembryofetopathie
- ! Inzidenz: 1:200–1:1000
- !! Klinik bei fetaler Alkoholspektrumstörung.

6.2.2 Erkrankungen der Mutter

Diabetes mellitus

Klinik: Bei schlecht eingestelltem Diabetes mellitus der Mutter reagiert der Fetus mit einem kompensatorischen **Hyperinsulinismus**, der die charakteristische **diabetische Fetopathie** („infant of a diabetic mother", IDM) verursacht. Kinder diabetischer Mütter haben ein erhöhtes Risiko von **Geburtskomplikationen** (z. B. Schulterdystokie) und **-verletzungen** (z. B. Fazialisparese, Plexusparese, Klavikulafraktur, Organblutungen) sowie ein 3- bis 4-fach erhöhtes Risiko **angeborener Fehlbildungen**.

Symptome nach der Geburt (**Abb. 6.1**):
- **Makrosomie** und Organomegalie bei Organunreife (Wirkung von Insulin als Wachstumsfaktor)
- **Asphyxie**
- **Atemnotsyndrom** (Hyperinsulinämie → Surfactant ↓)

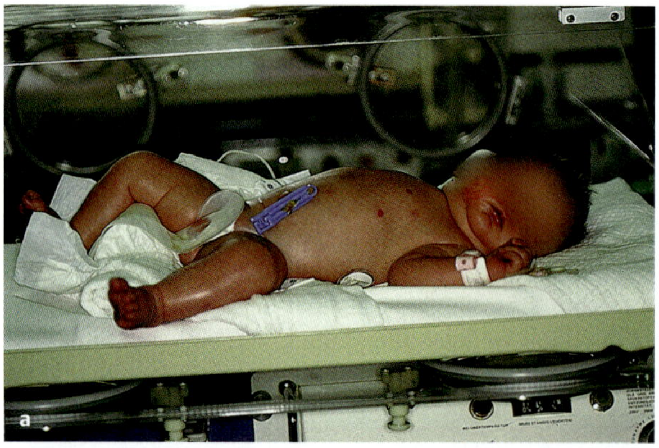

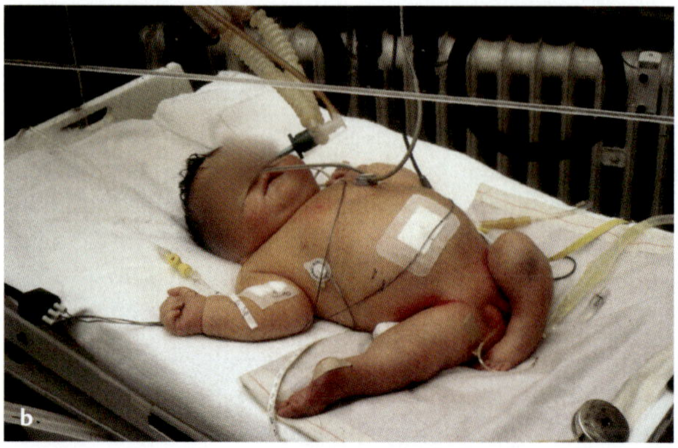

Abb. 6.1 **Makrosome Neugeborene von Müttern mit Diabetes.**
a Rosiges Aussehen durch Polyglobulie, Ödeme, GG 4500 g. [aus Gortner, Meyer, Duale Reihe Pädiatrie, Thieme, 2018]
b Neugeborenes mit kaudalem Regressionssyndrom. [aus Gortner, Meyer, Duale Reihe Pädiatrie, Thieme, 2018]

- **Hypoglykämie** (Glukose < 35 mg/dl am 1. Lebenstag, < 45 mg/dl nach dem 1. Lebenstag)
  - Symptome: Hyperexzitabilität, Zittrigkeit, Schwitzen, Trinkschwäche, schrilles Schreien, Apnoen, Krampfanfälle; **initial oft asymptomatisch**
  - Eine **transiente postnatale Hypoglykämie** tritt meist innerhalb von 30 min (in Einzelfällen auch noch nach 24 h) nach der Abnabelung auf. Die Hypoglykämieneigung kann bis zu 72 h anhalten.
- **Hypokalzämie** und Hypomagnesiämie
  - Symptome: Hyperexzitabilität, Irritabilität, Tremor, Krämpfe, Apnoen, rezidivierendes Erbrechen, Tachykardie, Tachypnoe, Tetanie
  - Eine **Hypokalzämie** kann innerhalb der ersten 3 Lebenstage klinisch manifest werden.
- **Polyglobulie** (Hyperinsulinämie → Erythropoetin ↑)
- **Hyperbilirubinämie** (durch Polyglobulie)
- **Fehlbildungen**
  - **Herz**: hypertrophe Kardiomyopathie, hypertrophische subaortale Stenose, Truncus arteriosus communis
  - Extremitätenanomalien bis hin zum **kaudalen Regressionssyndrom** (Agenesie oder Dysplasie der unteren Wirbelsäule, dysplastisches Becken, hypoplastische Beine)
  - **ZNS-Anomalien:** Neuralrohrdefekte, Anenzephalie, Hydrozephalus
  - **Gastrointestinaltrakt:** hypoplastisches linkes Kolon (small left colon syndrome)

Komplikationen:

- **Icterus gravis et prolongatus** (S. 28) → durch Polyglobulie und Leberunreife
- Nierenvenenthrombose → durch Polyglobulie.

Diagnostik:

- engmaschige Blutzuckerkontrollen am Tag der Geburt und präprandiale Kontrollen in den ersten 3 Lebenstagen, Ziel: Blutzucker (BZ) > 45 mg/dl (> 2,5 mmol/l)
- regelmäßige Kalzium- und Magnesiumkontrollen in den ersten 3 Lebenstagen
- Hämatokritkontrollen nach 1 und 24 h
- Bilirubinkontrollen
- Monitorüberwachung wegen möglicher respiratorischer Komplikationen
- bildgebende Diagnostik (Röntgen-Thorax, Echokardiografie, Abdomensonografie) zum Ausschluss von Fehlbildungen.

Treten Hypoglykämien noch nach dem 7. Lebenstag auf, sollte eine weitere Abklärung erfolgen.

Differenzialdiagnosen:

- Stoffwechselerkrankungen:
  - Kohlenhydratstoffwechsel: Galaktosämie, Glykogenosen Typ I und III
  - Aminosäurestoffwechsel: Ahornsirupkrankheit, Tyrosinose, multipler Carboxylasemangel
- hormonelle Störungen: STH-Mangel, ACTH-Resistenz, AGS, Hypothyreose, hohe Adrenalin-Spiegel, kongenitaler Hyperinsulinismus (Nesidioblastose s. u.)
- perinatale Erkrankungen:
  - Sepsis, Infektionen
  - Hypothermie
  - Atemnot-Syndrom, Hypoxie, Azidose
- iatrogen:
  - Medikamente
  - Rebound nach Glukosebolusgabe
- Nesidioblastose: benigne Hyperplasie der insulinproduzierenden β-Zellen des Pankreas → **kongenitaler Hyperinsulinismus**.

Therapie:

- Frühfütterung des Neugeborenen alle 3 h während der ersten 3 Lebenstage
- Glukosezufuhr i. v. bei Hypoglykämie (BZ < 35 mg/dl)
- ggf. Korrektur des Kalzium- und Magnesiumhaushaltes

Präeklampsie

Eine Präeklampsie der Mutter führt wegen uteroplazentarer Durchblutungsstörungen zu einer Minderversorgung und **intrauterinen Wachstumsretardierung** (häufig SGA-Kind). Die Frühgeburtenrate und die perinatale Mortalität sind deutlich erhöht. Präeklampsie ist ein Risikofaktor für eine **perinatale Asphyxie** und die Entwicklung eines **Morbus haemolyticus neonatorum**.

Phenylketonurie

Eine maternale Phenylketonurie führt zu einer Schädigung des Embryos bzw. Fetus (intrauterine Wachstumsretardierung, Mikrozephalie, Herzfehler, mentale Retardierung). Die Ausprägung der Schädigung ist von der Phenylalaninkonzentration im Blut der Mutter abhängig. Wichtig: Schon vor der Konzeption und während der gesamten Schwangerschaft muss eine **streng phenylalaninarme Ernährung** eingehalten werden! Zielspiegel: < 6 mg/dl (360 µmol/l).

6.2.3 Weitere vorgeburtliche Schädigungen

- **Infektionen** (S. 45)
- amniotische Abschnürungen: entstehen durch Fehlentwicklungen des Amnions und können intrauterin zu Schnürfurchen an den Extremitäten oder am Rumpf, im schlimmsten Fall zur Abschnürung mit Aplasie einer Extremität führen.

PRÜFUNGSHIGHLIGHTS

Diabetische Fetopathie

- **Symptome beim Neugeborenen:**
  - !! Atemnotsyndrom, Hypoglykämie, Hypokalzämie, Polyglobulie
  - ! Herzfehler
  - ! kaudales Regressionssyndrom: Fehlbildung/Aplasie der unteren Wirbelsäulenbereiche und der unteren Extremitäten.

6.3 Blut

6.3.1 Morbus haemorrhagicus neonatorum

DEFINITION Abnorme postnatale Blutungsneigung durch Vitamin-K-Mangel. Die Frühform tritt um den 3.–7. Lebenstag auf, die Spätform manifestiert sich um die 4.–12. Lebenswoche.

LERNTIPP

Vitamin K wird für die Synthese der Vitamin-K-abhängigen Gerinnungsfaktoren benötigt.

Tab. 6.1 Ursachen der indirekten Hyperbilirubinämie (unkonjugiertes Bilirubin ↑)

Ursache	Erkrankung
vermehrte Bildung von indirektem Bilirubin	
gesteigerte Hämolyse	▪ immunhämolytisch (M. haemolyticus neonatorum): – AB0-Blutgruppeninkompatibilität (Mutter hat Blutgruppe 0, das Neugeborene A oder B) – Rhesusfaktorinkompatibilität (heutzutage selten wegen Anti-D-Prophylaxe bei der Mutter) ▪ erbliche hämolytische Anämien: – Erythrozytenmembrandefekte (z. B. Kugelzellanämie) – Erythrozytenenzymdefekte (z. B. Glukose-6-phosphat-Dehydrogenase-Mangel) – Hämoglobinopathien (z. B. Thalassämie)
vermehrte Menge abzubauender Erythrozyten	▪ Polyglobulie, Diabetes mellitus der Mutter ▪ Hämatome (Geburtsverletzungen) ▪ innere Blutungen (Hirnblutung, Lungenblutung etc.)
vermehrte enterale Bilirubinrückresorption	▪ intestinale Obstruktionen (Duodenalatresie, Mekoniumileus etc.) ▪ niedrige Kalorienzufuhr ▪ Stillikterus/Muttermilchikterus
Infektionen	▪ Sepsis
verminderte Bilirubinkonjugation in der Leber	
physiologisch	▪ physiologischer Neugeborenenikterus ▪ Frühgeburt (bedingt durch Unreife des Organsystems)
erbliche Lebererkrankungen	▪ Morbus Gilbert-Meulengracht ▪ Crigler-Najjar-Syndrom
endokrine Erkrankungen	▪ Hypothyreose

Einteilung:
- **Frühform:** Da Vitamin K die Plazenta nur in geringen Mengen passieren kann, haben Neugeborene einen **physiologisch bedingten Vitamin-K-Mangel**. Zudem ist Vitamin K **kaum in der Muttermilch** enthalten, sodass voll gestillte Säuglinge, die keine Vitamin-K-Prophylaxe erhalten haben, um dem **3.–7. Tag diffuse Blutungen** entwickeln können.
- **Spätform:** Bei ausschließlich gestillten Kindern können Vitamin-K-Mangel-Blutungen um die **4.–12. Lebenswoche** auftreten. Spätblutungen sind noch bis zum 6. Lebensmonat möglich.

Klinik:
- **Frühform**: Meläna, Bluterbrechen, diffuse Blutungen aus Punktionsstellen, Operationsnarben (Zirkumzision!), diffuse Hautblutungen, intrakranielle Blutungen
- **Spätform**: hauptsächlich intrakranielle Blutungen.

Diagnostik: Quick-Wert erniedrigt, PTT verlängert, Fibrinogen im Normbereich; Stuhl auf Blut untersuchen (Haemoccult-Test).

Therapie und Prophylaxe: intravenöse Gabe von Vitamin K, in schweren Fällen Bluttransfusion oder Gabe von Fresh Frozen Plasma.

Die Vitamin-K-Prophylaxe (S. 13) erfolgt in der U1–U3.

6.3.2 Icterus neonatorum

DEFINITION Hyperbilirubinämie des Neugeborenen.

Ätiologie: Die häufigste Form beim Neugeborenen ist der **physiologische Ikterus** → entsteht durch Unreife der Leber, das Bilirubin zu glucuronidieren. Da die Bilirubinkonjugation vermindert ist, ist das indirekte (= unkonjugierte) Bilirubin erhöht (**indirekte Hyperbilirubinämie**). Beginn zwischen 3. und 6. Lebenstag, maximale Dauer 8 Tage; unkonjugiertes Bilirubin ≤ 15 mg/dl. Es gibt folgende pathologische Verlaufsformen:
- **Icterus gravis:** indirektes Bilirubin > 15 mg/dl beim reifen Neugeborenen
- **Icterus praecox:** Beginn am 1. Lebenstag mit Anstieg des unkonjugierten Bilirubins auf > 12 mg/dl
- **Icterus prolongatus:** Dauer > 2. Lebenswoche.

Eine ebenfalls häufige Ikterusform ist der sog. **„Still-Ikterus“** bei voll gestillten Neugeborenen (vermehrte enterale Rückresorption von Bilirubin). 20–30 % aller voll gestillten Kinder entwickeln einen Icterus prolongatus, der bis zum 3. Lebensmonat anhalten kann (sog. „Muttermilchikterus“).

Kann das Bilirubin konjugiert werden, aber liegt eine Störung im weiteren Ausscheidungsverlauf vor, handelt es sich um eine **direkte Hyperbilirubinämie** (z. B. bei Verschlussikterus).

Tab. 6.1 und **Tab. 6.2** geben eine Übersicht über mögliche Ursachen.

Normalwerte von unkonjugiertem Bilirubin: postpartal ca. 2 mg/dl, Maximum von 5–12 mg/dl um den 3. Lebenstag, danach Werte < 0,5 mg/dl. Das konjugierte Bilirubin sollte 1 mg/dl nie überschreiten.

Klinik: Die betroffenen Neugeborenen fallen ab einem **Gesamtbilirubinwert > 2 mg/dl** durch einen **Sklerenikterus** und ab einem Wert **> ca. 5 mg/dl** durch ein gelbes, **„ikterisches“ Hautkolorit** auf.

Ein Verschlussikterus und damit **acholische (helle) Stühle** können bei Neugeborenen bei Erkrankungen auftreten, die zu einer direkten Hyperbilirubinämie führen (**Tab. 6.2**).

Komplikationen: Eine gefürchtete Komplikation der Hyperbilirubinämie ist der **Kernikterus** (akute **Bilirubinenzephalopathie**), eine Ablagerung des lipophilen indirekten Bilirubins in den Basalganglien, im Globus pallidus oder im Nucleus caudatus. Der Grenzwert der indirekten Bilirubinkonzentration ist abhängig

Tab. 6.2 Ursachen der direkten Hyperbilirubinämie (konjugiertes Bilirubin ↑)

Ursachen	Erkrankungen
Infektionen	STORCH: **S**yphilis, **T**oxoplasmose, **o**ther (Varizella-Zoster-Virus, Parvovirus B19, Listeriose, Coxsackie-Virus), **R**öteln, **C**MV, **H**erpes simplex Typ 1 und 2, Hepatitis* B und C
Stoffwechselerkrankungen	▪ α_1-Antitrypsin-Mangel ▪ Galaktosämie ▪ hereditäre Fruktoseintoleranz ▪ Glykogenose Typ IV ▪ Morbus Niemann-Pick ▪ Morbus Gaucher ▪ neonatale Hämochromatose ▪ Morbus Wilson*
erbliche Lebererkrankungen	▪ Dubin-Johnson-Syndrom ▪ Rotor-Syndrom (direkte **und** indirekte Hyperbilirubinämie)
Gallengangsobstruktionen	▪ intrahepatisch – Gallengangshypoplasie (Alagille-, Zellweger-Syndrom) – Gallengangatresie – Mukoviszidose* – progressive familiäre intrahepatische Cholestase (PFIC), z. B. Morbus Byler
	▪ extrahepatisch – Gallengangatresie – Choledochuszyste* (sonografisch echoleer) – Cholelithiasis* – abdomineller Tumor*
weitere	▪ neonatale idiopathische Hepatitis

*Auftreten auch oder v. a. bei Kindern jenseits des Neugeborenenalters.

Tab. 6.3 Stadieneinteilung der akuten Bilirubinenzephalopathie anhand klinischer Symptome

	Initialstadium	Intermediärstadium	fortgeschrittenes Stadium
Bewusstsein	Lethargie, Schläfrigkeit	Sopor, Irritabilität	Sopor bis Koma
Muskeltonus	Bewegungsarmut	muskuläre Hypertonie	muskuläre Hypertonie bis Opisthotonus
Trinken	Trinkschwäche	Trinkschwäche	Trinkunfähigkeit
Schreien	–	hochfrequentes Schreien	schrilles Schreien

vom **Lebensalter** und bei FG vom **Gestationsalter**, dem Geburtsgewicht und weiteren Risikofaktoren. Bei **reifen, gesunden Neugeborenen** ist das Risiko eines Kernikterus erst bei Gesamtbilirubinwerten > 20 mg/dl erhöht.

Risikofaktoren für eine Bilirubinenzephalopathie sind:

- Schädigungen der Blut-Hirn-Schranke durch Asphyxie, Hypoxie, Azidose oder Infektionen
- verminderte Albuminbindung des indirekten Bilirubins durch Hypalbuminämie oder Medikamente (z. B. Sulfonamide, Ceftriaxon, Furosemid, Diazepam)
- sichtbarer Ikterus < 24 Lebensstunden
- Frühgeborene < 35 Wochen
- Hämolyse
- G-6-PDH-Mangel.

Die klinischen Symptome des Kernikterus sind in **Tab. 6.3** aufgeführt.

Spätfolgen der Bilirubinenzephalopathie sind extrapyramidalmotorische Bewegungsstörungen, Athetose, Innenohrschwerhörigkeit und selten mentale Retardierung.

Diagnostik:

- **Anamnese:** mütterlicher Diabetes? familiäre Erkrankungen (Hämophilie, hämolytische Anämien, G-6-PDH-Mangel, Morbus Gilbert-Meulengracht, Crigler-Najjar-Syndrom)?
- **klinische Untersuchung:** Geburtsverletzungen?
- **Labor:** indirektes und Gesamtbilirubin, Blutzucker, Hämatokrit, Hämoglobin, Gesamteiweiß, Albumin, Schilddrüsenhormone, LDH, GOT, GPT und γ-GT; ggf. Bestimmung von α_1-Antitrypsin, direkter Coombs-Test bei V. a. immunhämolytische Anämie.

Therapie: Die indirekte Hyperbilirubinämie wird mittels Fototherapie behandelt, wenn das Gesamtbilirubin einen bestimmten Grenzwert (**Fototherapiegrenze**) überschreitet:

- Bei einem Gestationsalter von **≥ 38 Wochen**, fehlendem Hämolysehinweis und einem Lebensalter > 72 h liegt die Grenze bei 20 mg/dl (340 µM).
- Bei einem Gestationsalter **< 38 Wochen** wird die Fototherapiegrenze mit folgender Formel berechnet: Fototherapiegrenze (mg/dl) = aktuelles Gestationsalter (Wochen) – 20.

Bei der Fototherapie wird eine möglichst große Hautfläche des Neugeborenen mit Licht der Wellenlänge 460 nm (blaues Licht) bestrahlt (**Abb. 6.2**). Mithilfe des blauen Lichtes kann das wasserunlösliche indirekte Bilirubin in der Haut und im subkutanen Gewebe in wasserlösliches Lumirubin umgewandelt werden, das vom Kind in Galle und Urin ausgeschieden werden kann.

Während der Fototherapie muss regelmäßig das Gesamtbilirubin kontrolliert werden. Die Fototherapie wird i. d. R. beendet, wenn das Gesamtbilirubin um ⅓ unter der Serumgrenze liegt (z. B. Fototherapiegrenze bei 15 mg/dl, Therapieende bei 10 mg/dl).

PRAXIS Die Augen sowie ggf. die Hoden des Kindes müssen vor dem blauen Licht geschützt werden. Unter der Fototherapie hat das Neugeborene einen erhöhten Flüssigkeitsbedarf.

Sinkt das Gesamtbilirubin unter Fototherapie nach 4–6 h nicht adäquat ab oder steigt es über die Austauschgrenze an, muss eine **Austauschtransfusion** durchgeführt werden. Hierbei wird das Blutvolumen des Kindes portionsweise durch Spenderblut ersetzt. Es wird AB0-blutgruppengleiches, Rh-negatives Erythrozytenkonzentrat verwendet, das mit Frischplasma vermischt wird.

PRÜFUNGSHIGHLIGHTS

Icterus neonatorum
- **!! Ursachen einer direkten Hyperbilirubinämie:** idiopatische Hepatitis, CMV-Infektion, α_1-Antitrypsin-Mangel, progressive familiäre intrahepatische Cholestase, extrahepatische Cholestase durch Cholelithiasis oder Choledochuszyste (ist im Ultraschall eine schwarze, echoleere Zyste)
- **!** Bei einem **Verschlussikterus** ist das direkte Bilirubin erhöht, der **Stuhl** ist **entfärbt**.
- **! Kernikterus**: Ablagerung des lipophilen indirekten Bilirubins in den Basalganglien, im Globus pallidus oder im Nucleus caudatus führt zu deutlicher Gelbfärbung des Gewebes.
- **!** Bei der **Fototherapie** wird Blaulicht mit einer Wellenlänge von 460 nm verwendet.

6.3.3 Polyglobulie

Synonym: Polyzythämie, Hyperviskositätssyndrom

DEFINITION Erhöhung von Erythrozytenzahl, Hämoglobin und Hämatokrit über die Norm. Bei Neugeborenen besteht eine Polyglobulie bei einem Hämoglobinwert > 22 g/dl und einem Hämatokrit > 65 %.

Ätiopathogenese:
- chronische fetale Hypoxie durch Plazentainsuffizienz (übertragene Neugeborene, Kinder diabetischer Mütter, SGA-Neugeborene)
- plazentare Hypertransfusion (Akzeptor beim fetofetalen Transfusions-Syndrom, maternofetale Transfusion, späte Abnabelung)
- syndromale Erkrankungen (z. B. Down-, Edwards-, Pätau-, Wiedemann-Beckwith-Syndrom, konnatale Hyperthyreose, adrenogenitales Syndrom).

Klinik: Durch die erhöhte Blutviskosität entstehen Gefäßverschlüsse, welche abhängig von ihrer Lokalisation verschiedene Symptome hervorrufen:
- plethorisches (rötlich livides) Hautkolorit
- Hypoglykämien

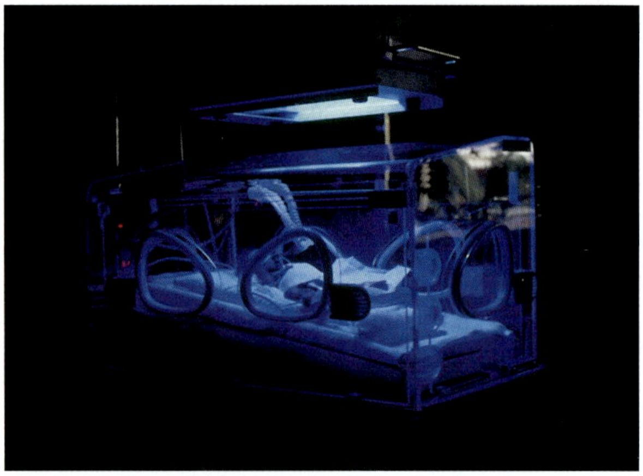

Abb. 6.2 Fototherapie beim Frühgeborenen. [aus Gortner, Meyer, Duale Reihe Pädiatrie, Thieme, 2018]

- Atemnotsyndrom und Herzinsuffizienz durch erhöhten pulmonalen Widerstand
- bei ZNS-Beteiligung: muskuläre Hypotonie, Lethargie, Zittrigkeit, Irritabilität und Krampfanfälle
- bei gastrointestinaler Beteiligung: Erbrechen, nekrotisierende Enterokolitis
- bei Nierenbeteiligung: Nierenvenenthrombose, akute Nierenschädigung.

Häufig verläuft die Polyglobulie jedoch asymptomatisch.

Diagnostik:
- Blutbild und Bestimmung des Hämatokrits
- Differenzialblutbild mit Retikulozyten zur Klärung der Ätiologie (bei chronischer Hypoxie ↑ Retikulozytenzahl, bei plazentarer Hypertransfusion liegt die Retikulozytenzahl im altersentsprechenden Normbereich)
- Blutgasanalyse (BGA) und Blutzuckermessung
- Bilirubinbestimmung (erhöhtes Risiko einer Hyperbilirubinämie).

Therapie:
- **hohe Flüssigkeitszufuhr** (5 ml/kg KG/h) zur Verdünnung des Blutes (Hämodilution) bis zu einem Hämatokrit von 55–60 %.
- **partielle Austauschtransfusion**, wenn das Neugeborene einen Hämatokrit > 70 % hat oder bei einem Hämatokrit von 65–70 % respiratorische oder neurologische Symptome zeigt. Vorgehen: Über einen großlumigen peripheren oder zentralen Zugang werden Portionen des hyperviskösen kindlichen Blutes abgezogen und durch die gleiche Menge an Eiweißlösung (i. d. R. 5 %ige Albuminlösung) oder 0,9 %ige NaCl-Lösung ersetzt.

6.4 Nervensystem

6.4.1 Hirnblutungen

DEFINITION Blutung in das Hirnparenchym oder in die Ventrikel.

Epidemiologie: sehr selten bei reifen Neugeborenen, häufiger bei Frühgeborenen, v. a. wenn sie ein **GA < 32 Wochen** oder ein **GG < 1000 g** aufweisen. In 90 % d. F. treten Hirnblutungen bei Frühgeborenen innerhalb der **ersten 3 Lebenstage** auf.

Pathogenese: Bei **reifen Neugeborenen** stehen subarachnoidale, subdurale und parenchymale Blutungen sowie fokale Infarkte im Vordergrund, die häufig aus einer traumatischen Entbindung resultieren oder Folge einer Gerinnungsstörung sein können.

Bei **Frühgeborenen** dominieren **intraventrikuläre Blutungen** (IVH: intraventrikuläre Hämorrhagie), die von rupturierten Blutgefäßen der subependymalen Germinalmatrix ausgehen. Risikofaktoren sind Unreife, Hypoxie, Azidose, Blutdruckschwankungen, arterielle Hypotonie, Hypovolämie, Gerinnungsstörungen, Blutverluste, ein persistierender Ductus arteriosus sowie Sepsis/Infektionen.

Klinik: variabel und uncharakteristisch. Betroffene Neugeborene können mit **Trinkschwäche, Berührungsempfindlichkeit** oder **Krampfanfällen** auffallen. Frühgeborene können zusätzlich eine **Hyperreflexie**, eine **muskuläre Hypotonie** oder **Paresen** zeigen. Geringgradige Blutungen sind initial häufig asymptomatisch. Bei ausgedehnten Blutungen können Apnoen, Bradykardien, Blutdruckabfall oder Temperaturregulationsstörungen auftreten.

Diagnostik: Labordiagnostik: Blutbild zum Ausschluss von Anämie, Thrombopenie und Leukozytose, Gerinnungsstatus (Quick-Wert, PTT, Fibrinogen), Blutzucker und Elektrolyte, Blutgasanalyse.

Möglichst früh nach Blutungs- bzw. Symptombeginn sollte eine **Schädelsonografie** durchgeführt werden (**Abb. 6.3a**), um Zeitpunkt und Ausmaß der Blutung festzustellen. Bei ausgedehnten Befunden wird zusätzlich eine CT oder MRT (**Abb. 6.3b**) durchgeführt.

Das Ausmaß einer intraventrikulären Blutung bei **Frühgeborenen** wird sonografisch beurteilt. Es gibt 3 Schweregrade: subependymale Blutung (Grad I), intraventikuläre Blutung < 50 % des Ventrikellumens (Grad II) und intraventrikuläre Blutung > 50 % des Ventrikellumens (Grad III). Eine primäre Hirnblutung im periventrikulären Hirnparenchym wird als **parenchymaler hämorrhagischer Infarkt** (PVHI) bezeichnet.

Zur **Verlaufskontrolle** sollten Schädelsonografien in kurzen zeitlichen Abständen und tägliche Messungen des Kopfumfangs durchgeführt werden.

Differenzialdiagnosen: periventrikuläre Leukomalazie: Nekrose der periventrikulären weißen Substanz aufgrund von Hypoxie und Ischämie, von der v. a. Kinder mit einem GA < 28 Wochen betroffen sind. Etwa 3 Wochen nach dem schädigenden Ereignis lassen sich sonografisch viele kleine periventrikuläre Zysten nachweisen. Die periventrikuläre Leukomalazie ist ein bedeutender Risikofaktor für die Entwicklung einer Zerebralparese (v. a. spastische Diplegie).

Prognose: Frühgeborene mit Hirnblutungen Grad I–II haben eine gute Prognose. Bei einer IVH Grad III besteht die Gefahr der Entwicklung eines **posthämorrhagischen Hydrozephalus**. Die Mortalität ist erhöht. Mögliche Langzeitfolgen schwerer Hirnblutungen sind ein persistierender Hydrozephalus, Entwicklungsverzögerung, Zerebralparese und Krampfanfälle.

PRÜFUNGSHIGHLIGHTS

- ! **Sonografiebefund** einer **intraventrikulären Blutung** beim Frühgeborenen.
- **periventrikuläre Leukomalazie:**
  - ! Kleine Zysten im Marklager der Großhirnhemisphären sind typisch.
  - !! Eine typische klinische Folge ist die **spastische Diplegie**.

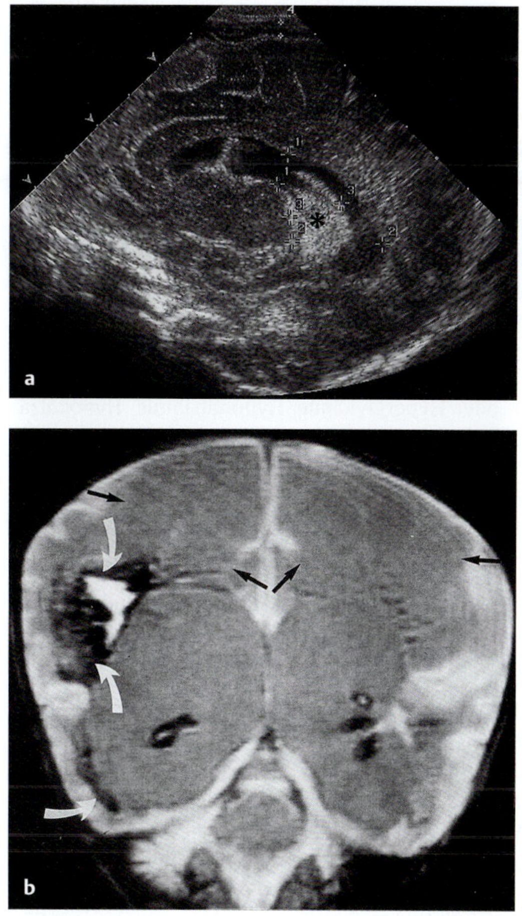

Abb. 6.3 Postpartale Blutung bei einem Frühgeborenen.
a Schädelsonografie: Einblutung in den Plexus choroideus (*). Frische Blutungen sind echoreich im Vergleich zum benachbarten Hirnparenchym. [aus Hofer, Sono Grundkurs, Thieme, 2017]
b MRT-Befund bei einem anderen Patienten. Es zeigt sich eine Blutung im rechten Parietallappen, die sich in das Parenchym ausdehnt und ins Ventrikelsystem einbricht (weiße Pfeile). Um die Ventrikel ist die Signalintensität gemindert, was auf eine Leukomalazie hinweist (schwarze Pfeile). [aus Reiser, Kuhn, Debus, Duale Reihe Radiologie, Thieme, 2017]

6.4.2 Peripartale Asphyxie

DEFINITION Hypoxie, Hyperkapnie und Azidose beim Neugeborenen mit pH < 7,2.

Pathogenese: Die Asphyxie kann präpartal, sub partu oder postpartal auftreten und wird durch **Sauerstoffmangel** ausgelöst, wodurch es zur metabolischen Azidose mit Hyperkapnie und zur respiratorischen Azidose kommt. Der Sauerstoffmangel hat eine Störung des Atem- und Kreislaufzentrums zur Folge. Die wichtigsten Risikofaktoren für eine Asphyxie sind:

- **präpartal:** Plazentainsuffizienz, vorzeitige Wehentätigkeit, Frühgeburt, fetale Fehlbildungen, mütterliche arterielle Hypotension
- **sub partu:** vorzeitige Plazentalösung, Nabelschnurvorfall, Amnioninfektionssyndrom, traumatische Geburt, Schulterdystokie, manuelle Wendungsmanöver, Spontangeburt aus Steißlage, mütterliche arterielle Hypotension
- **postpartal:** schwere Lungenerkrankung, schwere rezidivierende Apnoen und Bradykardien, großer PDA mit Symptomen der Herzinsuffizienz, angeborene Herzfehler, septischer Schock

Klinik: Das Neugeborene zeigt nach der Geburt eine insuffiziente Atmung, Bradykardie und Zyanose („**blaue Asphyxie**"), im schlimmsten Fall eine fehlende Atmung, muskuläre Hypotonie, Bradykardie, Schock und Blässe („**weiße Asphyxie**"). Nach der Akutphase unmittelbar postpartal können innerhalb von 72 h weitere Symptome als Zeichen der abgelaufenen Hypoxie verschiedener Organsysteme auftreten:

- ZNS: **hypoxisch-ischämische Enzephalopathie** (Tab. 6.4)
- Lunge: persistierende fetale Zirkulation (PDA, PPHN), Schocklunge
- Niere: prä- oder intrarenales Nierenversagen, tubuläre Nekrose
- Gastrointestinaltrakt: nekrotisierende Enterokolitis, Schockleber
- Blut: Hypo- oder Hyperglykämie, Hyponatriämie, Hypokalzämie, Laktatazidose
- Gerinnung: Thrombozytopenie, Verbrauchskoagulopathie, Nierenvenenthrombose
- Endokrinologie: Syndrom der inadäquaten ADH-Sekretion (SIADH).

Diagnostik: Die arterielle Blutgasanalyse zeigt eine Azidose (pH < 7,20) bzw. eine schwere Azidose (pH < 7,00).

Therapie: Die Erstversorgung des asphyktischen Neugeborenen orientiert sich an seinem Zustand.

- Apgar-Score ≤ 6: Absaugen, mit Sauerstoffgabe über eine Maske, ggf. Beutelbeatmung oder Intubation
- Apgar-Score < 5: Reanimationsmaßnahmen.

Neugeborene mit schwerer Azidose bzw. einem 10-min-Apgar < 5 können nach Kreislaufstabilisation mit einer **therapeutischen Hypothermie** behandelt werden. Hierbei werden die betroffenen Kinder bis auf eine (rektal gemessene) Körpertemperatur von 33–34 °C abgekühlt. Die Hypothermiebehandlung wird möglichst innerhalb von 6 h postpartal begonnen und 72 h lang durchgeführt.

Prognose: Die Prognose ist sehr schlecht bei Neugeborenen mit einem 10-min-Apgar < 4 (Mortalitätsrate fast 70 %), während Kinder mit einem 10-min-Apgar ≥ 4 bei optimaler Behandlung, Normalisierung des Muskeltonus innerhalb von 72 h und Ausbleiben von Krampfanfällen in nahezu 99 % d. F. keine bleibenden Schäden davontragen. Der Übergang von der peripartalen Asphyxie zum **hypoxisch-ischämischen Hirnschaden** (hypoxisch-ischämische Enzephalopathie) ist fließend.

Kinder, die eine Hypothermiebehandlung bekamen, haben eine bessere Prognose.

6.4.3 Krampfanfälle des Neugeborenen

Epidemiologie: häufiger bei Frühgeborenen als bei reifen Neugeborenen.

Ätiologie: fast immer Hinweis auf eine zugrunde liegende (ZNS-)Erkrankung wie hypoxisch-ischämische Enzephalopathie (am häufigsten bei Neugeborenen), intraventrikuläre Blutung (häufig bei Frühgeborenen), Infektionen (Meningitis, Enzephalitis), benigne familiäre neonatale Epilepsie, Stoffwechselstörungen (z. B. Hypoglykämie).

Klinik: Das neonatale Krampfmuster ist schwer zu beurteilen, weil die klinischen Symptome sehr vielfältig sind (andere Klinik als bei älteren Kindern und Erwachsenen!). Bei **> 50 %** aller Neugeborenenkrämpfe liegen **subtile Krampfanfälle** vor → stereotype, sich wiederholende Bewegungsabläufe, z. B. Bewegungen von Mund und Zunge mit Kauen, Speicheln, Saugen, Grimassieren, Blinzeln, „Radfahrbewegungen" der Beine, „Paddelbewegungen" der Arme, Apnoen.

PRAXIS Ein Neugeborenes, das nicht atmet, kann gerade krampfen.

Diagnostik: Abhängig von der Symptomatik sollten die Neugeborenen gezielt untersucht werden:

- Schwangerschafts- und Geburtsanamnese
- Laboruntersuchung (Glukose, Elektrolyte mit Kalzium, Magnesium, Ammonium, Laktat, Blutgase, Thrombophiliediagnostik (bei V. a. zerebrale Thrombose) und STORCH-Diagnostik (Serologie, Abstriche)
- Urinuntersuchung (Urinkultur für CMV, toxikologische Untersuchungen bei V. a. Drogenkonsum der Mutter)
- Schädelsono, CCT, MRT (bei V. a. intrakranielle Blutungen oder Fehlbildungen)
- EEG
- Liquordiagnostik.

Differenzialdiagnosen:

- **neonatale Zittrigkeit** (bedingt durch Medikamente oder neonatales Entzugssyndrom): Typisch sind hier im Unterschied zum Krampfanfall die fehlenden Augenbewegungen, die exogene Auslösbarkeit, der konstante Tremor, keine vegetativen Veränderungen und die Tatsache, dass das Zittern unterbrochen werden kann, wenn man die betroffene Extremität festhält oder bewegt.
- überschießender Moro-Reflex
- benigne Schlafmyoklonien (unterbrechbar)
- Hyperekplexie (Stiff-baby- bzw. Stiff-man-Syndrom)
- Neugeborenentetanus

Therapie: Zunächst sollte die kardiorespiratorische Stabilität gesichert sein. Die medikamentöse Akuttherapie von Neugeborenenkrämpfen folgt einem Stufenschema:

- spezifische Therapie: Glukoseinfusion bei Hypoglykämie, Kalziuminfusion bei Hypokalzämie etc.
- ggf. symptomatische Therapie mit Antiepileptika (wird unterschiedlich bewertet): 1. Wahl: Phenobarbital, 2. Wahl: Phenytoin, 3. Wahl: Benzodiazepine (Lorazepam, Clonazepam).

Tab. 6.4 Stadieneinteilung der hypoxisch-ischämischen Enzephalopathie

Stadium	Klinik	Dauer der Symptome	Prognose
I	Lethargie bis muskuläre Übererregbarkeit	≤ 24 h	gut
II	Lethargie, muskuläre Hypotonie, gesteigerte Muskelreflexe, evtl. Krampfanfälle und Hirnödem	< 5–7 Tage	variabel
III	Stupor bis Koma, muskuläre Hypotonie, überstreckte Körperhaltung, fehlende Reflexe, Krampfanfälle und Hirnödem	> 1 Woche	sehr schlecht

6.4.4 Fehlbildungen des ZNS und des Rückenmarks

Fehlbildungen von ZNS und Rückenmark werden im Kapitel Nervensystem (S. 132) besprochen.

6.5 Atmung

6.5.1 Atemnot bei Neugeborenen

Atemnot bei Neu- und Frühgeborenen kann ein Hinweis auf Lungenerkrankungen unterschiedlicher Genese sein:

- Surfactantmangelsyndrom (60 % d. F.)
- konnatale Pneumonie (20 %): intrauterine oder perinatale Infektion, v. a. bei Amnioninfektions-Syndrom und/oder B-Streptokokken- oder Ureaplasmenbesiedelung der Mutter
- Aspirationspneumonie (10–12 %): Aspiration von Mekonium oder anderen Fruchtwasserbestandteilen
- Flüssigkeitslunge (8–10 %): verzögerte Resorption der pränatal in den Alveolen vorhandenen Flüssigkeit
- weitere: Fehlbildungen (Lungenhypoplasie, Zwerchfellhernie, lobäres Lungenemphysem, Choanalatresie, Herzfehler), Pneumothorax (spontan oder durch Beatmung)

Die typischen Symptome sind Tachypnoe, inspiratorische Einziehungen und exspiratorisches Stöhnen.

PRÜFUNGSHIGHLIGHTS

– **! Ursachen für Atemnotsyndrom Frühgeborener:** ARDS, Lungenhypoplasie, kongenitale Zwerchfellhernie, Pneumothorax. Ein Mekoniumaspirationssyndrom betrifft hingegen eher reife bzw. übertragene Neugeborene.

6.5.2 Surfactantmangelsyndrom

Synonym: Respiratory-Distress-Syndrome (RDS), Atemnotsyndrom des Frühgeborenen

Epidemiologie und Ätiologie: Das primäre Surfactantmangelsyndrom (SMS) tritt bei 50–80 % der **Frühgeborenen** < 28. Schwangerschaftswoche bzw. < 1000 g und bei Kindern diabetischer Mütter auf. Sekundär kann die Surfactantsynthese durch Hypoxie, Azidose, Hypothermie und Infektionen gestört werden.

Klinik: Das SMS manifestiert sich nach einem symptomfreien Intervall von Minuten bis Stunden nach der Geburt mit einer **Tachydyspnoe, Nasenflügeln, sternalen** und **interkostalen Einziehungen** sowie **exspiratorischem Stöhnen**.

Diagnostik:

- Auskultation: abgeschwächtes Atemgeräusch
- BGA: Hypoxämie und Normokapnie (in schweren Fällen auch eine Hyperkapnie).
- Röntgen-Thorax: zur Diagnosestellung, erlaubt Einteilung in 4 Stadien nach Giedion (**Abb. 6.4**).

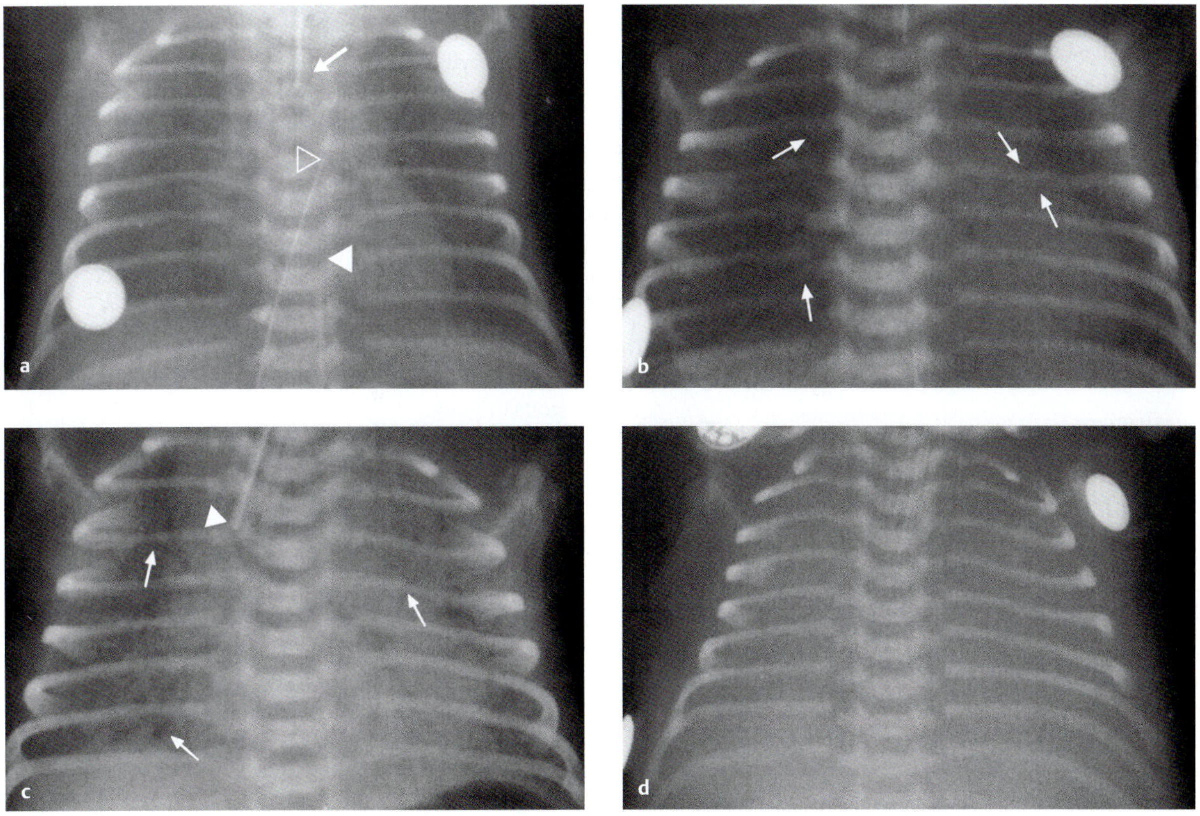

Abb. 6.4 **Atemnotsyndrom des Frühgeborenen. a Stadium I:** Diffuse, retikulogranuläre Verschattung (Pfeil: Tubus, Pfeilspitzen: Nabelvenen- und Nabelarterienkatheter). **b Stadium II:** Stadium I plus Aerobronchogramm (Pfeile) über den Mediastinalschatten hinaus. **c Stadium III:** Stadium II plus nur unscharf abgrenzbare Mediastinal- und Zwerchfellkontur (Pfeilspitze: Tubus). **d Stadium IV:** Kleine, luftfreie Lunge („weiße Lunge"). [aus Reiser, Kuhn, Debus, Duale Reihe Radiologie, Thieme, 2017]

LERNTIPP !

Bei ARDS erkennt man im Röntgen-Thorax ein verdichtetes Lungenparenchym (Transparenzminderung durch Verschattung). Mit zunehmendem Schweregrad lässt sich ein positives Aerobronchogramm nachweisen (man kann die großen Bronchien erkennen, ab Stadium II), Zwerchfell und Herz sind schlechter abgrenzbar (ab Stadium III), bis in Stadium IV die Lunge klein und luftfrei ist.

Therapie: Zur Vermeidung von Belastungen und zur Minimierung des Sauerstoffbedarfs sollte „Minimal-Handling"-Pflege unter intensiver Überwachung der Vitalparameter praktiziert werden. Bei leichtem Atemnotsyndrom ist eine kontrollierte Gabe von Sauerstoff ausreichend. Neugeborene mit stärkerer klinischer Symptomatik sollten eine CPAP-Atemhilfe erhalten. Eine endotracheale Intubation und eine IMV-Beatmung mit PEEP sind bei persistierender Hypoxämie notwendig, um einen Kollaps der Alveolen bei Exspiration zu vermeiden.

Ist auch nach Intubation der Sauerstoffbedarf aufgrund einer Hypoxämie erhöht ($FiO_2 > 40\,\%$) und liegen entsprechende o. g. radiologische Zeichen vor, sollte **Surfactant** substituiert werden. Dabei wird natürliches Surfactant (aus Schweine- oder Rinderlungen) oder synthetisches Surfactant intratracheal durch den Beatmungstubus appliziert. Surfactant wird normalerweise von den Pneumozyten Typ II gebildet und reduziert die Oberflächenspannung des dem Alveolarepithel aufliegenden Flüssigkeitsfilms.

Prävention: Hinauszögerung von Frühgeburten; bei drohender Frühgeburt vor Ende der 34. Schwangerschaftswoche Induktion der intrauterinen Lungenreifung durch 2-malige Gabe von Betamethason an die Mutter (i. m.). Wenn zwischen Betamethasongabe und Geburt mindestens 24–72 h liegen, sind positive Effekte auf die Lungenreife des Kindes nachweisbar.

Bei Frühgeborenen < 28. Schwangerschaftswoche sollte eine Surfactantgabe unmittelbar nach der Intubation erfolgen.

Prognose: Durch Intubation und maschinelle Beatmung besteht das Risiko von Pneumonie und Pneumothorax. Bei längerer andauernder Beatmung können sich eine bronchopulmonale Dysplasie (S. 35) und eine Frühgeborenenretinopathie entwickeln. Komplikationen aufgrund von Schwankungen des Sauerstoffpartialdrucks (v. a. Hypoxämie) sind Hirnblutungen, ein persistierender Ductus arteriosus und eine persistierende fetale Zirkulation.

PRÜFUNGSHIGHLIGHTS

Surfactantmangelsyndrom
- !! **Klinik:** Nasenflügeln, sternale und interkostale Einziehungen, Tachypnoe, abgeschwächtes Atemgeräusch, exspiratorisches Stöhnen
- !! **Röntgenbefund:** verdichtetes Lungenparenchym (gleichmäßige Transparenzminderung), im Stadium II zusätzlich: Darstellung der großen Bronchien (positives Aerobronchogramm), im Stadium III zusätzlich: unscharfe Abgrenzung von Zwerchfell und Herz
- **Therapie:**
  - !! **Surfactant** (→ vermindert die Oberflächenspannung des Flüssigkeitsfilms, der dem Alveolarepithel aufliegt)
  - ! Surfactant wird über den Tubus intratracheal appliziert.
- **Prognose:**
  - ! Im Gegensatz zum persistierenden Ductus arteriosus und zu persistierender fetaler Zirkulation kommen **Epiduralblutungen** bei Frühgeborenen nicht überdurchschnittlich häufig vor.

6.5.3 Flüssigkeitslunge

Bei der Flüssigkeitslunge (wet lung) tritt postpartal eine transiente Tachypnoe als Zeichen einer respiratorischen Adaptationsstörung auf. Weitere Symptome sind Nasenflügeln, Einziehungen, eine stöhnende Atmung und im schlimmsten Fall eine Zyanose. Ursache ist eine verzögerte Resorption der in den Alveolen enthaltenen Flüssigkeit. Da bei Schnittentbindungen das „Auspressen" des Thorax beim Durchtritt des Neugeborenen durch den Geburtskanal ausbleibt, tritt die Flüssigkeitslunge in diesen Fällen häufiger auf („**Sectiolunge**").

Im **Röntgen-Thorax** sind eine symmetrische perihiläre Zeichnungsvermehrung und eine Überblähung der Lunge zu erkennen. Pleuraergüsse können auftreten.

Die initiale Therapie besteht in der Gabe von Sauerstoff. Bei Zeichen respiratorischer Erschöpfung sollte das Neugeborene eine CPAP-Atemhilfe erhalten. Die klinischen Symptome und radiologischen Befunde bilden sich innerhalb von 3 Tagen zurück.

6.5.4 Apnoen

DEFINITION
- **Apnoe:** Atempause > 20 s mit oder ohne Zyanose oder Bradykardie
- **periodische Atmung:** Atempausen > 3 s, aber < 20 s, die nicht mit Bradykardien einhergehen.

Klinik: Apnoen kommen häufiger bei Frühgeborenen als bei reifen Neugeborenen vor. Sie können Symptome für eine Vielzahl von pathologischen Zuständen sein. Die häufigsten Auslöser sind:
- **Apnoe-Bradykardie-Syndrom** durch Unreife des Gehirns und des autonomen Nervensystems von Frühgeborenen
- Infektionen (Neugeborenensepsis, Meningitis)
- Hypoxämie, Hypovolämie
- Hypoglykämie, Elektrolytstörungen
- Medikamente (auch Medikamente der Mutter)
- intrakranielle Blutungen, Krampfanfälle
- reflektorisch: durch Absaugen, gastroösophagealen Reflux, Obstruktionen der Atemwege.

Therapie:
- **Monitor-Überwachung** von Atemfrequenz, Herzfrequenz und Sauerstoffsättigung.
- Im Apnoeanfall hilft eine behutsame Stimulation durch Berühren des Kindes. Bei leichten Apnoeanfällen kann eine **Lagerungstherapie** (Bauchlage mit erhöhtem Oberkörper) oder eine Hängematte bzw. ein Wasserbett Besserung bringen.
- Rezidivierende Apnoen oder Apnoeanfälle mit Bradykardie werden mit **oralem Koffein** behandelt. Bei koffeinrefraktären Apnoen kann **Doxapram i. v.** eingesetzt werden. Cave: Neugeborene unter Koffeintherapie haben einen erhöhten Energieverbrauch!
- Bei obstruktiven Apnoen sollte eine **CPAP-Therapie** initiiert werden. Wenn alle Therapiemaßnahmen nicht greifen, sind Intubation und Beatmung indiziert.

PRÜFUNGSHIGHLIGHTS

- ! **Apnoen** und **Bradykardien** sind eine Komplikation bei Frühgeborenen, die auf die Unreife des Gehirns und des autonomen Nervensystems zurückzuführen sind.

6.5.5 Bronchopulmonale Dysplasie (Beatmungslunge)

Chronische Lungenerkrankung von Frühgeborenen mit proliferativ veränderten Alveolen und Bronchiolen und charakteristischen radiologisch erkennbaren Veränderungen, bei der eine Sauerstofftherapie oder maschinelle Beatmung mit $FiO_2 > 30\,\%$ über den 28. Lebenstag bzw. die 36. Schwangerschaftswoche hinaus notwendig ist.

Epidemiologie: Etwa 1–2 % der stationär behandelten Neugeborenen und ungefähr 10 % der Frühgeborenen mit einem GG < 1500 g und 30–60 % der Frühgeborenen mit einem GG < 1000 g entwickeln eine bronchopulmonale Dysplasie (BPD).

Risikofaktoren:
- Surfactantmangelsyndrom mit maschineller Beatmung
- Baro- und Volutrauma sowie Hyperoxie durch invasive Beatmung
- Infektionen (Neugeborenensepsis oder Ureaplasmenpneumonie)
- Vitamin-A-Mangel.

Klinik: **Tachypnoe, Dyspnoe, Einziehungen** und **chronischer, nicht produktiver Husten**. Der Sauerstoffbedarf bleibt für Wochen bis Monate mit einem $FiO_2 > 30\,\%$ erhöht. BPD-Kinder leiden später häufiger an obstruktiven Bronchitiden sowie pulmonalen Infekten und entwickeln häufiger ein Asthma bronchiale oder eine pulmonale Hypertonie bis zur Entwicklung eines Cor pulmonale.

Diagnostik:
- **Röntgen zur Verlaufskontrolle:** Atelektasen neben überblähten Bezirken und ein interstitielles Ödem
- **Spiral-CT:** Darstellung der vollen Ausprägung der BPD.

Therapie:
- kontrollierte Gabe von **Sauerstoff**
- **inhalative Steroide** (Budesonid, Fluticason)
- **Bronchodilatatoren** (Salbutamol, Ipatropiumbromid, ggf. Cromoglycinsäure) bei klinischen Zeichen der Obstruktion
- **systemische Steroide** (Dexamethason, Hydrocortison): **nur in lebensbedrohlichen Situationen** → Cave: schwerwiegende Nebenwirkungen (Zerebralparesen, intestinale Perforationen)!

6.5.6 Persistierende pulmonale Hypertonie des Neugeborenen (PPHN)

Synonym: persistierende fetale Zirkulation (PFC)

Pathogenese: sehr selten; postnatal sinkt der Gefäßwiderstand in der Lunge nicht ab, es besteht weiterhin eine pulmonale Hypertonie. Dadurch fließt das Blut auch weiter über das Foramen ovale und den Ductus arteriosus (Rechts-links-Shunt). Risikofaktoren sind u. a. ein Diabetes der Mutter während der Schwangerschaft, eine Asphyxie, Infektionen (Neugeborenensepsis) oder eine konnatale Zwerchfellhernie.

Diagnostik: Bei der Auskultation kann ein lauter 2. Herzton sowie bei Trikuspidalinsuffizienz ein Systolikum auffallen. Der systemische Blutdruck und die Sauerstoffsättigung sind niedrig. In der Echokardiografie lassen sich die Rechts-links-Shuntverbindungen darstellen.

Therapie: Behandlung des zugrunde liegenden Krankheitsbildes, Minimal Handling, Sauerstoffgabe, evtl. maschinelle Beatmung (mit niedrigem PEEP), ggf. NO-Beatmung.

6.5.7 Mekoniumaspirationssyndrom

Risikofaktoren: Ein vorzeitiger Mekoniumabgang mit grünem Fruchtwasser findet bei ca. 10 % der Geburten statt; von diesen Neugeborenen sind nur 5–10 % von einem Mekoniumaspirationssyndrom (MAS) betroffen. Risikofaktoren für einen vorzeitigen Mekoniumabgang sind übertragene Neugeborene und intrauteriner Stress (Hypoxie, Asphyxie).

Klinik: **schwere Ateminsuffizienz** mit fehlender Spontanatmung oder Dyspnoe mit exspiratorischem Stridor, Zyanose, Bradykardie und muskulärer Hypotonie.

Diagnostik: Das Fruchtwasser ist grün verfärbt. Der Zeitpunkt des Mekoniumabgangs vor der Geburt kann anhand des Ausmaßes von **grünlichen Verfärbungen des Körpers** abgeschätzt werden. Abhängig von der Mekoniummenge tritt eine Grünfärbung der Nabelschnur nach 15–60 min, der Finger- und Zehennägel nach 4–6 h und der Käseschmiere nach 12–14 h auf.

Bei der Auskultation fallen Rasselgeräusche auf. Die Sauerstoffsättigung ist erniedrigt. Die arterielle Nabelschnur-BGA zeigt eine **schwere Azidose**.

Die Röntgen-Thorax-Aufnahme zeigt multiple und über die gesamte Lunge verteilte, konfluierende Verdichtungen (**Abb. 6.5**).

Therapie: **Leicht grünliches** Fruchtwasser ist häufig ohne Auswirkungen auf die respiratorische Adaptationsphase nach der Geburt. Das sehr viel seltener auftretende **zähe, grüne** Fruchtwasser ist allerdings ein Hinweis für intrauterinen Stress des Neugeborenen. Hier besteht **Reanimationsbereitschaft**.

Wird eine tatsächliche **Verlegung der Atemwege** durch zähes Mekonium vermutet, sollte bei einem **vitalen** Neugeborenen eine **tracheale Intubation** durchgeführt werden. Bei einem **nicht vitalen** Neugeborenen sollte in einem solchen Fall eine Inspektion des Oropharynx und ein **Absaugen unter Sicht** in Erwägung gezogen werden.

Aktuell wird bei vitalen Kindern bei Auftreten von mekoniumhaltigem Fruchtwasser weder das intrapartale Absaugen noch ein tracheales Einstellen und Absaugen empfohlen!
Bei nicht vitalen Neugeborenen bringt nach derzeitigem Kenntnisstand eine tracheale Intubation vor dem Absaugen keinen Vorteil gegenüber dem alleinigen Absaugen.
Obsolet sind die routinemäßige Surfactantgabe und eine Lavage mit Kochsalz oder Surfactant.

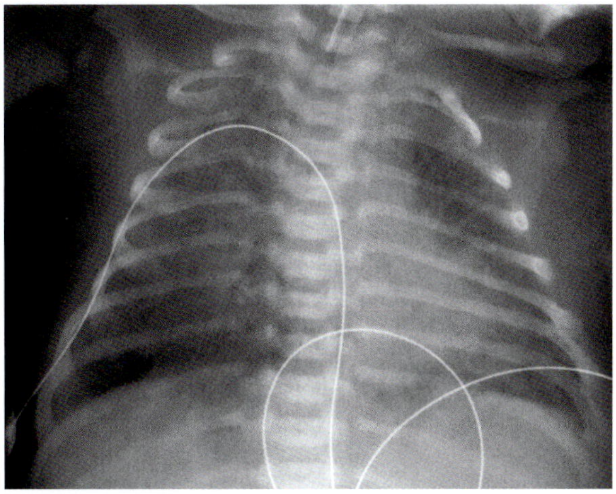

Abb. 6.5 **Mekoniumaspirationssyndrom.** Grobfleckige, teils konfluierende Verdichtungen bei MAS. [aus Staatz et al., Pareto-Reihe Radiologie, Kinderradiologie, Thieme, 2007]

6.5.8 Kongenitale Zwerchfellhernie

Ätiopathogenese: Angeborener Zwerchfelldefekt mit Verlagerung von Bauchorganen in den Thorax (bei linksseitigen Zwerchfellhernien meist Kolon, Milz, Magen und Dünndarm, bei rechtsseitigen Hernien Kolon und rechter Leberlappen). Die Verlagerung tritt meist schon intrauterin ein → dadurch entsteht eine begleitende Lungenhypoplasie auf der betroffenen Seite.

Klinik: Betroffene Neugeborene sind initial stabil. Sie fallen meist erst nach einem symptomfreien Intervall von 24–48 h mit Zeichen der respiratorischen Insuffizienz wie Tachypnoe, Dyspnoe, Einziehungen, Blässe und Zyanose auf. Diese Symptomatik setzt i. d. R. ein, wenn sich die im Thorax gelegenen Darmteile mit Luft füllen und die Lunge zunehmend komprimieren.

Lediglich 5 % der Patienten sind während der Neugeborenenperiode asymptomatisch. Sie können später mit Thoraxdeformitäten oder gastrointestinaler Symptomatik auffallen.

Diagnostik:

- Etwa jede zweite Zwerchfellhernie wird bereits pränatal sonografisch nachgewiesen → die Magenblase erscheint in den Thorax verlagert. Es kann auch ein Polyhydramnion bestehen.
- klinische Untersuchung: eingefallenes Abdomen, aufgeblähte Thoraxseite
- BGA: respiratorische Azidose mit Hypoxie und Hyperkapnie
- Röntgen-Thorax und -Abdomen: in den Thorax verlagerte Magen- und Darmanteile, bei großen Hernien Mediastinalverlagerung zur kontralateralen Seite (siehe **Abb. 6.6**), bei linksseitigen Hernien kann das Herz auf die rechte Seite verlagert sein (Dextrokardie).

Therapie: Postpartal ist eine primäre Intubation anzustreben. Dabei muss eine Maskenbeatmung vermieden werden, um die im Thorax liegenden Magen- bzw. Darmanteile nicht zusätzlich aufzublähen. Außerdem sollte eine Magensonde zur Entlüftung gelegt werden. Das Kind sollte auf der Seite des Defekts gelagert werden. Nach respiratorischer Stabilisierung sollte der Zwerchfelldefekt innerhalb der ersten Lebenstage (i. d. R. 3.–7. Tag) operativ verschlossen werden.

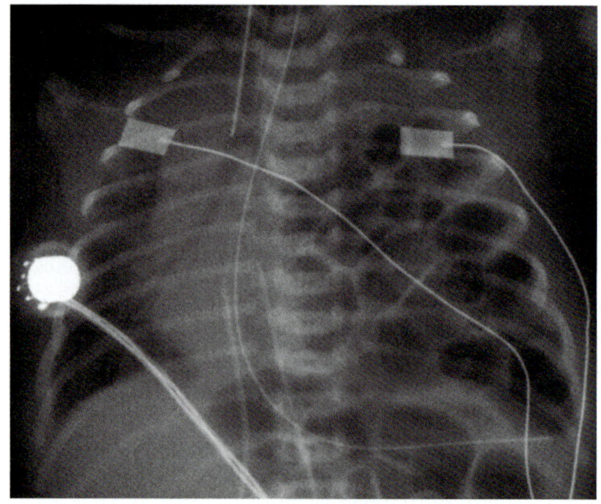

Abb. 6.6 **Kongenitale Zwerchfellhernie.** Röntgen-Thorax a.-p. Die linke Thoraxhälfte ist mit hernierten Darmschlingen ausgefüllt. Der Verlauf der Magensonde zeigt an, dass der Magen höher steht. Die Mediastinalverschiebung nach rechts ist anhand des Beatmungstubus sowie anhand von Nabelvenen- und Nabelarterienkatheter erkennbar. [aus Staatz et al., Pareto-Reihe Radiologie, Kinderradiologie, Thieme, 2007]

LERNTIPP !

An eine Zwerchfellhernie denken, wenn ein Neugeborenes kurz nach der Geburt zunehmende Atemprobleme entwickelt, die auch durch Intubation und Beatmung nicht wesentlich verbessert werden können.

PRÜFUNGSHIGHLIGHTS

- ! Klinik der kongenitalen Zwerchfellhernie: Dyspnoe, Zyanose
- ! Röntgenbefund einer kongenitalen Zwerchfellhernie: Darmschlingen sind in den Thorax verlagert.

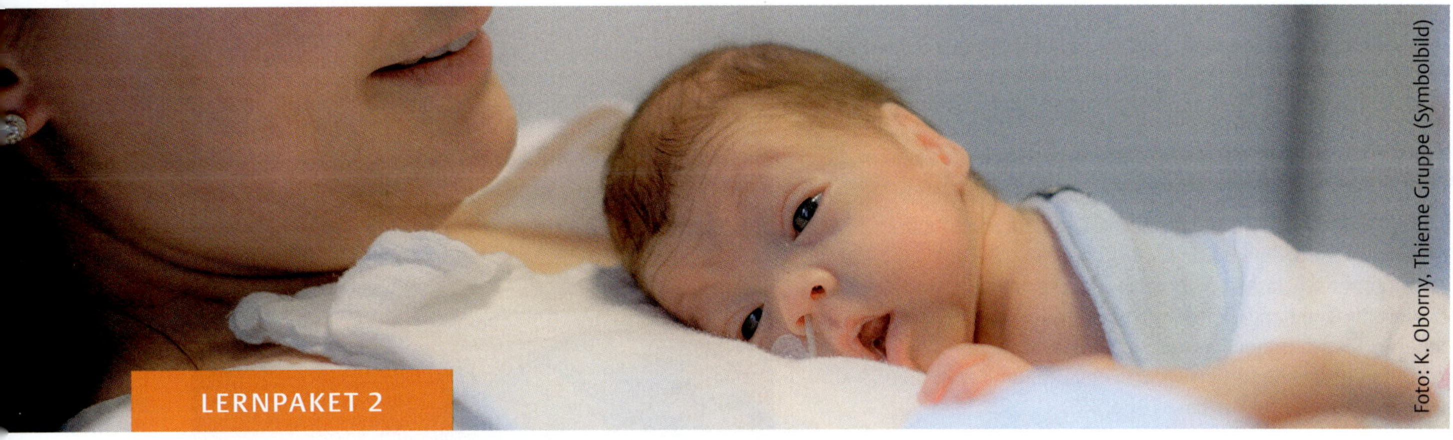

6.6 Gastrointestinaltrakt und Abdomen

6.6.1 Nekrotisierende Enterokolitis

DEFINITION Nekrotisierende, transmural fortschreitende Darmentzündung, die v. a. bei Frühgeborenen auftritt und zu Darmperforationen, Peritonitis und Sepsis führen kann.

Epidemiologie: Die nekrotisierende Enterokolitis (NEC) ist die häufigste Ursache eines akuten Abdomens bei Frühgeborenen. Etwa 15 % der Frühgeborenen mit einem Geburtsgewicht < 1500 g sind von einer NEC betroffen. Die Inzidenz aller Neugeborenen liegt bei 0,1–0,3 %.

Pathogenese: Der **Gastrointestinaltrakt** ist bei Frühgeborenen noch **unreif** und daher empfindlich (verlangsamte Peristaltik, unreife intestinale Barrierefunktion, unreifes Immunsystem mit unzureichender IgA-Produktion).

Die wichtigsten Auslöser der NEC sind:

- ischämische, hypoxische oder toxische **Schädigung der Darmwand**
- abnorme Darmflora (**bakterielle Fehlbesiedelung**)
- **übermäßiges Bakterienwachstum.**

Nahrungsbestandteile werden von den Darmbakterien als Substrat zur Fermentation genutzt. Dabei kommt es zur Gasentwicklung im Darm, die zu einer Dilatation der Darmschlingen führt. Hierbei vermindert sich die Darmperfusion weiter, da der arterielle Zustrom durch den erhöhten Widerstand der geblähten Darmschlingen erschwert wird. Die bakterielle Besiedelung greift die Darmwand an. Fermentationsgase (meist Wasserstoff) sammeln sich in submukösen und subserösen Blasen (**Pneumatosis intestinalis**). Schließlich kann die NEC bis zur transmuralen **Nekrose der Darmwand** und zu **Perforationen** und einer Durchwanderungsperitonitis voranschreiten. Bei einer schweren Schädigung des Darms können Darmbakterien eine Sepsis hervorrufen.

PRAXIS Muttermilch wird u. a. wegen ihrer immunmodulatorischen Effekte (durch sekretorisches IgA) ein präventiver Effekt zugeschrieben.

Die NEC beginnt meist am **distalen Ileum** und am Colon ascendens (im Versorgungsgebiet der A. ileocolica) und kann sich auf den gesamten Darm ausbreiten. Bei < 20 % der Patienten sind mehr als ¾ des Darms betroffen (**totale NEC**).

Klinik: Die Symptome treten meist zwischen dem 3. und 10. Lebenstag auf, evtl. auch später. Erste Anzeichen sind vermehrte oder vermehrt gallige Magenreste bei Aspiration aus einer liegenden Magensonde.

Die NEC wird klinisch in 3 Stadien eingeteilt (**Tab. 6.5**).

LERNTIPP !

Ein geblähtes, berührungsempfindliches Abdomen und blutige Stühle bei einem Neugeborenen kurz nach der Geburt sollten Sie an eine nekrotisierende Enterokolitis denken lassen. Der typische Befund in der Abdomenübersichtsaufnahme ist die Pneumatosis intestinalis.

Tab. 6.5 Klinische Einteilung der nekrotisierenden Enterokolitis (nach Bell)

	Stadium I	**Stadium II**	**Stadium III**
Diagnose	vermutete NEC	manifeste NEC	fortgeschrittene NEC
abdomineller Befund	geblähtes Abdomen, **vermehrte Magenreste**, Subileus, wenig Blut im Stuhl	aufgetriebenes Abdomen, **galliges Erbrechen**, Ileus, **sichtbar blutige Stühle**, gerötete Bauchhaut	aufgetriebenes Abdomen, gespannte, glänzende und livide verfärbte Bauchhaut mit sichtbaren Darmschlingen, Darmperforation, (Durchwanderungs-)Peritonitis
systemische Symptome	Bradykardie, Apnoe, Lethargie	Bradykardie, Apnoen	Sepsis
Labor	–	metabolische Azidose, Thrombopenie	gemischte Azidose, Thrombopenie, Neutropenie
Bildgebung	dilatierte Darmschlingen	dilatierte und stehende Darmschlingen, verdickte Darmwände, **Pneumatosis intestinalis**, evtl. Gas in der Pfortader, evtl. Aszites	freie Luft, Aszites

Diagnostik: Bei der körperlichen Untersuchung ist das **Abdomen druckschmerzhaft**. Es sind meist keine, manchmal auch klingende Darmgeräusche auskultierbar, die **Darmperistaltik fehlt**. Bei fortgeschrittener NEC kann eine Resistenz im rechten Unterbauch zu tasten sein.

Eine Blutkultur erbringt in 25 % d. F. einen Erregernachweis (**Bakterien:** Clostridien, E. coli, Pseudomonas aeruginosa, Klebsiellen, Enterobacter und Staphylokokken, **Viren:** Rotaviren, CMV, Coronavirus, **Pilze:** Candida spp.).

Sonografisch lassen sich verdickte Darmwände und geblähte Darmschlingen darstellen. Gas ist intramural und bei fortgeschrittener NEC auch in der Pfortader nachweisbar.

Die Röntgen-Abdomen-Übersichtsaufnahme zeigt in 85 % d. F. eine Pneumatosis intestinalis (**Abb. 6.7**).

Therapie: konservative Maßnahmen:
- Nahrungskarenz
- Entlastung des GI-Trakts mittels Magenablaufsonde
- parenterale Ernährung
- intravenöse Antibiose (S. 75) (zusätzlich sollten anaerobierwirksame Antibiotika gegeben werden)
- evtl. Maßnahmen zur Verbesserung der systemischen Durchblutung, z. B. Ligatur eines offenen Ductus arteriosus

Bei fortgeschrittener NEC oder bei Darmperforation ist umgehend die Aufnahme auf einer kinderchirurgischen Station mit sofortiger **Operation und Anlage eines Anus praeter** indiziert. Hierbei sollten nur offensichtlich nekrotische und avitale Darmabschnitte reseziert werden. Dieses Vorgehen kann zwar die Wahrscheinlichkeit für einen Zweiteingriff mit weiterer Darmresektion erhöhen, verringert jedoch insgesamt das Risiko eines Kurzdarmsyndroms. Die Rückverlagerung des Enterostomas erfolgt elektiv im Abstand von mindestens 3 Monaten.

Bei konservativer Therapie kann nach 3–7 Tagen, bei operativer Therapie nach 14–21 Tagen mit dem enteralen Nahrungsaufbau begonnen werden.

Prognose: Die Mortalität liegt insgesamt bei 5–10 %, bei fortgeschrittener NEC oder sehr kleinen Frühgeborenen höher (bei totaler NEC nahe 100 %).

PRÜFUNGSHIGHLIGHTS

Nekrotisierende Enterokolitis
- ! Der **Gastrointestinaltrakt** ist bei Frühgeborenen noch **unreif**.
- !! **Klinik:** blutige Stühle, geblähtes und berührungsempfindliches Abdomen
- !! typischer radiologischer Befund: **Pneumatosis intestinalis**
- ! Sonografisch sind **Gasbläschen** in der Pfortader erkennbar.
- ! bei Darmperforation umgehende **Operation**.

6.6.2 Ösophagusatresie

DEFINITION Diskontinuität des Ösophagus bedingt durch eine Entwicklungsstörung des Septum oesophagotracheale in der 4.–6. Schwangerschaftswoche. Es kann eine Fistel zur Trachea bestehen.

Epidemiologie und Einteilung: Die Ösophagusatresie tritt mit einer Häufigkeit von 1:3000–1:4000 auf. In 50 % d. F. kommen weitere Fehlbildungen vor, wie die **VACTERL-Assoziation** (S. 49).

Ösophagusatresien werden nach Vogt eingeteilt (**Tab. 6.6**).

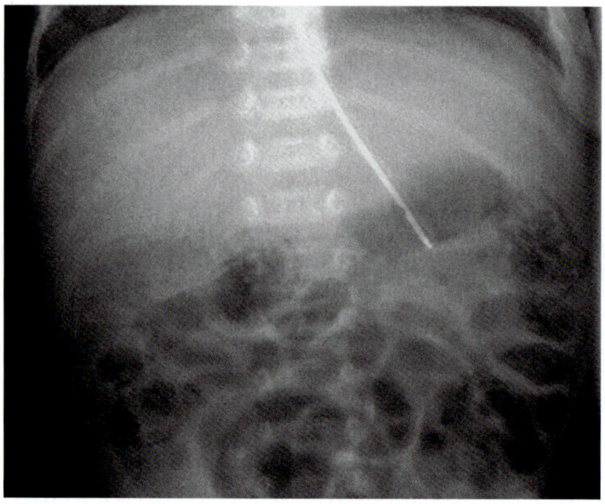

Abb. 6.7 Nekrotisierende Enterokolitis. Perlschnurartige Pneumatosis intestinalis im rechten und linken Oberbauch. [aus Jorch, Hübler, Neonatologie, Thieme, 2015]

Tab. 6.6 Klassifikation der Ösophagusatresien (nach Vogt)

Typ	Pathologie	Häufigkeit
I	Ösophagusagenesie	< 1 %
II	langstreckige Atresie ohne Fistel	9 %
IIIa	Atresie mit proximaler tracheoösophagealer Fistel	< 1 %
IIIb	Atresie mit distaler tracheoösophagealer Fistel	87 %
IIIc	Atresie mit proximaler und distaler tracheoösophagealer Fistel	3 %
H-Fistel	Ösophagus ohne Atresie, jedoch mit tracheoösophagealer Fistel	< 1 %

Klinik: Bereits während der Schwangerschaft fällt ein **Polyhydramnion** auf, da die betroffenen Feten das geschluckte Fruchtwasser nicht weitertransportieren können.

Die Neugeborenen zeigen unmittelbar nach der Geburt vermehrtes Speicheln, Spucken, wiederkehrende Husten- und Zyanoseanfälle und Dyspnoe. Das Abdomen kann eingefallen oder, bei einer tracheoösophagealen Fistel, gebläht sein.

Bei der sog. **H-Fistel** kann die Symptomatik auch erst später einsetzen, da keine Diskontinuität des Ösophagus besteht. Unmittelbar postpartal fällt eine H-Fistel nicht auf, wenn eine Magensonde problemlos gelegt werden kann. Diese Kinder werden erst durch häufige Aspirationen von Nahrung und Aspirationspneumonien auffällig. Zusätzlich zur Ösophagusfehlbildung kann eine Tracheomalazie vorhanden sein.

Diagnostik: Die Neugeborenen husten nach einem Trinkversuch und können zyanotisch werden. Eine **Magensonde lässt sich nicht vorschieben**; Mageninhalt kann nicht aspiriert werden (Ausnahme: H-Fistel). Eine endoskopische Untersuchung gibt Aufschluss über die mögliche Bildung einer Fistel zur Trachea.

In den sonografischen Untersuchungen während der Schwangerschaft ist beim Fetus keine (bei Typ I, II, IIIa) oder bei tracheoösophagealer Fistel lediglich eine kleine Magenblase (bei Typ IIIb,

IIIc und H-Fistel) nachweisbar. In der Röntgenaufnahme zeigt sich ein Ösophagusblindsack (**Abb. 6.8**). Bei Atresien mit unterer ösophagotrachealer Fistel stellt sich der Magen luftgefüllt dar.

LERNTIPP !

Wenn das IMPP in seiner Frage einen Säugling schildert, der immer wieder nach dem Füttern hustet und häufig Atemwegsinfekte hat, denken Sie an eine ösophagotracheale Fistel.

Ein Ösophagusbreischluck ist nur bei unklarem Befund oder bei H-Fistel indiziert. Im seitlichen Strahlengang kann eine vorhandene Fistel vom Ösophagus nach ventral in die Trachea dargestellt werden.

Eine **Echokardiografie** dient im Rahmen der Operationsplanung der Darstellung des Verlaufs der Aorta.

Therapie: Zur **Aspirationsprophylaxe** sollte das Neugeborene nüchtern belassen und möglichst nicht intubiert werden. Mittels offener Magensonde im oberen Ösophagusblindsack können Speichel und Sekret abgeleitet werden.

Die **operative Korrektur** sollte, auch bei Frühgeborenen, **innerhalb** der **ersten beiden Lebenstage** erfolgen. Das Vorgehen ist meist abhängig vom Vorhandensein einer Fistel:

- Fistel vorhanden → primäre Anastomosierung
- Fistel fehlt → zweizeitiges Vorgehen: zunächst Anlage eines Ösophago- und ein Gastrostomas (zur Sekretableitung und Ernährung), im Intervall entweder Magenhochzug oder sekundäre Anastomose nach Elongation der Ösophagusenden.

PRÜFUNGSHIGHLIGHTS ✘

– ! **Klinik bei ösophagotrachealer Fistel:** Husten nach dem Füttern, häufig Atemwegsinfekte.

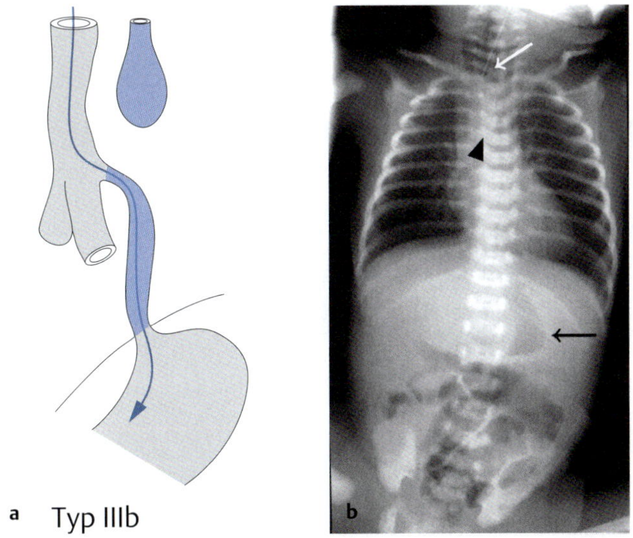

Abb. 6.8 **Ösophagusatresie Typ IIIb. a** Schema. **b** Im Röntgen-Thorax erkennt man einen luftgefüllten, blind endenden oberen Ösophagus mit nicht weiter vorzuschiebender Magensonde (weißer Pfeil). Luftgefüllter Magen (Pfeil). Die Pfeilspitze zeigt auf den rechtsseitigen Aortenbogen (bei VACTERL-Assoziation). [aus Reiser, Kuhn, Debus, Duale Reihe Radiologie, Thieme, 2017]

6.6.3 Pylorusatresie

DEFINITION Angeborener, kompletter Pylorusverschluss.

Klinik: unmittelbar nach der Geburt Symptome einer Magenausgangsobstruktion wie vermehrtes Speicheln und **nicht galliges Erbrechen im Schwall**, evtl. respiratorische Probleme aufgrund des erhöhten intragastralen Drucks.

Diagnostik: Sonografie oder Röntgen-Abdomen-Übersichtsaufnahme („**single bubble sign**").

Differenzialdiagnostisch sollten Ösophagusatresie, hypertrophe Pylorusstenose und Duodenalatresie ausgeschlossen werden.

Therapie: operativ mittels Anastomosierung von Magenausgang und Duodenum.

6.6.4 Hypertrophe Pylorusstenose

Epidemiologie: Ungefähr 3 ‰ aller Neugeborenen erkranken an einer hypertrophen Pylorusstenose. Zu 80 % sind Jungen betroffen; familiäre Häufung.

Ätiopathogenese: Die Veranlagung zur hypertrophen Pylorusstenose besteht schon bei Geburt. Daher gilt die Erkrankung als angeboren, auch wenn sie erst im frühen Säuglingsalter auftritt. Die zirkuläre Muskulatur des Pylorus ist hypertroph und bedingt somit ein Passagehindernis am Magenausgang.

Klinik: Die hypertrophe Pylorusstenose manifestiert sich i. d. R. zwischen der 3. und 15. Lebenswoche. Direkt nach der Geburt sind die Neugeborenen typischerweise asymptomatisch.

Die betroffenen Kinder **erbrechen** nach initial problemlosem Nahrungsaufbau **nicht gallig im Schwall nach Nahrungsaufnahme.** Das Erbrochene kann Hämatin enthalten. Bei der Nahrungsaufnahme kann eine Hyperperistaltik des Magens in Richtung Pylorus sichtbar sein. Durch das rezidivierende Erbrechen kann es zu Dehydrierung und Exsikkose, Gedeihstörung und Gewichtsverlust kommen. Die betroffenen Säuglinge sind weinerlich und unzufrieden, weil sie hungrig sind.

Diagnostik:

- **körperliche Untersuchung:** tastbarer, harter und olivenförmiger Tumor („Olive") im rechten Oberbauch
- **Labor:** Hypokaliämie, BGA: hypochlorämische (metabolische) Alkalose
- **Abdomensonografie** (**Abb. 6.9**): zur Darstellung der hypertrophen Pylorusstenose: verlängerter und verdickter Pyloruskanal, flüssigkeits- oder luftgefüllter Magen mit Hyperperistaltik, schmales und ungefülltes Duodenum; nur teilweise Öff-

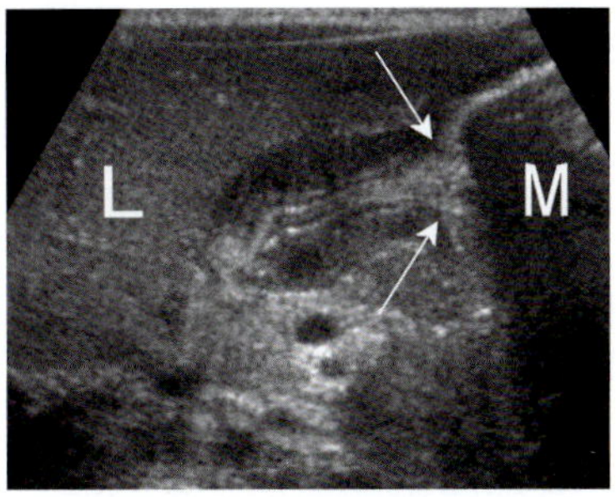

Abb. 6.9 **Hypertrophe Pylorusstenose im Längsschnitt.** Verlängerter Pylorus mit Wandverdickung und Schulterzeichen (Pfeile). [aus Staatz et al., Pareto-Reihe Radiologie, Kinderradiologie, Thieme, 2007]

nung des Pylorus für die Nahrungspassage (Schnabelzeichen); am Übergang von Magen zum Pylorus Vorwölbung von hypertrophierter Pylorusmuskulatur in den Magen (stark vorspringende Angulusfalte des Antrums → Schulterzeichen").

LERNTIPP !

Bei der Symptomatik erbrechendes, dehydriertes, schlaffes Kind mit Gedeihstörung differenzialdiagnostisch auch an ein AGS mit Salzverlustsyndrom denken.

Therapie: **Pyloromyotomie** nach Weber-Ramstedt → Pylorusmuskulatur wird auf der ventralen Seite über die gesamte Länge längs gespalten, laparoskopisch oder offen.

PRÜFUNGSHIGHLIGHTS

Hypertrophe Pylorusstenose

- ! **Jungen** sind deutlich häufiger betroffen als Mädchen.
- ! Risikofaktor: **familiäre Häufung**
- ! klinische Manifestation i. d. R. **zwischen der 3. und 15. Lebenswoche**
- !! **Klinik:** schwallartiges, nicht galliges Erbrechen von Mageninhalt, Exsikkose, Säuglinge sind weinerlich und gedeihen schlecht
- ! tastbarer Tumor im rechten Oberbauch
- !! Bei Verdacht auf eine hypertrophe Pylorusstenose hilft eine **Sonografie des Abdomens** weiter.
- ! **sonografische Zeichen:** verdickter Pylorusmuskel, verlängerter Pyloruskanal, frustrane Magenperistaltik mit Schnabelzeichen, stark vorspringende Angulusfalte des Antrums
- ! **Labor:** Hypokaliämie, BGA: hypochlorämische (metabolische) Alkalose
- ! **Pyloromyotomie** = Spaltung des hypertrophierten Muskels.

6.6.5 Duodenalstenose und -atresie

DEFINITION

- **Duodenalstenose:** Verengung des Duodenums durch ein Pancreas anulare oder eine intraluminäre Membran (Hemmungsfehlbildung)
- **Duodenalatresie:** Diskontinuität des Duodenums durch Hemmungsfehlbildung während der Embryonalzeit
- **Pancreas anulare:** Fehlbildung des Pankreas mit Ringbildung um das Duodenum

Epidemiologie: Inzidenz 1:2500. ⅔ der Patienten haben Begleitfehlbildungen (z. B. VACTERL-Assoziation). 30–40 % der Neugeborenen mit Duodenalatresie haben eine Trisomie 21.

Pathogenese und Einteilung: Eine Duodenalatresie mit kompletter oder inkompletter (Duodenalstenose) Verlegung des Duodenallumens entsteht, wenn das in der Embryonalzeit angelegte Duodenum nicht ausreichend rekanalisiert wird. Diese Hemmungsfehlbildung ist von Atresien distaler Darmabschnitte zu unterscheiden, die meist die Folge intrauteriner Darmischämien sind. Je nach Morphologie werden 3 Typen der Duodenalatresie unterschieden:

- **Typ I** (am häufigsten): kompletter oder inkompletter membranöser Verschluss mit kontinuierlicher Lamina muscularis
- **Typ II**: kompletter Verschluss mit fibrösem Strang zwischen den beiden Enden des Duodenums und mit intaktem Mesenterium
- **Typ III**: kompletter Verschluss ohne Verbindung der beiden Enden des Duodenums und mit V-förmigem Mesenterialdefekt.

Das Pancreas anulare beruht auf einer gestörten Fusion der ventralen und dorsalen Pankreasknospe.

Klinik: Galliges Erbrechen bei einer Duodenalatresie distal der Papilla Vateri (häufigere Form) bzw. nicht galliges Erbrechen bei einer Atresie proximal der Papille. Der Mekoniumabgang kann verzögert sein. Ein Ikterus kann auftreten.

Eine Duodenalstenose kann sich erst später manifestieren und eine mildere Symptomatik aufweisen.

Diagnostik:

- pränatale Sonografie: **Polyhydramnion**, dilatierte Magenblase.
- klinische Untersuchung: geblähter Oberbauch, eingefallener Unterbauch, bei verzögerter Diagnose evtl. bereits Dehydratation, Hyponatriämie und hypochlorämische Alkalose
- Röntgenübersichtsaufnahme:
  - **Duodenalatresie: „double bubble sign"** → Magen und proximales Duodenum sind luftgefüllt und stark dilatiert (**Abb. 6.10**), distale Darmschlingen sind nicht luftgefüllt.
  - **Duodenalstenose:** Magen und proximales Duodenum ebenfalls stark dilatiert, aber Luft im distalen Darm (DD: Volvulus)

Therapie: Eine Duodenalatresie sollte in den ersten Lebenstagen operativ behoben werden (i. d. R. Seit-zu-Seit-Duodenostomie mit Resektion des atretischen Darmsegments). Zur Aspirationsprophylaxe sollte präoperativ eine Magensonde gelegt werden. Die postoperative Prognose ist sehr gut.

PRÜFUNGSHIGHLIGHTS

- ! Befunde bei **Duodenalatresie**: galliges Erbrechen, geblähter Ober- und eingefallener Unterbauch, ausgeprägte Luftansammlung im Oberbauch; betroffen sind häufig Kinder mit Trisomie 21.

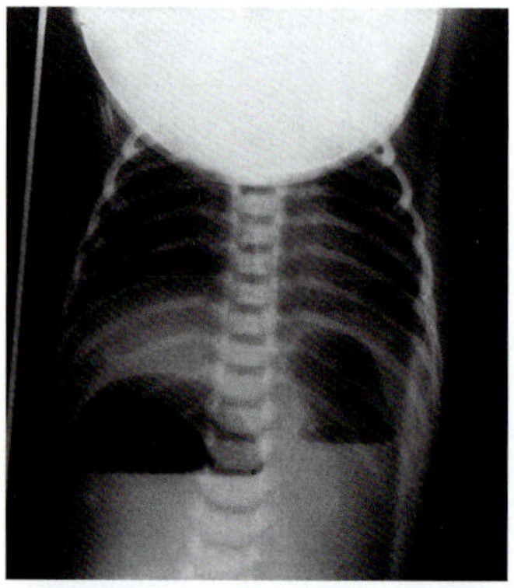

Abb. 6.10 Duodenalatresie. Typisches „double bubble sign" → Magen und Bulbus duodeni sind luftgefüllt. [aus Gortner, Meyer, Duale Reihe Pädiatrie, Thieme, 2018]

6.6.6 Malrotation des Darms und Dünndarmvolvulus

DEFINITION
- **Malrotation:** gestörte Darmdrehung während der Embryonalentwicklung mit daraus resultierender Fehllage von Dünn- und Dickdarm und mangelnder Fixierung des Mesenteriums
- **Volvulus:** Torquierung des Mesenteriums mit Unterbrechung der Blutzufuhr von Dünndarmabschnitten, bedingt durch eine mangelnde Fixierung des Mesenteriums.

Epidemiologie: Inzidenz der Malrotation: 2‰. Ein Dünndarmvolvulus tritt v.a. bei Neugeborenen und Säuglingen auf.

Pathogenese und Einteilung: Eine Malrotation entsteht durch eine gestörte Darmdrehung, sodass das Zökum nicht im rechten Unterbauch zu liegen kommt. Man unterscheidet 3 Formen:
- **Nonrotation** (am häufigsten): normale Drehung, 1-mal um 90°. Das gesamte Kolon liegt links der Wirbelsäule. Dünndarm und Kolon haben ein Mesenterium ileocolicum commune.
- **Malrotation I:** normale Drehung, 2-mal um 90°. Die Pars inferior duodeni liegt hinter den Mesenterialgefäßen. Die Mesenterialwurzel ist nicht fixiert. Es können sog. Ladd'sche Bänder zwischen dem Zökum, das im rechten Oberbauch liegt, und der hinteren Bauchwand bestehen, die das Duodenum einengen.
- **Malrotation II:** zunächst normale Drehung 1-mal um 90°, dann inverse Drehung 1- bis 2-mal um 90°. Das Duodenum liegt vor den Mesenterialgefäßen, Zökum und Colon transversum liegen hinter der Mesenterialwurzel, die die Dickdarmanteile komprimiert.

Klinik: Die Symptome einer Malrotation sind unspezifisch; auch asymptomatische Verläufe sind möglich. Bei Säuglingen treten umbilikale Bauchschmerzen („Nabelkoliken"), intermittierendes galliges Erbrechen oder eine Malabsorption mit Gedeihstörung auf. Ältere Kinder können über chronisch-intermittierende Bauchschmerzen klagen. Die Stühle können blutig tingiert sein.

Eine Malrotation des Darms kann sich im Extremfall als **Volvulus** manifestieren. Dieser tritt meist in den ersten Lebenswochen auf und hat eine Ischämie mit Nekrose des Dünndarms zur Folge. Die betroffenen Kinder haben stärkste Bauchschmerzen, erbrechen gallig und zeigen eine schnelle Verschlechterung des Allgemeinzustands bis hin zum Schock.

Diagnostik: Mittels Magen-Darm-Passage oder Kolonkontrasteinlauf lassen sich die verschiedenen Formen der Malrotation voneinander differenzieren. Sonografisch kann die Fehllage der Mesenterialgefäße nachgewiesen werden.

Ein Volvulus zeigt sich im Röntgen-Abdomen als Ileus mit Spiegelbildung. In der Abdomensonografie kann das sog. „whirlpool sign" nachgewiesen werden: Hierbei hat sich der Dünndarm im Uhrzeigersinn um die Mesenterialwurzel gedreht, sodass die Mesenterialgefäße im Mesenterium torquiert erscheinen. Die Darmwände können ödematös sein.

Therapie: Aufgrund der hohen Gefahr einer Volvulusentwicklung sollte eine Malrotation bei Neugeborenen und Säuglingen in einem elektiven Eingriff korrigiert werden.

Bei einem Dünndarmvolvulus muss notfallmäßig operiert werden, um die Darmischämie zu unterbrechen. Ist die Detorquierung erfolgreich, sollte das Zökum in den rechten Unterbauch verlagert und das Mesokolon fixiert werden. Wenn eine Resektion nekrotischer Darmanteile erforderlich ist, wird ein zweizeitiges Vorgehen mit Anlage eines künstlichen Darmausgangs empfohlen.

6.6.7 Dünndarm- und Kolonatresie

Epidemiologie Dünndarmatresien kommen mit einer Inzidenz von 1:1000 vor. Kolonatresien sind sehr seltene angeborene Fehlbildungen (Inzidenz 1:20 000).

Pathogenese und Einteilung Atresien von Jejunum, Ileum und Kolon beruhen auf Ereignissen, die nach der Embryonalperiode stattgefunden haben. Durchblutungsstörungen oder eine Malrotation mit Volvulus können für die Darmatresien verantwortlich sein.

Klinik: Wie bei Duodenalatresie (S. 40). Je nach Höhe der Atresie setzen die Symptome früher oder später ein.

Diagnostik: Im **Röntgen-Abdomen** sieht man bei einer Jejunalatresie das sog. **triple bubble sign** (Abb. 6.11). Sonografisch sollte eine Malrotation ausgeschlossen werden.

LERNTIPP !

Je weiter distal sich eine Atresie im Magen-Darm-Trakt befindet, desto mehr „bubbles", als Zeichen von Flüssigkeits-Luft-Spiegeln, sind sichtbar.

Therapie: Operation mittels End-zu-End-Anastomose beider Darmenden.

6.6.8 Mekoniumileus

DEFINITION Verschlussileus durch zähes Mekonium, in den meisten Fällen im terminalen Ileum.

Epidemiologie und Ätiologie: Ein Mekoniumileus ist ein spezifisches Frühsymptom der **zystischen Fibrose** (S. 105) → 95 % der Patienten mit Mekoniumileus haben eine zystische Fibrose; auch idiopathisches Auftreten möglich.

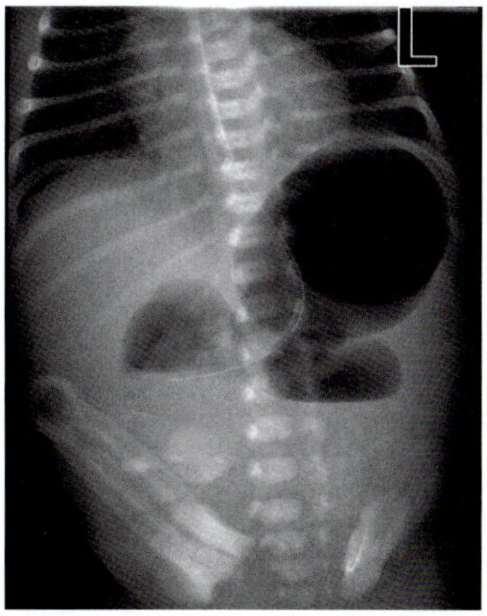

Abb. 6.11 Jejunalatresie. Triple bubble sign bei Jejunalatresie distal des Treitz-Bandes → Magen, Bulbus und Pars horizontalis des Duodenums sind luftgefüllt. [aus Staatz et al., Pareto-Reihe Radiologie, Kinderradiologie, Thieme, 2007]

LERNPAKET 2

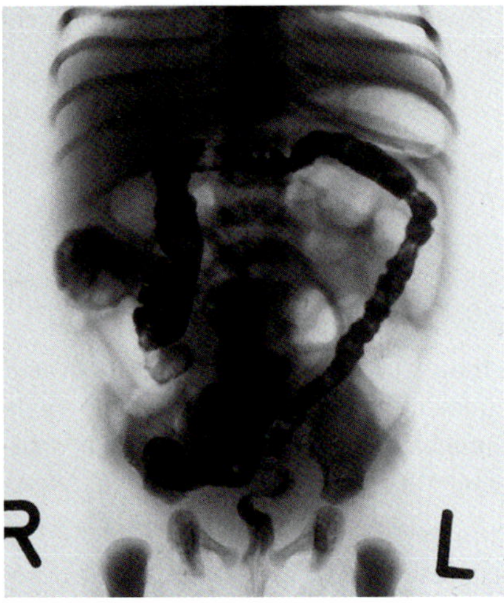

Abb. 6.12 **Mekoniumileus.** Kolonkontrasteinlauf: Colon transversum und Colon descendens sind schlank bei einem Verschluss des Ileums. [aus Gortner, Meyer, Duale Reihe Pädiatrie, Thieme, 2018]

Klinik: galliges Erbrechen, verzögerter oder fehlender Mekoniumabgang; stark aufgetriebenes Abdomen, bei Darmnekrose oder -perforation auch Entzündungszeichen.

Diagnostik:
- **klinische Untersuchung:** tastbarer Mekoniumballen oder mehrere perlschnurartig aufgereihte Verhärtungen, evtl. durch die Bauchdecke sichtbare Darmperistaltik
- **Abdomensonografie:** dilatierte Dünndarmschlingen, evtl. Pendelperistaltik oder keine Peristaltik

PRAXIS Häufigste Lokalisation des Ileus ist das terminale Ileum.

- **Röntgen:** dilatierte, luftgefüllte Dünndarmschlingen (**Abb. 6.12**) → Wegen der zähen Konsistenz des Mekoniums kann die für einen Ileus typische Spiegelbildung ausblieben. Bei einer **Perforation** mit Mekoniumperitonitis sind versprengte intraabdominelle Verkalkungen sichtbar.
- **Kolonkontrasteinlauf:** erweiterte Darmschlingen proximal des Ileus, hypoplastische Darmschlingen distal der Obstruktion, schlank wirkendes Kolon im Vergleich zum dilatierten Dünndarm (sog. **Mikrokolon**)

PRAXIS Vor dem Kolonkontrasteinlauf eine Darmperforation ausschließen!

Therapie:
- Bei unkompliziertem Mekoniumileus zunächst konservatives Vorgehen → Einläufe mit wasserlöslichem Kontrastmittel, Acetylcystein zur Senkung der Viskosität des Mekoniums
- Meist ist jedoch eine Operation notwendig → zweizeitiges Vorgehen mit Anlage eines künstlichen Darmausgangs

PRÜFUNGSHIGHLIGHTS

Mekoniumileus

– **!** typisches Erstsymptom der zystischen Fibrose.

6.6.9 Mekoniumpfropfsyndrom

DEFINITION Obstruktion des Kolons durch zähes Mekonium.

Ätiologie: festes Mekonium, das nicht ausgeschieden werden kann; z. B. bei **Morbus Hirschsprung**, **hypoplastischem linkem Kolon** (small left colon syndrome → vorübergehende funktionelle Motilitätsstörung durch Unreife der Ganglienzellen) oder bei zystischer Fibrose.

Klinik: wie Mekoniumileus (S. 42).

Diagnostik und Therapie: Bildgebung: dilatierte Dünndarmschlingen, dilatiertes Colon ascendens, Kalibersprung beim Übergang vom Colon transversum in das Colon descendens.

Kolonkontrasteinlauf zur Diagnostik und zur Therapie (Einlauf mit Kochsalzlösung, Ringer-Laktat oder Barium).

6.6.10 Morbus Hirschsprung

Synonym: Megacolon congenitum

DEFINITION Aganglionose mit Fehlinnervation und spastischer Verengung von Kolonsegmenten.

Epidemiologie: Inzidenz 1:3000–1:5000, Jungen sind häufiger betroffen als Mädchen.

Ätiologie: Die Agangliose besteht vom Anus nach proximal in unterschiedlicher Ausdehnung (→ in der Embryonalentwicklung schreitet die Innervation des Gastrointestinaltrakts von kranial nach kaudal fort). In 80 % d. F. ist das aganglionäre Segment distal der linken Kolonflexur gelegen, sodass **Sigma** und **Rektum** betroffen sind.

Klinik:
- verzögerter **Mekoniumabgang** (i. d. R. erst > 24 h post partum)
- Erbrechen, chronische Obstipation, Gedeihstörung
- meistens Diagnosestellung vor dem 2. Lebensjahr
- Komplikation: Wegen der verlängerten Darmpassagezeit und der Koprostase höheres Risiko einer nekrotisierenden Enterokolitis und eines toxischen Megakolons.

Diagnostik:
- aufgetriebenes Abdomen, enger Analkanal in der digital-rektalen Untersuchung und kein Stuhl in der Ampulla recti
- **anorektale Manometrie:** dauernd kontrahierter innerer Analsphinkter ohne physiologischen Relaxationsreflex nach Dehnung
- **Rektumbiopsie** zur Diagnosesicherung (Entnahme mehrerer Biopsien ab ano aufwärts): keine Ganglienzellen nachweisbar, erhöhte Acetylcholinesteraseaktivität in der enzymhistochemischen Färbung
- **Kolonkontrasteinlauf**: Das betroffene Darmsegment ist eng, der prästenostische Darmabschnitt stark dilatiert → Kalibersprung am Übergang vom regelrecht innervierten Darm zum aganglionären Segment (**Abb. 6.13**).

PRAXIS Der Kontrasteinlauf sollte ohne vorheriges Abführen durchgeführt werden, da der Kalibersprung im stuhlgefüllten Darm besser sichtbar ist.

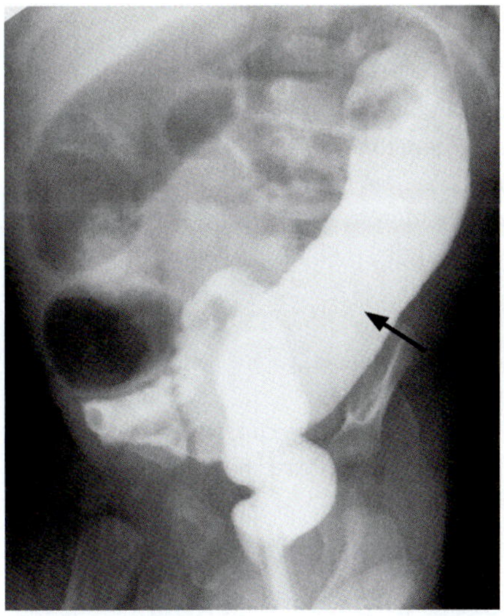

Abb. 6.13 **Morbus Hirschsprung.** Kolonkontrasteinlauf: Kalibersprung zwischen Rektum und Sigma (Megasigma). [aus Gortner, Meyer, Duale Reihe Pädiatrie, Thieme, 2018]

Therapie:

- nach der Diagnosestellung: **abführende Maßnahmen** (z. B. regelmäßiges rektales Anspülen)
- **Operation** (umgehende OP bei symptomatischen Neugeborenen):
  - **Resektion** des aganglionären Dickdarmsegments und Anlage eines temporären **Anus praeter** im Bereich des prästenotisch dilatierten Darms
  - **Anastomosierung** des proximalen Dickdarms mit dem Anus: i. d. R. mittels transanalen Durchzugs (geringeres Verletzungsrisiko für Nerven im kleinen Becken), bei stark kontrahiertem Analsphinkter Sphinktermyotomie.

PRÜFUNGSHIGHLIGHTS

Morbus Hirschsprung
- **Diagnostik**
  - **! Rektummanometrie:** dauerhaft kontrahierter M. sphincter ani internus ohne Relaxation.

6.6.11 Analatresie

Epidemiologie: 50 % der Neugeborenen mit Analatresie haben weitere Fehlbildungen, meist im Rahmen der VACTERL-Assoziation (S. 49). Kinder mit Down-Syndrom sind häufiger von einer Analatresie betroffen.

Ätiopathogenese: Anorektale Malformation (ARM) durch Entwicklungsstörung des Septum urorectale. Der Anus ist nicht durchgängig. Es können vom Rektum ausgehende Fisteln bestehen.

Klinik: **kein Anus angelegt**, bei vorhandener Fistel evtl. Mekoniumabgang aus Urethra, Vagina oder perineal.

Einteilung: Analatresien werden nach ihrer Höhe eingeteilt. Klinisch relevant ist die **Krickenbeck-Klassifikation**, die zwischen häufigen (Hauptgruppen) und seltenen anorektalen Malformationen (Nebengruppen) unterscheidet. Zu den Hauptgruppen zählen die

- hohe Analatresie: rektovesikale und rektoprostatische Fistel (bei Jungen) bzw. Kloakenfehlbildung (bei Mädchen)
- intermediäre Analatrese: rektobulbäre Fistel (bei Jungen) bzw. rektovestibuläre Fistel (bei Mädchen)
- tiefe Analatresie: perineale und kutane Fisteln
- sonstige anorektale Malformationen wie Analstenose oder Malformationen ohne Fisteln.

Diagnostik:

- **perineale Sonografie** (Sagittalschnitt): Abschätzen des Abstands von Rektumstumpf zum Analgrübchen und evtl. Darstellung einer vorhandenen Fistel
- **Röntgenaufnahme** (seitlich nach Wangensteen): zur Bestimmung der Höhe der Analatresie (luftgefüllte Darmschlingen mit plötzlichem Stopp), wenn äußerlich keine Fistelöffnung sichtbar ist.

PRAXIS Diese Röntgenaufnahme erbringt erst > 12 h postpartal ein aussagekräftiges Ergebnis, wenn der distale Darm luftgefüllt ist.

- **Kolonkontrasteinlauf**: bei sichtbarer Fistelöffnung zur Fisteldarstellung und Festlegung der Höhe der Analatresie.
- **Miktionszysturografie** (falls Mekonium im Urin vorhanden ist)
- **MRT in axialer und koronarer Schnittführung:** zur definitiven Operationsplanung.

Therapie:

- **tiefe Analatresien ohne Fistel** und tiefe Analatresien **mit perinealen Fisteln**: Durchzugsoperation (posteriore sagittale Anorektoplastik, PSARP) innerhalb von 48 h post partum
- **tiefe Analatresien** mit ausreichend **großer perinealer Fistel**: elektive Korrektur im Alter von 1–2 Monaten, ggf. vorübergehende Fistelbougierung, damit der Stuhlabgang über die Fistel gewährleistet ist.
- **hohe Analatresien:** dreizeitiges Vorgehen mit doppelläufigem Kolostoma postpartal → PSARP des abführenden Darmabschnitts nach 4–8 Wochen → Anus-praeter-Rückverlagerung nach weiteren 2–8 Wochen.

PRÜFUNGSHIGHLIGHTS

- **! Röntgenbefund bei Analatresie:** luftgefüllte Darmschlingen mit plötzlichem Stopp; häufig assoziiert mit Down-Syndrom.

6.6.12 Gallengangatresie

Ätiologie: Fehlbildung oder intrauterin erworbene Störung der intra- und/oder extrahepatischen Gallenwege:

- **extrahepatische Gallengangatresie:** entweder angeboren (durch Störungen der Embryonalentwicklung oder bei syndromalen Erkrankungen, z. B. Trisomie 18) oder perinatal erworben (durch Infektionen, v. a. Hepatitis und STORCH-Erreger, oder eine entzündliche sklerosierende Cholangiopathie).
- **intrahepatische Gallengangatresie**: erbliche Erkrankungen (z. B. Alagille-Syndrom, Mukoviszidose, α_1-Antitrypsin-Mangel, Zellweger-Syndrom) oder Infektionen der Mutter in der Schwangerschaft (Röteln, CMV).

Klinik:
- **Icterus prolongatus**
- Gedeihstörung (Malabsorption von Fett und fettlöslichen Vitaminen)
- helle und acholische Stühle (Mekonium unauffällig), bierbrauner Urin
- ab der 3. Lebenswoche Hepatosplenomegalie
- ab dem 3. Lebensmonat: Zeichen einer beginnenden Leberinsuffizienz (Gerinnungsstörungen, Pruritus).

Diagnostik:
- **Labor:** konjugiertes Bilirubin ↑↑ (> 30 % des Gesamtbilirubins), Cholestaseparameter AP und γGT ↑↑, GOT und GPT normal bis ↑
- **Sonografie des Abdomens:** keine (häufig!) oder **kleine Gallenblase** (< 2 cm im Längsdurchmesser), keine Verkleinerung postprandial; „**triangular cord sign**" bei extrahepatischer Gallengangatresie (echoreiche Struktur auf Höhe der Leberpforte, die dem fibrosierten Rest des Ductus hepatocholedochus entspricht).
- **hepatobiliäre Szintigrafie:** i. v.-Injektion eines gallegängigen Tracers → bei Gallengangatresie innerhalb von 24 Std keine Traceranreicherung im Darm, sondern in der Harnblase (kompensatorische Ausscheidung über die Nieren)
- **Leberbiopsie** und **Histologie** zur Diagnosesicherung: bei extrahepatischer Gallengangatresie **Bindegewebsstränge** oder Gallengangsüberreste anstelle der Gallengänge; es besteht eine intrakanalikuläre Cholestase; ausgeprägte **periportale Duktulusproliferation** im Gegensatz zur intrahepatischen Gallengangatresie.

Differenzialdiagnosen: **Alagille-Syndrom** (intrahepatische Gallengangshypoplasie) mit Cholestase, Augenfehlbildung (Embryotoxon posterius), Gesichtsdysmorphie (breite Stirn, tiefstehende Augen, Hypertelorismus, schmales Kinn), Herzvitium (periphere Pulmonalstenosen) und Skelettanomalien (Schmetterlingswirbelkörper).

Therapie:
- **extrahepatische Gallengangatresie:** Operation unbedingt vor Ende des 2. Lebensmonats → **Hepatoportoenterostomie nach Kasai**
- **intrahepatische Gallengangatresie** bzw. Ausdehnung der Atresie auf die intrahepatischen Gallengänge: **Lebertransplantation** als einzig mögliche Therapie.

Prognose: bei Nichtbehandlung innerhalb der ersten 6–8 Lebenswochen bzw. oft trotz rechtzeitig durchgeführter Portoenterostomie Cholangitis → biliäre Zirrhose mit portaler Hypertonie → chronisches Leberversagen → erforderliche **Lebertransplantation** (häufigster Grund für eine Lebertransplantation im Kindesalter!)

PRÜFUNGSHIGHLIGHTS

Gallengangatresie
- ! **Klinik:** direkte Hyperbilirubinämie und Cholestase mit hellem Stuhl und dunklem Urin, Hepatomegalie
- !! **Alagille-Syndrom:** Cholestase, Augenfehlbildung (Embryotoxon posterius), Gesichtsdysmorphie (breite Stirn, tiefstehende Augen, Hypertelorismus, schmales Kinn), Herzvitium (periphere Pulmonalstenosen), Skelettanomalien (Schmetterlingswirbelkörper)
- ! **Histologie:** Gallengangproliferate, intrakanalikuläre Cholestase, periportale Fibrose
- ! **Therapie:** Hepatoportojejunostomie nach Kasai
- ! Bei Nichtbehandlung innerhalb der ersten 6–8 Lebenswochen Entwicklung einer **biliären Zirrhose**.

6.6.13 Omphalozele und Gastroschisis

DEFINITION
- **Omphalozele** (**Abb. 6.14a**): Nabelschnurbruch; der Bruchsack besteht aus Amnion und Peritoneum und kann Anteile von Darm und Leber enthalten.
- **Gastroschisis** (**Abb. 6.14b**): mediane Bauchwandspalte, meist rechts des Nabels, mit Prolaps von Bauchorganen wie Darm, Magen, Leber, Milz oder innerem Genitale; kein Bruchsack vorhanden.

Epidemiologie: Häufigkeit der Omphalozele ca. 1:3000 Geburten, der Gastroschisis 1:5000–1:10 000.

Diagnostik: In der Regel werden beide Bauchwanddefekte bereits pränatal per Ultraschall diagnostiziert.

Therapie: möglichst schonende Entbindung (per Sectio), luftdichtes Abdecken des Abdomens unmittelbar nach dem Abnabeln mit einem sterilen Plastiksack, schnellstmöglicher operativer Verschluss.

PRÜFUNGSHIGHLIGHTS
- !! **Gastroschisis:** mediane Bauchwandspalte, meist rechts des Nabels, mit Prolaps von Bauchorganen wie Darm, Magen, Leber, Milz oder innerem Genitale, kein Bruchsack vorhanden.

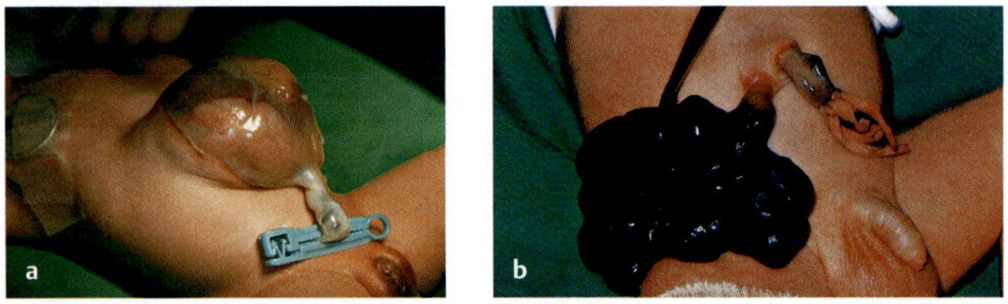

Abb. 6.14 **Omphalozele und Gastroschisis.**
a **Omphalozele** → prolabierte Organe im Bruchsack. [aus Hirner, Weise, Chirurgie, Thieme, 2008]
b **Gastroschisis** → prolabierte Organe liegen frei. [aus Hirner, Weise, Chirurgie, Thieme, 2008]

6.6.14 Nabelhernie

DEFINITION Nabelbruch mit Bruchpforte im Nabelring und Vorwölbung eines Bruchsacks, bestehend aus Peritoneum und ggf. Darm.

Nabelhernien sind bei Kindern i. d. R. angeboren. Sie treten bei 20 % aller Neugeborenen und 80 % aller Frühgeborenen auf. Durch Schreien oder erhöhten intraabdominellen Druck wölbt sich der Bruchsack nach außen. Mit zunehmender Kräftigung der Bauchmuskulatur wird die Nabelhernie kleiner und kann sich spontan verschließen (> 90 % bis zum 4. LJ). Eine Operationsindikation besteht nur bei Inkarzeration (selten) oder wenn die Hernie bis zum 2. Lebensjahr keine Größenregredienz gezeigt hat.

6.6.15 Zwerchfellaplasie

Siehe Abschnitt kongenitale Zwerchfellhernie (S. 36).

PRÜFUNGSHIGHLIGHTS

– ! **Komplikationen bei Frühgeborenen:** Apnoe, Bradykardie, intraventrikuläre Blutungen, nekrotisierende Enterokolitis, persistierender Ductus arteriosus, Retinopathia praematurorum.

6.7 Kopf

Lippen-Kiefer-Gaumen-Spalte: Häufigkeit: 1:600 Geburten, meistens einseitig. Ursachen: genetische Faktoren (Eltern mit Spaltbildung), genetische Syndrome (z. B. DiGeorge-Syndrom, Franceschetti-Syndrom), fetales Alkoholsyndrom. Formen: Lippenspalten, Lippen- und Kieferspalten, Lippen-Kiefer-Gaumen-Spalten, Velumspalten, isolierte Gaumen-Spalten, Spaltbildung der Uvula (Uvula bifida). Unmittelbar postpartal Versorgung mittels Trinkplatte, weiteres Vorgehen interdisziplinär und abhängig vom Ausmaß.

Choanalatresie und Choanalstenose: Häufigkeit: 1:5000–10 000 Neugeborene. Auftreten isoliert oder bei CHARGE-Assoziation (S. 49) oder Franceschetti-Syndrom. Klinik: Neugeborene mit beidseitiger Choanalatresie zeigen postpartal eine Dyspnoe und eine **paradoxe Zyanose** (→ bei normaler Ruheatmung werden Neugeborene zyanotisch, da sie durch die Nase atmen; fangen sie an zu schreien, bessern sich Dyspnoe und Zyanose, da die Kinder nun durch den Mund atmen). Therapie: Eine beidseitige Choanalatresie sollte noch im Neugeborenenalter operativ behoben werden.

PRAXIS Bei Neugeborenen mit beidseitiger Choanalatresie sollten die Atemwege mittels Guedel-Tubus oder Intubation gesichert werden. Trinkversuche sollten unterbleiben, die Ernährung erfolgt per oral gelegter Magensonde.

PRÜFUNGSHIGHLIGHTS

– ! Innerhalb der ersten Lebenstage Versorgung mittels **Trinkplatte**.
– !! Eine **beidseitige Choanalatresie** führt zur **paradoxen Zyanose**, d. h., die Neugeborenen sind in Ruhe zyanotisch und rosig, wenn sie schreien.

6.8 Infektionen

6.8.1 Neugeborenensepsis

Die Neugeborenensepsis wird im Kapitel Sepsis (S. 74) behandelt.

6.8.2 Konnatal und perinatal erworbene spezifische Infektionen

Chlamydia trachomatis

Epidemiologie: 2–3 % der Schwangeren sind von C. trachomatis besiedelt. Das Neugeborene infiziert sich beim Durchtritt durch den besiedelten Geburtskanal. Das Risiko der Übertragung liegt bei 50 %.

Klinik:

- **Konjunktivitis** (Einschlusskörperchenkonjunktivitis, 60 %): zunächst ein-, im Verlauf beidseitig; Inkubationszeit 5–11 Tage.
- **Pneumonie** (40 %): atypische Pneumonie mit stakkatoartigem Husten, Tachypnoe und Apnoen; evtl. begleitende Otitis media. Inkubationszeit: 3–19 Wochen. In der Hälfte d. F. begleitende Otitis media. Protrahierter Verlauf über mehrere Wochen, bei Frühgeborenen auch letaler Verlauf möglich.
- weitere Infektionen (selten): Myokarditis, Hepatitis, Gastroenteritis.

LERNTIPP !

Typisches Symptom eines mit Chlamydien infizierten Neugeborenen ist eine Konjunktivitis mit anschließender Pneumonie.

Diagnostik: klinische Untersuchung (Auskultation), Blutbild (Eosinophilie), Erregernachweis (Konjunktival- bzw. Rachenabstrich).

Therapie: systemische Antibiotikatherapie mit Makroliden (→ auch bei der lokalen Chlamydienkonjunktivitis systemisch behandeln, um ein Übergreifen der Infektion auf die Lunge zu verhindern); Isolierung nicht erforderlich.

Prävention: Infizierte Schwangere sollten präpartal mit Makroliden behandelt werden.

PRÜFUNGSHIGHLIGHTS

– ! **Klinik einer Chlamydieninfektion:** Neugeborenes mit Konjunktivitis und Pneumonie.

Enteroviren

Übertragung: entweder peripartal von der Mutter oder als nosokomiale Infektion. Die Inkubationszeit beträgt meist 3–6 Tage.

Klinik: Coxsackie-B- und Echoviren sind für die meisten Enterovirusinfektionen in der Neugeborenenzeit verantwortlich und können folgende Infektionen verursachen:

- Pneumonie
- Myokarditis (v. a. Coxsackie-B-Viren)
- Hepatitis
- Meningoenzephalitis (v. a. Echoviren).

Es können schwere, sepsisähnliche Verläufe mit tödlichem Ausgang vorkommen.

LERNPAKET 2

Diagnostik: Im Blutbild findet man meist nur eine unspezifische Granulozytose mit Linksverschiebung. BSG und CRP sind erhöht. Die Virusisolierung und -typisierung erfolgt aus Liquor, Blut oder Biopsaten. Eine PCR kann als Schnelltest dienen, jedoch nicht den Serotyp identifizieren.

Therapie: Erkrankte Neugeborene müssen isoliert werden. Es steht keine kausale Therapie zur Verfügung. Bei Meningoenzephalitis sollten Immunglobuline gegeben werden.

Herpes neonatorum

Epidemiologie und Übertragung: i. d. R. Infektion beim Durchtritt durch den Geburtskanal (meist mit HSV Typ 2), sehr selten transplazentar; Häufigkeit: 1:3000–1:20 000 aller Lebendgeborenen.

Klinik: Eine **konnatale Herpesinfektion** führt zu einem niedrigen Geburtsgewicht, Mikrozephalie, Augenschäden (Chorioretinitis, Katarakt, Mikrophthalmie) und einem bullösen Exanthem.

Die **neonatale Herpesinfektion** manifestiert sich i. d. R. innerhalb der ersten 2 Lebenswochen. Neonatale Herpesinfektionen zeigen 3 Manifestationsformen:

- **Lokalinfektion:** Herpesbläschen auf Haut, Schleimhäuten und Augen
- **ZNS-Infektion:** Trinkschwäche, Lethargie, fokale oder generalisierte Krampfanfälle, lymphozytäre Meningitis, **Enzephalitis**
- **disseminierte systemische Infektion:** septisches Krankheitsbild mit oder ohne Enzephalitis; schlechte Prognose.

Diagnostik: Virusnachweis mittels PCR aus Bläscheninhalt bzw. Mund-, Nasenrachen-, Konjunktivalabstrich, Blut, Urin, Stuhl und Liquor.

Therapie: hochdosiertes Aciclovir i. v. über 21 Tage bereits bei Verdacht. Prognostisch entscheidend ist ein Therapiebeginn < 24 h nach Auftreten der ersten Symptome.

Prävention: Schwangere mit Herpes genitalis zum Geburtszeitpunkt sollten durch eine Sectio entbinden.

PRAXIS Personen mit einer floriden Herpes-labialis-Infektion sollten keine Neugeborenen küssen und strikte Hygienemaßnahmen einhalten.

Hepatitis B

Übertragung: v. a. sub partu von einer infizierten Mutter auf das Kind (Kontakt mit mütterlichem Blut), selten intrauterine Infektion.

Bei HBeAg-positiven Schwangeren beträgt die Übertragungsrate unter der Geburt 70–95 %. Bei HBeAg-negativen und Anti-HBe-positiven Schwangeren ist die Übertragungsrate wesentlich niedriger (25 % bzw. 10 %). Die Inkubationszeit liegt bei 90 Tagen.

Klinik: Bei perinataler Infektion entwickelt sich in 90 % d. F. eine chronische Hepatitis B.

Diagnostik: Postnatal können die infizierten Kinder mit erhöhten Transaminasen und erhöhtem Bilirubin auffallen. Bei einem Kind mit Hepatitis-B-infizierter Mutter (HBs-Ag-Screening kurz vor der Geburt) wird folgende Diagnostik durchgeführt: Screening auf HBs-Ag, HBe-Ag, Anti-HBs-, Anti-HBc-, Anti-HBe-IgM-Ak.

Therapie: symptomatisch. Ab dem 3. Lebensjahr kann eine Therapie mit Interferon versucht werden. Die Erfolgsrate ist bei Kindern mit neonataler Hepatitis B-Infektion jedoch gering.

Prävention: Die beste Prophylaxe gegen eine neonatale Hepatitis-B-Infektion ist die **Impfung der Mutter vor der Konzeption**. Im Rahmen der Schwangerschaftsvorsorge wird ein **Screening auf HBs-Ag** durchgeführt.

Bei Neugeborenen von **HBs-Ag-positiven** Müttern wird eine postpartale (postexpositionelle, PEP) Hepatitis-B-Prophylaxe mit **HB-Impfstoff und HB-Immunglobulin** (aktive **und** passive Impfung) innerhalb der ersten 6–12 Lebensstunden empfohlen. Die begonnene HB-Grundimmunisierung wird durch zwei weitere Impfungen vervollständigt (1 Monat nach der 1. Impfung und wiederum mind. 5 Monate nach dieser 2. Impfung).

Bei Neugeborenen inkl. Frühgeborener von Müttern, deren **HBs-Ag-Status unbekannt** ist und bei denen vor bzw. sofort nach der Geburt **keine serologische Kontrolle möglich** ist, wird unabhängig vom Geburtsgewicht sofort nach der Geburt die **(aktive) Grundimmunisierung** mit HB-Impfstoff begonnen. Die **passive Immunisierung** des Neugeborenen kann bei nachträglicher Feststellung einer HBsAg-Positivität der Mutter innerhalb von 7 Tagen nach der Geburt nachgeholt werden.

PRAXIS Neugeborene, die eine aktive und passive Impfung erhalten haben, dürfen gestillt werden.

Hepatitis C

Übertragung: Vertikale Infektion unter der Geburt beim Kontakt mit mütterlichem Blut. HCV-RNA ist auch in der Muttermilch enthalten. Die Viruslast der Mutter zum Zeitpunkt der Entbindung ist ein entscheidender Risikofaktor für die kindliche Infektion. Die Inkubationszeit beträgt 8 Wochen.

Klinik: häufig asymptomatisch.

Diagnostik: Nachweis von Anti-HCV und HCV-RNA (Bestätigung der Virämie). Mütterliche Anti-HCV-Ak können bis zu 12 Monate beim Kind persistieren. Der alleinige HCV-RNA-Nachweis beim Neugeborenen ist noch nicht beweisend, da ein Teil der Kinder im 1. Lebensjahr HCV-RNA-negativ werden kann.

Therapie: symptomatisch. Ab einem Alter von 3 Jahren kann eine Therapie mit Interferon eingeleitet werden, deren Erfolg allerdings variabel ist.

Prävention: Risiko der Übertragung durch das Stillen derzeit noch unklar.

Humanes Papillomavirus

Übertragung: Infektion beim Durchtritt durch den mit HPV-Viren besiedelten Geburtskanal.

Klinik: Larynxpapillome (Heiserkeit, inspiratorischer Stridor, Dyspnoe).

Diagnostik: Laryngoskopie.

Therapie: Abtragen mittels CO_2-Laser; hohe Rezidivrate, daher häufige Behandlungen (im Abstand von 2–3 Wochen). Um das Wachstum der Papillome zu hemmen, können Interferon und Cidofovir eingesetzt werden.

Prävention: Wegen des Risikos einer subpartalen Übertragung von HPV-Viren sollten Schwangere mit Condylomata acuminata diese ungefähr 4 Wochen vor dem Geburtstermin mittels Laser abtragen lassen. Eine primäre Sectio ist bei Condylomata acuminata nur dann indiziert, wenn diese ein mechanisches Geburtshindernis sind.

Listerien

Übertragung und Klinik:

- **diaplazentare** Übertragung in der **1. Schwangerschaftshälfte:** Amnioninfektions-Syndrom mit Abort oder Totgeburt (Granulomatosis infantiseptica)
- Übertragung im **letzten Trimenon:** Frühinfektion des Neugeboren („early onset") innerhalb der ersten 6 Lebenstage mit Sepsis, Pneumonie, Hepatomegalie, Meningitis, petechialen Hautveränderungen und Granulomen in Lunge und ZNS (Granulomatosis infantiseptica)
- **peripartale Übertragung:** Spätinfektion („late onset") mit Exanthem und Zeichen der Meningitis oder Meningoenzephalitis im Laufe der 2. Lebenswoche.

Eine Listerieninfektion kann innerhalb von Stunden bis Tagen tödlich verlaufen. Die Letalität liegt insgesamt bei 30 %, bei Frühinfektionen noch höher.

Diagnostik: Erregernachweis mittels Blut-, Liquor- (Nachweis grampositiver Stäbchen) oder Mekoniumkultur.

Therapie: Die Kombination von **Ampicillin mit einem Aminoglykosid** (z. B. Gentamicin) gilt als **Standardtherapie** (weiteres s. Therapie der Neugeborenensepsis (S. 75)).

Prävention: Schwangere sollten den Umgang mit und den Verzehr von Lebensmitteln (rohes Fleisch, Weichkäse, Rohmilchprodukte) meiden, die Listerien enthalten können.

Lues connata

Epidemiologie und Übertragung: Der Erreger ist Treponema pallidum; Übertragung transplazentar oder sub partu. Infiziert sich die Mutter kurz vor der Konzeption, ist das Übertragungsrisiko höher als bei einer länger bestehenden Infektion; infiziert sie sich während der Schwangerschaft, sind fast 100 % der Feten betroffen.

Klinik: Eine Syphilisinfektion der Mutter kann zu einem Abort oder einer Totgeburt führen. Das Risiko einer Frühgeburt ist erhöht. Bei der Geburt zeigen etwa 30–50 % der Neugeborenen mit konnataler Syphilis klinische Symptome, die umso ausgeprägter sind, je früher die Infektion während der Schwangerschaft stattfand.

Die **Lues connata** hat 2 Verlaufsformen:

- **Frühform** mit Manifestation in der Neugeborenenperiode: SGA, Hepatomegalie, Hyperbilirubinämie, Anämie bis hin zum Hydrops fetalis, schmerzhafter Knochenbefall (Osteomyelitis, Periostitis, **metaphysäre Osteochondritis** syphilitica) mit Pseudoparalyse, Pemphigus syphiliticus an Handflächen und Fußsohlen, Choryza syphilitica (blutiger Schnupfen)
- **Spätform** mit Manifestation ab dem 3. Lebensjahr: **Hutchinson-Trias** (Tonnenform der Schneidezähne, interstitielle Keratitis und Innenohrschwerhörigkeit). Weitere Symptome sind Gesichtsdysmorphien, **Sattelnase**, kurze Maxilla, prominente Mandibula, Rhagaden mit narbiger Abheilung (sog. Parrot-Furchen), Fournier-Zähne (Molaren), Säbelscheidentibia, Verdickung des medialen Schlüsselbeins (Highoumenakis-Zeichen).
- **ZNS-Symptome** bei beiden Formen: Meningitis, Hirnnervenausfälle, Hydrozephalus, Krampfanfälle.

Diagnostik: Als Screening-Test wird der Cardiolipin-Mikroflockungstest (bzw. VDRL-Test) eingesetzt. Der Nachweis von spezifischen IgM-Antikörpern im **IMAC-ELISA** (IgM-Antibody-Capture-ELISA) ist beweisend für eine Syphilisinfektion des Kindes.

Eine Liquoruntersuchung und ein Liquor-TPHA bzw. eine Dunkelfeldmikroskopie sollten bei jeder nachgewiesenen Lues connata durchgeführt werden, um eine Beteiligung des ZNS auszuschließen.

Therapie: intravenöses **Penicillin G** über 2 Wochen. Kinder mit der Frühform der Lues connata sind bis 24 h nach Therapiebeginn ansteckend.

PRÜFUNGHIGHLIGHTS

- ! **Symptome und Diagnostik der Listeriose (Spätinfektion):** Nach > 6 Lebenstagen **Meningoenzephalitis** mit Zeichen der Sepsis. Nachweis **grampositiver Stäbchen im Liquor**.
- ! **Therapie der Listeriose:** Bestandteil der antibiotischen Therapie ist **Ampicillin**.
- ! **Prophylaxe der Listeriose:** Rohmilchprodukte sollten in der Schwangerschaft gemieden werden.
- ! **Symptome bei Lues connata:** Pemphigus an Handflächen und Fußsohlen, blutiger Schnupfen, Hepatosplenomegalie, Osteochondritis

Ringelröteln

Siehe Kap. Pädiatrische Infektionserkrankungen (S. 77).

Röteln

Siehe Kap. Pädiatrische Infektionserkrankungen (S. 77).

Staphylococcal-Scalded-Skin-Syndrom (SSSS)

Klinik: vorausgegangener Staphylokokken-Infekt (Pharyngitis, Otitis media) → generalisiertes Scharlach-artiges **Exanthem** mit schlaffen, flüssigkeitsgefüllten Blasen. Die Blasen rupturieren leicht → großflächige Hautablösungen (**Exfoliationen**) wie nach einer Verbrühung. Schleimhäute sind nicht betroffen.

Diagnostik: Nikolsky-Phänomen positiv; Blaseninhalt steril; Erreger-Nachweis gelingt meist nur am Infektfokus; histopathologisch ist eine akantholytische Spaltbildung im Stratum granulosum (also subkorneal) sichtbar.

Therapie und Prognose: Hautpflege wie bei Verbrennungsverletzungen, i. v.-Antibiotikatherapie mit Cephalosporinen oder Makroliden, um die Toxinbildung zu unterbinden.

Bei früher Diagnosestellung und Therapie ist die Prognose gut. Unbehandelt geht das SSSS mit einer hohen Letalität einher.

Toxoplasmose

Übertragung: transplazentare Übertragung bei Erstinfektion der Mutter in der Schwangerschaft (Erreger: Toxoplasma gondii); höchste Übertragungsrate im 3. Trimenon. Die Infektion des Fetus verläuft umso schwerer, je früher er infiziert wird.

Klinik: Bei früher Infektion kann es zu einem Abort kommen.

Die **konnatale Toxoplasmose** manifestiert sich entweder in der Neugeborenenperiode oder im Verlauf der ersten Lebensjahre. Das klinische Bild ist variabel (80 % der NG sind asymptomatisch). Typische Symptome beim Neugeborenen sind:

- Enzephalitis, **Hydrocephalus** occlusivus, Makrozephalus, Krampfanfälle und **intrazerebrale Verkalkungen** (in den Basalganglien oder diffus)
- **Chorioretinitis**
- Hepatosplenomegalie mit Icterus prolongatus
- SGA
- Trinkschwäche.

LERNPAKET 2

LERNTIPP !

Die klassische Trias aus Makrozephalus, Chorioretinitis und intrazerebralen Verkalkungen ist nur in 5 % d. F. vorhanden.

Wenn die Toxoplasmose erst im Kleinkind- oder Schulalter auffällt, sind geistige Retardierung, Lernschwierigkeiten, Visusminderung, Krampfanfälle und intrazerebrale Verkalkungen häufige Befunde.

Diagnostik: Im Blutbild können Thrombopenie und Eosinophilie auffallen, im Labor eine Erhöhung der Transaminasen. Der Nachweis von spezifischen IgM-Antikörpern bzw. der Parasitennachweis mittels PCR sichert die Diagnose.

Therapie: Gabe von Pyrimethamin, Sulfadiazin und Folinsäure über 6–12 Monate. Bei ZNS- oder Augenbeteiligung sollte Prednison gegeben werden.

Prävention: Als Primärprophylaxe ist (seronegativen) Schwangeren zu empfehlen:

- kein Genuss von rohem Fleisch
- Waschen von Früchten und Gemüse vor dem Verzehr
- gründliches Händewaschen vor dem Essen, nach dem Kontakt mit rohem Fleisch, mit ungewaschenem Gemüse und Früchten und nach der Gartenarbeit
- Vermeidung des Kontakts mit Katzen und Katzenkot.

Bei begründetem Verdacht auf eine Toxoplasmoseinfektion sollte bei der Schwangeren ein serologisches Screening durchgeführt werden. Bei nachgewiesener Erstinfektion sollte eine frühe antibiotische Behandlung mit Spiramycin bis zur 16. Schwangerschaftswoche und ab der 16. Schwangerschaftswoche mit Pyrimethamin, Sulfadiazin und Folinsäure begonnen werden.

Varizellen

Siehe Kap. Pädiatrische Infektionserkrankungen (S. 78).

Zytomegalie

Übertragung: Zytomegalieviren können während der Schwangerschaft, sub partu oder nach der Geburt auf das Neugeborene übertragen werden. Eine Erstinfektion der Mutter in der Schwangerschaft führt in 35 % d. F. zu einer Infektion des Fetus (**konnatale Zytomegalie**). Von der konnatalen CMV-Infektion sind **perinatale Infektionen** unter der Geburt oder über die Muttermilch zu unterscheiden (deutlich häufiger als die konnatale CMV-Infektion).

Risikofaktoren:

- Kontakt von seronegativen Schwangeren mit (Klein-)Kindern
- niedriger sozioökonomischer Status
- Promiskuität während der Schwangerschaft.

Klinik: 90 % der Neugeborenen mit **konnataler CMV-Infektion** sind bei Geburt asymptomatisch. Die symptomatischen Kinder zeigen ein breites Spektrum von Befunden:

- Haut: Petechien, Purpura
- Lunge: Pneumonie
- Leber und Milz: direkte Hyperbilirubinämie mit Ikterus, GPT ↑, Hepatosplenomegalie
- Blut: Thrombozytopenie, Anämie
- ZNS: Mikrozephalie, intrazerebrale Verkalkungen (periventrikulär), selten: Krampfanfälle
- Sinnesorgane: **Innenohrschwerhörigkeit, Chorioretinitis**
- **Verhalten**: Lethargie, Trinkschwäche.

Etwa 10–15 % der Neugeborenen mit konnataler CMV-Infektion sterben, 50–90 % der Kinder überleben mit bleibenden Schäden durch Innenohrschwerhörigkeit, Chorioretinitis, mentale Retardierung und Zerebralparese.

Die **perinatalen CMV-Infektionen** verlaufen i. d. R. asymptomatisch. Bei Frühgeborenen können Hepatosplenomegalie, Pneumonie und Entzündungssymptome bis hin zur Sepsis auftreten. Es ist nicht mit Spätschäden zu rechnen.

LERNTIPP !

Die CMV-Infektion verläuft bei Immunkompetenten i. d. R. asymptomatisch. Treten Symptome auf, ähneln diese denen einer infektiösen Mononukleose. Die Symptome einer konnatalen Zytomegalie sind wiederum ähnlich denen einer konnatalen Toxoplasmose.

Diagnostik: Der Virusnachweis (CMV-DNA) aus Speichel, Blut oder Urin wird mit PCR durchgeführt. CMV kann auch über die Trockenblutkarte des Neugeborenen-Screenings nachgewiesen werden. Vorhandene IgG-Antikörper sind diagnostisch nicht verwertbar, da sie von der Mutter stammen (mütterliche Leihimmunität).

Beweisend für eine konnatale Infektion ist der Nachweis von Zytomegalieviren innerhalb der ersten 3 Lebenswochen.

Therapie: 6-wöchige intravenöse Gabe von Ganciclovir bei konnataler CMV-Infektion.

Prävention: CMV-seronegative schwangere Erzieherinnen, Lehrerinnen, Kinderkrankenschwestern, Kinderärztinnen und Angehörige anderer Berufsgruppen, die ein höheres Risiko einer CMV-Exposition haben, sollten generell den Kontakt mit Körpersekreten von Kindern vermeiden und Hygienemaßnahmen wie Händedesinfektion einhalten. Ggf. ist ein Berufsverbot auszusprechen.

Zur Vermeidung einer postnatalen CMV-Infektion von Frühgeborenen durch seropositive Mütter sollten Frühgeborene < 32. Schwangerschaftswoche bzw. < 1500 g Geburtsgewicht nur pasteurisierte Muttermilch erhalten. Wenn Neugeborene Bluttransfusionen erhalten müssen, sollte nur Blut von seronegativen Spendern verabreicht werden.

PRÜFUNGSHIGHLIGHTS ✘

Zytomegalie

- **konnatale CMV-Infektion**
  - !! typische **Symptome**: Mikrozephalie, Chorioretinitis, periventrikuläre Kalzifikationen
  - ! typische **Spätfolgen**: Hör- und Sehschäden, körperliche und geistige Retardierung
  - ! Die Symptome der konnatalen CMV-Infektion und der **konnatalen Toxoplasmose** sind ähnlich.
- ! Eine symptomatische perinatale CMV-Infektion bzw. CMV-Infektion beim älteren Kind hat ähnliche Symptome wie eine **infektiöse Mononukleose**.
- ! IgG-Antikörper beim Neugeborenen stammen von der Mutter (mütterliche Leihimmunität).
- ! **Therapie** der konnatalen CMV-Infektion: **Ganciclovir** i. v.

7 Genetisch bedingte Fehlbildungen und Syndrome

7.1 Grundlagen

Klassifikation: Es werden folgende Bezeichnungen unterschieden:

- **Syndrom:** Verschiedene, gleichzeitig vorkommende Anomalien haben eine gemeinsame Ursache und einen definierten Phänotyp (z. B. Turner-Syndrom, fetales Alkohol-Syndrom).
- **Sequenz:** Vorliegen verschiedener Anomalien, deren Pathogenese aufeinander aufbaut. Die Ursache der Anomalie ist nicht immer geklärt (z. B. Potter-Sequenz).
- **Assoziation:** das statistisch gehäufte, gleichzeitige Vorkommen verschiedener Anomalien. Ursache und Pathogenese sind unklar. Bekannte Assoziationen sind:
  - **VACTERL-Assoziation**: **v**ertebral defects, **a**nal atresia, **c**ardiac defects, **t**racheo-**e**sophageal fistula, **r**enal anomalies, **l**imb abnormalities.
  - **MURCS-Assoziation: Mü**llergang-Aplasie, **r**enale Agenesie und zervikothorakale Somitendysplasie (**c**ervicothoracic **s**omite abnormalities).
  - **CHARGE-Assoziation**: Kolobom (**c**oloboma), **H**erzfehler, **A**tresie der Choanen, psychomotorische **R**etardierung, **G**enitalhypoplasie, Ohranomalien (**e**ar anomalies).

LERNTIPP !

Denken Sie an eine VACTERL-Assoziation, wenn ein Kind eine Analatresie, einen Herzfehler, eine ösophagotracheale Fistel (z. B. Husten beim Füttern), Auffälligkeiten an den Extremitäten (z. B. Hexadaktylie), an der Wirbelsäule (z. B. deformierte Wirbelkörper) oder an der Niere hat.

PRÜFUNGSHIGHLIGHTS ✘

– ! **VACTERL-Assoziation**: **v**ertebral defects, **a**nal atresia, **c**ardiac defects, **t**racheo-**e**sophageal fistula, **r**enal anomalies, **l**imb abnormalities.

7.2 Numerische Aberrationen der Autosomen

7.2.1 Trisomie 13 (Pätau-Syndrom)

Vererbungsmodus und Epidemiologie: Am häufigsten ist die freie Trisomie durch meiotische Nondisjunction, seltener eine Translokations- (bei 20 %) oder Mosaiktrisomie (bei 5 %). Häufigkeit 1:5000 Lebendgeborene. Das Risiko steigt deutlich mit dem Alter der Mutter.

Klinik:

- Kopf: **An-** oder **Mikrophthalmie**, lateral ansteigende Lidachse, **Lippen-Kiefer-Gaumen-Spalte**, tief sitzende dysplastische Ohren, Schädelhautdefekte, ZNS-Anomalien mit Krampfanfällen (Holoprosenzephalie, Hypoplasie des Kleinhirnwurms, Mikrozephalie)
- Körperbau: muskuläre Hypotonie, generelle Wachstumsretardierung
- Extremitäten: laterale oder postaxiale **Polydaktylie**, hypoplastische Nägel
- Fehlbildungen der inneren Organe: **Herzfehler** (bei 80 %, meist VSD), Malrotation, **Nierenanomalien** (polyzystisch)
- Entwicklung: schwere psychomotorische Retardierung, Blindheit, Taubheit.

Das Geburtsgewicht ist i. d. R. vermindert.

Diagnostik: Chromosomenanalyse.

Prognose: Mehr als 90 % der Patienten versterben im ersten Lebensjahr.

7.2.2 Trisomie 18 (Edwards-Syndrom)

Vererbungsmodus und Epidemiologie: Bei ca. 80 % liegt eine freie Trisomie durch meiotische Nondisjunction vor, bei 20 % eine Translokationstrisomie. Häufigkeit 1:3000–1:5000 Lebendgeborene. Häufiger ist die Erkrankung bei hohem Alter der Mutter.

Klinik:

- Kopf: Dolichozephalus, Mikrognathie, Mikrogenie, Mikrostomie, hoher Gaumen, Lippen-Kiefer-Gaumen-Spalte, breite Nasenwurzel, tief sitzende dysplastische Ohrmuscheln, ZNS-Anomalien
- Körperbau: kurzer Körperstamm, muskuläre Hypotonie
- Extremitäten: Fausthaltung mit Überlagerung der Finger (II über III und V über IV), dorsalflektierter Hallux, Pes calcaneovarus („Wiegenkufenfüße"), Nagelhypoplasie
- Fehlbildungen der inneren Organe: Herzfehler (bei 90 %, meist VSD), Atresien des Gastrointestinaltrakts (v. a. Ösophagusatresie), Omphalozele, Nierenanomalien
- Entwicklung: schwere psychomotorische Retardierung

Das Geburtsgewicht ist i. d. R. vermindert.

LERNTIPP !

Edwards – **E**ighteen!

Diagnostik: Chromosomenanalyse.

Prognose: 90 % der Patienten sterben innerhalb des 1. Lebensjahres.

PRÜFUNGSHIGHLIGHTS ✘

– **!!!** Klinik bei Edwards- und Pätau-Syndrom.

7.2.3 Trisomie 21 (Down-Syndrom)

Vererbungsmodus und Epidemiologie: In den allermeisten Fällen liegt eine freie Trisomie durch meiotische Nondisjunction vor, wesentlich seltener sind Translokationstrisomien, Mosaikformen oder partielle Trisomien. Häufigkeit 1:500–1:800 Lebendgeborene; häufiger bei hohem Alter der Mutter (mit 45 Jahren: 1:30).

LERNPAKET 2

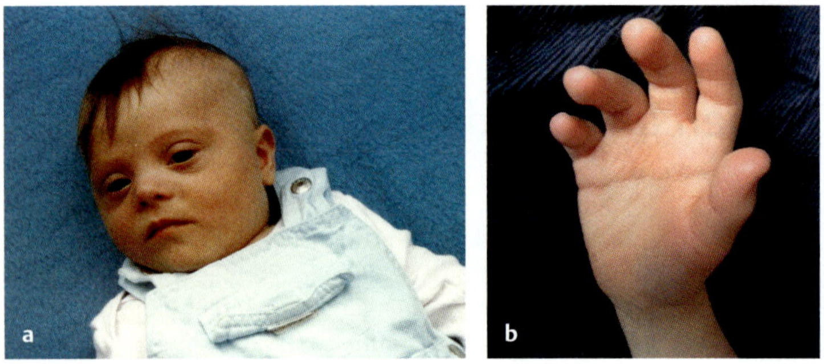

Abb. 7.1 **Down-Syndrom.**
a Charakteristisches Gesicht. [aus Gortner, Meyer, Duale Reihe Pädiatrie, Thieme, 2018]
b Vierfingerfurche. [aus Gortner, Meyer, Duale Reihe Pädiatrie, Thieme, 2018]

Klinik:

- Kopf und Gesicht (**Abb. 7.1a**): Brachyzephalus, kleine dysplastische Ohren (gefaltete Helix), nach lateral ansteigende Lidachse, Epikanthus, Brushfield-Spots, Strabismus, breite und flache Nasenwurzel, kurzer Hals, überschüssige Nackenhaut
- Körperbau: Minderwuchs, muskuläre Hypotonie
- Extremitäten: kurze breite Hände und Füße (verkürzte Mittelphalangen), Klinodaktylie des 5. Fingers, Vierfingerfurche (**Abb. 7.1b**), Sandalenlücke, Überstreckbarkeit der Gelenke
- Fehlbildungen der inneren Organe: Herzfehler (bei 50 % der Patienten vorhanden, z. B. VSD, ASD, offener AV-Kanal, PDA), Duodenalstenose/-atresie, Morbus Hirschsprung, Analatresie, Hypothyreose (bei 3 %), Kryptorchismus (bei Jungen)
- Fertilität bei Frauen, Infertilität und Hypogonadismus bei Männern
- Immunschwäche und erhöhte Infektanfälligkeit
- Nabel- und Leistenbrüche
- epileptische Anfälle (bei 10 %)
- Entwicklung: psychomotorische Retardierung, IQ i. d. R. vermindert (ca. 25–75 Punkte).

Das Geburtsgewicht ist i. d. R. vermindert.

Diagnostik:

- Pränataldiagnostik: auffälliger Triple-Test (verminderte Konzentration von Östriol und AFP, erhöhte β-HCG-Konzentration im Blut der Schwangeren) und Sonografie
- Chromosomenanalyse.

LERNTIPP !

Auch im Frühjahrsexamen 2020 spielte die Trisomie 21 eine große Rolle! Der Schwerpunkt lag auf der (pränatalen) Diagnostik und der humangenetischen Beratung werdender Eltern.

Therapie: Die Therapie von Kindern mit Down-Syndrom sollte interdisziplinär erfolgen. Patienten mit Down-Syndrom sollten wegen des Entwicklungsrückstands eine intensive Frühförderung (Physiotherapie, Logopädie) und integrative Betreuung mit sonderpädagogischem Schwerpunkt bis ins Erwachsenenalter erhalten.

Prognose: Die Patienten haben ein erhöhtes **Leukämierisiko** (in seltenen Fällen auch schon im Neugeborenenalter). Im Erwachsenenalter besteht das Risiko einer frühen Manifestation von Morbus Alzheimer. Ein Diabetes mellitus tritt gehäuft bei den Betroffenen auf. Die Lebenserwartung liegt bei ca. 60 Jahren.

PRÜFUNGSHIGHLIGHTS

Down-Syndrom

– ! **typische kraniofaziale Dysmorphien:** Brachyzephalus, Epikanthus, schräg nach außen oben verlaufende Lidachsen, fehlgeformte Ohrmuscheln
– !!! weitere pathologische Zustände/Erkrankungen: **Infertilität** bei Männern, **Leukämie**, **Nabel- und Leistenbrüche**, **Infektanfälligkeit**, **Duodenalstenosen oder -atresien**, **Analatresien**
– !! In der Pränataldiagnostik ist der **Triple-Test** auffällig.
– ! Die meisten Patienten mit Trisomie 21 entwickeln frühzeitig Symptome einer **Alzheimer-Erkrankung**.

7.2.4 Cri-du-chat-Syndrom

Vererbungsmodus und Epidemiologie: Es handelt sich um eine partielle Monosomie 5p, meist infolge einer Neumutation, seltener infolge einer balancierten elterlichen Translokation. Prävalenz 1:50 000.

Klinik:

- charakteristisches **katzenartiges** hohes **Schreien**
- typische Facies: Mikrozephalie, rundes Gesicht, tief sitzende, dysplastische Ohren, breite und flache Nasenwurzel, Mikrognathie, Hypertelorismus, Epikanthus
- Vierfingerfurche.

Außerdem können Fehlbildungen von Gehirn, Herz, Gastrointestinaltrakt und Niere vorliegen. Die geistige und psychische Entwicklung erfolgt mit deutlicher Verzögerung, die Patienten sind mental retardiert (IQ im Erwachsenenalter teilweise < 20).

Diagnostik: Die Diagnose wird i. d. R. durch eine **ausführliche klinische Beurteilung** gestellt. Zur Diagnosesicherung kann eine molekulargenetische Analyse erfolgen.

Therapie und Prognose: Frühförderung wegen des Entwicklungsrückstands, Lebenserwartung abhängig von den Organfehlbildungen.

7.3 Numerische Chromosomenaberrationen der Gonosomen

7.3.1 (Ullrich-)Turner-Syndrom

Vererbungsmodus und Epidemiologie: Karyotyp **45,X0**. Neben der **klassischen Monosomie 45,X0** (→ Fehlen eines kompletten Gonosoms), die bei 50 % der Patienten vorliegt, können auch Mosaikformen oder eine strukturelle Chromosomenanomalie bestehen. Die Prävalenz beim weiblichen Neugeborenen liegt bei 1:2500.

Klinik:
- Kopf und Hals: Epikanthus, Hypertelorismus, abfallende Mundwinkel, hoher Gaumen, tiefer Haaransatz, kurzer Hals, Pterygium colli
- Extremitäten: Cubitus valgus, verkürzte Metacarpalia IV und V
- Körperbau: proportionierter Minderwuchs, Schildthorax, breiter Mamillenabstand
- Fehlbildungen der inneren Organe: Herzfehler (v.a. Aortenisthmusstenose), Nierenanomalien (Hufeisenniere)
- Endokrinologie: hypergonadotroper Hypogonadismus, Gonadendysgenesie (Strang-/Streakgonaden), primäre Amenorrhö, Sterilität
- Haut: Pigmentnävi, Lymphödeme an Hand- und Fußrücken bei Geburt.

Die Intelligenz der Kinder liegt im Normbereich.

Diagnostik: Das Turner-Syndrom wird manchmal erst in der Pubertät diagnostiziert, wenn die betroffenen Mädchen oligosymptomatisch sind. Bei klinischem Verdacht auf ein Turner-Syndrom sollte eine **Chromosomenanalyse** durchgeführt werden.

Therapie: Bei einem männlichen Mosaiktyp des Turner-Syndroms sollten die Gonaden operativ entfernt werden, da ein höheres Entartungsrisiko besteht.

Neben einer Therapie mit Wachstumshormonen sollte ab Beginn der Pubertät (10./12. Lebensjahr) Östrogen substituiert werden.

Prognose: normale Lebenserwartung, erhöhtes Risiko eines Diabetes mellitus.

PRÜFUNGSHIGHLIGHTS

Turner-Syndrom
- !! Das Turner-Syndrom beruht auf dem kompletten oder partiellen Fehlen eines Gonosoms (45, X0 oder Mosaikform).
- !!! **Klinik:** Minderwuchs, Pterygium colli, breiter Mamillenabstand, Lymphödeme an Hand- und Fußrücken, primäre Amenorrhö und Sterilität, kongenitale Herzvitien, Nierenfehlbildungen, normale geistige Entwicklung
- !! Bei V. a. Turner-Syndrom Diagnostik mittels **Chromosomenanalyse**.

7.3.2 Klinefelter-Syndrom

Vererbungsmodus: Karyotyp **47,XXY**. Meiotische Nondisjunction der Gonosomen in der elterlichen Gametogenese. Bei 80 % der Patienten besteht Aneuploidie in allen Körperzellen, bei 20 % der Patienten liegt ein Mosaik vor.

Epidemiologie: Häufigkeit 1:900 bei männlichen Neugeborenen. Häufig ist das Alter der Mutter erhöht. Weitere Varianten wie 48, XXYY, 48,XXXY oder 49,XXXXY sind wesentlich seltener.

Klinik:
- Körperbau: eunuchoider Hochwuchs, lange Extremitäten, Adipositas, Gynäkomastie
- Genitale: infantiles Genitale mit geringem Hodenvolumen, Azoospermie, Infertilität (Patienten mit Mosaik können fertil sein), verminderte Körperbehaarung, weiblicher Behaarungstyp
- Endokrinologie: hypergonadotroper Hypogonadismus (S. 70)
- geistige und psychische Entwicklung: leichte Entwicklungsverzögerung, leicht verminderter IQ.

Patienten mit Klinefelter-Syndrom entwickeln häufig eine Insulinresistenz und einen Diabetes mellitus Typ 2.

Diagnostik: Das Klinefelter-Syndrom wird meist erst in der Pubertät diagnostiziert, da die betroffenen Jungen im frühen Kindesalter bis auf die Entwicklungsverzögerung asymptomatisch sind. Eine **Chromosomenanalyse** sichert die Diagnose.

Therapie: Ab Beginn der Pubertät (10./12. Lebensjahr) sollte Testosteron substituiert werden.

Prognose: Die Lebenserwartung ist normal. Klinefelter-Patienten haben ohne Testosteronsubstitution das Risiko einer frühen Osteoporose. Bei Patienten mit Gynäkomastie ist das Risiko eines Mammakarzinoms erhöht.

PRÜFUNGSHIGHLIGHTS

- !! Klinik beim **Klinefelter-Syndrom**: **Hochwuchs** mit langen Extremitäten, **Gynäkomastie**, **infantiles Genitale** mit geringem Hodenvolumen, verminderte Körperbehaarung.
- ! Testosteronbestimmung: bei Mangel Substitutionstherapie.

7.4 Mikrodeletionssyndrome

7.4.1 DiGeorge-Syndrom

Vererbungsmodus und Epidemiologie: **Mikrodeletion** am Chromosom 22(22q11.2); meist Neumutation, selten familiäre Fälle, Prävalenz 1:2000–1:4000.

Klinik: Das DiGeorge-Syndrom beruht auf einer Entwicklungsstörung des **dritten und vierten Kiemenbogens**. Folgender Symptomenkomplex ist charakteristisch:
- **Herzfehler** (v. a. Truncus arteriosus communis)
- **Gesichtsfehlbildungen** (langgezogenes Gesicht, Hypertelorismus, Telekanthus, große Nase mit breiter Wurzel, langem Rücken und breiter Spitze, kurzes Philtrum, tief sitzende Ohren, Ohrmuscheldysplasie)
- **Thymushypoplasie** oder -aplasie
- **Gaumen-Spalte**
- **Hypokalzämie** durch Hypoplasie oder **Aplasie der Parathyroideae** mit Krampfanfällen

Die mentale Retardierung ist variabel, ca. ⅓ der Patienten hat einen durchschnittlichen IQ.

Diagnostik: Die Diagnose wird anhand der **klinischen Untersuchung** gestellt. Diagnostische Sicherheit bringt eine molekulargenetische Untersuchung (FISH-Untersuchung mit Sonde für das TBX1-Gen auf Mikrodeletion in 22q11).

Therapie und Prognose: Substitution von Ca^{2+}, Infektionsschutz bei T-Lymphozyten-Defekt; Prognose abhängig von Organfehlbildungen und immunologischen Problemen.

PRÜFUNGSHIGHLIGHTS

- ! Klinik beim **DiGeorge-Syndrom**: Herzfehler, Gesichtsfehlbildungen (u. a. langgezogenes Gesicht und Ohrmuscheldysplasie), Gaumen-Spalte.
- !!! Die Diagnose DiGeorge-Syndrom wird durch die **FISH-Untersuchung** (mit Sonde für TBX1-Gen) auf **Mikrodeletion in 22q11** gesichert.

7.4.2 Williams-Beuren-Syndrom

Synonym: idiopathische infantile Hyperkalzämie, Elfin-Face-Syndrom

Dem Williams-Beuren-Syndrom liegt eine Deletion an 7q11 zugrunde. Die Häufigkeit beträgt 1:10000. Klinisch präsentieren sich die Kinder mit einer Wachstumsretardierung, kraniofazialer Dysmorphie (Koboldgesicht, Mittelgesichtshypoplasie, Stupsnase, volle Lippen, kleine Zähne), geistigen Retardierung, supravalvulären Aortenstenose und **Hyperkalzämie**.

PRÜFUNGSHIGHLIGHTS

- ! **Klinik:** Wachstumsretardierung, kraniofazialer Dysmorphie, geistige Retardierung
- ! Die typische laborchemische Veränderung beim **Williams-Beuren-Syndrom** ist die **Hyperkalzämie.**

7.5 Syndrome mit autosomal-dominanter Vererbung

7.5.1 Achondroplasie

Vererbungsmodus: autosomal-dominant, monogen (Mutation des FGFR3-Gens auf Chromosom 4p16).

Epidemiologie: Prävalenz 1:20000; häufiger bei hohem Alter des Vaters.

Klinik:
- disproportionierter Minderwuchs (Abb. 7.2)
- Extremitäten: verkürzt, insbesondere die proximalen Extremitätenanteile; Genua vara, breite Füße, Streckdefizit des Ellenbogens, Dreizackhand (vergrößerter Abstand zwischen 1. und 2. sowie zwischen 3. und 4. Finger)
- Kopf: großer Hirnschädel, Hypoplasie des Mittelgesichts, Sattelnase
- Rumpf: im Vergleich zu den Extremitäten überdimensioniert, verstärkte thorakale Kyphose, verstärkte lumbosakrale Lordose, Ausbildung einer Spinalkanalstenose möglich
- Entwicklung: meist verzögerte Entwicklung bei normaler Intelligenz; prognostische Endgröße ca. 120–145 cm.

Diagnostik: i. d. R. klinische Diagnose.

Therapie und Prognose: Die Therapie ist symptomatisch, die Lebenserwartung normal.

7.5.2 Franceschetti-Syndrom

Vererbungsmodus und Epidemiologie: Autosomal-dominant mit reduzierter Penetranz und variabler Expressivität, monogen. In 60 % d. F. liegt eine spontane Neumutation (auf Chromosom 5q) vor. Prävalenz: 1:50000.

Klinik: Fehlentwicklung des 1. und 2. Schlundbogens:
- Gesicht: vogelähnlich, Hypoplasie des Os zygomaticum
- Augen: nach außen abfallende Lidachsen, Unterlidkolobome
- Ohren: dysplastische Ohren, Stenose oder Atresie des äußeren Gehörgangs, Anomalien der Gehörknöchelchen
- Mund-/Rachenraum: Mikrognathie, Hypoplasie der Mandibula, Gebissanomalien, selten Choanalatresie, Gaumen-Spalte und Glossoptose.

Die Kinder haben wegen der Mikrognathie deutliche Saug- und Schluckschwierigkeiten sowie Anfälle von Atemnot mit Zyanose. ⅓ der Kinder hat eine Schallleitungsschwerhörigkeit oder ist taub. Entwicklung und Intelligenz sind meist normal.

Diagnostik: klinische Diagnose.

Therapie und Prognose: Um Atmung und Nahrungsaufnahme sicherzustellen, sollten die Patienten mit einer **Gaumenplatte** versorgt werden, ggf. Tracheotomie. Die **Versorgung mit einer Hörhilfe** ist notwendig. Die Entwicklung der Kinder ist von der Behandlung der Hörstörung abhängig.

7.5.3 Marfan-Syndrom

Vererbungsmodus und Epidemiologie: **Autosomal-dominant**, monogen (Mutation auf Chromosom 15q21) vererbte Störung im Fibrillin-Stoffwechsel. Prävalenz 1:5000; häufiger bei hohem Alter des Vaters.

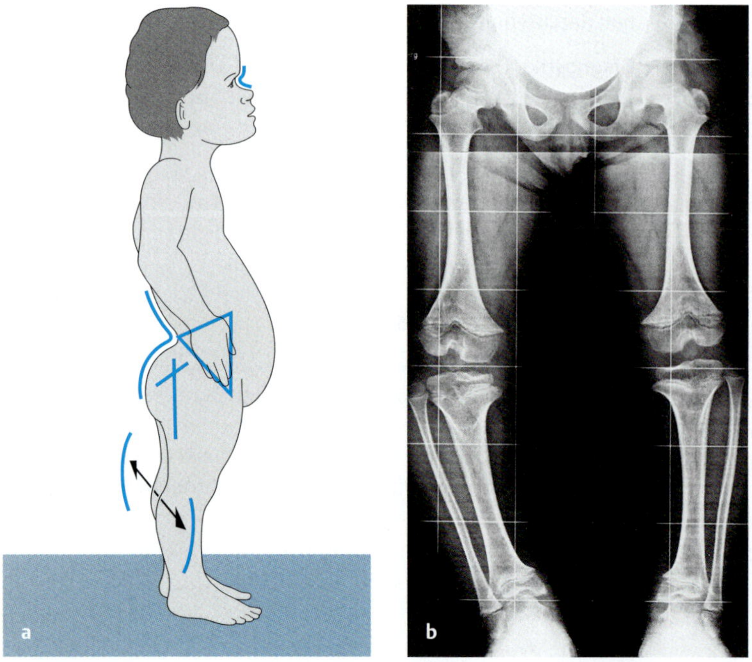

Abb. 7.2 **Achondroplasie. a** Disproportionierter Minderwuchs mit verkürzten Extremitäten. **b** Das Röntgenbild zeigt verbreiterte Epiphysen, unregelmäßige Gelenkkonturen und Wachstumsfugen. [a: aus Imhoff, Linke, Baumgartner, Checkliste Orthopädie, Thieme, 2011; b: aus Gortner, Meyer, Sitzmann, Duale Reihe Pädiatrie, Thieme, 2012]

Klinik: Bindegewebserkrankung mit unterschiedlicher Manifestation:

- **Skelettsystem**: Hochwuchs, Trichter- oder Hühnerbrust, Überstreckbarkeit der Gelenke (Luxationen), Arachnodaktylie (Steinberg-Zeichen: nach Faustschluss steht der eingeschlagene Daumen über den ulnaren Faustrand hinaus), Haltungsschwäche/Skoliose, abstehendes Schulterblatt
- **Augen**: Linsenektopie (Luxation der Augenlinse), Netzhautablösung
- **Herz** und **Blutgefäße**: Aorten- und Mitralinsuffizienz, Mitralklappenprolaps, Gefäßaneurysmen (Aorta)
- Lunge: Spontanpneumothorax, Lungenemphysem
- Haut: Striae, Hernien
- ZNS: Ektasie der Dura.

Die geistige Entwicklung verläuft i. d. R. normal.

Diagnostik: i. d. R. klinisch, Diagnosesicherung mittels molekulargenetischer Untersuchung.

Therapie und Prognose: multidisziplinär. Bei Patienten mit Mafan-Syndrom ist das Risiko von **Aortendissektionen** erhöht. Bei rechtzeitiger Diagnosestellung und adäquater Therapie ist die Lebenserwartung normal.

7.5.4 Wiedemann-Beckwith-Syndrom

Vererbungsmodus und Epidemiologie: autosomal-dominant bei familiären Formen, inkomplette Penetranz, ursächlich sind verschiedene Defekte in der Region 11p15 (Hypermethylierung, Mutationen, Disomien). Neumutationsrate ca. 85 %. Häufigkeit: 1:13 000.

Klinik: Exomphalos, Makrosomie, Makroglossie, Kerbenohren, Mikrozephalus, postnatale Hypoglykämien, Gigantismus, erhöhtes Malignomrisiko. Normale Intelligenz bei guter Blutzuckereinstellung.

Prognose: regelmäßiges Tumorscreening aufgrund des erhöhten Malignomrisikos.

PRÜFUNGSHIGHLIGHTS

- **Achondroplasie:**
  - ! klinischer Befund: disproportionierter Minderwuchs
- **Marfan-Syndrom:**
  - ! Patienten mit Marfan-Syndrom entwickeln häufig ein **Aortenaneurysma**.
  - !!! Symptome: **Hochwuchs**, Trichter- oder Hühnerbrust, Haltungsschwäche/Kyphoskoliose, **Überstreckbarkeit der Gelenke** mit Luxationen, **Arachnodaktylie**, positives Steinberg-Zeichen, abstehende Schulterblätter, Linsenluxation, Duraektasie
- ! **Wiedemann- Beckwith-Syndrom:** Omphalozele, Makrosomie, Makroglossie, Kerbenohren, Mikrozephalus, postnatale Hypoglykämien.

7.6 Syndrome mit autosomal-rezessiver Vererbung

7.6.1 Acrodermatitis enteropathica

Vererbungsmodus: autosomal-rezessiver, monogener Erbgang. Die Mutation liegt im Gen für einen intestinalen zinkspezifischen Transporter auf Chromosom 8q24.3.

Klinik: Zinkresorptionsstörung, Manifestation innerhalb weniger Wochen **nach dem Abstillen**

- chronische Durchfälle, Gedeihstörung
- Dermatitis: scharf begrenzte, nässende, schuppende, erythematöse Plaques in Mund-, Nasen- und Analregion sowie Nageldystrophien an Fingern und Zehen
- Haarausfall.

Komplikationen sind psychomotorische Retardierung und zelluläre Immundefizienz (v. a. bei Pilzinfektionen).

Diagnostik: Der **Zinkspiegel im Serum** ist erniedrigt (< 30 µg/dl), kein erworbener Zinkmangel (z. B. lange parenterale Ernährung bei Frühgeborenen, Kwashiorkor, Malabsorption).

Therapie: lebenslange orale Substitution von Zink.

PRÜFUNGSHIGHLIGHTS

- ! Patienten mit Acrodermatitis enteropathica brauchen eine **lebenslange Substitution von Zink**.

7.6.2 Ellis-van-Creveld-Syndrom

Vererbungsmodus: autosomal-rezessiv mit variabler Expressivität (Mutation in EVC-Genen auf Chromosom 4p).

Klinik:

- kurze Rippen (→ enger Thorax mit daraus resultierenden Atemproblemen)
- postaxiale Polydaktylie
- hypoplastische Fingernägel
- Kleinwuchs durch kurze Extremitäten (verkürzte Röhrenknochen)
- Herzfehler (v. a. ASD)
- neonatale Zähne.

Die motorische und psychische Entwicklung verläuft meist normal.

Diagnostik: molekulargenetische Untersuchung.

Therapie und Prognose: multidisziplinär. Prognose abhängig von der Beeinträchtigung der Atmung und der kardialen Problematik; schwer vorhersagbare Körperlänge im Erwachsenenalter.

7.6.3 Fanconi-Anämie

Vererbungsmodus und Epidemiologie: autosomal-rezessiv vererbter Defekt von DNA-Reparaturenzymen; Prävalenz 1:350 000.

Klinik:

- intrauteriner und postnataler Kleinwuchs
- Blut: persistierend erhöhtes HbF, Entwicklung einer **aplastische Panzytopenie** im Kleinkind- bzw. Schulalter
- Kopf: Mikrozephalie, Mikrophthalmie, Strabismus, Ohrenfehlbildungen
- Skelett: Daumen- oder Radiusaplasie
- innere Organe: Herzfehler, Nierenfehlbildungen, Hypogonadismus
- Haut: Hyperpigmentierung, Café-au-lait-Flecken, Nävi.

Diagnostik: Test der Chromosomenbrüchigkeit mittels Diepoxybutan.

Therapie: symptomatisch (Gabe von Blutprodukten, Androgene zur Induktion der Blutbildung), Stammzelltransplantation als einzige kurative Therapiemöglichkeit (möglichst von einem HLA-identischen Geschwisterkind als Donor).

Prognose: abhängig von der Panmyelopathie; erhöhtes Risiko von myeloischen Neoplasien und Malignomen.

7.6.4 Kartagener-Syndrom

Synonym: immotiles Zilien-Syndrom, primäre ziliäre Dyskinesie

Vererbungsmodus: autosomal-rezessiver Erbgang mit Defekt der Dyneingene.

Klinik: Defekt der Zilien der Schleimhäute mit Störung der mukoziliären Clearance:

- chronisch-rezidivierende bronchopulmunale Infektionen mit produktivem Husten und Bronchiektasen
- **chronische Rhinitis** und **Rhinosinusitis**
- **rezidivierende Otitiden**
- Nasenpolypen
- **Situs inversus** (50 %), **Dextrokardie**
- **Infertilität** (bei Männern).

Diagnostik: bei klinischem Verdacht bronchiale oder nasale Schleimhautbiopsie zur Messung der Zilienschlagfrequenz; elektronenmikroskopische Untersuchung zur Diagnosesicherung.

Therapie: symptomatisch mittels Atemgymnastik zur Sekretolyse, regelmäßiger Inhalationen, Mukolytika, Bronchodilatatoren, ggf. Antibiotika.

7.6.5 Smith-Lemli-Opitz-Syndrom

Vererbungsmodus und Epidemiologie: Autosomal-rezessiv, monogen (11q12) vererbte Störung der Cholesterinbiosynthese. Prävalenz: 1:10 000–1:30 000.

Klinik: Die charakteristischen Symptome des Smith-Lemli-Opitz-Syndroms sind:

- kraniofaziale Dysmorphien: **Mikrozephalie**, **Lidptose**, Katarakt, „**Steckdosennase**" (kurze Nase mit antevertierten Nasenlöchern), Mikrognathie, zeltförmiger Mund, tief sitzende und nach hinten rotierte Ohren
- innere Organe: Fehlbildungen von Herz, Gastrointestinaltrakt und Niere, Nebennierenrindeninsuffizienz
- Extremitäten: **Vierfingerfurche**, **obligate Zehensyndaktylie** (Zehen 2 und 3)
- Mittelliniendefekte (bis hin zur Holoprosenzephalie)
- bei Jungen: **Hypospadie**
- Entwicklung: **Minderwuchs**, psychomotorische Retardierung, Verhaltensstörungen, Gedeihstörung.

Die Ausprägung der Symptome kann variieren.

Diagnostik: erhöhte Plasmaspiegel von **7-** und **8-Dehydrocholesterol** (> 2 µmol/l) bei z. T. niedrigen Gesamtcholesterinspiegeln.

Therapie und Prognose: **cholesterinreiche** Ernährung, Statine (zur Hemmung der gestörten endogenen Cholesterinsynthese); variable Prognose.

7.6.6 Zellweger-Syndrom

Synonym: zerebrohepatorenales Syndrom

Vererbungsmodus und Epidemiologie: autosomal-rezessiv, monogen vererbte Störung der Peroxisomenbiogenese; Prävalenz 1:50 000.

Klinik:

- Trinkschwäche und Gedeihstörung
- progrediente Muskelhypotonie („floppy infant")
- psychomotorische Retardierung
- Gesicht: kraniofaziale Dysmorphie (flaches Gesicht, Epikanthus, Hypertelorismus, eingesunkene Nasenwurzel, hohe und prominente Stirn), Augenanomalien
- ZNS: Krampfanfälle
- Extremitäten: vorzeitige Patellaverkalkung, Vierfingerfurche
- innere Organe: Fehlbildungen, Hepatomegalie, Cholestase, Zystennieren.

Betroffen ist v. a. der Lipidstoffwechsel.

Diagnostik:

- Labor (Serum): sehr langkettige Fettsäuren (VLCFA; mit mehr als 22 C-Atomen) ↑, Pipecolinsäure und Phytansäure ↑.
- Leberbiopsat bzw. Fibroblastenkultur: keine oder nur wenige Peroxisomen nachweisbar
- evtl. molekulargenetische Untersuchung

Prognose: Die Patienten versterben i. d. R. im Säuglingsalter.

PRÜFUNGSHIGHLIGHTS

– **!** Beim Smith-Lemli-Opitz-Syndrom ist die **7-Dehydrocholesterol-Konzentration** im Serum **erhöht**.

Zellweger-Syndrom

– **! Klinik**: Muskelhypotonie, kraniofaziale Dysmorphie, Krampfanfälle, Hepatomegalie.

– **! Labor** (Serum): sehr langkettige Fettsäuren (VLCFA; mit mehr als 22 C-Atomen) ↑, Pipecolinsäure und Phytansäure ↑.

7.7 Syndrome mit X-chromosomal-dominanter Vererbung

7.7.1 Incontinentia pigmenti

Vererbungsmodus und Epidemiologie: X-chromosomal-dominanter, monogener Erbgang (Mutation an Xq28); nur Mädchen sind betroffen.

Klinik:

- Hautveränderungen (4 Stadien):
  - **Erytheme** und blasige, später papulöse Effloreszenzen
  - braune, warzenähnliche Hyperkeratosen
  - Hyperpigmentierungen im Verlauf der Blaschko-Linien
  - Hypopigmentierung
- Missbildungen von **ZNS** (neurologische Symptome), **Zähnen**, Augen, evtl. Extremitäten.

Diagnostik: typische Klinik, Histologie der Haut, evtl. molekulargenetische Untersuchung.

Therapie und Prognose: symptomatische Behandlung; gute Prognose beim Ausbleiben neurologischer Beeinträchtigungen.

7.8 Syndrome mit X-chromosomal-rezessiver Vererbung

7.8.1 Fragiles-X-Syndrom

Vererbungsmodus und Epidemiologie: X-chromosomal-rezessiv (fragile Stelle an Xq27.3). Der lange Arm des X-Chromosoms wird durch die extreme Verlängerung einer instabilen Trinukleotidsequenz (CGG) brüchig. Prävalenz 1:1200 bei Jungen, 1:2500 bei Mädchen.

Klinik:
- Wachstum: Hochwuchs im Kleinkindalter, große Hoden ab der Pubertät (bei Jungen)
- Psyche: häufig mentale Retardierung bis hin zur geistigen Behinderung (IQ meist < 60), Hyperkinesie, Hypersensibilität, Verhaltensauffälligkeiten, z. T. Autismus
- Gesicht: Makrozephalie, faziale Dysmorphien, langes, schmales Gesicht, Progenie, große dysplastische Ohren
- Extremitäten: überstreckbare Gelenke, muskuläre Hypotonie, grobe Hände und Füße mit Furchungen der Fußsohlen, Sandalenlücke
- Haut: fein, samtartig.

Mädchen zeigen i. d. R. milder ausgeprägte Symptome.

Diagnostik: zyto- oder molekulargenetische Untersuchung.

Therapie und Prognose: individuelles Förderprogramm, medikamentöse Therapie der Verhaltensauffälligkeiten; normale Lebenserwartung.

7.8.2 Lesch-Nyhan-Syndrom

Vererbungsmodus und Epidemiologie: X-chromosomal-rezessiv, monogen vererbter Defekt der Hypoxanthin-Guanin-Phosphoribosyltransferase (HGPRT); Prävalenz 1:300 000; fast ausschließlich Jungen sind symptomatisch.

Klinik: Manifestation meist im 1. Lebensjahr:
- Hyperurikämie, erhöhte Harnsäureausscheidung, Gichttophi, Harnsäuresteinbildung
- ZNS: Ataxie, Choreoathetose, Spastik, Hyperreflexie, Dysarthrie, Dysphagie
- Blut: megaloblastäre Anämie
- Entwicklung: psychomotorische Retardierung
- Verhalten: Autoaggressivität und Selbstverletzung (Lippen-, Wangen-, Fingerbeißen) bis hin zur Selbstverstümmelung.

Diagnostik:
- erhöhte Harnsäurespiegel im Serum (> 10 mg/dl), vermehrte Ausscheidung von Harnsäure und Hypoxanthin im Urin, verminderte Hypoxanthin-Guanin-Phosphoribosyltransferase-Aktivität
- molekulargenetische Untersuchung zur Diagnosesicherung.

Therapie und Prognose: purinarme Diät, hohe Flüssigkeitszufuhr, Gabe von Allopurinol, Adenin bei megaloblastärer Anämie, Schutzmaßnahmen wegen zwanghafter Selbstverletzung (Fixierung, Gebissschutz); stark reduzierte Lebenserwartung.

PRÜFUNGSHIGHLIGHTS

- !! Klinik bei fragilem X-Syndrom: häufig mentale Retardierung, Gesichtsdysmorphien und überstreckbare Gelenke
- ! Klinik bei **Lesch-Nyhan-Syndrom**: Choreoathetose, mentale Retardierung, Autoaggression, erhöhte Harnsäure im Serum, verminderte Hypoxanthin-Guanin-Phosphoribosyltransferase-Aktivität.

7.8.3 Wiskott-Aldrich-Syndrom

Vererbungsmodus und Epidemiologie: X-chromosomal-rezessiv, monogen (Mutation im WASP-Gen auf Chromosom Xp11.23); fast ausschließlich Jungen betroffen, Prävalenz 1:200 000.

Klinik: Manifestation i. d. R. bis zum 3. Lebensjahr:
- **rezidivierende Infektionen** (von Lunge, Bronchien, Ohr, Hals-Nasen-Rachen-Raum)
- **thrombozytopenische Blutungen** (Purpura, Petechien, Epistaxis, blutige Diarrhöen)
- **Ekzeme.**

Die Patienten haben ein erhöhtes Risiko von Autoimmunerkrankungen.

Diagnostik: **Thrombozytopenie** mit kleinen Thrombozyten (< 6 fl); molekulargenetische Diagnosesicherung.

Therapie: interdisziplinär; **Thrombozytentransfusionen**, evtl. Splenektomie, präventive Antibiotikagaben (Cotrimoxazol) und Substitution von Immunglobulinen, Steroid- oder Tacrolimussalben gegen Ekzem; Heilung nur durch **Stammzelltransplantation** möglich.

Prognose: ab dem Adoleszentenalter erhöhtes Risiko von malignen Lymphomen und ALL; stark eingeschränkte Lebenserwartung ohne Therapie.

7.9 Syndrome mit heterogenem Erbgang

7.9.1 Alport-Syndrom

Synonym: progressive hereditäre Nephritis

Vererbungsmodus und Epidemiologie: Erbliche Erkrankung der glomerulären Basalmembran (Mutation im Typ-IV-Kollagen), bei 75–85 % der Patienten mit **X-chromosomal-dominantem** (α_5-Untereinheit des Typ-IV-Kollagens) Erbgang, bei 10–15 % autosomal-rezessiv (α_3- und α_4-Untereinheit), sehr selten autosomal-dominant; Neumutationen in 10–15 % d. F.; Prävalenz 1–9:100 000; 80 % der Patienten sind männlich.

Klinik:
- Mikro- oder Makrohämaturie (erstes Symptom im frühen Kindesalter)
- konsekutive Proteinurie
- progrediente Niereninsuffizienz
- progrediente Innenohrschwerhörigkeit
- Sphärophakie (Kugellinse), Lenticonus anterior (konische Vorwölbung der Linse → ausschließlich bei männlichen Patienten).

Bei männlichen Patienten i. d. R. schwererer Verlauf als bei weiblichen, da die Erkrankung in den meisten Fällen X-chromosomal-dominant vererbt wird.

LERNTIPP !

Die Kombination aus Nierenerkrankung und Schwerhörigkeit kann auf ein **Alport-Syndrom** hindeuten.

Diagnostik: klinischer Befund; Histologie bzw. molekulargenetische Untersuchung zur Diagnosesicherung.

Therapie und Prognose: kausale Therapie nicht möglich; ACE-Hemmer zur Nephroprotektion, Dialyse bzw. Nierentransplantation bei terminaler Niereninsuffizienz; Prognose abhängig von der Progredienz der Nierenerkrankung.

7.9.2 Ehlers-Danlos-Syndrom

Ätiologie und Vererbungsmodus: unterschiedliche Störungen des Kollagenstoffwechsels (→ Synthesestörung bzw. mangelhafte oder fehlende Ausbildung der Kollagenvernetzung), in 80 % d. F. autosomal-dominant vererbt.

Einteilung Nach aktueller Klassifikation (Villefranche) werden sechs Typen unterschieden, bei denen jeweils einzelne der weiter unten genannten klinischen Kennzeichen besonders ausgeprägt sind (zahlreiche Überschneidungen sind jedoch vorhanden):

- klassischer Typ (früher: Typ I = schwere und Typ II = leichte Form)
- hypermobiler Typ (früher: Typ III)
- vaskulärer Typ (früher: Typ IV)
- Kyphoskoliose Typ (früher: Typ VI)
- Arthrochalasie Typ (früher: Typen VIIA und VIIB)
- Dermatosparaxis Typ (früher: Typ VIIC)

Darüber hinaus gibt es noch einige „exotische" Formen, die extrem selten auftreten.

Klinik:

- **Cutis hyperelastica:** überdehnbare Haut
- **vulnerable Haut:** mit schlechter Heilungstendenz, Narbenbildung
- **Überstreckbarkeit der Gelenke** (Cave: Subluxationen)
- Blutungsneigung und Hämatombildung bei **fragilen Blutgefäßen** (Cave: Risiko von Gefäßrupturen mit lebensgefährlichen Blutungen)
- Muskelhypotonie, Hernien

Abhängig vom Typ ist eine Beteiligung weiterer Organsysteme wie Wirbelsäule (Kyphoskoliose), Augen (blaue Skleren), Herz (Mitralklappenprolaps) und Gastrointestinaltrakt (Risiko von Darmrupturen) möglich.

Diagnostik: Hautbiopsie mit histologischer und elektronenmikroskopischer Begutachtung.

Therapie und Prognose: symptomatisch; Lebenserwartung ist je nach Typ und Komplikationen normal bis reduziert.

7.9.3 Osteogenesis imperfecta

Synonym: Glasknochenkrankheit

Vererbungsmodus und Epidemiologie: autosomal-dominant (Typ I Lobstein, Typ IV), autosomal-rezessiv (Typ III), autosomal-rezessiv oder autosomal-dominant (Typ II Vrolik); ursächlich ist eine Mutation in Genen, die für Kollagen Typ 1 codieren (COL 1A1 und 1A2); monogene Vererbung. Prävalenz 1:10 000–1:20 000; häufigste Form: Typ I.

Klinik: abhängig vom Typ unterschiedlicher Manifestationszeitpunkt (bei Typ I mit Beginn des Laufens, bei Typ II intrauterin): Typische Symptome sind erhöhte Knochenbrüchigkeit, disproportionierter Minderwuchs und blaue Skleren, evtl. auch eine Otosklerose im Erwachsenenalter, eine gestörte Zahnentwicklung bzw. eine Skoliose.

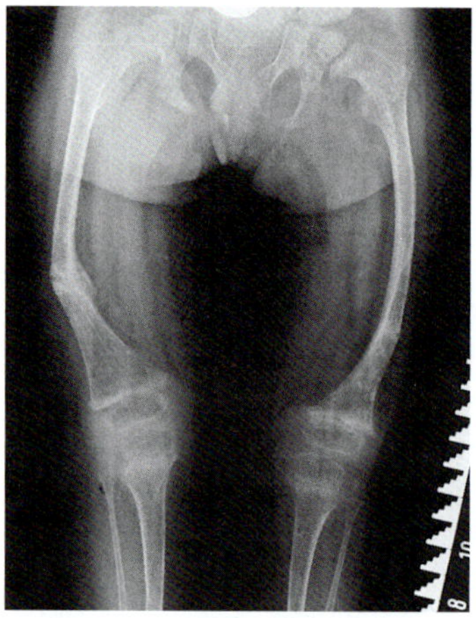

Abb. 7.3 Osteogenesis imperfecta. Varusfehlstellung beider Oberschenkel infolge von Ermüdungsfrakturen. [aus Gortner, Meyer, Duale Reihe Pädiatrie, Thieme, 2018]

Diagnostik: klinischer und radiologischer Befund (**Abb. 7.3**); Diagnosesicherung mittels biochemischer Analyse von Kollagen I.

> **PRAXIS** Die wichtigste Differenzialdiagnose der Osteogenesis imperfecta ist die **Kindesmisshandlung**.

Therapie: Frakturprophylaxe, Korrektur von Fehlstellungen, medikamentöse Therapie mit Gabe von Vitamin D, Kalzium und Bisphosphonaten (vor allem Pamidronat i. v.).

Prognose: Die Lebenserwartung der Patienten mit den Typen I und IV ist i. d. R. nicht eingeschränkt. Allerdings steigt die Frakturrate bei Frauen ab der Menopause, bei Männern ab dem 60. Lebensjahr an.

> **PRÜFUNGSHIGHLIGHTS**
>
> – ! Bei der **Osteogenesis imperfecta** (Klinik: disproportionierter Minderwuchs, Skelettfehlstellungen, blaue Skleren) besteht eine genetisch bedingte Kollagen-Typ-1-Synthese-Störung.

7.9.4 Pierre-Robin-Sequenz

Vererbungsmodus und Epidemiologie: Autosomal-rezessiv oder sporadisch (z. B. bei der fetalen Alkoholspektrumstörung). Prävalenz: 1–9:100 000; in 50 % d. F. Kombination mit anderen Syndromen (z. B. DiGeorge- oder Shprintzen-Syndrom).

Klinik:

- mandibuläre Mikrognathie (Mikrogenie)
- Glossoptose (Rückverlagerung der Zunge in den Pharynx) mit Atemnot und konnatalem Stridor
- mediane Gaumen-Spalte mit Saug- und Schluckstörungen
- erhöhtes Risiko von Otitiden sowie Schallleitungsschwerhörigkeit.

Diagnostik: klinischer Befund.

Therapie und Prognose:

- Neugeborenes in Bauchlage lagern und mittels kardiorespiratorischen Monitorings überwachen, evtl. Intubation
- im Säuglingsalter Anpassung einer kieferorthopädischen Gaumenplatte, später Distraktionsosteogenese der Mandibula
- gute Prognose bei adäquater Therapie.

PRÜFUNGSHIGHLIGHTS

Pierre Robin Syndrom

- **! Klinik:** mandibuläre Mikrognathie (Mikrogenie), Gaumen-Spalte und Glossoptose
- **!** Durch die Glossoptose leiden die betroffenen Kinder häufig an einer **akuten Atemnot**.

7.9.5 Prader-(Labhard-)Willi-Syndrom

Vererbungsmodus und Epidemiologie: In 70 % d. F. **Mikrodeletion am paternalen Chromosom 15**, in 25 % d. F. maternale uniparentale Disomie, in 5 % d. F. Imprintingdefekt. Prävalenz 1:10 000–1:15 000.

Klinik:

- im Säuglingsalter: **Muskelhypotonie**, Trinkschwäche, Gedeihstörung
- ab dem Kleinkindalter: Hyperphagie, **progrediente Adipositas**
- Endokrinologie: **hypothalamischer Minderwuchs** und **Hypogonadismus**, Kryptorchismus (bei Jungen)
- Entwicklung: geistige und motorische Retardierung, IQ deutlich vermindert, Verhaltensauffälligkeiten (z. B. Wutausbrüche) glg.: ADHS, Autismus, Psychosen
- Gesicht: meist mandelförmige Augen, Strabismus, zeltförmiger Mund
- Hypopigmentierung
- kleine Hände und Füße.

LERNTIPP

Merkhilfe H_3O: Hypotonie, Hypopigmentierung, Hyperphagie und Obesitas.

Diagnostik: klinischer Befund, zyto- oder molekulargenetische Verfahren zur Diagnosesicherung.

Therapie: Ernährung mittels Magensonde beim Säugling, ab dem Kleinkindalter konsequente Verhaltensmaßnahmen gegen die Hyperphagie sowie Wachstumshormone.

Prognose: Eine rechtzeitige Erkennung und hormonelle Therapie verbessern die Lebensqualität der Patienten deutlich. Hyperphagie und Adipositas wirken sich negativ auf die Lebenserwartung aus (Diabetes mellitus Typ 2, obstruktives Schlafapnoe-Syndrom).

PRÜFUNGSHIGHLIGHTS

- **!! Prader-Willi-Syndrom:** Muskelhypotonie, im Säuglingsalter Trinkschwäche, Gesichtsdysmorphien (mandelförmige Augen, zeltförmiger Mund), kleine Hände und Füße, Kryptorchismus und Mikropenis; ab dem Kleinkindalter Hyperphagie (fehlendes Sättigungsgefühl) mit daraus folgender Adipositas. Zudem u. a. Kleinwuchs und typische Verhaltensauffälligkeiten.

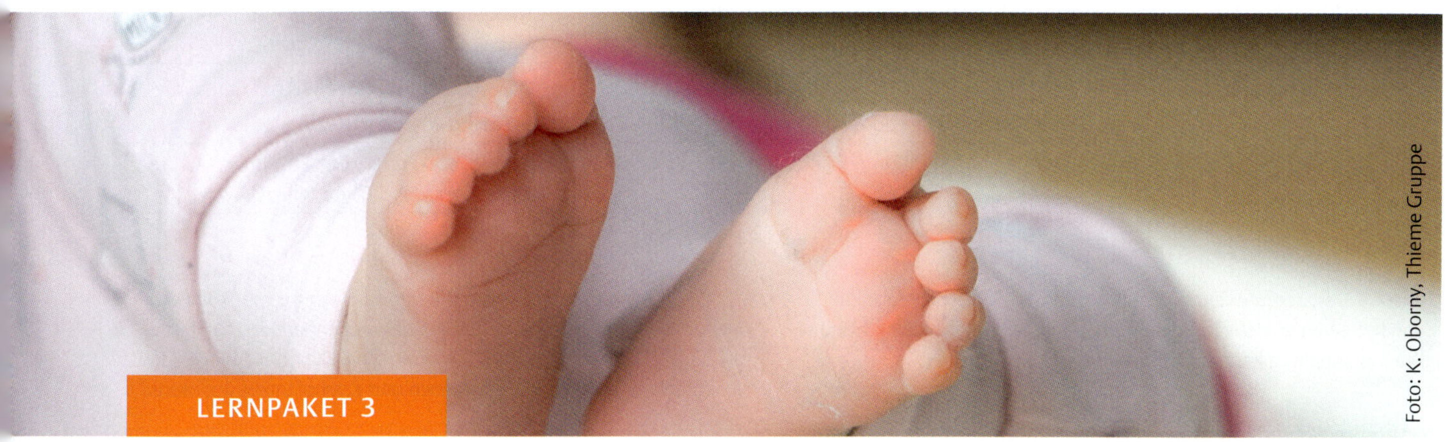

8 Stoffwechselerkrankungen

8.1 Diagnostik bei Stoffwechselerkrankungen

Spezielle Anamnese:

- Symptomatik (z. B. Krampfanfälle, Bewegungsstörungen)
- zeitlicher Zusammenhang der Symptome mit bestimmten Ereignissen wie Infekt, längerer Nüchternheit oder Medikamenteneinnahme (z. B. G-6-PDH-Mangel, Porphyrie)
- auffälliger Urin- oder Körpergeruch, auffällige Urinfarbe
- Schwangerschafts-, Familien-, Ernährungs- und Entwicklungsanamnese.

Klinische Untersuchung: Bei der klinischen Untersuchung ist auf folgende pathologische Befunde zu achten: retardierte mentale Entwicklung, Organomegalien, Myopathie, Hörstörungen, Augenerkrankungen sowie auffälligen Körper- oder Uringeruch.

Laboruntersuchungen: Bereits im Neugeborenen-Screening (S. 12) können mehrere schwerwiegende Stoffwechseldefekte erfasst werden. Bei einem klinisch auffälligen Kind wird zunächst eine Primärdiagnostik durchgeführt und schnellstmöglich mit einer Notfalltherapie begonnen, während eine weiterführende Diagnostik eingeleitet wird (**Tab. 8.1**).

Tab. 8.1 Primär- und weiterführende Diagnostik bei Verdacht auf Stoffwechselerkrankungen

Körperflüssigkeit	Primärdiagnostik	weiterführende Diagnostik
Blut	Säure-Basen-Status, BB, CRP, Elektrolyte, Kreatinin, Harnstoff, Harnsäure, GOT, GPT, CK, INR, Glukose, Laktat, Ammoniak	Carnitin und Acylcarnitinanalyse (Testkarte), Ketonkörper, Aminosäuren (auch im Urin), freie Fettsäuren, evtl. mittellange u. kurzkettige Fettsäuren, Galaktose und Metaboliten
Urin	Farbe, Geruch, Urinstatus mit pH und Ketonkörpern, Reduktionsprobe (Nachweis von reduzierenden Substanzen, wie z. B. Zuckern wie Glukose, Fruktose, Galaktose, Pentose und Laktose)	Aminosäuren (gleichzeitig mit der Blutentnahme), organische Säuren, Dinitrophenylhydrazintest, Natriumnitroprussidtest (auch Zystinurie), Glykosaminoglykane, Oligosaccharide, Gallensäuren, Porphyrine, Purine (Lesch-Nyhan-Syndrom).
Liquor	bei zerebralen Symptomen: Glukose (gleichzeitig mit der Blutentnahme), Protein, Zytologie	Laktat, Aminosäuren (jeweils gleichzeitig mit der Blutentnahme), biogene Amine und weitere Metaboliten, organische Säuren (gleichzeitig mit der Urinabgabe)

Tab. 8.2 Befundkonstellationen bei angeborenen Stoffwechseldefekten

Hauptsymptom	weitere Symptome	Stoffwechselerkrankungen
Azidose	Hypoglykämie, Laktaterhöhung, Ketose, Ammoniakerhöhung, vergrößerte Anionenlücke	Aminoazidopathien, Organoazidopathien
	deutliche Laktaterhöhung, Hypoglykämie	Glykogenose Typ I
Hyperammonämie	Alkalose oder normaler pH	Harnstoffzyklusdefekte
	Hypoglykämie, erhöhte GOT/GPT, keine Ketose	Fettsäureoxidationsdefekte
	Azidose, Laktaterhöhung, Ketose, Hypoglykämie, vergrößerte Anionenlücke	Aminoazidopathien, Organoazidopathien
Hypoglykämie	Azidose, Laktaterhöhung, Ketose, Ammoniakerhöhung, vergrößerte Anionenlücke	Aminoazidopathien, Organoazidopathien
	Hepatomegalie, Laktaterhöhung	Glykogenosen, Fruktose-1,6-Bisphosphatase-Mangel
	Hepatomegalie	hereditäre Fruktoseintoleranz
	keine Ketose, keine Laktatazidose	Fettsäureoxidationsdefekte
	Leberversagen	Glykogenose Typ IV, Galaktosämie, Morbus Niemann-Pick Typ C, Carnitinzyklusdefekte

PRAXIS Der Zeitpunkt der Diagnose von Stoffwechselerkrankungen hat einen entscheidenden Einfluss auf die Prognose. Eine frühe Diagnosestellung kann u. U. lebensrettend sein!

Bestimmte Befundkonstellationen im Blut können Hinweise auf die vorliegenden Stoffwechselerkrankungen liefern (**Tab. 8.2**). Hauptsymptome von Stoffwechselerkrankungen sind Azidose, Hypoglykämie und Hyperammonämie!

Metabolische Funktionstests: Hierzu zählen das metabolische Tagesprofil sowie Fasten-, Glukagon- oder Tetrahydrobiopterin-(BH_4)-Tests.

Enzymdiagnostik: Aktivitätsmessungen von Enzymen sind bei allen Stoffwechselerkrankungen möglich oder sogar zur Diagnosestellung notwendig. Sie können aus Leukozyten, Fibroblasten (Hautbiopsat), Hepatozyten (Leberbiopsat) und Muskelfasern (Muskelbiopsat) erfolgen.

Molekulargenetik: zur Sicherung der Diagnose.

PRAXIS Sepsis ist die wichtigste Differenzialdiagnose von Stoffwechselerkrankungen, die sich in der Neugeborenenperiode manifestieren. Eine Sepsis kann ebenfalls Symptome wie Hypoglykämie, Azidose, Erbrechen, Trinkschwäche, Apnoen und Krampfanfälle auslösen!

PRÜFUNGSHIGHLIGHTS

– ! Zur Primärdiagnostik bei Verdacht auf einen angeborenen Stoffwechseldefekt gehört u. a. die Bestimmung von Laktat, Glukose, Ammoniak und CRP.

8.2 Kohlenhydratstoffwechsel

8.2.1 Klassische Galaktosämie

Ätiologie und Epidemiologie: autosomal-rezessiv vererbter Defekt der Galaktose-1-phosphat-Uridyltransferase (GALT); Prävalenz 1:40 000.

Pathophysiologie: Galaktose-1-phosphat wird nicht mehr in Glukose-1-phosphat umgewandelt → Galaktose und Galaktose-1-phosphat akkumulieren → Schädigung von Leber, Niere, Darm, Gehirn und Augenlinse. Durch die Akkumulation des phosphathaltigen Substrats außerdem intrazelluläres ATP ↓.

Klinik: Schwere Verlaufsformen setzen nach Beginn der Ernährung mit Milchfütterung am 3.–4. Lebenstag ein, da Muttermilch und Säuglingsmilch Galaktose enthalten. Die typischen Symptome sind Trinkschwäche und **Erbrechen, Durchfall**, schwere **Hypoglykämien**, Hepatomegalie mit akutem Leberversagen, **Ikterus**, Nierenfunktionsstörung (renales Fanconi-Syndrom), **Lethargie**, ggf. Krampfanfälle, Sepsis (meist späte Neugeborenensepsis durch E. coli).

Bei protrahiertem Verlauf kommt es im späteren Säuglingsalter zu Leberzirrhose, beidseitiger Katarakt und Gedeihstörung, bei älteren Kindern zur mentalen Retardierung.

Diagnostik:
- **Neugeborenen-Screening:** Galaktose und Galaktose-1-phosphat im Blut ↑
- Urin: Galaktose ↑, bei tubulärer Schädigung Glukose, Albumin und Aminosäuren ↑; Reduktionsprobe positiv
- Diagnosesicherung: Galaktose und Galaktose-1-phosphat im Blut ↑ sowie Messung der GALT-Aktivität in Erythrozyten
- Verlaufskontrolle: alle 6 Monate Galaktose-1-phosphat-Spiegel in den Erythrozyten und Galaktitol im Urin messen; augenärztliche Kontrolle alle 3–6 Monate.

Therapie: lebenslange galaktosefreie bzw. galaktosearme Ernährung.

PRAXIS Auch Muttermilch enthält Galaktose. Säuglinge dürfen nicht gestillt werden, sondern werden mit Sojamilch gefüttert.

Prognose: Ohne Therapie tödliches Leberversagen innerhalb von wenigen Tagen, bei rechtzeitigem Therapiebeginn Symptomatik aber rasch rückläufig, auch die Katarakte. Trotz strenger Diät bei den meisten Kindern Entwicklungsverzögerung, Störungen der Feinmotorik (mit Tremor) sowie der geistigen und der Sprachentwicklung, bei Mädchen evtl. Ovarialfibrose mit hypergonadotropem Hypogonadismus.

8.2.2 Hereditäre Fruktoseintoleranz

Ätiologie und Epidemiologie: autosomal-rezessiv vererbter Mangel an Fruktose-1-phosphat-Aldolase B; Prävalenz 1:20 000.

Pathophysiologie: Akkumulation von Fruktose-1-phosphat in Leber, Niere und Darm und Blockade von Glykolyse, Glukoneogenese und Glykogenolyse → Hypoglykämie. Durch die Akkumulation des phosphathaltigen Substrats außerdem intrazelluläres ATP ↓.

Klinik: Die Symptome setzen i. d. R. beim Abstillen mit Umstellen auf Folgemilch bzw. beim Zufüttern von fruktosehaltiger Beikost ein, mildere Formen erst im Erwachsenenalter. Symptome: **Erbrechen**, **Durchfall**, Gedeihstörung, **neurologische Symptome** (Apathie, Krampfanfälle, Koma), Trinkunlust und **Aversion gegen Obst** und süße Speisen, **Ikterus**, **Hepatosplenomegalie** mit Leberfunktionsstörung (Gerinnungsstörungen), protrahierte **Hypoglykämie** (v. a. nach fruktosehaltigen Mahlzeiten, z. B. Obst), Nierenfunktionsstörung (renales Fanconi-Syndrom).

Diagnostik:
- Anamnese: Symptome bilden sich nach Karenz von frucht- und haushaltszuckerhaltigen Speisen zurück
- Urin: bei tubulärer Schädigung Glukose, Albumin und Aminosäuren ↑
- Diagnosesicherung: Biopsie (Leber oder Dünndarm) und anschließende Enzymbestimmung

LERNTIPP !

Die Symptome der hereditären Fruktoseintoleranz treten i. d. R. erst beim Zufüttern von Beikost bzw. nach dem Abstillen auf.

Therapie und Prognose: Vollstillen bis zum 6. Lebensmonat, danach streng fruktosearme Diät (auch Sorbit meiden). Ohne Therapie fulminantes Leberversagen noch im Säuglingsalter, bei Einhalten der Diät gute Prognose.

PRÜFUNGSHIGHLIGHTS

- !! **Klinik** und **Prognose** der klassischen Galaktosämie.
- !! **Klinik** bei hereditärer Fruktoseintoleranz.

8.2.3 Kongenitale Laktoseintoleranz

Ätiologie und Epidemiologie: autosomal-rezessiv vererbter Laktasemangel; sehr selten.

Pathogenese: Das Disaccharid Laktose kann nicht in seine Bestandteile Glukose und Galaktose gespalten werden → osmotisch bedingte Diarrhö.

Klinik: wässrige Diarrhöen unmittelbar nach den ersten Trinkversuchen mit Muttermilch.

Diagnostik: positiver H_2-Atemtest, Stuhluntersuchung (chromatografische Bestimmung des Laktosegehalts, pH-Wert ↓), genetische Analyse, ggf. Dünndarmbiopsie zur Bestimmung der Laktaseaktivität (diese fehlt komplett).

Differenzialdiagnosen:
- verminderte Produktion von Laktase (**adulte Form der Laktoseintoleranz**): Bauchschmerzen und Blähungen nach dem Verzehr von milchhaltigen Nahrungsmitteln
- **erworbener Laktasemangel:** vorübergehender Laktasemangel durch Mukosaschädigung bei Postenteritis-Syndrom, Lambliasis, Zöliakie u. a.
- Kuhmilchproteinintoleranz oder -allergie.

Therapie: Meiden von laktosehaltiger Nahrung; Milchersatzprodukte auf Sojabasis für Neugeborene und Säuglinge.

PRÜFUNGSHIGHLIGHTS

- ! Bei Verdacht auf eine Laktoseintoleranz ist der **H_2-Atemtest** nach Laktosegabe positiv.

8.2.4 Glykogenosen

Epidemiologie: Prävalenz aller Glykogenosen 1:20 000. Die Typen I, II, III und VI machen über 90 % der Erkrankungen aus. Alle Glykogenosen mit Ausnahme von Typ VI (X-chromosomal-rezessiv) werden autosomal-rezessiv vererbt.

Pathogenese: Störung des Glykogenaufbaus bzw. -abbaus durch verschiedene Enzymdefekte → Ablagerung von abnormal (bei gestörtem Glykogenaufbau) oder normal (bei gestörtem Glykogenabbau) synthetisiertem Glykogen in verschiedenen Organen (v. a. Leber, Skelett- und Herzmuskulatur).

Tab. 8.3 Charakteristika der verschiedenen Glykogenosen

Typ	Enzymdefekt	Klinik	Therapie
I: Morbus von Gierke	Glukose-6-phosphatase	schwere Hypoglykämie, Puppengesicht, Krampfanfälle, Minderwuchs, stammbetonte Adipositas, Osteopenie, polyzystische Ovarien, Thrombozytopathie mit Blutungsneigung, Granulozytopenie, Nephrokalzinose sowie renal-tubuläre Azidose mit chronischem Nierenversagen (ab der Adoleszenz), in höherem Alter Xanthelasmen und Gichtanfälle	kontinuierliche Kohlenhydratzufuhr (mit langsam resorbierbaren) Kohlenhydraten (nachts kontinuierliche Magentropfinfusion), fruktose- und laktosefreie Diät, evtl. Allopurinol (bei Hyperurikämie), G-CSF (bei Granulozytopenie)
II: Morbus Pompe	lysosomale α-1,4-Glukosidase	langsam progrediente proximale Myopathie und Atemstörungen ▪ infantile Form („floppy infant"): rasch progrediente Kardiomyopathie ▪ infantil-juvenile Form ▪ adulte Form ohne kardiale Beteiligung	kohlenhydratreiche, proteinarme Ernährung, evtl. i. v.-Enzymersatztherapie
III: Morbus Cori	Amylo-1,6-Glukosidase	**Typ IIIa:** evtl. Hypoglykämie, Hepatomegalie, progrediente Myopathien von Skelett- und Herzmuskulatur und Hyperlipidämie, starke Ketose bei längerer Nüchternheit, Kleinwüchsigkeit **Typ IIIb:** keine Muskelbeteiligung	wie 1 (weniger streng)
IV: Morbus Andersen	Amylo-(1,4→1,6)-Transglukosylase	Hepatomegalie, Cholestase und progredienter Leberzirrhose in den ersten Lebensmonaten, Gedeihstörung, muskuläre Hypotonie	keine kausale Therapie
V: Morbus McArdle	Muskel-phosphorylase	ab dem Jugendalter: belastungsabhängige Muskelschwäche mit Myalgien und rascher Ermüdbarkeit, Muskelsteifigkeit, Myoglobinurie bei Belastung, Second-wind-Phänomen (Besserung der Beschwerden unter Fortsetzung leichter Muskelarbeit)	Glukose- und Fruktosezufuhr vor körperlicher Anstrengung, kurzfristige Gabe mittelkettiger Fettsäuren
VI: Morbus Hers	Leberphosphorylase	leichte Hepatomegalie, Hyperlipidämie und Hypoglykämien	meist nicht notwendig
VII: Morbus Tauri	Muskelphospho-fructokinase	ab dem Kindesalter Symptome wie Typ V	wie V
IX	Phosphorylasekinase	leichte Hepatomegalie und Hypoglykämie	wie VI
XI: Morbus Fanconi-Bickel	GLUT 2	initial Hepatomegalie, tubuläre Nierenschädigung mit Gedeihstörung, Kleinwuchs und Rachitis im Verlauf	galaktosearme Diät, häufige kleine Mahlzeiten
0: Morbus Lewis	Glykogensynthase	rezidivierende, ketotische Hypoglykämien nach längerem Fasten	häufige kleine Mahlzeiten, auch nachts

Klinik, Diagnostik und Therapie: Eine Übersicht über alle Glykogenosen gibt Tab. 8.3. Die eindeutige Diagnosesicherung erfolgt durch eine molekulargenetische Untersuchung.

PRÜFUNGSHIGHLIGHTS

- ! Die Verdachtsdiagnose einer Glykogenose wird **molekulargenetisch** bestätigt.
- ! Zur Vermeidung einer **Hypoglykämie** ist eine **kontinuierliche Zufuhr** mit (langsam verwertbaren) **Kohlenhydraten** erforderlich.
- ! Bei Vorliegen einer Hyperurikämie kann die Gabe von **Allopurinol** notwendig werden.

8.2.5 Mukopolysaccharidosen

Epidemiologie: Die Prävalenz der Mukopolysaccharidosen (MPS) beträgt je nach Typ zwischen 1:40 000 und 1:250 000. Alle Mukopolysaccharidosen mit Ausnahme von Typ II (X-chromosomal-rezessiv) werden autosomal-rezessiv vererbt. MPS gehören neben den Sphingolipidosen und der Zystinose zu den lysosomalen Stoffwechseldefekten.

Pathogenese: Defekte von lysosomalen sauren Hydrolasen → Störungen im Abbau von Mukopolysacchariden → Akkumulation in den Lysosomen verschiedener Gewebe (Leber, Milz, Bindegewebe, Knorpel, Knochen, Nervensystem, Hornhaut, Linse, Herzklappen).

Klinik: Das klinische Bild der Mukopolysaccharidosen ist variabel. Folgende Symptome sind allen MPS gemeinsam:

- Kleinwuchs mit kurzem Rumpf
- vergröberte Gesichtszüge (**Gargoylismus**)
- Skelettdeformitäten (Dysostosis multiplex)
- Gelenkkontrakturen
- Organomegalie: Leber, Milz.

Eine Übersicht über die weiteren Symptome von Mukopolysaccharidosen gibt Tab. 8.4. Die Symptome manifestieren sich – bis auf wenige Ausnahmen – in den ersten Lebensmonaten.

Tab. 8.4 Mukopolysaccharidosen

Typ	Enzymdefekt	Charakteristika	psychomotorische Retardierung	Hornhaut-trübung	Kardiomyo-pathie
I-H: Pfaundler-Hurler	α-L-Iduronidase	Makroglossie, Hernien, Hirsutismus, Hydrozephalus mit Makrozephalie, prämature Nahtsynostose, raue Stimme	X	X	X
I-S: Scheie	α-L-Iduronidase	Makroglossie, Herzklappenvitien, Karpaltunnel-Syndrom, versteifte Gelenke	–	X	X
II: Hunter	Iduronat-2-Sulfatase	Makroglossie, Hernien, Hörverlust	X	–	X
III: Sanfilippo	Heparansulfatabbau-enzyme (4 Typen)	schwere Enzephalopathie, Krampfanfälle, Aggressivität, Hyperkinesie, Spastik	X	X	–
IV: Morquio	Keratansulfatabbau-enzyme (2 Typen)	Hydrops fetalis, Hörverlust, Hüft- und Knieluxationen, atlantoaxiale Instabilität	–	X	–
VI: Maroteaux-Lamy	Arylsulfatase B	Makroglossie, Hörverlust	–	X	X
VII: Sly	β-Glucuronidase	Hydrops fetalis, Makroglossie, Hernien, Klumpfüße, muskuläre Hypotonie	X	X	X

Diagnostik:
- **Urin:** Glykosaminoglykane ↑ (abhängig vom Typ: z. B. Dermatan- und Heparansulfat bei Typ I und II)
- **Blutausstrich:** vakuolisierte Lymphozyten
- **Nachweis des Enzymdefekts** in Serum, Fibroblasten, Leukozyten oder Nervengewebe
- **Röntgenaufnahme:** typische Skelettdeformitäten (Dysostosis multiplex) mit verdickter Schädelkalotte, Makrozephalie, abgeflachten und ausgezogenen Beckenschaufeln, bikonvexen Wirbelkörpern und Hakenwirbeln, verkürzten und plumpen Phalangen und Metacarpalia (**Abb. 8.1**), deformierten Epi- und Metaphysen von Radius und Ulna und retardiertem Knochenalter.

Therapie und Prognose: symptomatische Therapie; für einige MPS-Typen stehen i. v.-Enzymersatztherapien zur Verfügung. Die Prognose ist typenabhängig, aber grundsätzlich nicht gut, die meisten Patienten versterben in der 2. Lebensdekade.

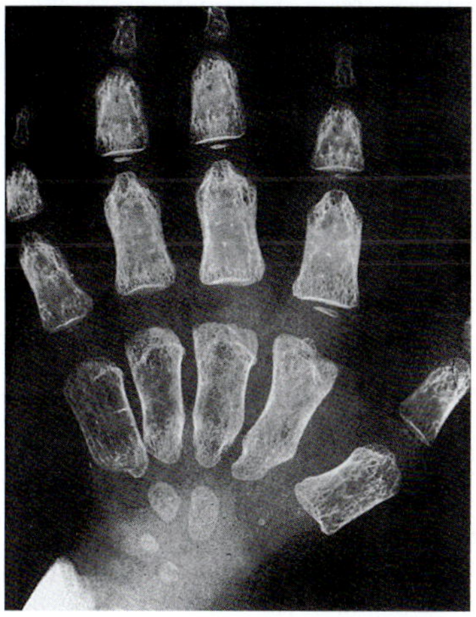

Abb. 8.1 Radiologische Befunde bei Mukopolysaccharidose Typ I. Die Röntgenaufnahme der Hand eines 6-jährigen Mädchens zeigt verkürzte und plumpe Phalangen. [aus Gortner, Meyer, Duale Reihe Pädiatrie, Thieme, 2018]

8.3 Eiweißstoffwechsel

8.3.1 Aminoazidopathien

Phenylketonurie

Ätiologie und Epidemiologie: In 98 % d. F. liegt der Erkrankung ein autosomal-rezessiv vererbter Mangel an **Phenylalaninhydroxylase** (PAH) zugrunde. Etwa 1–2 % der Erkrankungen werden durch einen Mangel an PAH-Kofaktor **Tetrahydrobiopterin** (BH_4) ausgelöst (BH_4-responsive PKU s. u.).

Man unterscheidet 3 Schweregrade:
- **klassische Phenylketonurie** (PKU): Phenylalanin im Plasma > 1200 µmol/l (20 mg/dl), keine Restaktivität der PAH
- **milde Hyperphenylalaninämie:** Phenylalanin 120–600 µmol/l (2–10 mg/dl)
- **BH_4-responsive PKU:** nach Gabe von BH_4 sinkt die Phenylalaninkonzentration.

Die Inzidenz des PAH-Mangels liegt bei 1:8000. Die klassische PKU ist die häufigste erbliche Störung im Aminosäurestoffwechsel.

LERNTIPP !

Denken Sie daran: Wenn die Eltern miteinander verwandt sind (Cousin und Cousine), ist das Risiko autosomal-rezessiver Erbkrankheiten bei ihren Kindern erhöht.

Pathogenese: Die PAH katalysiert die Umwandlung von Phenylalanin in Tyrosin. Wenn die Aktivität dieses Enzyms vermindert ist, reichert sich Phenylalanin intrazellulär und im Blut an. Phenylalanin wird über alternative Wege verstoffwechselt, sodass dessen Metaboliten (Phenylketone) vermehrt über den Urin ausgeschieden werden. Toxische Metaboliten verursachen eine Demyelinisierung im Nervensystem. Tyrosin kann nicht mehr aus Phenylalanin gewonnen werden, wodurch die Biosynthese von Neurotransmittern (Dopamin, Noradrenalin, Serotonin) und Melanin gestört ist.

Klinik: Bei der Geburt sind betroffene Kinder noch unauffällig. Im ersten Lebenshalbjahr entwickeln sich folgende klinische Symptome:

- Erbrechen, Trinkschwäche und Gedeihstörung
- **progrediente geistige** und **körperliche Retardierung** und Mikrozephalie
- muskuläre Hypertonie, Hyperreflexie, Hyperkinesien, extrapyramidal-motorische Bewegungsstörungen, Krampfanfälle (BNS-Anfälle).
- psychiatrische Auffälligkeiten wie Psychosen, Demenz, Unruhe, Reizbarkeit und Autoaggression
- ekzematöse Hauterscheinungen
- auffälliger **Körpergeruch nach Mäusen.**

Wegen einer Störung der Melaninsynthese haben die betroffenen Kinder meist **helle Haut** und **hellblonde Haare**.

Diagnostik:

- **Neugeborenen-Screening** (pathologisch: Phenylalaninkonzentration im Plasma > 120 µmol/l = 2 mg/dl)
- bei pathologischem Screening quantitative Messung von Tyrosin, Tetrahydrobiopterin (beide im Normbereich) und Phenylalanin (↑↑) im Plasma; im Urin Metaboliten von Phenylalanin ↑↑ (Phenylpyruvat, Phenyllaktat, Phenylacetylglutamin, Phenylacetat)
- Abklärung der BH_4-Responsivität: nach der Gabe von BH_4 → Phenylalaninkonzentrationen ↓.

Therapie:

- milde Hyperphenylalaninämie: nicht therapiebedürftig
- klassische PKU: so früh wie möglich **phenylalaninarme Diät** → Meidung eiweißreicher Lebensmittel
- BH_4-responsiver PKU: keine Diät, wenn durch die Gabe von BH_4 die Phenylalaninkonzentration dauerhaft gesenkt werden kann.

> PRAXIS Cave: Trotz phenylalaninarmer Diät eine Unterversorgung mit Phenylalanin vermeiden (→ essenzielle Aminosäure).

Prognose: Bei frühzeitigem Therapiebeginn und strenger Einhaltung der Diät im Kindesalter bleibt eine Entwicklungsretardierung aus. Patientinnen mit Kinderwunsch müssen die strikte Diät (S. 27) ebenfalls einhalten, um eine Embryopathie zu vermeiden.

> **PRÜFUNGSHIGHLIGHTS**
>
> – ! Bei **klassischer PKU** muss so früh wie möglich eine **alimentäre Phenylalaninrestriktion** eingeleitet werden.

Ahornsirupkrankheit

Ätiologie und Epidemiologie: Autosomal-rezessiv vererbtes Fehlen eines Enzymkomplexes, das zu einer Störung des Abbaus verzweigtkettiger Aminosäuren führt. Inzidenz 1:100 000–1:200 000.

Pathogenese: Verzweigtkettige Aminosäuren (Leucin, Isoleucin, Valin) werden von einem Dehydrogenasekomplex (verzweigtkettige-α-Oxosäuren-Dehydrogenase, BCKDH) abgebaut. Bei der Ahornsirupkrankeit ist dieser Abbauweg gestört, sodass sich Stoffwechselzwischenprodukte (v. a. α-Ketosäuren) akkumulieren. Durch Hemmung weiterer Stoffwechselwege kommt es zu einer Stoffwechselentgleisung mit Hypoglykämie, metabolischer Azidose und gestörter Harnsäureausscheidung sowie zu neurologischen Symptomen, die v. a. durch Leucin und seine Metaboliten verursacht werden.

Klinik: Der **Urin** riecht nach Ahornsirup bzw. **Maggi-Würze**, was durch Sotolon, ein Zwischenprodukt des Leucinstoffwechsels, verursacht wird.

- **schwere Form:** schnell fortschreitende Enzephalopathie ab dem 3.–5. Tag → Trinkschwäche, Lethargie, Somnolenz, Hyporeflexie, Krampfanfälle, Opisthotonus, schrilles Schreien, Hirnödem und Koma
- **milde Form:** vorhandene Restaktivität, Manifestation bei kataboler Stoffwechsellage → Ketoazidose, progrediente neurologische Symptome bis hin zum Koma, evtl. Entwicklungsverzögerung.

Diagnostik: Die Ahornsirupkrankheit wird im Neugeborenen-Screening erfasst. Die Plasmakonzentrationen von Valin, Leucin (schwere Form > 1000 µmol/l, milde Formen < 1000 µmol/l) und Isoleucin sind erhöht. Diagnostisch beweisend ist erhöhtes **Alloisoleucin im Plasma**. Der Dinitrophenylhydrazintest fällt positiv aus. Im Urin sind die Konzentrationen der verzweigtkettigen Keto- und Hydroxysäuren erhöht.

Therapie:

- bei Stoffwechselentgleisung: Proteinzufuhr sofort beenden, Infusion von Glukose und ggf. Gabe von Insulin, evtl. Hämofiltration.
- Dauerbehandlung: Ernährung ohne verzweigtkettige Aminosäuren bei regelmäßiger Kontrolle der Plasmaspiegel; zusätzlich Therapieversuch mit Thiamin (Kofaktor des BCKDH-Komplexes), um eine vorhandene Restaktivität des Enzyms zu steigern.

Prognose: Durch raschen Therapiebeginn lassen sich schwere Komplikationen häufig vermeiden. Die neurologische Entwicklung ist jedoch meist eingeschränkt.

Klassische Homozystinurie

Ätiologie und Epidemiologie: autosomal-rezessiv vererbtes Fehlen der Zystathionin-β-Synthase (Mutation auf Chromosom 21), das zu einer Störung im Abbau der schwefelhaltigen Aminosäuren führt; Inzidenz 1:50 000–1:300 000.

Pathogenese: Homozystein entsteht beim Abbau von Methionin zu Zystein. Bei einem Mangel an Zystathionin-β-Synthase (CBS) fällt vermehrt der Metabolit Homozystein an, der nicht weiter zu Zystathionin abgebaut werden kann (**Hyperhomozysteinämie**) → Akkumulation von Homozystein → Störung des Kollagenstoffwechsels und Schädigungen des Gefäßendothels. Bei hohen Homozysteinkonzentrationen kann der Metabolit wieder zu Methionin methyliert oder durch Oxidation mit einem weiteren Homozysteinmolekül zu Homozystin verbunden werden. Homozystin wird dann vermehrt mit dem Urin ausgeschieden.

Klinik: Die betroffenen Kinder fallen meist im Schulalter durch folgende Symptome auf:

- Augen: **Linsenektopie**, Myopie
- Skelettsystem: **marfanoide Merkmale** (Hochwuchs, Trichter- oder Hühnerbrust, Kyphoskoliose, Arachnodaktylie), **Osteoporose**
- Blutgefäße: früh beginnende **Arteriosklerose**, **Thromboembolien** (Schlaganfälle, Herzinfarkte, Nierenarterienverschlüsse, Beinvenenthrombosen, Lungenembolien)

- Haare: feines, meist helles Haar
- **ZNS-Symptome** (mentale Retardierung, Krampfanfälle, psychiatrische Auffälligkeiten).

Diagnostik: Homozystein (> 150 µmol/l) und Methionin im Plasma sind erhöht, Zystein ist erniedrigt. Im Urin werden Disulfide (d. h. Homozystin) mittels Natriumnitroprussidtest (Brandprobe) nachgewiesen (→ intensive Rotfärbung).

Therapie:
- hochdosierte Gabe von **Pyridoxin** (Vitamin B_6), außerdem Gabe von Vitamin B_{12} und Folsäure
- zusätzlich methioninreduzierte, zystinangereicherte Diät und Gabe von Bethainanhydrat.

Prognose: Bei adäquater Therapie können Komplikationen der Erkrankung vermieden werden. Die Lebenserwartung der Patienten hängt erheblich von den thromboembolischen Komplikationen ab.

PRÜFUNGSHIGHLIGHTS

– ! **klassische Homozystinurie:** Myopie, marfanoider Habitus, Linsenluxation, mentale Retardierung.

Zystinose

Pathogenese: Autosomal-rezessiv vererbte Transportstörung von Zystin → Akkumulation von Zystin in Leber, Milz, Knochenmark, Niere, Lymphknoten, Kornea und Konjunktiva.

Klinik:
- **infantile Form** (am häufigsten): bereits ab dem 3. Lebensmonat Nierenschädigung (DeToni-Debré-Fanconi-Syndrom) und Urämie; außerdem Hepatosplenomegalie, Hypothyreose, insulinabhängiger Diabetes, Fotophobie, terminale Niereninsuffizienz bis zum Schulalter.
- **juvenile Form: Manifestation** ca. ab 8. Lebensjahr, milderer Verlauf (terminale Niereninsuffizienz im Laufe der Adoleszenz).
- **okuläre Form**: nur okuläre Symptome, v. a. bei Erwachsenen.

Diagnostik: Die Zystinspeicherung lässt sich mikroskopisch in verschiedenen Geweben nachweisen. Bei einer Spaltlampenuntersuchung fallen kristalline Einschlüsse in der Kornea auf.

Therapie: symptomatisch.

8.3.2 Harnstoffzyklusdefekte

Epidemiologie und Ätiologie: Harnstoffzyklusdefekte kommen mit einer Häufigkeit von 1:8000 vor. Der häufigste Harnstoffzyklusdefekt ist der OTC-Mangel (Ornithin-Transcarbamylase-Mangel). Alle Harnstoffzyklusdefekte werden autosomal-rezessiv vererbt, mit Ausnahme des OTC-Mangels (X-chromosomal).

Pathogenese: Beim Abbau von Aminosäuren entsteht Ammoniak, das in 6 enzymatisch vermittelten Reaktionen im Harnstoffzyklus zu Harnstoff abgebaut wird. Enzymdefekte können bei allen Schritten im Harnstoffzyklus auftreten. Charakteristisch ist das **Leitsymptom Hyperammonämie**. Das Ausmaß der Hyperammonämie ist abhängig vom zugrunde liegenden Enzymdefekt und der Menge des aufgenommenen Eiweißes. Die Normwerte für Ammoniak sind:
- Neugeborene: < 110 µmol/l, kranke Neugeborene ≤ 180 µmol/l
- alle anderen Altersgruppen: 50–80 µmol/l.

Klinik: Manifestation meist im Neugeborenen- und Säuglingsalter bzw. in der Pubertät. **Allgemeine Symptome** aller Harnstoffzyklusdefekte sind:
- **Neugeborene**: Trinkschwäche, Erbrechen, Hyperventilation, Temperaturregulationsstörungen, muskuläre Hypotonie, Lethargie, Hirnödem, Krampfanfälle, Koma
- **Säuglinge** und **Kinder**: Gedeihstörung, Erbrechen, Nahrungsverweigerung, Mikrozephalie, psychomotorische Retardierung, Spastizität oder Lethargie, Störung des Schlaf-wach-Rhythmus
- **Jugendliche** und **Erwachsene:** psychiatrische oder neurologische Auffälligkeiten, Verwirrtheit, Psychosen, Lethargie.

OTC-Mangel: Manifestation meist im Neugeborenenalter (Hirnblutungen); typisch sind Gerinnungsstörung mit Blutungen; Jungen sind meist schwerer betroffen als Mädchen.

Diagnostik: Im Neugeborenen-Screening kann eine Hyperammonämie erfasst werden. Abhängig vom Harnstoffzyklusdefekt sind im Labor unterschiedliche Aminosäuren erhöht.

Differenzialdiagnosen: Eine Hyperammonämie kann u. a. bei Frühgeborenen (transitorisch), einer Organoazidopathie, einem Carnitinmangel, bei Lebererkrankungen (z. B. Zirrhose, Coma hepaticum) oder bei übermäßiger Zufuhr von Eiweiß auftreten.

Therapie:
- **Akuttherapie:** Proteinzufuhr stoppen, Glukosegabe, Gabe von Natriumphenylbutyrat und Natriumbenzoat zur Elimination von Stickstoff aus dem Blut, L-Arginin und L-Citrullin, bei Ammoniakwerten > 400 µmol/l extrakorporale Entgiftung mittels Hämodialyse
- **Dauertherapie:**
  - streng protein- und stickstoffarme, kohlenhydrat- und fettreiche Diät, Substitution von essenziellen Aminosäuren, Vitaminen und Mineralstoffen
  - Substitution von L-Arginin und L-Citrullin (L-Arginin nicht bei Arginasemangel)
  - Natriumphenylbutyrat und Natriumbenzoat
  - Laktulose zur Veränderung der Darmflora (→ Darmbakterien bilden weniger Ammoniak)
  - evtl. Lebertransplantation.

PRÜFUNGSHIGHLIGHTS

– !!! **Klinik bei Harnstoffzyklusdefekt:** Neugeborenes mit Erbrechen, Trinkschwäche, Muskelhypotonie und Hyperammonämie.
– ! **Therapie bei ausgeprägter Hyperammonämie:** Hämodialyse.

8.3.3 Organoazidopathien

Glutarazidurie Typ I

Ätiologie und Epidemiologie: Autosomal-rezessiv vererbter Mangel an der Glutaryl-CoA-Dehydrogenase durch eine Mutation auf Chromosom 19; Inzidenz 1:30 000–1:50 000.

Pathogenese: Störung des Abbaus von Lysin und Tryptophan → Akkumulation der Metaboliten Glutarsäure bzw. 3-Hydroxy-Glutarsäure insbesondere im Gehirn und Erhöhung von Glutarylcarnitin im Blut.

Klinik: In der Anamnese besteht eine Makrozephalie. Die betroffenen Kinder fallen meist erst zwischen dem 6. und 12. Lebensmonat mit einer **akuten enzephalopathischen Krise** auf. In der Akutsituation können Krampfanfälle auftreten. In der Folge kommt es zu schweren dystonen Bewegungsstörungen und zu Dyskinesien aufgrund von Schädigungen der Basalganglien (v. a. Nekrose des **Corpus striatum**).

Diagnostik: Im **Neugeborenen-Screening** fällt ein erhöhtes Glutarylcarnitin auf. Carnitin im Blut ist vermindert. Diagnostisch beweisend ist der Nachweis von 3-Hydroxy-Glutarsäure im Urin.

In der bildgebenden Diagnostik des Gehirns fallen eine frontotemporale Atrophie und eine Atrophie der Basalganglien auf. Hygrome können vorkommen.

Therapie und Prognose: Betroffene Patienten müssen eine **lysin- und tryptophanarme Diät** einhalten. Carnitin sollte substituiert werden. Die Hirnschädigung ist irreversibel.

Isovalerianazidurie

Epidemiologie: autosomal-rezessiv vererbtes Fehlen der Isovaleryl-CoA-Dehydrogenase (ICDH); die Häufigkeit liegt bei 1:60 000–1:100 000.

Pathogenese: gestörter Abbau von Leucin → Isovaleryl-CoA kann nicht mehr in 3-Methyl-Crotonyl-CoA umgewandelt werden → Akkumulation von Isovaleriansäure, Isovalerylglycin und 3-Hydroxy-Isovaleriansäure, Erhöhung von Isovalerylcarnitin im Blut.

Klinik:

- **neonatale Form:** Manifestation innerhalb der Neugeborenenperiode als toxische Enzephalopathie mit Trinkschwäche, Erbrechen, muskulärer Hypotonie, Myoklonien der Extremitätenmuskulatur, Krampfanfällen und Lethargie bis hin zum Koma. Die Enzephalopathie ist irreversibel.
- **chronisch-intermittierende Form:** Manifestation im Erwachsenenalter bei katabolen Stoffwechsellagen: Lethargie, Bewusstseinsstörungen, fokalneurologische Defizite, Ataxie und Ketoazidose bis hin zum Koma.
- **chronisch-progrediente Form:** langsam progredient; Trinkschwäche, chronisches Erbrechen, Gedeihstörung, muskuläre Hypotonie und psychomotorische Retardierung, evtl. rezidivierende Infektionen (v. a. Pilzinfektionen).

Allen Formen gemeinsam ist der charakteristische **Körper-** und **Uringeruch** nach Schweißfüßen (Isovaleriansäure).

Diagnostik: Im **Neugeborenen-Screening** fällt ein erhöhtes Isovalerylcarnitin auf. Carnitin im Blut ist vermindert. Diagnostisch beweisend ist der Nachweis von **Isovalerylglyzin** und **3-Hydroxy-Isovaleriansäure im Urin**. Bei einer Stoffwechselentgleisung treten eine metabolische Azidose, eine Ketose und eine Hyperammonämie auf. Weitere auffällige Befunde sind Neutropenie, Thrombopenie und Hypokalzämie.

Therapie und Prognose:

- **eiweißreduzierte Diät**, zusätzlich Substitution von L- Carnitin und Glyzin.
- gute Prognose bei frühzeitiger Diagnosestellung und konsequenter Therapie; wenn die Therapie nicht eingehalten wird → Komplikationen wie Enzephalopathie, Demyelinisierung sowie Schädigungen der Haut und der inneren Organe.

8.4 Lipidstoffwechsel

8.4.1 Lipoproteinstoffwechsel

Abeta-Lipoproteinämie

Ätiologie: Mangel an Apolipoprotein B → verminderte Synthese von Apolipoprotein-B-tragenden Lipoproteinen (Chylomikronen, VLDL, LDL).

Klinik: Fettmalabsorption mit Steatorrhö, Gedeihstörung, Wachstumsretardierung, Steatosis hepatis, neurologische Symptome.

Diagnostik: VLDL, LDL und Gesamtcholesterin ↓ ↓, Chylomikronen fehlen, Histologie: Triglyzeridspeicherung in Darmmukosa und Leber.

Therapie: fettarme Ernährung mit essenziellen Fettsäuren, i. m.-Substitution von fettlöslichen Vitaminen (Vit. A, D, E, K).

8.4.2 Fettsäuretransport und -stoffwechsel

Carnitinzyklusdefekte

Ätiologie und Epidemiologie: Autosomal-rezessiv vererbte Störungen des Transports der langkettigen Fettsäuren in die Mitochondrien (unterschiedliche Subtypen: Carnitin-Transporter-Defekt und Enzymdefekte); Häufigkeit von 1:100 000.

Pathogenese: Langkettige Fettsäuren müssen über den Carnitinzyklus aus dem Zytoplasma in die Mitochondrien transportiert werden, damit sie dort (durch β-Oxidation) abgebaut werden können. Bei Carnitinzyklusdefekten können langkettige Fettsäuren nicht zur Energiegewinnung genutzt werden (→ gestörter Transport über die Mitochondrienmembranen).

Betroffene Patienten haben daher eine verminderte Nüchterntoleranz. Insbesondere katabole Stoffwechsellagen triggern die Symptomatik. Es werden insgesamt 4, auf enzymatischer Ebene 3 Störungen des Carnitinzyklus unterschieden.

Klinik: verminderte Fastentoleranz, hypoketotische Hypoglykämien, Hepatopathie mit Leberfunktionsstörung, Hyperammonämie; Symptome insbesondere bei katabolen Stoffwechsellagen ausgeprägt (z. B. Fasten, Infektionen, Operationen); abhängig vom Subtyp weitere spezifische Symptome (z. B. Kardiomyopathie, Herzrhythmusstörungen → plötzlicher Herztod, Myopathie).

Diagnostik: Neugeborenen-Screening zum Nachweis der Enzymdefekte; im Plasma Carnitin ↓ ↓.

> **PRAXIS** Defekte des Carnitinzyklus sind eine wichtige Differenzialdiagnose des plötzlichen Kindstods.

Therapie:

- lange Fastenperioden vermeiden, Nahrung mit vermehrt mittelkettigen Triglyzeriden; in Stresssituationen ggf. kohlenhydratreiche Nahrung über eine Magensonde
- bei Carnitin-Transporter-Defekt: hochdosierte Gabe von L-Carnitin als kurative Behandlung

Die Lebenserwartung der Patienten ist bei kardialer Manifestation eingeschränkt.

Fettsäureoxidationsdefekte

Ätiologie und Epidemiologie: autosomal-rezessiv vererbte Defekte der mitochondrialen β-Oxidation der Fettsäuren; Prävalenz 1:10 000–1:100 000; häufigster Defekt in Europa ist der Medium-Chain-Acyl-CoA-Dehydrogenase-(MCAD-)Mangel.

Pathogenese: Fettsäuren werden in den Mitochondrien durch β-Oxidation abgebaut. Insbesondere katabole Stoffwechsellagen (Fasten, Infektionen, Operationen) verursachen Stoffwechselkrisen, da die schnell verfügbaren Kohlenhydrate aufgebraucht sind und nicht auf Fettsäuren als Energielieferanten zurückgegriffen werden kann. Bei den verschiedenen Fettsäureoxidationsdefekten sind spezifische Enzyme gestört, was zum fehlerhaften Abbau des jeweiligen Substrates führt.

Klinik: Manifestation meist im Säuglings- oder frühen Kleinkindalter. Symptome aller Fettsäureoxidationsdefekte sind: verminderte Fastentoleranz, hypoketotische Hypoglykämien, Hyperammonämie, evtl. Hyperurikämie, Laktatazidose, Hepatopathie mit Leberfunktionsstörung und Kardiomyopathie.

Bei Kindern mit **MCAD-Mangel** außerdem: akutes Leberversagen (Reye-ähnliches Syndrom), Lethargie, Krampfanfälle, Koma und u. U. plötzlicher Herztod.

Diagnostik: Im Neugeborenen-Screening wird eine Acylcarnitinanalyse durchgeführt, mithilfe deren die Enzymdefekte ermittelt werden können. Die Diagnosestellung erfolgt durch Bestimmung von Carnitin, Acylcarnitinen und der spezifischen Substrate (mittel-, lang- bzw. sehr langkettige Fettsäuren) im Plasma. Diagnostische Hinweise liefert das Profil der organischen Säuren im Urin.

Therapie und Prognose:
- lange Fastenperioden vermeiden, Nahrung darf nur geringen Fettanteil haben (vermehrt mittelkettige Triglyzeride); in Stresssituationen ggf. kohlenhydratreiche Nahrung über eine Magensonde
- im Notfall: hochdosierte Glukoseinfusion

Bei kardialer Beteiligung ist die Lebenserwartung reduziert.

PRÜFUNGSHIGHLIGHTS

– ! Laborbefunde bei **MCAD-Mangel**: Erhöhung der Konzentration mittelkettiger Fettsäuren im Plasma, Hyperurikämie, Hypoketonurie, Hypoglykämie, Laktatazidose.

8.4.3 Sphingolipidosen (Lipidspeicherkrankheiten)

Es handelt sich um eine Gruppe von lysosomalen Enzymdefekten, die zu einer intrazellulären Akkumulation von unvollständig abgebauten Sphingolipiden führen. Sphingolipide kommen hauptsächlich im Nervengewebe vor. Daher manifestieren sich Sphingolipidosen v. a. durch neurologische Symptome (z. B. Entwicklungsstillstand oder -regression, motorische Störungen, Krampfanfälle).

Einen Überblick über die verschiedenen Sphingolipidosen gibt Tab. 8.5.

Diagnostik: Kinder mit Sphingolipidosen entwickeln sich initial normal, zeigen dann jedoch eine Regression ihrer Entwicklung. Liquor- oder Knochenmarkpunktion können diagnostisch wegweisend sein.

Metachromatische Leukodystrophie

Ätiologie: Defekt der Arylsulfatase A → Akkumulation von Sulfatiden in Gliazellen und Makrophagen sowie progrediente zentrale Demyelinisierung und Neurodegeneration.

Klinik:
- **spätinfantile Form** (am häufigsten): Manifestation, wenn Kinder laufen lernen: Regression der motorischen Fähigkeiten, Muskelhypotonie, Ataxie, Schluckstörungen, Demenz, spastische Tetraparese; Tod innerhalb von 5 Jahren nach Beginn der Symptomatik.
- **juvenile Form:** Manifestation im Alter von 4–10 Jahren: Stehenbleiben der geistigen und motorischen Entwicklung → motorische Geschicklichkeit ↓, Gangstörungen (aufgrund von Ataxie bzw. spastischen Lähmungen bis hin zur Tetraspastik), ggf. Krampfanfälle
- **adulte Form:** psychomotorische Auffälligkeiten oder Krampfanfälle im späten Jugend- oder Erwachsenenalter (langsam voranschreitend).

Diagnostik: Nervenleitgeschwindigkeit ↓, Sulfatidurie, Liquoreiweiß ↑, CT bzw. MRT: Hirnatrophie und Demyelinisierung im Marklager (→ CT: bilateral-symmetrische, flächige Marklagerhypodensitäten der Großhirnhemisphären).

Therapie: keine kausale Therapie möglich.

Tab. 8.5 Charakteristika der verschiedenen Sphingolipidosen

Erkrankung	Enzymdefekt	akkumulierte Substrate	betroffene Organe	Prognose
metachromatische Leukodystrophie	Arylsulfatase A	Sulfatide	ZNS, PNS, Nieren	variabel, meist fatal
GM1-Gangliosidose	β-Galaktosidase	GM1-Ganglioside	ZNS, Leber, Milz Haut, Skelett	infaust
GM2-Gangliosidose	Hexosaminidase A/ Hexosaminidase B	GM2-Ganglioside	ZNS, Retina	infaust
Morbus Fabry	α-Galaktosidase A	Ceramid	Blutgefäße, Augen, Herz, Darm, Nieren	abhängig von Folgeerkrankungen
Morbus Gaucher	β-Glukozerebrosidase	Glukozerebrosid	retikuloendotheliales System (Leber, Milz, KM)	Typ 1 und 3: schlecht; Typ 2: fatal
Morbus Niemann-Pick	Typ A und B: Sphingomyelinase	Sphingomyelin	retikuloendotheliales System (Leber, Milz, KM), Gehirn, Lunge	Typ A: fatal; Typ B: verminderte Lebenserwartung
Morbus Krabbe	Galaktozerebrosidase	Galaktosylsphingosin	ZNS, PNS	infaust
Morbus Farber	saure Ceramidase	Ceramid	Bindegewebe, Nervengewebe, Leber, Milz	variabel

Alle Sphingolipidosen mit Ausnahme von Morbus Fabry (X-chromosomal) werden autosomal-rezessiv vererbt.

LERNPAKET 3

GM1-Gangliosidose

Ätiologie: Defekt der β-Galaktosidase → Ablagerung von Gangliosiden im Nervengewebe und in anderen Organen.

Klinik:

- Typ I (**infantile, generalisierte Form**): in den ersten Lebenswochen generalisierte Muskelhypotonie mit Trinkschwäche, progrediente Enzephalopathie mit Blind- und Taubheit, Tod meist im 1. Lebensjahr.
- Typ II (**juvenile Form**): ab dem Kleinkindalter Ataxie, Krampfanfälle und Hepatomegalie; Tod um das 20. Lebensjahr
- Typ III (**adulte Form**): ab Jugend- oder Erwachsenenalter neurologische Symptome und progrediente Intelligenzminderung; eingeschränkte Lebenserwartung.

Diagnostik: Spiegelung des Augenhintergrunds: kirschroter Makulafleck; Urin: vermehrt Oligosaccharide.

Therapie: keine kausale Therapie möglich.

GM2-Gangliosidose

Ätiologie:

- Defekt der Hexosaminidase A bzw. B → Speicherung von GM2-Gangliosid v. a. im Nervengewebe → Morbus Tay-Sachs (A) und Morbus Sandhoff (A und B)
- Mangel an Aktivatorprotein G_{M2A}

Klinik: klinisch ähnlich wie die GM1-Gangliosidosen, allerdings ohne Lebervergrößerung, Endstadium: amaurotische Idiotie. Viszerale Symptome treten beim Morbus Sandhoff auf.

Diagnostik: Augenhintergrundspiegelung: kirschroter Makulafleck.

Therapie: keine kausale Behandlungsmöglichkeit.

Morbus Fabry

Ätiologie: Defekt der α-Galaktosidase A → Ablagerung von Ceramidtrihexosid in Endothelzellen, in der glatten Muskulatur und in Epithelien.

Klinik: Manifestation im späten Kleinkind- oder Schulalter: Parästhesien, starke anfallsartige Schmerzen in den Akren, Bauchschmerzen, Durchfall, Angiektasien und Angiokeratome (umschriebene, punktuelle, blauschwarze Gefäßerweiterungen), Temperaturregulationsstörung und Hypohidrose. Komplikationen: Hornhauttrübung durch Einlagerungen (**Cornea verticillata**), Herzklappeninsuffizienzen, Herzrhythmusstörungen, chronisches Nierenversagen, vaskuläre Komplikationen (z. B. Schlaganfall). Normale Intelligenz, aber eingeschränkte Lebenserwartung.

Therapie: i. v. Enzymersatztherapie mit rekombinanter α-Galaktosidase, Carbamazepin oder Phenytoin gegen die Schmerzanfälle.

Morbus Gaucher

Ätiologie: autosomal-rezessiv vererbter Defekt der β-Glukozerebrosidase → Einlagerung von Glukozerebrosid in die Organe des retikuloendothelialen Systems (RES).

Klinik:

- **chronisch-viszerale Form** (Typ 1): Manifestation in Kindheit oder Adoleszenz: Hepatosplenomegalie, Hyperspleniamus, Blutungsstörungen, Knochenschmerzen, pathologische Frakturen, Skelettdeformitäten und Minderwuchs, keine ZNS-Beteiligung
- **akute infantile neuropathische Form** (Typ 2): Manifestation im 1. Lebensjahr mit Hepatosplenomegalie, Hypersplenismus, Gedeihstörung, Entwicklungsstillstand und progredienten ZNS-Symptomen
- **subakute neuropathische Form** (Typ 3): unterschiedlicher Manifestationszeitpunkt; Symptomatik wie Typ 2, aber leichterer Verlauf (Verlust erworbener Fähigkeiten, progrediente Enzephalopathie, evtl. hypogonadotroper Hypogonadismus)

Diagnostik: Blutbild: Panzytopenie, Nachweis einer verminderten Glukozerebrosidaseaktivität in peripheren Leukozyten, Knochenmarkausstrich: Makrophagen mit Speichergranula (Schaumzellen, sog. **Gaucher-Zellen**, **Abb. 8.2**), Röntgenbefund: Erlenmeyerkolbendeformität des distalen Femurs (Verplumpung der Röhrenknochen).

Therapie: i. v.-Enzymersatztherapie mit Imiglucerase (wirkt nicht bei Typ 2), alternativ Miglustat per os.

Morbus Niemann-Pick

Ätiologie:

- Typ A und B: Defekt der Sphingomyelinase → Speicherung von Sphingomyelin im Gehirn und im retikuloendothelialen System
- Typ C und D: Störung des Cholesterolstoffwechsels (= Lipidspeicherkrankheit).

Klinik:

- Typ A (**akute infantile neuropathische Form**): Manifestation innerhalb der ersten 4 Lebensmonate: Erbrechen, Trinkschwäche, Gedeihstörung, progrediente Hepatosplenomegalie, rascher neurologischer Verfall
- Typ B (**chronisch-viszerale Form**): langsamerer Verlauf mit Lungen- und Leberbeteiligung (Cholestase) und Entwicklungsregression; keine ZNS-Beteiligung.

Diagnostik: Spiegelung des Augenhintergrunds: **kirschroter Makulafleck**, Knochenmarkausstrich: charakteristische Schaumzellen („Niemann-Pick-Zellen").

Therapie: keine kausale Therapiemöglichkeit.

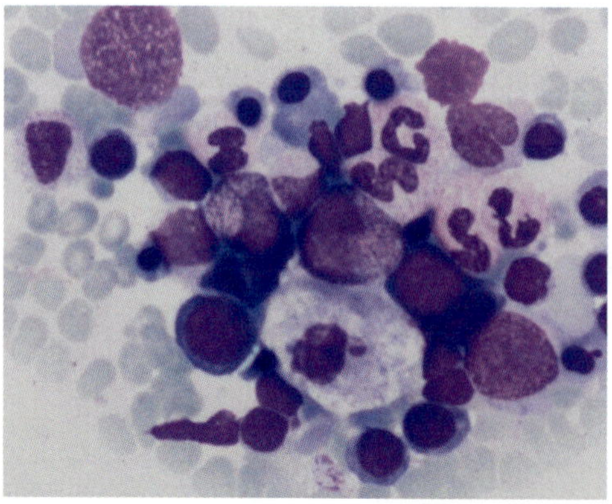

Abb. 8.2 Gaucherzellen im Knochenmark. [aus Gortner, Meyer, Duale Reihe Pädiatrie, Thieme, 2018]

Morbus Krabbe

Ätiologie: Mangel an Galaktozerebrosidase → Anhäufung von Galaktosylphingosin (toxisch) in den Myelinscheiden peripherer Nerven und in den Gliazellen des Gehirns (→ Demyelinisierung).

Klinik: Manifestation meist im ersten Lebensjahr: muskuläre Hypertonie (Opisthotonus), periphere Neuropathie mit Hyperästhesie, übermäßige Irritabilität, Krampfanfälle, Ataxie, im Verlauf kommt es zum Verlust bereits erworbener Fähigkeiten, zu Blindheit, Taubheit und Tetraspastik. Tod meist im ersten oder zweiten Lebensjahr.

Diagnostik: Nervenleitgeschwindigkeit ↓, Liquoreiweiß ↑, MRT: periventrikuläre Leukodystrophie, Diagnosesicherung: Defektnachweis aus Leukozyten bzw. Fibroblasten oder Genanalyse.

Therapie: keine kausale Therapiemöglichkeit.

PRÜFUNGSHIGHLIGHTS

- **!! Morbus Gaucher** ist ein autosomal-rezessiv vererbter Defekt der zu einer verminderten Aktivität der Glukozerebrosidase in den peripheren Leukozyten führt
- **! Morbus Fabry** wird X-chromosomal-rezessiv vererbt und äußert sich klinisch u. a. mit Angiektasien und Angiokeratomen und brennenden Schmerzen an den Extremitäten. Komplikationen sind Hornhauttrübungen sowie eine Niereninsuffizienz und vaskuläre Ereignisse.

8.5 Kupferstoffwechsel

8.5.1 Morbus Wilson

Ätiologie: Autosomal-rezessiv vererbter Defekt im Coeruloplasminen → Coeruloplasminmangel mit verminderter Kupferausscheidung und Kupfereinlagerung in Basalganglien und Kornea.

Klinik:
- Leber: akutes Leberversagen (oft plötzlich bei Jugendlichen) oder „chronische Hepatitis", Cholestase
- Blut: Hämolyse → Ikterus
- ZNS: Parkinson-ähnliche und extrapyramidalmotorische Symptome mit Tremor und Dystonie, Dysarthrie, Krampfanfälle, Ataxie

Diagnostik:
- Labor: Erhöhung der Transaminasen, Coeruloplasmin und Kupfer im Serum ↓, Kupfer im Urin ↑
- Auge: Kayser-Fleischer-Kornealring
- Leberbiopsie: erhöhter Kupfergehalt (Diagnosesicherung).

PRAXIS Bei unklarer Erhöhung der Leberwerte im Kindesalter sollten Sie an einen Morbus Wilson denken.

Therapie:
- D-Penicillamin zur Förderung der renalen Kupferausscheidung (aufgrund der Wirkung als Pyridoxinantimetabolit immer in Kombination mit Pyridoxin) oder Trientin (2. Wahl)
- kupferarme Diät
- Reduktion der Kupferresorption durch Zinkeinnahme
- Bei konsequenter Therapie normale Lebenserwartung; Lebertransplantation evtl. erforderlich.

PRÜFUNGSHIGHLIGHTS

- **!** Bei Morbus Wilson ist der Coeruloplasminspiegel i. S. erniedrigt.

9 Endokrinopathien

9.1 Hypophysenvorderlappeninsuffizienz

Ätiologie:
- Tumoren (z. B. Kraniopharyngeom, Hypophysenadenome)
- Zerstörung der Hypophyse durch Infektionen, Blutungen oder Bestrahlung
- Fehlbildungen und genetische Störung.

Klinik: Ausfall der Hypophysenhormone mit entsprechenden Symptomen (Reihenfolge des Ausfalls: STH > Gonadotropine > TSH > ACTH): Minderwuchs, Hypogonadismus, Hypothyreose, Nebennierenrindeninsuffizienz (z. B. blasse Haut, Müdigkeit, Bauchschmerzen). Außerdem Symptome durch Druck auf die Umgebung (Gesichtsfeldausfälle, Kopfschmerzen, Krampfanfall, Erbrechen).

Diagnostik: Laboruntersuchung (Funktionstests der peripheren Hormone), kraniale MRT zur Darstellung von Tumoren.

Therapie: Hormonsubstitution.

9.2 Diabetes insipidus

Ätiologie:
- **zentraler Diabetes insipidus (ADH-Mangel):** idiopathisch, transient bei Frühgeborenen, sekundär: Tumoren der Hypophysen-/Hypothalamusregion (z. B. Kraniopharyngeom), Metastasen, Traumata, neurochirurgische Eingriffe, Infektionen
- **renaler Diabetes insipidus (ADH-Rezeptorresistenz):** angeboren oder erworben (z. B. Tubulusschädigung)

Klinik: Polyurie, **Polydipsie** und unkonzentrierter, heller Harn → Gefahr von Dehydratation und Exsikkose (v. a. bei Säuglingen). Symptome bestehen auch nachts.

Diagnostik:

- Durstversuch → Urinosmolalität steigt trotz Flüssigkeitskarenz nicht an
- Desmopressin- (DDAVP-Test) bzw. ADH-Test: zur Differenzierung zwischen Diabetes insipidus centralis und renalis; beim zentralen Diabetes insipidus nimmt die Urinkonzentrierung nach ADH-Gabe zu (Urinosmolalität ↑, Urinvolumen ↓).
- kraniale Bildgebung

Therapie: Substitution von ADH (Desmopressin Nasenspray).

PRÜFUNGSHIGHLIGHTS

– ! Mit dem **DDAVP-Test** ist eine Differenzierung zwischen Diabetes insipidus centralis und renalis möglich. Durchführung: Gabe eines ADH-Analogons und Bestimmung von Urinvolumen und Urinosmolarität.

9.3 Hypothyreose

Ätiologie:

- **angeborene Form = konnatale Hypothyreose** (1:3000–1:4000 Neugeborene): Die Schilddrüse kann fehlen oder dysplastisch bzw. ektop angelegt sein.
- **erworbene Form**:
  - **primär:** entzündlich, z. B. Hashimoto-Thyreoiditis (autoimmun bedingte Schädigung der Thyreozyten), nach Operation bzw. Radioiodtherapie, extremer Iodmangel, bestimmte Medikamente
  - **sekundär/tertiär**: Hypophysenvorderlappen- bzw. Hypothalamusinsuffizienz
- **transiente Hypothyreose**: beim Früh-/Neugeborenen → möglich bei Iodmangel, Thyreostatikaeinnahme oder Schilddrüsenautoantikörpern der Mutter.

Klinik:

- **konnatale Hypothyreose:** Trinkfaulheit, muskuläre Hypotonie, Müdigkeit, Hypothermie, Bradykardie, Icterus neonatorum prolongatus, verzögerter Fontanellenschluss, Obstipation, Entwicklung einer Struma (Ausnahme: bei fehlender Schilddrüse); ohne Therapie schwere Gedeih- und Entwicklungsstörungen mit geistiger Retardierung (IQ ≤ 70, sog. **Kretinismus**)
- **Kinder mit erworbener Hypothyreose:** Adynamie, Müdigkeit, Kälteintoleranz, trockene, teigige Haut, Gewichtszunahme (generalisiertes Myxödem), brüchiges Haar, Obstipation, raue Stimme, Bradykardie, retardiertes Knochenalter, verzögerte Dentition, Kleinwuchs und Pubertas tarda.

Diagnostik:

- Neugeborenen-Screening: TSH-Bestimmung
- Die Bestimmung der **Laborwerte** sichert die Diagnose und gibt Aufschluss über den Schweregrad:
  - latente (primäre) Hypothyreose: TSH ↑, fT_3 und fT_4 noch normal
  - manifeste (primäre) Hypothyreose: TSH ↑ ↑, fT_3 und fT_4 ↓
  - bei sekundären/tertiären Formen ist auch TSH erniedrigt
- bei **Hashimoto-Thyreoiditis:** Nachweis von typischen Autoantikörpern (TPO-Antikörper, Thyreoglobulin-Antikörper), Sonografie (inhomogene, echoarme Schilddrüse).

Therapie:

- Substitution von L-Thyroxin (Dosierung orientiert sich am TSH-Wert)
- bei positivem Neugeborenen-Screening sofortige Gabe von L-Thyroxin unter regelmäßigen Kontrollen von TSH und T_4.

9.4 Hyperthyreose

Ätiologie:

- angeboren: Mutationen im TSH-Rezeptor, Morbus Basedow der Mutter (transplazentare Übertragung der Autoantikörper; selbstlimitierend)
- erworben: Morbus Basedow

Klinik: Struma, warme und feuchte Haut, vermehrtes Schwitzen, Wärmeintoleranz, gesteigertes Hungergefühl, aber dennoch Gewichtsverlust, Herzrhythmusstörungen, Palpitationen, Tachykardie, Unruhe, Nervosität, vermehrte Reizbarkeit, Tremor, Diarrhö, Haarausfall, Schlafstörungen, Myopathie (rasche Ermüdbarkeit); endokrine Orbithopathie (Exophthalmus, Doppelbilder) und prätibiales Myxödem sind Komplikationen bei Morbus Basedow.

Diagnostik:

- Labor
  - latente (primäre) Hyperthyreose: TSH ↓, fT_3 und fT_4 normal
  - manifeste (primäre) Hyperthyreose: TSH ↓, fT_3 und fT_4 ↑
- Autoantikörpersuche bei Morbus Basedow (z. B. TSH-Rezeptorantikörper [TRAK]).

Therapie:

- bei Morbus Basedow: medikamentöse Therapie mit Thyreostatika über 1–2 Jahre, bei Rezidiv Radioiodtherapie oder Thyreoidektomie; bei Tachykardie β-Blocker
- bei TSH-Rezeptor-Mutation: frühzeitige Thyreoidektomie
- bei Morbus Basedow der Mutter: vorübergehend β-Blocker oder Thyreostatika.

PRAXIS Cave: Unter Thyreostatika-Therapie regelmäßig das Blutbild kontrollieren und auf Infektzeichen achten → gefährliche Nebenwirkung: Agranulozytose.

PRÜFUNGSHIGHLIGHTS

Hypothyreose

– ! **Klinik bei konnataler Hypothyreose:** muskuläre Hypotonie, Trinkunlust, verzögerter Verschluss der Fontanelle, Obstipation

– ! **Hashimoto-Thyreoiditis:** Nachweis von TPO-AK (Thyreoideaperoxidase-Antikörper) und TG-AK (Thyreoglobulin-Antikörper), inhomogenes und echoarmes Schilddrüsenparenchym in der Sonografie.

9.5 Adrenogenitales Syndrom (AGS)

Ätiologie: autosomal-rezessiv vererbte Enzymdefekte der adrenalen Steroidhormonbiosynthese, in 90–95 % d. F. **Defekt der 21-Hydroxylase** (Inzidenz 1:5000–1:12 000).

LERNTIPP

Die jeweiligen Wahrscheinlichkeiten bei den möglichen Vererbungsgängen sollten Sie berechnen können. Zum Beispiel wollte das IMPP in einer Frage wissen, mit welcher Wahrscheinlichkeit ein gesundes Kind selbst heterozygoter Träger einer Mutation ist, wenn beide Eltern heterozygote Träger sind.

Pathogenese: Infolge des Enzymdefekts wird zu wenig Kortisol gebildet → negative Rückkopplung fehlt → ACTH-Ausschüttung in der Hypophyse ↑ → Überstimulation der Nebennierenrinde

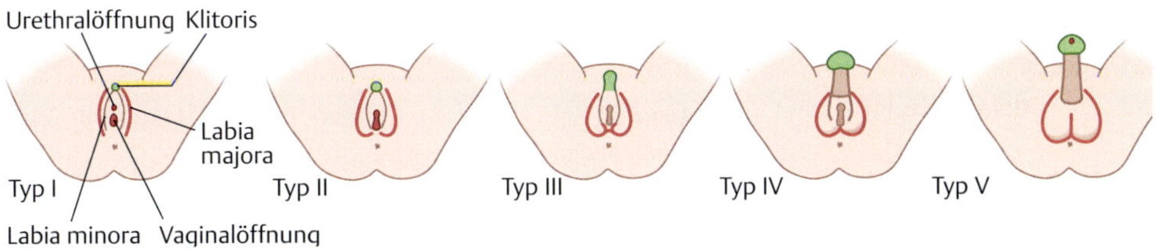

Abb. 9.1 **Virilisierung des äußeren weiblichen Genitales nach Prader.** [aus Gätje et al., Kurzlehrbuch Gynäkologie und Geburtshilfe, Thieme, 2011]

→ Hyperplasie der Nebennierenrinde → durch die Blockade des Kortisol- und z. T. auch des Aldosteronsyntheseweges vermehrte Bildung von Androgenen.

Klinik:

- **klassisches kompliziertes AGS** (mit Salzverlust; häufigste Form):
  - **Hypokortisolismus**: Trinkschwäche, Müdigkeit, Apathie, Hypoglykämie, Addison-Krisen, erhöhte Temperatur
  - **Salzverlustsyndrom** durch Aldosteronmangel: Erbrechen, Durchfall, Nahrungsverweigerung, Exsikkose, reduzierter Hautturgor (eingesunkene Fontanelle), Hypotonie, Schock
  - bei beiden Geschlechtern: Androgenexzess, Pseudopubertas praecox mit Kleinwuchs
  - bei Mädchen: Pseudohermaphroditismus femininus (intersexuelles/virilisiertes Genitale → Klitorishypertrophie, Abb. 9.1).
  - bei Jungen: vergrößertes Genitale (**Makrogenitosomie**), Penis und Skrotum hyperpigmentiert
- **klassisches unkompliziertes** (einfach virilisierendes) **AGS** (ohne Salzverlust):
  - Hypokortisolismus und Androgenexzess
- **nicht klassisches (Late-onset-) AGS:**
  - Hochwuchs im Kindesalter, Kleinwuchs im Erwachsenenalter
  - Pseudopubertas praecox: prämature Adrenarche/Pubarche
  - ab der Pubertät: Akne, Seborrhö
    - bei Mädchen: ausbleibende Thelarche und Menarche, Menstruationsstörungen, Hirsutismus, tiefe Stimme, androgenetische Alopezie
    - bei Jungen: infantile Gonaden.

LERNTIPP !

Kinder mit klassischem adrenogenitalem Syndrom werden i. d. R. **während der Neugeborenenperiode** mit dem Salzverlustsyndrom klinisch auffällig. Denken Sie daran, wenn Sie ein Neugeborenes, das ständig Nahrung erbricht und mit Exsikkose und Elektrolytentgleisungen (Hyponatriämie, Hyperkaliämie, metabolische Azidose) stationär aufgenommen wird, untersuchen. Bei Jungen werden die klinischen Symptome häufiger verkannt als bei Mädchen.

Diagnostik:

- **im Serum: ACTH** und **Androgene** (Dehydroepiandrosteron, Androstendion, Testosteron) ↑, Zwischenprodukte **17-Hydroxy-Progesteron** und **21-Desoxykortisol** ↑, Kortisol ↓, bei Salzverlustsyndrom außerdem **hypotone Dehydratation** mit Hyponatriämie, Hyperkaliämie und metabolischer Azidose sowie ggf. Hypoglykämie
- **im Urin:** Pregnantriol ↑ (Metabolit von 17-Hydroxy-Progesteron)
- **Neugeborenen-Screening**: **17-Hydroxy-Progesteron** ↑ (Cave: Bei Frühgeborenen kann der Screening-Test auch falsch positiv ausfallen (→ erhöhte Kortisolspiegel in Stresssituationen))
- **ACTH**-Kurztest bei V. a. Late-onset-Formen oder heterozygoten Träger (Anstieg von 17-OH-Progesteron).

Therapie:

- **lebenslange Substitution** von Glukokortikoiden (**Hydrocortison** vor Abschluss des Längenwachstums) und – bei Salzverlust – von Mineralokortikoiden (**Fludrokortison**)
- bei Mädchen mit AGS und intersexuellem Genitale evtl. korrigierende Operation.

PRAXIS In Stresssituationen, wie z. B. bei Fieber, Infekten, Operationen oder emotionalem Stress, muss die Glukokortikoiddosis angepasst werden. Unter der Therapie regelmäßig Wachstum und Knochenalter kontrollieren sowie den Progesteronmetaboliten Pregnantriol im Harn bestimmen.

Prognose: Beim unbehandelten klassischen AGS kommt es zu Addison- und ggf. zu Salzverlustkrisen. Unbehandelte Patienten mit klassischem oder unkompliziertem AGS entwickeln eine **Pseudopubertas praecox.** Die Fertilität ist bei den weiblichen Betroffenen insgesamt reduziert.

Prophylaxe: Schwangere Patientinnen mit AGS bzw. Risikoschwangerschaften (z. B. Eltern sind heterozygote Genträger, Geschwisterkind mit AGS) sollten möglichst **frühzeitig** (um die 6. SSW) prophylaktisch mit **Steroiden** (Dexamethason) behandelt werden, also bevor die Genitaldifferenzierung stattfindet. Entscheidend für die Weiterbehandlung ist der Karyotyp des Fetus und der molekulargenetische Befund nach Pränataldiagnostik. Wenn die Analyse der Chorionzottenbiopsie einen männlichen Fetus ergibt, kann die Gabe gestoppt werden, da die intrauterine Hyperandrogenämie in diesem Fall keine negativen Auswirkungen hat.

PRÜFUNGSHIGHLIGHTS

AGS

- **!! Ätiologie:** in 90–95 % d. F. autosomal-rezessiv vererbter Enzymdefekt der 21-Hydroxylase (Wahrscheinlichkeiten von Erkrankungsrisiken berechnen können!)
- **! Pathogenese:** Kortisolsynthese gestört → ACTH-Sekretion ↑ → Überstimulation der NNR → Nebennierenrindenhyperplasie → vermehrte Bildung von Androgenen
- **!!! klassisches AGS mit Salzverlustsyndrom:** Erbrechen, Gedeihstörungen, Elektrolytstörungen (Hyponatriämie, Hyperkaliämie, metabolische Azidose), reduzierter Hautturgor, Exsikkose, vergrößerter Penis beim Jungen, Klitorishypertrophie beim Mädchen
- **!!** Bei Mädchen mit virilisiertem Genitale spricht man von **Pseudohermaphroditismus femininus**.
- **! nicht klassisches (Late-onset-) AGS**

LERNPAKET 3

- ! Ein ACTH-Kurztest/Stimulationstest eignet sich zur Unterscheidung der verschiedenen Verlaufsformen des AGS.
- ! Das AGS führt zu **Hochwuchs** im Kindesalter, **Kleinwuchs** im Erwachsenenalter.
- ! Neugeborenen-Screening: **17-Hydroxy-Progesteron** ↑
- !! **Therapie**: lebenslange Substitution von Glukokortikoiden (**Hydrocortison**) und Mineralokortikoiden (**Fludrokortison**)
- !! **Prophylaxe** bei Schwangeren mit **AGS bzw. Risikoschwangerschaften** (AGS-Patienten in der Familie): pränatale Hormontherapie (Steroidgabe) möglichst rasch nach eingetretener Schwangerschaft (um die 6. SSW). Ergibt die Chromosomenanalyse aus Chorionzotten ein männliches Geschlecht, kann die Steroidgabe beendet werden.

9.6 Nebennierenrindeninsuffizienz

Ätiologie:
- **primäre NNR-Insuffizienz**
- angeboren: z. B. Hypoplasie, familiärer Glukokortikoidmangel bzw. -resistenz, Mineralokortikoidmangel
- erworben (Morbus Addison): z. B. Autoimmunadrenalitis, Infektionen
- **sekundäre NNR-Insuffizienz:** Hypophysenvorderlappen- (Hypoplasie, Tumoren) bzw. Hypothalamusinsuffizienz (Langzeittherapie mit Glukokortikoiden, Tumoren)

Klinik: Symptome treten auf, wenn ca. 90 % der NNR-Zellen zerstört wurden, oder bei einer akuten Exazerbation einer latenten NNR-Insuffizienz (abruptes Absetzen von Steroiden, Infektionen):
- Schwäche, rasche Ermüdbarkeit, Appetitlosigkeit, Adynamie, Blutdruck ↓
- Erbrechen, Diarrhö, diffuse Bauchschmerzen (Pseudoperitonismus), Gewichtsverlust, Dehydratation
- Hypoglykämie
- Verlust der weiblichen Sekundärbehaarung
- nur bei Morbus Addison: Hyperpigmentierung der Haut, v. a. an den Handlinien.

Komplikation: Addison-Krise: akute Dekompensation in Belastungssituationen (z. B. Stress, Infektionen, Erbrechen und Diarrhö), v. a. bei Patienten mit latenter Ausprägung. Symptome: **pseudoperitonitische Bauchschmerzen** und lebensbedrohliche **Elektrolytentgleisungen** (Hyponatriämie, Hyperkaliämie, Hypovolämie bis hin zur Exsikkose, Hypotonie, Hypoglykämie, Kreatininanstieg, metabolische Azidose, Bewusstlosigkeit bis hin zum Koma).

Diagnostik: Labor (Kortisol ↓, ACTH ↑ bei primärer NNRI), bei primärer NNRI typische Elektrolytstörungen, da auch Mineralokortikoide betroffen sind: Na^+ ↓, K^+ ↑, metabolische Azidose.

Therapie: Substitutionstherapie mit Hydrocortison (nach Abschluss des Längenwachstums evtl. Wechsel zu Dexamethason/Prednison → seltenere Gaben), bei Morbus Addison zusätzlich Fludrokortison; Cave: Dosis in Belastungssituationen erhöhen! Die Patienten bekommen einen Notfallausweis.

PRÜFUNGSHIGHLIGHTS

- !! **Klinik bei Morbus Addison:** Müdigkeit, Abgeschlagenheit, Appetitlosigkeit, Gewichtsverlust, diffuse Bauchschmerzen, Übelkeit und Diarrhö, dunkle Hautpigmentierung
- ! **Therapie:** Substitutionstherapie mit Hydrocortison.

9.7 Cushing-Syndrom

DEFINITION Erhöhung von Kortisol im Plasma (Hyperkortisolismus), unabhängig von der Ursache.

Ätiologie:
- Morbus Cushing: zentrale Ursache → ACTH-produzierendes Adenom der Hypophyse
- exogenes Cushing-Syndrom: Langzeitbehandlung mit Glukokortikoiden
- Tumoren der Nebennieren (sehr selten).

Klinik: Stammfettsucht mit „Vollmondgesicht" und „Stiernacken", Wachstumsstörung, Diabetes mellitus, Muskelschwäche und Osteoporose, dünne Haut mit Striae distensae, arterielle Hypertonie, erhöhte Infektanfälligkeit, Pseudopubertas praecox, psychische Veränderungen.

Diagnostik:
- Diagnosestellung: Kortisol ↑, Kortisol bleibt im niedrigdosierten Dexamethason-Hemmtest ↑
- Ursachenfindung (Morbus Cushing oder Cushing-Syndrom)
  - Messung von ACTH: bei Morbus Cushing ACTH ↑, bei adrenalem Cushing-Syndrom ↓
  - hochdosierter Dexamethason-Hemmtest: bei Morbus Cushing Kortisol ↓, bei adrenalem Cushing-Syndrom normal bis ↑
  - Bildgebung (kranial, Nebenniere).

Therapie: operative Entfernung von Tumoren, Substitution von Glukokortikoiden, bis sich die körpereigene Kortisolproduktion erholt hat (bei bilateraler Adrenalektomie lebenslange Substitution).

9.8 Hypogonadismus

DEFINITION Permanente Unterfunktion der Gonaden.

Ätiologie:
- Störung in den Gonaden selbst (**primärer** oder **hyper**gonadotroper **Hypogonadismus**): z. B. Gonadenagenesie/-dysgenesie, gonadale Insuffizienz, Chromosomenanomalien (Turner-, Klinefelter-Syndrom)
- Störung in der Hypophyse (**sekundärer** oder **hypo**gonadotroper **Hypogonadismus**): z. B. Hypophysenvorderlappeninsuffizienz, isolierter LH- oder FSH-Mangel, Tumoren (z. B. Kraniopharyngeom), Unterernährung (z. B. durch Anorexia nervosa)
- Störung im Hypothalamus (**tertiärer/hypo**gonadotroper **Hypogonadismus**): GnRH-Mangel, Kallmann-Syndrom, Prader-Willi-Syndrom

Klinik: Ausbleiben bzw. Stillstand der Pubertätsentwicklung.

LERNTIPP !

Das **Kallmann-Syndrom** (auch olfaktogenitales Syndrom) ist eine genetische Erkrankung, bei der eine Mutation zu dem Symptomkomplex hypogonadotroper Hypogonadismus und **An- oder Hyposmie** führt. Bei Verdacht auf Kallmann-Syndrom ist daher zunächst der Geruchssinn zu prüfen.

Diagnostik: Die Geschlechtshormone Testosteron und Östradiol sind immer erniedrigt. Bei primären Störungen sind die Gonadotropine erhöht; die Sexualhormone steigen im HCG-Test nicht an. Bei sekundären und tertiären Formen sind die Gonadotropine erniedrigt. Bei einer hypothalamischen Ursache (tertiäre Störung) steigen LH und FSH nach LHRH-Injektion an, bei einer hypophysären Schädigung (sekundäre Störung) hingegen nicht.

Das **Skelettalter** ist altersentsprechend normal. Bei Verdacht auf eine zentrale Störung wird eine Schädel-MRT durchgeführt.

PRAXIS Die **konstitutionelle Entwicklungsverzögerung** ist die wichtigste Differenzialdiagnose.

Therapie: **Substitution** der fehlenden Sexualhormone: Bei Jungen wird bei einem Knochenalter von 13 Jahren mit der Substitution (Testosteron als Depotpräparat i. m.) begonnen, bei Mädchen mit etwa 11–12 Jahren (Estradiol täglich p. o.). Bei Mädchen kann nach ½–1 Jahr auf eine zyklische Therapie mit Östrogenen und Gestagenen umgestellt werden. Unter der Therapie sind regelmäßige Kontrollen von Wachstumsgeschwindigkeit, Knochenalter und Pubertätsfortschritt erforderlich.

PRÜFUNGSHIGHLIGHTS

– ! Bei Verdacht auf **Kallmann-Syndrom** (olfaktogenitales Syndrom) muss der Geruchssinn geprüft werden.

9.9 Störungen der Geschlechtsentwicklung (Intersexualität)

DEFINITION Atypische Geschlechtsentwicklung, bei der chromosomales, gonadales und phänotypisches Geschlecht voneinander abweichen (disorders of sex development).

Ätiologie: kindliche Störungen (z. B. Chromosomenanomalien), erbliche Defekte von an der Sexualhormonsynthese beteiligten Enzymen (z. B. AGS), mütterliches Verhalten (Androgeneinnahme oder Alkoholkonsum in der Schwangerschaft) oder mütterliche Erkrankungen (androgenproduzierende Tumoren der Nebennierenrinde, plazentarer Aromatasemangel).

Formen:

- **Hermaphroditismus verus**: Ovarien und Hoden vorhanden (entweder getrennt oder als sog. Ovotestes); meistens XX-, seltener XY- bzw. XX/XY-Genotyp.
- **Pseudohermaphroditismus masculinus**: überwiegend weiblicher Phänotyp bei XY-Karyotyp und normal angelegten Hoden; Ursache: verminderte Androgenwirkung auf den Fetus, z. B. testikuläre Feminisierung, Störungen der Androgenbiosynthese oder Androgenumwandlung.
- **Pseudohermaphroditismus femininus**: überwiegend männlicher Phänotyp bei XX-Karyotyp und normal angelegten Ovarien. Ursachen: verstärkte Androgenwirkung auf den Fetus, z. B. erhöhter Androgenspiegel der Mutter (z. B. Androgeneinnahme, androgenproduzierender Tumor) oder AGS.

Klinik:

- sichtbar uneindeutiges Genitale
  - bei Mädchen: Vergrößerung der Klitoris, Fusion der großen Labien zum Anus hin, palpable Resistenz an den großen Labien (Ovotestes)
  - bei Jungen: Hypospadie, Mikropenis, Kryptorchismus
- kloakale Fehlbildung
- evtl. Salzverlustsyndrom

Diagnostik:

- Anamnese und klinische Untersuchung: Inspektion, Beurteilung von Entwicklungsstadium (Reifezustand) des Genitales und bei Mädchen Bestimmen des Stadiums nach Prader, vaginale und rektale Austastung, Palpation der Leisten (Ovotestes)
- humangenetische Untersuchung: Karyogramm oder FISH
- endokrinonologische Labordiagnostik: Gonadotropine, Östradiol- und Testosteron basal und nach GnRH-Test
- Abdomensonografie zur Darstellung des inneren Genitales
- MRT, Kolpo- und Zystoskopie vor geplanter OP

PRAXIS Wenn bei einem phänotypisch männlichen bzw. intersexuellen Neugeborenen keine Hoden palpiert werden können, ist keine Aussage über das Geschlecht möglich.

Therapie: interdisziplinär; Korrekturoperation, um Funktion und Fertilität zu gewährleisten (bei echtem Hermaphroditismus möglichst Entscheidung des Betroffenen abwarten), ggf. Entfernung von funktionslosen Gonaden.

9.10 Vorzeitige Pubertätsentwicklung

Synonym: Pubertas praecox

DEFINITION
- **Pubertas praecox vera:** Auftreten von sekundären Geschlechtsmerkmalen bei Mädchen vor dem 8. Geburtstag bzw. bei Jungen vor dem 10. Geburtstag; normale Reihenfolge der pubertären Reifungsprozesse.
- **Pseudopubertas praecox:** vorzeitige Pubertätsentwicklung mit gestörter Reihenfolge der pubertären Reifungsprozesse.

Epidemiologie: Prävalenz der Pubertas praecox vera 1:5000–1:10 000; deutlich häufiger bei Mädchen (w:m = 5–7:1) und meistens idiopathisch; bei Jungen meist hirnorganische Ursache.

Ätiopathogenese:

- **echte Pubertas praecox:** ausgelöst durch zentrale vorzeitige pulsatile GnRH-Ausschüttung; Ursachen: familiär, hirnorganische Veränderungen (z. B. Hirntumoren, Fehlbildungen), Phakomatosen, primäre unbehandelte Hypothyreose.
- **Pseudopubertas praecox**: ausgelöst durch **periphere** (gonadal, adrenal oder ektop) Hormonausschüttung (GnRH-unabhängig) → gestörter Pubertätsablauf; Ursachen: AGS, Tumoren der Nebennieren oder Gonaden, McCune-Albright-Syndrom (fibröse Knochendysplasie, Café-au-lait-Flecken und Pseudopubertas praecox).

Diagnostik:

- Anamnese (familiäres Vorkommen?)
- klinische Untersuchung
- Labor: Östradiol und Testosteron/Dihydrotestosteron ↑, bei Pubertas praecox vera: pulsatile Ausschüttung von LH und FSH, stimulierbar im GnRH-Test (LH : FSH > 1); bei Pseudopubertas praecox adrenaler oder gonadaler Ursache: LH und FSH ↓, ACTH-Test, um adrenale Enzymdefekte auszuschließen.

LERNTIPP !

Kinder mit Pubertas praecox sind zunächst für ihr Alter zu groß, dann aufgrund des vorzeitigen Epiphysenfugenschlusses für ihr Alter zu klein.

Differenzialdiagnosen:

- **isolierte prämature Pubarche:** isoliertes vorzeitiges Auftreten von Schambehaarung durch vermehrte adrenale Androgenproduktion bei normalen Wachstums- und Laborparametern. Adrenale Funktionsstörungen (**Late-onset AGS**) und androgenbildende Tumoren sollten ausgeschlossen werden.
- **isolierte prämature Thelarche:** vorzeitige Brustentwicklung ohne Krankheitswert bei Mädchen zwischen dem Neugeborenenalter und dem 8. Lebensjahr; spontane Rückbildung, keine Therapie erforderlich. Bei Eintritt von Tanner-Stadium III ist jedoch eine Pubertas praecox auszuschließen.
- **Pubertätsgynäkomastie:** Brustentwicklung bei Jungen im Rahmen einer normalen Pubertätsentwicklung. In der Regel spontane Rückbildung.
- **konstitutionelle Entwicklungsbeschleunigung:** Normvariante mit familiärer Häufung. Früher Pubertätseintritt bei beschleunigter Entwicklung. Perzentilenparalleler Hochwuchs, akzeleriertes Knochenalter und prognostische Endgröße im Normbereich. Keine Abklärung erforderlich.

Therapie und Prognose:

- **idiopathische Pubertas praecox:** Gabe von GnRH-Agonisten (GnRH-Analoga, z. B. Leuprorelinacetat als s. c.-Depotpräparat) → Suppression von GnRH durch die kontinuierliche GnRH-Einwirkung
- **Pseudopubertas praecox:** Therapie der Grunderkrankung.

PRÜFUNGSHIGHLIGHTS

– ! Die Kombination aus fibröser Knochendysplasie, Café-au-lait-Flecken und Pubertas praecox ist typisch für das **McCune-Albright-Syndrom**.

9.11 Verzögerte Pubertätsentwicklung

Synonym: Pubertas tarda

DEFINITION Ausbleiben des physiologischen Pubertätsbeginns bis zum 14. (Mädchen) bzw. 15. (Jungen) Lebensjahr.

Ätiologie:

- **konstitutionelle Entwicklungsverzögerung** (KEV): Prävalenz ca. 1:50. Familiär gehäuft auftretende Normvariante mit verzögerter Entwicklung bzw. verzögertem Wachstum. Geistige und motorische Entwicklung sind normal. Die hypothalamische GnRH-Sekretion tritt verspätet ein.
- Wachstumshormonmangel
- hypergonadotroper sowie hypogonadotroper Hypogonadismus
- Unter- und Mangelernährung (z. B. durch Anorexia nervosa)
- Resorptionsstörungen (z. B. Zöliakie)
- chronische Erkrankungen (z. B. Nieren-, Leberinsuffizienz, zystische Fibrose, Morbus Crohn, Colitis ulcerosa, maligne Erkrankungen etc.)
- Leistungssport.

Diagnostik Bei einer konstitutionellen Entwicklungsverzögerung liegt die Körpergröße und meist auch das Körpergewicht im unteren Perzentilenbereich bei normalen Körperproportionen; das Skelettalter ist retardiert. Anamnestisch insbesondere auch nach der Pubertätsentwicklung der Eltern und Geschwister fragen.

LERNTIPP

Kinder mit konstitutioneller Entwicklungsverzögerung sind „immer unter den Kleineren in ihrer Klasse“ gewesen.

Östradiol und Testosteron/Dihydrotestosteron sind erniedrigt. Bei primärer Störung der Gonaden sind die Gonadotropine erhöht, bei sekundären bzw. tertiären Funktionsstörungen erniedrigt. Bei Jungen sollte ein HCG-Test zum Ausschluss einer Androgenbiosynthesestörung durchgeführt werden.

Therapie: keine Therapie notwendig, Pubertätsentwicklung setzt spontan ein.

PRÜFUNGSHIGHLIGHTS

– ! **konstitutionelle Entwicklungsverzögerung:** Zurückbleiben von Wachstum und Entwicklung im Kindesalter, normale Körperproportionen.

9.12 Komplette Androgenresistenz

Synonym: Testikuläre Feminisierung, Hairless-women-Syndrom

Ätiologie und Epidemiologie: X-chromosomal-rezessiv vererbter Defekt der peripheren Androgen-Rezeptoren, Prävalenz 1:20 000.

Pathogenese: Trotz funktionsfähiger Hoden ist das periphere Gewebe gegen Testosteron resistent → Entwicklung eines männlichen Genitales bleibt aus, es entsteht ein weiblicher Phänotyp → Uterus und Adnexe können sich jedoch nicht entwickeln, da die Sertoli-Zellen des Hodens Anti-Müller-Hormon bilden. Bei fehlender Testosteronwirkung entwickelt sich keine sekundäre Körperbehaarung, auch Akne tritt nicht auf.

Klinik: weiblicher Phänotyp, normale Entwicklung der Brüste und des äußeren Genitales, aber: Ausbleiben der Menarche und das Fehlen der Sekundärbehaarung („hairless women“), meist überdurchschnittliche Körperlänge.

Diagnostik: Diagnosestellung oft im Jugendalter (Arztkonsultation wegen primärer Amenorrhö oder Schwierigkeiten beim Geschlechtsverkehr):

- gynäkologische Untersuchung: blind endende Vagina, kein Uterus, evtl. oval-runde Resistenzen (Hoden) beim Abtasten der Leistenregion oder der äußeren Schamlippen
- Labor: Gonadotropine normal oder ↑, Östradiol ↓, **Testosteron** ↑↑ (hypergonadotroper Hypergonadismus)
- Sonografie: kein Uterus, dafür intraabdominelle oder im Leistenkanal gelegene Raumforderungen (Hoden)
- Karyogramm: männlicher Genotyp (46, XY)
- molekulargenetische Mutationsanalyse.

LERNTIPP

Daran denken: Typischerweise sind die betroffenen Frauen überdurchschnittlich groß (→ Models), sie haben normal entwickelte Brüste und auch das äußere Genitale ist unauffällig. Die Geschlechtsbehaarung ist jedoch, falls überhaupt, nur sehr spärlich vorhanden. Beim Arzt werden die Patientinnen vorstellig, weil ihre Menstruation ausbleibt.

Therapie: keine kausale Therapie; erfahrungsgemäß Erziehung als Mädchen empfohlen.

PRÜFUNGSHIGHLIGHTS

Testikuläre Feminisierung

- ! Die **komplette Androgenresistenz** zeigt sich klinisch durch das **Ausbleiben der Menarche** und das **Fehlen der Sekundärbehaarung** bei einer normalen Entwicklung der Brüste und des äußeren Genitales.
- ! Ursache: kompletter Defekt der peripheren Androgenrezeptoren.
- ! klinische und laborchemische Befunde.

9.13 Diabetes mellitus

LERNTIPP !

Der Diabetes mellitus ist die häufigste Stoffwechselerkrankung bei Kindern. In Deutschland sind rund 15 000 Kinder < 15 Jahren an Diabetes mellitus Typ 1 erkrankt, wobei die Inzidenz weiter steigt. Es ist also klar, dass dieses Krankheitsbild in der Pädiatrie einen enorm hohen Stellenwert hat. Für ausführliche Informationen zu dieser sehr umfangreichen Erkrankung verweisen wir Sie auf das Skript Innere und Chirurgie – Endokrines System. Im Folgenden finden Sie einige IMPP-relevanten Prüfungsaussagen im Zusammenhang mit der Pädiatrie. Wir empfehlen, sich diese hier gut anzuschauen und das Krankheitsbild noch einmal im Innere-Skript zu wiederholen. Passende Prüfungsfragen finden Sie jedoch auch in diesem Lernpaket.

PRÜFUNGSHIGHLIGHTS

Diabetes mellitus

Ätiopathogenese

- **!!!Typ-1-Diabetes (Typ 1A):** Autoimmunerkrankung, bei der Autoantikörper gegen die Insulin-produzierenden β-Zellen des Pankreas gebildet werden → absoluter Insulinmangel. Es besteht eine Assoziation mit bestimmten HLA-Antigenen (HLA-B15, -DR3 und -DR4) und damit auch mit weiteren Autoimmunerkrankungen, z. B. Hashimoto-Thyreoiditis.
- **!!!Typ-2-Diabetes:** Insulinresistenz → relativer Insulinmangel; Einflussfaktoren: genetische Prädisposition, Überernährung, Bewegungsmangel

Klinik

- !! **Polyurie**, **Polydipsie**, Dehydratation, **Gewichtsverlust**, Inappetenz, Kraftlosigkeit und Müdigkeit
- ! **Bauchschmerzen** → oft Erstsymptom einer diabetischen Ketoazidose → eine diabetische Ketoazidose ist wiederum selbst oft die Erstmanifestation eines Diabetes mellitus.

Komplikationen

- **!!! ketoazidotisches Koma:**
  - tritt auf bei Typ-1-Diabetes; über Tage **einschleichender Beginn** → Erbrechen, Bauchschmerzen (**Pseudoperitonismus**), metabolische Azidose mit Ketonkörpern (Kußmaul-Atmung und Acetongeruch), **Exsikkose** durch osmotische Diurese, **Somnolenz bis Koma**, **Oligo-/Anurie**
  - **Laborbefunde:** Blutglukose 300–700 mg/dl (16,6–39 mmol/l), pH-Wert: < 7,3, Standardbikarbonat: < 15 mmol/l, Plasmaosmolalität: normal, Ketonkörper: + + +
- **!!! Langzeitkomplikationen:** diabetische Neuropathie, diabetische Nephropathie, diabetisches Fußsyndrom, diabetische Katarakt sowie diabetische Retinopathie (Makulopathie)
- ! Das absichtliche **Weglassen** einer **Insulintherapie** („Insulin-Purging“, z. B. bei Patienten mit Bulimia nervosa) führt zu **verminderter Glukoseaufnahme** in die Zellen und damit längerfristig zur Gewichtsabnahme.

Therapie des Typ-1-Diabetes

- **Insulintherapie:**
  - ! Der Insulinbedarf für die Senkung des Blutzuckers um einen bestimmten Wert kann sich im Tagesverlauf ändern.
  - ! Die **intensivierte Insulintherapie** (Basaldosis aus einem langwirksamen Insulin [z. B. Insulin glargin] und zusätzlich zu den Mahlzeiten jeweils einen Insulin-Bolus mit kurzwirksamen Insulinanaloga [z. B. Insulin aspart]) kann durch verbesserte Stoffwechseleinstellung helfen, das Risiko diabetischer Spätschäden zu vermindern
  - ! Bei einem großen Teil der Kinder mit Typ-1-Diabetes ist bald nach Erstmanifestation und Beginn der Insulintherapie mit einer Remissionsphase mit **vermindertem Insulinbedarf** zu rechnen.
  - ! Die **Resorption** ist bei guter Durchblutung der Injektionsregion schneller, z. B. nach vorausgehender Massage.
  - ! In der Pubertät oft Therapieprobleme durch das **Dawn-Phänomen** (Hyperglykämie in den frühen Morgenstunden durch die vermehrte Sekretion antiinsulinär wirkender Hormone)
  - !! **Somogyi-Effekt:** morgendliche Hyperglykämie, die sich nach nächtlichen Hypoglykämien durch zu hohe Insulindosierungen entwickelt → Typisch: Die Insulindosis wird gesteigert, aber der Blutzuckerspiegel ist morgens trotzdem zu hoch.
- ! **Hypoglykämie-Anzeichen:** Palpitationen, Schwitzen, Unruhe, Mydriasis, Zittern
- ! **Therapie der Ketoazidose:** Bei zu schneller Rehydrierung kann sich ein Hirnödem entwickeln → strenge Überwachung.
- ! Bei der **basalunterstützten oralen Therapie (BOT)** liegt der Fokus auf einem gut eingestellten **morgendlichen Nüchternblutzuckerwert**.
- ! **Diabetes und Alkohol**: Der Konsum von Alkohol erhöht den Blutzuckerspiegel zunächst (Brennwert von Alkohol ca. 30 kJ/g). Da er aber die hepatische Glukoneogenese hemmt, können sich auch noch nach Stunden Hypoglykämien entwickeln.

LERNTIPP !

Hinweis: Ketonurie tritt nicht nur im Zusammenhang mit einem Typ-1-Diabetes auf. Es kann auch zur **Ketonurie** kommen, wenn die Kinder Nahrung verweigern, z. B. im Rahmen eines Infekts → Kohlenhydratmangel → Ketonkörperbildung → Ketonurie und Erbrechen → metabolische Azidose → vertiefte Atmung mit obstartigem Geruch (Aceton).

Therapie: Flüssigkeit und Nahrung zuführen.

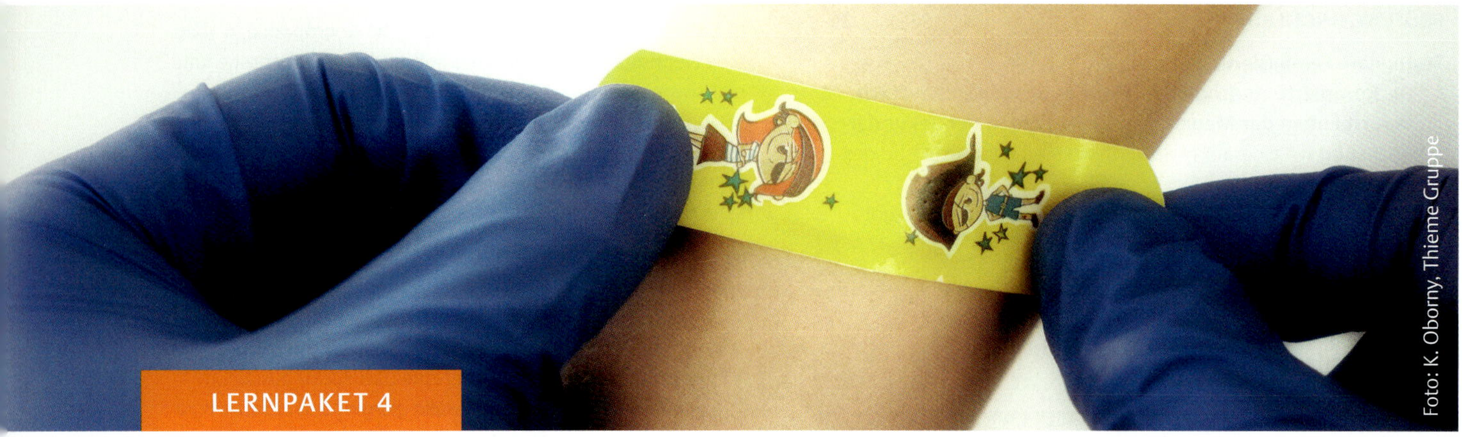

10 Pädiatrische Infektionskrankheiten

10.1 Überblick

LERNTIPP !

In diesem Kapitel werden insbesondere die Infektionserkrankungen besprochen, die vom IMPP in den letzten Jahren im Zusammenhang mit dem Fach Pädiatrie geprüft wurden. Natürlich gibt es neben den hier genannten weitere wichtige Infektionserkrankungen bei Kindern, auf deren Beschreibung hier aus Platzgründen verzichtet werden muss. Beispiele sind Pilzinfektionen (Windel-Soor, Tinea, Aspergillose), Durchfallerkrankungen (z. B. Infektionen mit Salmonellen, Shigellen, Campylobacter, E. coli; Lebensmittelvergiftungen), ein Läusebefall oder durch Zecken übertragene Krankheiten. Ausführliches zu diesen Themen lesen Sie in den entsprechenden Skripten.

10.2 Sepsis

Epidemiologie: Im Kindesalter weist die Sepsis **2 Häufigkeitsgipfel** auf:

- **Neugeborenensepsis**:
  - **Frühsepsis (Early-Onset-Sepsis, EOS):** Infektion innerhalb der ersten 3 (bzw. in anderen Definitionen 6) Lebenstage
  - **Spätsepsis (Late-Onset-Sepsis, LOS):** Symptome zeigen sich erst am (4.–)7. Lebenstag (auslösende Erreger stammen meist – wie bei der EOS – aus dem Geburtskanal (**Abb. 10.1**), wurden aber durch das Immunsystem entweder länger unterdrückt, sodass nur eine latente Infektion vorlag, oder die Symptomatik entsteht durch Absiedlungen des Erregers; bei hospitalisierten Kindern häufig nosokomiale Infektion)
- im frühen **Kleinkindalter** (2.–3. Lebensjahr).

Erreger: abhängig vom Lebensalter (**Abb. 10.1**) und von der Grunderkrankung (**Tab. 10.1**).

Risikofaktoren: Zu den mütterlichen Risikofaktoren für eine Neugeborenensepsis zählen z. B. Amnioninfektions-Syndrom, übel riechendendes Fruchtwasser, Harnwegsinfektionen bzw. andere fieberhafte Infektionen sub partu, vorzeitiger Blasensprung und Wehen sowie eine protrahierte Geburt. Risikofaktoren beim Kind sind u. a. Frühgeburt, Unreife, Surfactantmangelsyndrom, Haut- und Schleimhautdefekte, Katheter, Omphalitis (Nabelinfektion) und nekrotisierende Enterokolitis.

LERNTIPP !

Denken Sie daran: Eine Nabelinfektion kann zur Neugeborenensepsis führen und muss daher systemisch mit Antibiotika behandelt werden. Eine Nabelinfektion erkennen Sie an der entzündlich geröteten Haut um den Nabel.

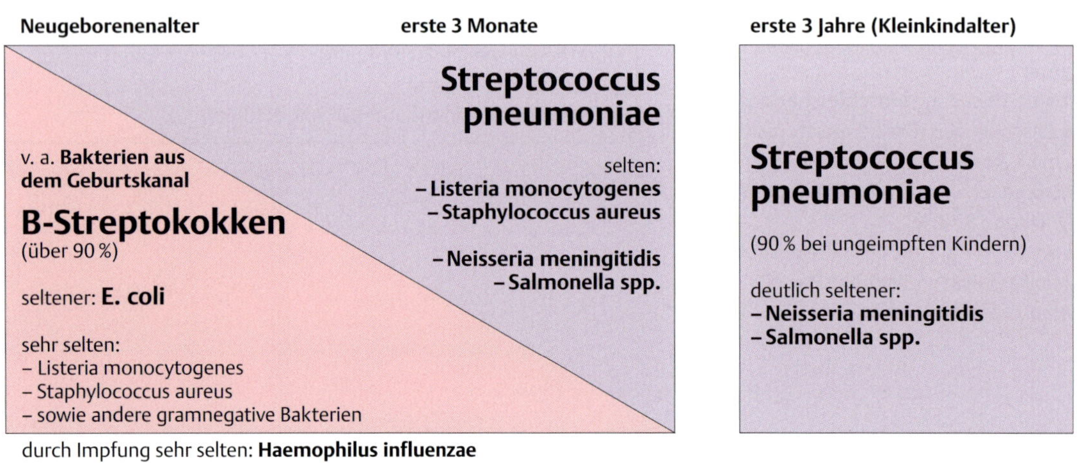

Abb. 10.1 **Häufige Sepsiserreger abhängig vom Lebensalter.** Die Neugeborenenfrühsepsis wird i. d. R. durch Erreger aus der mütterlichen Rektovaginalflora ausgelöst (z. B. E. coli oder β-hämolysierende Streptokokken der Gruppe B wie Streptococcus agalactiae). [aus Bald et al., Kurzlehrbuch Pädiatrie, Thieme, 2012]

Tab. 10.1 Grunderkrankungen und Situationen mit Risiken für eine Sepsis durch Infektionen mit bestimmten Keimen

Grunderkrankung/Situation	häufige Erreger
Immundefekt (angeboren oder erworben), Neutropenie	alle Keime, besonders Pseudomonas aeruginosa, Mykobakterien, E. coli, Pneumocystis jirovecii, Viren, Candida
Postsplenektomie	bekapselte Bakterien wie Pneumokokken, Meningokokken, H. influenzae
Gastroenteritis	Salmonellen
Urosepsis/Blasenkatheter	gramnegative Keime wie E. coli, Enterobacter
Verbrennungen	Pseudomonas aeruginosa, Staphylokokken
ZVK	S. epidermidis und S. aureus
Intubation	Staphylokokken, Pseudomonas aeruginosa
Liquorableitungen	VA-Shunt: koagulasenegative Staphylokokken, VP-Shunt: aerobe und anaerobe Darmkeime
postoperativ	S. aureus, klinikabhängiges Keimspektrum
Intensivtherapie (nosokomiale Infektion)	klinikabhängiges Keimspektrum (E. coli, Klebsiellen, Pseudomonas aeruginosa, Enterobacter, Serratia, Staphylokokken, MRSA, ESBL-Keime)

Klinik:

- **Allgemeinzustand:** Temperaturregulationsstörung (Hypothermie oder Fieber), muskuläre Hypotonie oder Hypertonie, blassgraues oder zyanotisches Hautkolorit, Ikterus, Trinkschwäche, Hypoglykämie oder Hyperglykämie
- **Nervensystem:** Lethargie oder Zittrigkeit/Hyperexzitabilität, Berührungsempfindlichkeit, Krampfanfälle, gespannte Fontanelle
- **Kreislauf:** Tachykardie oder Bradykardie, arterielle Hypotension mit Zentralisation, verlängerte Rekapillarisationszeit (> 3 s)
- **Atmung:** Tachypnoe, Dyspnoe (Nasenflügeln, thorakale Einziehungen, stöhnende Atmung), Apnoen, vermehrter Sauerstoffbedarf
- **GIT:** Erbrechen, Durchfall, gespanntes Abdomen.

PRAXIS Die klinischen Symptome sind v. a. bei Früh- und Neugeborenen vielfältig → daher jedes auffällige Symptom zunächst als Zeichen einer Sepsis werten!

Zeichen einer fortgeschrittenen Neugeborenensepsis sind Thrombozytopenie mit DIC, Petechien und septischer Schock. Lokale Manifestationen der Sepsis sind Pneumonie, Meningitis, Harnwegsinfektionen, Osteomyelitis oder Hautinfektionen (z. B. Abszesse, Impetigo). Vor allem die Spätsepsis manifestiert sich lokal.

Diagnostik:

- Blut: Leukozytose mit Linksverschiebung oder Leukopenie, CRP ↑, Interleukin-6 und Interleukin-8 (frühe Marker, steigen vor dem CRP); außerdem bestimmen: Elektrolyte, Blutzucker, Leber- und Nierenwerte, Bilirubin, Eiweiß, Gerinnungsparameter
- Blutgasanalyse: respiratorische und metabolische Azidose, Laktat ↑
- Entnahme von Abstrichen (z. B. Rachen, Ohr, Trachealsekret) und Blutkulturen
- Urin- und Liquordiagnostik bei V. a. Urosepsis oder Meningitis.

Therapie:

Basistherapie: intensivmedizinische Überwachung, Beatmung (CPAP, ggf. Intubation), Blutdruckstabilisierung mittels Volumengabe und ggf. Katecholaminen, Flüssigkeitsbilanzierung, Ausgleich von Elektrolyten, Azidose, Hypoglykämie, Transfusion von Thrombozytenkonzentraten bei Thrombopenie, Substitution von Vitamin K und ggf. FFP bei DIC.

Antibiotikatherapie bei Neugeborenensepsis: kalkulierte Antibiotikagabe (i. v.):

- Neugeborenenfrühsepsis: Ampicillin + Aminoglykosid (Gentamicin oder Tobramycin) oder alternativ Ampicillin + Cefotaxim
- Neugeborenenspätsepsis: Ceftazidim + Aminoglykosid (oder Vancomycin).

Bei V. a. eine Kandidainfektion ist die Gabe von Amphotericin B plus Ancotil angezeigt.

Nach vorliegendem Erregernachweis wird spezifisch nach dem Antibiogramm behandelt.

Antibiotikatherapie bei Säuglingen und älteren Kindern: Bis zum Erregernachweis inkl. Antibiogramm werden Breitband-Antibiotika verabreicht:

- Cephalosporin (Cefotaxim/Ceftriaxon) + Aminoglykosid (Tobramycin) oder
- Ureidopenicillin (Piperacillin) + Cephalosporin (Cefotaxim/Cefuroxim) oder
- Ureidopenicillin (Piperacillin) + Aminoglykosid.

Besteht der Verdacht auf opportunistische Infektionen, muss die Therapie entsprechend abgeändert werden, wobei das Behandlungsregime von Klinik zu Klinik variieren kann.

Prognose: Der Zeitpunkt der Diagnosestellung und ein früher Therapiebeginn sind prognostisch entscheidend.

Prävention: Eine prophylaktische subpartale Gabe von Ampicillin an eine mit B-Streptokokken besiedelte Mutter, bei der zusätzliche Risikofaktoren wie vorzeitige Wehen, vorzeitiger Blasensprung, Fieber oder CRP-Erhöhung bestehen, kann die Infektionsgefahr für das Neu- bzw. Frühgeborene verringern.

PRÜFUNGSHIGHLIGHTS

- !! Die **Neugeborenenfrühsepsis** wird i. d. R. durch Erreger aus der mütterlichen Rektovaginalflora ausgelöst, wie z. B. **E. coli** oder β-hämolysierende Streptokokken der Gruppe B wie **Streptococcus agalactiae**. Eine Lokalmanifestation ist die **Omphalitis**.
- !! **Klinisch** weisen u. a. Temperaturregulationsstörungen, Hypotonie, ein blassgraues oder zyanotisches Hautkolorit, Lethargie, Trinkschwäche und Erbrechen auf eine **Sepsis** hin.

- ! Zu den Diagnosekriterien des Systemic Inflammatory Response Syndrome (**SIRS**) bei Kindern jenseits der Neonatalperiode zählen die Körpertemperatur, die Herzfrequenz, die Atemfrequenz und die Leukozytenverteilung im Differenzialblutbild.
- !! Zur Primärdiagnostik bei Verdacht auf eine Neugeborenensepsis werden u. a. CRP, Laktat und Glukose bestimmt.
- ! Die Bestimmung von **Interleukin-6** dient der Infektionsdiagnostik.

10.3 Infektionskrankheiten mit typischen Exanthemen

10.3.1 Scharlach

Erreger: β-hämolysierende Streptokokken der Gruppe A. Übertragung durch Tröpfchen- und Schmierinfektion (Zahnbürste!). Die Inkubationszeit beträgt 2–5 Tage.

Klinik: Altersgipfel zwischen 4 und 10 Jahren. Symptome: plötzlicher Beginn aus völligem Wohlbefinden heraus mit Halsschmerzen und Tonsillopharyngitis, nach 12–24 h Entwicklung eines papulösen feinfleckigen, sandpapierartigen Exanthems, das im Schenkeldreieck beginnt und danach generalisiert (die Mundpartie bleibt ausgespart = periorale Blässe). Dauer des Exanthems: ca. 4–5 Tage. Weitere Charakteristika:

- dunkelrotes Enanthem als Zeichen der Tonsillopharyngitis
- Angina lacunaris
- Erdbeerzunge
- zervikale Lymphknotenschwellung
- hohes Fieber.

Nach Abblassen des Exanthems groblamelläre Schuppung von Handflächen und Fußsohlen.

Ansteckungsgefahr: bis zu 24 h nach Antibiosebeginn (ohne Therapie 3 Wochen lang!). Komplikationen sind selten.

Diagnostik: klinische Diagnose, evtl. Schnelltest auf Streptokokkenantigen (nach Rachenabstrich) und Kultur.

Therapie und Prognose: **Penicillin** V über 10 Tage oral, alternativ: Cefuroximaxetil sowie bei Penicillinallergie Makrolide bzw. Clindamycin.

Infektionen mit Gruppe-A-Streptokokken heilen bei adäquater Therapie i. d. R. folgenlos aus. Reinfektionen sind möglich.

PRÜFUNGSHIGHLIGHTS

- !! **Klinik bei Scharlach:** hohes Fieber, Halsschmerzen, hochroter Rachen und Zunge, schmerzhafte Halslymphknoten, im Verlauf feinfleckiges Exanthem mit Beginn in der Leiste und Aussparung des Munddreiecks.

10.3.2 Masern

Erreger: Masernvirus; Übertragung: Tröpfcheninfektion (sehr hohe Kontagiosität!); Inkubationszeit 8–12 Tage.

Klinik: Altersgipfel 1–4 Jahre. Symptome: charakteristische **2-gipfelige Fieberkurve**:

- **Prodromalstadium** (3–5 Tage): **katarrhalische Symptome** wie eine Rhinopharyngitis, Tracheobronchitis oder Konjunktivitis, hohes Fieber, Enanthem an Mund- und Rachenschleimhaut, an der Wangenschleimhaut außerdem typische sog. **Koplick-Flecken** (weiße, kalkspritzerartige Stippchen auf gerötetem Grund, bestehen für ca. **12–18 h**)
- **Exanthem:** erneuter Fieberanstieg, hohes Fieber, Entwicklung eines makulopapulösen, großfleckigen und konfluierenden **Exanthems**, das hinter den Ohren beginnt und sich auf den Stamm und die Extremitäten ausbreitet. Abblassung des Exanthems nach einigen Tagen entsprechend seiner Ausbreitung.

Mitigierte Masern: abgeschwächte Verlaufsform, Exanthem kann ausbleiben; Auftreten bei unzureichender Impfimmunität, nach Immunglobulingabe oder bei Säuglingen, die eine Teilimmunität durch von der Mutter übertragene Antikörper besitzen.

Impfmasern: leichtes Exanthem, Konjunktivitis und mäßiges Fieber; Auftreten in bis zu 5 % d. F. nach der Masernimpfung; keine Ansteckungsgefahr.

Bei immunsupprimierten Patienten: Exanthem kann ausbleiben („**weiße Masern**"); fulminante Verläufe möglich → Pneumonie (Riesenzellpneumonie), Enzephalitis, Blutungen und Schock bis hin zum Tod.

Komplikationen:

- unmittelbare Komplikationen: Pseudokrupp, Bronchitis, Riesenzellpneumonie, Otitis media, Meningitis serosa, bakterielle Sekundärinfektionen, vorübergehende Immunschwäche
- ZNS-Komplikationen bei immun**kompetenten Patienten**:
  - **postinfektiöse Masernenzephalitis** (demyelinisierende Enzephalomyelitis): postinfektiöse Autoimmunenzephalitis mit Bewusstseinsstörung, Krampfanfällen und Paresen am 3.–9. Tag nach Exanthemausbruch. Häufigkeit ca. 1:1000 Maserninfektionen. Im Liquor sind weder Viren noch spezifische Antikörper nachweisbar. Die Letalität beträgt 10–40 %. Etwa 20–30 % der Patienten überleben mit neurologischen Residuen.
  - **subakut sklerosierende Panenzephalitis** (SSPE): progrediente Zerstörung des Gehirns, die 6–10 Jahre nach der Maserninfektion auftritt und innerhalb weniger Jahre unausweichlich zum Tod führt. Inzidenz: 1:1000 000; bei Kindern < 5 Jahren: 1:3300.
- ZNS-Komplikationen bei immun**inkompetenten Patienten**:
  - **Masern-Einschlusskörperchen-Enzephalitis** (MIBE): Auftreten ca. 5 Wochen bis 6 Monate nach der Maserninfektion, sehr schlechte Prognose.

Diagnostik: i. d. R. klinische Diagnose; spezifische IgM-Antikörper ab dem 3. Tag nach Auftreten des Exanthems, Virusnachweis mittels PCR.

Therapie: Die Therapie erfolgt symptomatisch. Immunsupprimierte Patienten sollten Masernimmunglobulin erhalten.

Prognose: Nach der Infektion besteht eine lebenslange Immunität. Immundefiziente Patienten haben wegen eventueller Lungen- und ZNS-Komplikationen eine ernste Prognose.

Prophylaxe: Zur Masernimpfung siehe Abschnitt Impfungen (S. 21).

PRÜFUNGSHIGHLIGHTS

Masern

- ! Das Masernvirus wird durch **Tröpfcheninfektion** übertragen.
- !!! **Klinik:** Prodromalstadium mit katarrhalischen Symptomen, Koplick-Flecken an der Wangeninnenseite, hohes Fieber, großfleckiges, konfluierendes Exanthem zunächst im Gesicht, dann Ausbreitung auf Stamm und Extremitäten

- ! **typische Komplikationen:** Pneumonie, Krupp, Otitis media und Enzephalitis
- ! Die **subakut sklerosierende Panenzephalitis** ist eine Spätkomplikation der Maserninfektion.

10.3.3 Röteln

Erreger: Rötelnvirus; Übertragung durch Tröpfchen; Inkubationszeit 14–21 Tage.

Klinik: Altersgipfel 5–15 Jahre; die Hälfte der Infektionen bleibt asymptomatisch; Symptome: Manifestation mit einem makulopapulösen, klein- bis mittelfleckigen und nicht konfluierenden **Exanthem**, das zuerst im Gesicht lokalisiert ist und sich danach über Stamm und Extremitäten ausbreitet (**Abb. 10.2**); Exanthemdauer: ca. 3 Tage. Weitere Symptome: Schwellung der zervikalen, okzipitalen und retroaurikalen **Lymphknoten**, leichtes Enanthem, meist kein Fieber, bei Jugendlichen häufig nur Arthralgien. **Ansteckungsgefahr:** 1 Woche vor bis 1 Woche nach Ausbruch des Exanthems.

Komplikationen: Infektion in der Schwangerschaft (bei ungeimpften Schwangeren) → im ersten Trimenon Abort oder **Rötelnembryopathie** (**Gregg-Syndrom**):

- **Herzfehler:** Pulmonalstenose, persistierender Ductus arteriosus, VSD
- **Schädigungen der Augen:** Katarakt, Retinopathie, Mikrophthalmie
- **Schädigungen des ZNS:** Innenohrschwerhörigkeit, Taubheit, Meningoenzephalitis, Mikrozephalie
- **weitere:** Dystrophie, Hepatomegalie, Hepatitis, Ikterus, Thrombozytopenie, blaurote Hauteffloreszenzen („blueberry muffin"), Myokarditis, interstitielle Pneumonie, Rötelnenzephalitis, Knochenläsionen (Entkalkungsherde in den Metaphysen der langen Röhrenknochen), Zahnschmelzhypoplasie.
- **Spätsymptome:** motorische und geistige Entwicklungsverzögerung, Verhaltensauffälligkeiten, erhöhtes Diabetesrisiko.

Diagnostik: Im Blutbild ist eine Leukozytopenie mit relativer Lymphozytose nachweisbar. Spezifische Antikörper vom Typ IgM sind ab dem Exanthemausbruch vorhanden. Ein 4-facher IgG-Titer-Anstieg im Hämagglutinationshemmtest in 2 Blutproben, die im Abstand von 14 Tagen abgenommen wurden, ist beweisend für eine Rötelninfektion. Beweisend für eine konnatale Infektion ist der Virusnachweis mittels PCR, der aus Nasen- oder Rachensekret oder Urin bzw. bereits pränatal aus Amnionflüssigkeit möglich ist.

Therapie und Prognose: i. d. R. keine Therapie erforderlich. Die Prognose ist mit Ausnahme der Rötelnenzephalitis gut. Wegen des hohen Risikos von Fehlbildungen und Abort sollte allerdings bei einer Rötelninfektion im 1. Trimenon der Schwangerschaft eine Interruptio erwogen werden.

Prophylaxe: Zur Rötelnimpfung siehe Abschnitt Impfungen (S. 21).

PRÜFUNGSHIGHLIGHTS

Röteln

- ! **Klinik bei Rötelninfektion:** kleinfleckiges, nicht konfluierendes makulopapulöses Exanthem, Schwellung der zervikalen und okzipitalen Lymphknoten, relative Lymphozytose, meist kein Fieber
- ! **Rötelnembryopathie:** Pulmonalstenose, Katarakt, Innenohrschwerhörigkeit, psychomotorische Retardierung.

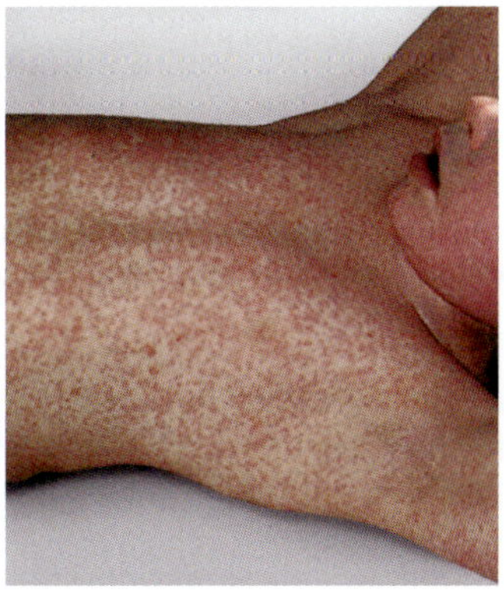

Abb. 10.2 Röteln-Exanthem. [aus Gortner, Meyer, Duale Reihe Pädiatrie, Thieme, 2018]

10.3.4 Ringelröteln

Synonym: Exanthema infectiosum

Erreger: Parvovirus B19 (HPV-B19); Übertragung: Tröpfcheninfektion; Inkubationszeit 7–14 Tage.

Klinik: Altersgipfel: im Schulalter. Symptome: zunächst unspezifische und grippeartige Symptome, dann Beschwerdefreiheit über ca. 1 Woche, anschließend Exanthemausbruch (aber nur in 15–20 % d. F.): zunächst Rötung der Wangen („slapped cheeks"), danach makulopapulöses konfluierendes, **girlandenartiges** Exanthem unter Aussparung von Nasenspitze, Lippen und Kinn mit Übergreifen auf Stamm und Streckseiten der Extremitäten. Keine Ansteckungsgefahr mehr mit Auftreten des Exanthems; das Exanthem kann über Wochen bestehen bleiben und zu- und abnehmen (Allgemeinzustand ist dadurch nicht beeinträchtigt).

Wenn die Infektion mit Parvovirus B19 nach der Pubertät erfolgt, kann das sog. „Handschuh-Socken-Syndrom" auftreten (→ vaskulitisches Exanthem an Händen und Füßen).

Komplikationen:

- bei Infektion in der Schwangerschaft (v. a. zwischen 8. und 20. SSW): aplastische Anämie, Myokarditis mit Herzinsuffizienz und **Hydrops fetalis** beim Fetus → Abort/intrauteriner Fruchttod; kein erhöhtes Fehlbildungsrisiko
- weitere Komplikationen: **aplastische Anämie**, Arthralgie.

Diagnostik: Im Labor lässt sich eine Leukopenie mit Eosinophilie beobachten. Während der Exanthemphase können spezifische Antikörper vom Typ IgM mittels ELISA nachgewiesen werden. Der Virusnachweis aus Blut oder Knochenmark gelingt mittels PCR.

PRAXIS Bei nachgewiesener Infektion in der Schwangerschaft engmaschige sonografische Untersuchungen des Fetus → Hydropsgefahr.

Therapie und Prognose: symptomatisch, **intrauterine Bluttransfusionen** bei Hydrops fetalis mit fetaler Anämie (Hb < 8 g/dl); bei immunkompetenten Personen folgenlose Ausheilung.

PRÜFUNGSHIGHLIGHTS

- !! Erreger: Parvovirus B19
- ! Bei Infektion in der Schwangerschaft besteht die Gefahr des **Hydrops fetalis**.
- ! klinisches Bild bei Ringelröteln
- ! Arthralgien können als Komplikation auftreten.

10.3.5 Varizellen

Erreger: Varizella-Zoster-Virus; Übertragung: direkter Kontakt oder Tröpfcheninfektion (sehr hohe Kontagiosität); Inkubationszeit 8–21 Tage.

Klinik: Altersgipfel: 4–8 Jahre. Symptome: zunächst makulöses Exanthem mit Nebeneinander von **Vesikeln** und **Pusteln**, die aufplatzen und nach ca. 4–5 Tagen **verkrusten** (**Sternenhimmelphänomen**, **Abb. 10.3**), v. a. an Gesicht, behaarter Kopfhaut und Stamm; Aphthen an den Schleimhäuten; starker Juckreiz! Ansteckungsgefahr: 2 Tage vor Exanthemausbruch bis 5 Tage nach Auftreten der letzten Effloreszenzen.

Varizellenembryopathie: v. a. bei Varizellenerstinfektion vor der 20. SSW; Symptome: Atrophien von Extremitäten (mit Skelett- und Muskelhypoplasie), narbige Hautdefekte, ZNS-Anomalien (Hydrozephalus, kortikale Atrophie, Mikrozephalie) mit psychomotorischer Retardierung und Augenanomalien (Anisokorie, Chorioretinitis, Katarakt, Mikrophthalmie).

Neonatale Varizellen: bei peripartaler Infektion der Mutter:
- bei Infektion 5 Tage vor bis 2 Tage nach der Geburt: Windpocken beim Neugeborenen in den ersten 10–12 Lebenstagen, variable Symptome, kein Immunschutz durch die Mutter: Hauteffloreszenzen, Hepatitis, Pneumonie, Enzephalitis und ein sepsisähnlicher Verlauf mit hoher Letalität
- bei Infektion zwischen 21 und 5 Tagen vor Geburt: Hauteffloreszenzen bestehen bereits bei der Geburt oder entwickeln sich innerhalb von 4 Tagen post partum; leichter Verlauf, da Immunschutz durch die Mutter.

PRAXIS Exogen erworbene Varizellen treten frühestens ab dem 10.–12. Lebenstag auf und sind daher von den neonatalen Varizellen zu unterscheiden.

Komplikationen:
- bei immunkompetenten Patienten können auftreten: bakterielle Superinfektion der Effloreszenzen (Impetigo, Abszesse, Phlegmone bis hin zu einer nekrotisierenden Fasziitis), seröse Meningitis und Enzephalitis, Zerebellitis, Myokarditis, Arthritis, Nephritis.
- bei immundefizienten Patienten: hohes Risiko eines schweren, disseminierten Verlaufs bis hin zur lebensbedrohlichen Varizellensepsis (hämorrhagische Effloreszenzen, Enzephalitis, Hepatitis etc.).

Diagnostik: Der Nachweis von spezifischen Antikörpern vom Typ IgM oder der Virusnachweis mittels PCR aus dem Bläscheninhalt ist beweisend für eine akute Varizelleninfektion.

Therapie: symptomatisch: lokale Zinkmixturen gegen den Juckreiz, evtl. lokale Antihistaminika; antivirale Therapie bei schweren Verläufen und immuninkompetenten Patienten.

Therapie der neonatalen Varizellen: Neugeborene von erkrankten Müttern sind bis zum 21. Lebenstag von anderen Kindern zu isolieren, sofern die mütterliche Erkrankung weniger als 21 Tage vor Geburt ausgebrochen ist. Stillen ist möglich. Über 7–10 Tage wird mit Aciclovir i. v. behandelt.

Neugeborene, deren Mütter 5 Tage vor bis 2 Tage nach Geburt an Varizellen erkrankten, sollten eine Immunprophylaxe erhalten (s. u.). Danach sind sie bis zum 28. Lebenstag von anderen Kindern zu isolieren.

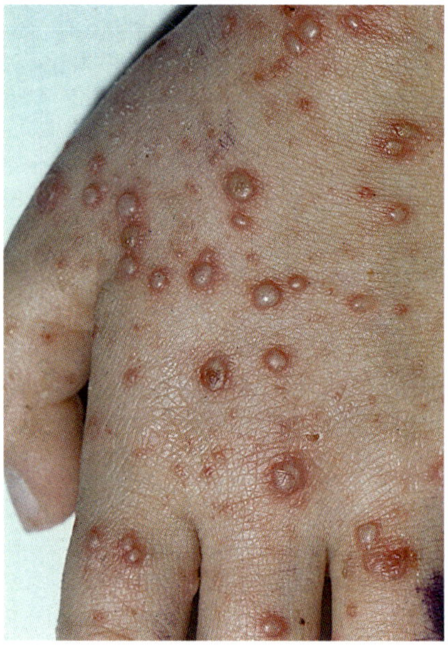

Abb. 10.3 **Varizellen-Exanthem.** [aus Moll, Duale Reihe Dermatologie, Thieme, 2016]

Neugeborene mit **Varizellenembryopathie** werden symptomatisch therapiert und müssen nicht isoliert werden.

Prognose: Windpocken heilen i. d. R. folgenlos aus, nur bei Kratzeffekten kann eine Narbenbildung eintreten. Eine Windpockenerkrankung kann im Normalfall nur einmal auftreten (Ausnahme: immunsupprimierte Patienten). Bei Reaktivierung des Virus bei immunkompetenten Personen kommt es zur **Gürtelrose** (Herpes zoster → gruppierte Bläschen innerhalb eines Dermatoms, Schmerzen).

PRAXIS Menschen mit einem Herpes zoster sind ansteckend! Kinder ohne Impfschutz können nach dem Kontakt mit Herpes-zoster-Effloreszenzen an Windpocken erkranken.

Prophylaxe:
- **Postexpositionsprophylaxe:**
  - Gabe von **VZV-Immunglobulin** innerhalb von 96 Stunden und maximal für bis zu 10 Tage nach Exposition bei Risikopatienten (z. B. immundefiziente Patienten mit fehlender Immunität oder unklarem Immunstatus oder Schwangere ohne Varizellenanamnese), die Kontakt mit infektiösen Patienten hatten, bei Neugeborenen, wenn die Mutter 5 Tage vor bis 2 Tage nach der Geburt an einer floriden Infektion erkrankt ist, bei Frühgeborenen ab der 28. SSW, deren Mütter keine Immunität aufweisen, nach Exposition in der Neonatalperiode und Frühgeborene, die vor der 28. SSW geborenen wurden, nach Exposition in der Neonatalperiode, unabhängig vom Immunstatus der Mutter.
  - **Aciclovir:** Gabe bei immuninkompetenten Kindern möglich
- **Expositionsprophylaxe:** infektiöse Kinder während des stationären Aufenthalts **isolieren**
- **Impfung:** 2-malige aktive Impfung mit Lebendimpfstoff gegen VZV; auch als postexpositionelle Varizellenprophylaxe (Inkubationsimpfung).

PRÜFUNGSHIGHLIGHTS

Varizellen und Herpes zoster

- !! Das **gleichzeitige** Vorhandensein von **Papeln**, **Bläschen** und **Krusten** ist charakteristisch für eine Varicella-Zoster-Virus-Infektion.
- ! Das **Varizellen-Exanthem** befällt auch die **behaarte Kopfhaut**.
- ! Klinisches Bild bei **Herpes zoster**: gruppierte Bläschen innerhalb eines Dermatoms.

10.3.6 Exanthema subitum

Synonym: Dreitagefieber

Erreger: Humanes Herpesvirus (HHV) 6 oder HHV 7; Übertragung: wahrscheinlich Tröpfcheninfektion (unterschiedliche Kontagiosität). Im Alter von 3 Jahren sind nahezu 100 % der Kinder seropositiv. Inkubationszeit 5–15 Tage.

Klinik: Altersgipfel < 3 Jahre; Symptome: 3(–5) Tage anhaltendes hohes Fieber mit anschließendem generalisiertem stammbetontem, makulopapulösem Exanthem; begleitend evtl. zervikale Lymphknotenschwellung, Husten und Enteritis.

Komplikationen: Fieberkrämpfe während des schnellen Fieberanstiegs, Otitis media mit bakterieller Superinfektion

Diagnostik: klinische Diagnose; Blutbild: zunächst Leukozytose, danach Leukopenie mit Lymphozytose. Diagnosesicherung mittels spezifischen IgM (ELISA) und Virusnachweis in Blut, Urin, Speichel oder Liquor mittels PCR sind beweisend für eine Infektion.

Therapie und Prognose: symptomatisch; folgenlose Ausheilung; lebenslange Immunität nach Primärinfektion.

PRÜFUNGSHIGHLIGHTS

- !! Im Rahmen des **Dreitagefiebers** können **Fieberkrämpfe** vorkommen, v. a. während des schnellen Fieberanstiegs. Mit Abklingen des Fiebers (meist nach 3 Tagen) entwickelt sich ein generalisiertes stammbetontes, makulopapulöses Exanthem.

10.4 Weitere bakteriell bedingte Infektionskrankheiten

10.4.1 Pertussis

Synonym: Keuchhusten

Erreger: Bordetella pertussis; Übertragung: Tröpfcheninfektion (hohe Kontagiosität!); Inkubationszeit: 7–21 Tage.

Klinik:

- **Stadium catarrhale** bzw. incrementi (1–2 Wochen): unspezifische Symptome eines leichten oberen Atemwegsinfekts (Husten, Schnupfen, subfebrile Temperaturen)
- **Stadium convulsivum** (4–6 Wochen): paroxysmale, stakkatoartige Hustenattacken, v. a. nachts mit nachfolgender juchzender, laut ziehender Inspiration und Herauswürgen von glasigem Schleim.
- **Stadium decrementi** (1–2 Wochen): Abklingen der Symptome.

Neugeborene und junge Säuglinge sind vor Beginn der Pertussis-Grundimmunisierung nicht durch mütterliche Antikörper geschützt. Bei Kindern < 3 Monaten verlaufen die Keuchhustenanfälle atypisch: Apnoen ohne stakkatoartigen Husten → Erstickungsgefahr!

Ansteckungsgefahr: bis ca. 1 Woche nach Therapiebeginn mit Antibiotika (ohne Antibiotika 3–4 Wochen).

LERNTIPP !

Bei Pertussis verschlimmern sich die allgemeinen Symptome eines oberen Atemwegsinfekts. Es treten schwere Hustenanfälle auf, v. a. in der Nacht. Typischerweise werden die Attacken begleitet von einem inspiratorischen Juchzen und dem anschließenden Hochwürgen eines zähen, glasigen Sekrets.

Komplikationen: bakterielle Superinfektion (Pneumonie), Krampfanfälle, Enzephalopathie, konjunktivale Einblutungen durch die Hustenattacken.

Diagnostik: Die Diagnose wird basierend auf Anamnese (fehlender Impfschutz) und Klinik (typischer Husten) gestellt. Diagnosesicherung mittels **tiefen Nasopharyngealabstrichs** und anschließender **PCR**; Labor: Leukozytose und relative Lymphozytose; Serologie: Anstieg von IgA 3–4 Wochen nach Erkrankungsbeginn.

Therapie und Verlauf:

- stationäre Monitorüberwachung bei Säuglingen < 6 Monaten und Kindern mit pulmonalen oder kardialen Erkrankungen (Apnoegefahr)
- stationäre Aufnahme auch bei Komplikationen
- frühzeitige antibiotische Therapie mit Erythromycin, Clarithromycin oder Cotrimoxazol (bei Makrolidunverträglichkeit) über 14 Tage
- symptomatisch Inhalationen mit β-Sympathomimetika oder Kortikosteroiden.

Prognose: bei frühzeitiger Behandlung gut; Gefahr von tödlichen Verläufen bei Neugeborenen und jungen Säuglingen wegen nicht erkannter Apnoen und Ausbleiben des typischen Hustens (DD: plötzlicher Kindstod).

Prophylaxe: Zur Pertussisimpfung s. Abschnitt Impfungen (S. 21). Bei nachgewiesenem Kontakt zu Pertussiserkrankten ist bei ungeimpften Personen eine Chemoprophylaxe mit Makroliden möglich.

PRÜFUNGSHIGHLIGHTS

Pertussis

- ! Erreger: **Bordetella pertussis**
- !! Therapie: Gabe von **Makrolidantibiotika** wie Erythromycin oder Clarithromycin.

10.4.2 Tuberkulose

Meist erkranken Kinder von Migranten, die sich bei Erwachsenen mit offener Lungentuberkulose anstecken. Der Häufigkeitsgipfel im Kindesalter liegt bei 1–2 Jahren. Die Primärinfektion der Tuberkulose (Primärtuberkulose) zeigt bei Kindern verschiedene Verlaufsformen, die von der latenten Tuberkulose bis zu generalisierten Verlaufsformen oder extrapulmonalen Manifestationen reichen. Auch bei Kindern ist die Lungentuberkulose (> 90 % d. F.) die häufigste Form. Extrapulmonale Manifestationen können zusätzlich bei Säuglingen und Kleinkindern vorkommen. Der Husten ist bei jüngeren Kindern im Gegensatz zu Jugendlichen und Erwachsenen

Exposition (z. B. bei offener Tuberkulose im Umfeld)	**unauffälliger** Hauttest und IGRA, **keine** klinischen oder radiologischen Zeichen einer Erkrankung	**Chemoprophylaxe mit INH** über **3 Monate.** Nach 3 Monaten Reevaluation, ob es zu einer latenten Infektion oder Erkrankung gekommen ist, dann weiter s. unten.
latente Infektion (etwa 10 % aller Exponierten werden infiziert, d. h. es kommt zu einer immunologischen Auseinandersetzung ohne klinische Krankheitszeichen)	Hauttest und IGRA **positiv**, **keine** klinischen oder radiologischen Zeichen einer Erkrankung	**Chemoprävention mit INH** über **9 Monate.** Danach Reevaluation, ob es zu einer Erkrankung gekommen ist. Bei klinischen oder radiologischen Zeichen einer Erkrankung weiter s. unten.
Tuberkulose-Erkrankung (etwa 1 % aller Exponierten)	Hauttest und IGRA **positiv**, **radiologische** Zeichen einer Erkrankung mit oder ohne klinische Zeichen	**Kombinierte antimikrobielle Therapie** mit einer **Dreifach-Kombination** von Rifampicin und zwei weiteren tuberkulostatischen Medikamenten. Bei erwarteten oder in der PCR nachgewiesenen Resistenzen erfolgt eine **Vierfachtherapie.** Die Dauer liegt bei **6 Monaten** bei unkomplizierter Lungentuberkulose, **6 – 9 Monaten** bei Pleuritis oder Karditis und **12 Monaten** bei Tuberkulose-Meningitis.

Abb. 10.4 **Vorgehen bei Tuberkuloseinfektion von Kindern.** IGRA = Interferon-Gamma-Release-Assay [aus Bald et al., Kurzlehrbuch Pädiatrie, Thieme, 2012]

selten produktiv. Weitere uncharakteristische Symptome wie Fieber, Gewichtsabnahme, Appetitlosigkeit, Müdigkeit, Leistungsabfall oder ein Erythema nodosum können vorkommen.

Insbesondere Kinder < 5 Jahren sind durch ein rasches Fortschreiten der Infektion besonders gefährdet.

Die Therapie richtet sich nach dem Stand der Infektion, das Vorgehen ist in **Abb. 10.4** dargestellt.

10.5 Weitere viral bedingte Infektionskrankheiten

10.5.1 Mumps

Synonym: Parotitis epidemica, Ziegenpeter

Erreger: Mumpsvirus; Übertragung: Tröpfcheninfektion (hohe Kontagiosität!); Inkubationszeit 12–25 Tage.

Klinik und Komplikationen: Altersgipfel: Schulalter; Symptome: zunächst **einseitige, schmerzhafte Schwellung der Parotis** (meist im Verlauf auch kontralaterale Parotis betroffen) mit Schmerzen beim Kauen und Sprechen, außerdem Fieber oder subfebrile Temperaturen; Befall weiterer Speicheldrüsen und Organe möglich: Pankreatitis, aseptische Meningitis (in 70 % d. F. unbemerkt), **Epididymitis** und **Orchitis** (v. a. während oder nach der Pubertät); selten: Oophoritis, Enzephalitis, Akustikusneuritis, Labyrinthitis, Myokarditis und Arthritis.

Ansteckungsgefahr: 3–5 Tage vor und bis 9 Tage nach Beginn der Symptome.

Diagnostik: klinische Diagnose; Nachweis spezifischer IgM (ELISA) oder Virusnachweis (PCR).

Therapie: symptomatisch (Bettruhe, Antipyretika, saure Drops, kühlende Umschläge und Hodenhochlagerung bei Orchitis).

Prognose und Prophylaxe: selbstlimitierender Verlauf, gute Prognose bei unkomplizierter Mumpsinfektion, lebenslange Immunität nach der Infektion. Zur Mumpsimpfung s. Abschnitt Impfungen (S. 21).

10.5.2 Herpes-simplex-Infektionen bei Kindern

Die Herpes-simplex-Virus (HSV)-Infektion im Neugeborenenalter (S. 46) wird in einem anderen Abschnitt beschrieben. Bei älteren Säuglingen und Kindern imponiert eine Stomatitis aphthosa mit geröteter und geschwollener Mundschleimhaut. Es finden sich an den Lippen, der Zunge sowie an Gaumen und Wange multiple kleine, konfluierende Bläschen, die aufplatzen. Oft wird wegen der Schmerzen die Nahrungsaufnahme verweigert. Wenn eine HSV2-Infektion im Kindesalter auftritt, muss ein sexueller Missbrauch in Betracht gezogen werden.

PRÜFUNGSHIGHLIGHTS

– **!** Klinik bei **Stomatitis aphthosa**: multiple platzende Bläschen an Lippen, Zunge, Gaumen und Wange.

Herpangina und Hand-Fuß-Mund-Krankheit

Erreger: Coxsackie-A-Viren; fäkal-orale Übertragung; Vorkommen gehäuft im Sommer; Inkubationszeit 3–6 Tage (Herpangina) bzw. 3–10 Tage (Hand-Fuß-Mund-Krankheit).

Klinik:

- **Herpangina:** „Sommergrippe" (starke Halsschmerzen mit Schluckbeschwerden, Kopf- und Gliederschmerzen, Appetitlosigkeit, evtl. hohes Fieber, Erbrechen). An Tonsillen, Gaumenbögen und Uvula finden sich flüchtige, perlschnurartig angeordnete Bläschen (**vesikuläre Pharyngitis**) mit hochrotem Hof.
- **Hand-Fuß-Mund-Krankheit:** leichtes Fieber (Allgemeinzustand kaum eingeschränkt), Halsschmerzen, Bläschen und Ulzera an Zunge, Wangenschleimhaut und Gaumen, Papeln und Bläschen auch an Händen und Füßen.

PRAXIS Cave: Verwechseln Sie eine Herpangina (Pharyngitis) nicht mit einer HSV-1-Erstinfektion (Gingivostomatitis).

Diagnostik: klinische Diagnose.

Therapie: symptomatisch; evtl. Lokalanästhetika bei schmerzhaften Aphthen.

PRÜFUNGSHIGHLIGHTS

– **!** Die **Hand-Fuß-Mund-Krankheit** wird von **Coxsackie-Viren Typ A** ausgelöst.
– **! Klinik bei Herpangina:** Fieber, Halsschmerzen, oft Erbrechen, Bläschen und flache Ulzera mit dunkelrotem Hof, v. a. an den Gaumenbögen.

10.5.3 Infektiöse Mononukleose

Erreger: Epstein-Barr-Virus (EBV); Übertragung durch Schleimhautkontakt mit oralen Sekreten (Küssen) → am häufigsten erkranken Jugendliche; Inkubationszeit: 10–50 Tage.

Klinik: Fieber und zunächst zervikale, später generalisierte **Lymphknotenschwellungen** (über mehrere Wochen), langdauernde **Abgeschlagenheit** (typisch ist eine verzögerte Rekonvaleszenz mit Schwächegefühl über einige Wochen), **Angina tonsillaris** mit weißlich gelben bis grauweißen Belägen, Hepatosplenomegalie, am Rumpf vorübergehendes makulopapulöses Exanthem.

Säuglinge und Kleinkinder sind bei der Primärinfektion asymptomatisch oder zeigen unspezifische Allgemeinsymptome (oberer Atemwegsinfekte, Tonsillopharyngitis, Bauchschmerzen, Übelkeit, Kopf- oder Gliederschmerzen, Fieber mit oder ohne Lymphadenopathie).

Komplikationen: Hepatitis, Myokarditis, Milzruptur (→ daher längeres Sportverbot!), Meningoenzephalitis; außerdem besteht eine Assoziation mit malignen Neoplasien: Burkitt-Lymphom, Morbus Hodgkin, Nasopharynxkarzinom, lymphoproliferative B-Zell-Lymphome.

Ampicilline lösen bei EBV-Infektion ein **infektallergisches Exanthem** aus.

> **LERNTIPP** !
>
> Da es sich um eine Virusinfektion handelt, sind Ampicilline ohnehin kontraindiziert. Sie werden allerdings dennoch sehr häufig gegeben, da die Angina für eine Streptokokkeninfektion gehalten wird. Das infektallergische Exanthem ist keine echte Penicillinallergie. Penicilline und andere β-Laktam-Antibiotika können also bei zukünftigen bakteriellen Infektionen appliziert werden.

Diagnostik: klinische Symptomatik in Verbindung mit dem Blutbefund: Leukozytose (Lymphozytose) mit überwiegend mononukleären Zellen → pathognomonisch sind die Pfeiffer-Zellen (sehr große, atypische Lymphozyten); außerdem: Erhöhung der Transaminasen. Während der akuten Infektion sind Anti-VCA-IgM (AK gegen das Viruskapsid) nachweisbar, beweisend für eine durchgemachte EBV-Infektion ist der Nachweis der EBNA1-IgG-Antikörper (AK gegen Epstein-Barr-nuclear-Antigen). In Zweifelsfällen können Lymphknotenschwellungen zusätzlich sonografisch beurteilt werden (reaktiv entzündliches versus malignes Geschehen).

Therapie: symptomatisch; antivirale Therapie nicht wirksam.

> **PRÜFUNGSHIGHLIGHTS** ✘
>
> **Infektiöse Mononukleose**
> - ! Übertragung durch orale Sekrete (**Küssen**)
> - !!! **Klinik:** Fieber, zunächst zervikale später generalisierte Lymphadenitis, Tonsillitis, makulopapulöses Exanthem und Hepatosplenomegalie, Abgeschlagenheit und verzögerte Rekonvaleszenz
> - ! Eine EBV-Infektion ist mit malignen Neoplasien assoziiert: Burkitt-Lymphom, Morbus Hodgkin, Nasopharynxkarzinom, lymphoproliferative B-Zell-Lymphome.
> - !! Ampicillin löst bei EBV-Infektion ein **pseudoallergisches Exanthem** aus.
> - Diagnostik:
>   - !! **Pfeiffer-Zellen** (sehr große, atypische Lymphozyten)
>   - ! Erhöhung der **Transaminasenaktivität**
>   - ! EBNA1-IgG-Antikörper beweisen durchgemachte Infektion.
>   - ! In Zweifelsfällen bei zervikaler Lymphknotenschwellung zusätzlich sonografische Untersuchung der Halslymphknoten (entzündlich versus maligne).

10.5.4 HIV und AIDS

Erreger: humanes Immundefizienzvirus (HIV); vertikale Übertragung von der Mutter auf das Kind entweder intrauterin oder während der Geburt.

Klinik und Komplikationen: Perinatal infizierte Kinder sind zunächst asymptomatisch. Gelegentlich entwickeln sie ein unspezifisches Exanthem, eine Hepatosplenomegalie und eine generalisierte Lymphknotenschwellung. Bei den meisten unbehandelten Kindern kommt es erst im Alter von 6–7 Jahren zum Vollbild von AIDS. Durch eine adäquate Therapie lässt sich das Fortschreiten der Erkrankung verlangsamen. Im Kindesalter gefürchtete Komplikationen sind Pneumocystis-jirovecii-Pneumonie und HIV-Enzephalopathie.

Diagnostik: Virusnachweis mittels PCR; spezifische HIV-Antikörper im Blut sind nicht aussagekräftig, da sie von der Mutter stammen (können).

Prophylaxe: Bei Neugeborenen von HIV-positiven Müttern ist unmittelbar postpartal eine antiretrovirale Chemoprophylaxe mit Zidovudin und je nach Risikokonstellation ggf. zusätzlich mit Lamivudin oder Nevirapin über 4–6 Wochen indiziert. Für HIV-positive Mütter besteht ein Stillverbot, um das Infektionsrisiko zu verringern.

10.6 Parasitosen

10.6.1 Enterobiasis

Synonym: Oxyuriasis, Madenwurmbefall

Erreger: Enterobius vermicularis (Madenwurm, Oxyuris vermicularis); Übertragung: fäkal-oral (auch als Autoinfektion); häufigste Wurmerkrankung bei Kindern, häufiges Auftreten in Gemeinschaftseinrichtungen.

Klinik: v. a. nächtlicher **Juckreiz** in der Analgegend und im Genitalbereich, unspezifische abdominelle Beschwerden, bei Mädchen evtl. Vulvovaginitis.

Komplikationen: Appendikopathie.

Diagnostik: Kratzspuren im Analbereich, Stuhluntersuchung, Analabklatschpräparat zum Nachweis von abgelegten Eiern (am günstigsten morgens, ohne vorheriges Waschen des Analbereichs).

Therapie: altersabhängig: Pyrviniumembonat (ab 4. Lebensmonat), Pyrantel (ab 7. Lebensmonat), Mebendazol (ab 2. Lebensjahr), bei Enterobiusvulvovaginitis Albendazol (ab 2. Lebensjahr). Die Medikamente werden i. d. R. 3-mal im Abstand von jeweils 14 Tagen verabreicht; bei hartnäckigem Befall Mebendazol (1 × wöchentlich) über 8 Wochen empfohlen.

Prognose und Prophylaxe: gründliches Händewaschen und weitere Hygienemaßnahmen (Wäschewechsel und Kochwäsche am Tag nach der Tabletteneinnahme), bei nachgewiesener Enterobiusinfektion innerhalb der Familie prophylaktische Behandlung aller Familienmitglieder.

> **LERNTIPP** !
>
> An einen **Spulwurmbefall** (Infektion mit Ascaris lumbricoides) sollten Sie denken, wenn Ihr Patient folgende Symptome aufweist: Erbrechen, Durchfall, Bauchschmerzen, fehlende Gewichtszunahme, zwischenzeitlich hatte er auch Fieber und Husten. Im Labor ist eine Eosinophilie auffällig.

> **PRÜFUNGSHIGHLIGHTS**
>
> – !! Klinik und Diagnostik bei **Enterobiasis**.

11 Immunologische und rheumatologische Erkrankungen

11.1 Kawasaki-Syndrom

Synonym: mukokutanes Lymphknotensyndrom

> **DEFINITION** Systemische Vaskulitis der kleinen, mittleren und großen Gefäße unklarer Ursache, die insbesondere im Kindesalter vorkommt.

Epidemiologie und Ätiologie: selten; Auftreten v. a. im Kleinkindalter. Ursache ist unbekannt, evtl. postinfektiös.

Klinik:

- zunächst **hohes Fieber** über mindestens 5 Tage mit polymorphem **Exanthem** und **zervikaler Lymphknotenschwellung** (akute Phase)
- ab dem 4./5. Krankheitstag **Erythem** an Schleimhäuten, Handflächen und Fußsohlen, außerdem beidseitige **Konjunktivitis**, **Erdbeerzunge** und rote, gesprungene Lippen (**Lacklippen**)
- nach 10–14 Tagen **Fieberabfall** und **Hautschuppung** an Finger- und Zehenspitzen sowie Handflächen und Fußsohlen (Rekonvaleszenzphase).

Komplikationen: gefürchtet sind **Aneurysmen der Koronararterien** (bilden sich v. a. in der Rekonvaleszenzphase, Risikofaktoren: Fieber > 2 Wochen, Wiederauftreten des Fiebers nach einem afebrilen Intervall und Alter < 1 Jahr), außerdem: Pankarditis (Peri-, Myo-, Endokarditis), Herzrhythmusstörungen, Herzinsuffizienz, Herzinfarkt und thrombotische Komplikationen.

Diagnostik: Das Kawasaki-Syndrom kann diagnostiziert werden, wenn 5 der folgenden 6 Kriterien erfüllt sind:

- hohes (38–41 °C), antibiotikaresistentes **Fieber über mindestens 5 Tage**
- **beidseitige Konjunktivitis**
- Schleimhautbeteiligung im Oropharynx: Erythem, **Lacklippen**, **Erdbeerzunge**
- Extremitäten: **Palmar-** und **Plantarerythem**, **Schuppung** der Haut der Finger- und Zehenspitzen
- **polymorphes**, stammbetontes **Exanthem**
- **zervikale Lymphadenopathie** (LK mit > 1,5 cm Durchmesser).

Labor: starke Erhöhung von BSG (> 50 mm/h) und CRP, Leukozytose, Anämie, Thrombozytose (> 500 000/mm^3 ab der 2.–3. Erkrankungswoche), mäßig erhöhte Transaminasen, γ-GT und Bilirubin, erniedrigtes Albumin. Im Urin sind Leukozyten ohne Hinweis auf einen Erreger nachweisbar. Im EKG kann eine Sinustachykardie auffallen. Wegen kardialer Komplikationen ist eine **Dopplerechokardiografie** indiziert.

Therapie und Prognose:

- bei Herzbeteiligung **strenge Bettruhe**
- Einmalgabe von **hochdosierten Immunglobulinen** i. v. innerhalb von 7–10 Tagen nach Krankheitsbeginn → kann die Ausbildung von Koronararterienaneurysmen verhindern und den Krankheitsverlauf abmildern
- **Acetylsalicylsäure** (ASS) hochdosiert über 2 Wochen, danach in niedriger Dosierung über mindestens 6 Wochen (bei Koronaraneurysmen über mindestens 1 Jahr).

> **LERNTIPP** !
>
> Denken Sie daran: Das Kawasaki-Syndrom ist eine immunologische Erkrankung. Sie verläuft zwar hochfieberhaft, es sind aber keine Erreger ursächlich. Somit ist eine Antibiotikatherapie überhaupt nicht wirksam.

Die Prognose hängt erheblich von einem frühen Therapiebeginn ab. Koronararterienaneurysmen können sich (auch spontan) zurückbilden.

> **PRÜFUNGSHIGHLIGHTS**
>
> **Kawasaki-Syndrom**
>
> – ! **Klinik:** hohes Fieber über mind. 5 Tage, zervikale Lymphknotenschwellung, polymorphes Exanthem, Plantar- und Palmarerythem, beidseitige Konjunktivitis, Erdbeerzunge, Lacklippen
>
> – ! **Therapie:** hochdosierte Immunglobuline i. v., ASS.

11.2 IgA-Vaskulitis

Synonym: Purpura Schönlein-Henoch (bis 2012 offizielle Bezeichnung)

DEFINITION Immunkomplex-vermittelte, allergische Vaskulitis der kleineren Gefäße mit Ekchymosen an den abhängigen Körperpartien.

Epidemiologie und Ätiologie: Häufigkeitsgipfel im Schulalter; manchmal vorausgehender unspezifischer Atemwegsinfekt. Andere Auslöser sind Medikamente, allergische Reaktionen, Insektenstiche oder Komplementdefekte der frühen Phase.

Es bilden sich IgA-haltige Immunkomplexe, die sich an den Kapillaren unterschiedlicher Organe ablagern.

Klinik: evtl. vorausgehender Atemwegsinfekt; Symptome sind:

- makulopapulöses Exanthem ohne Juckreiz
- Ekchymosen und Petechien v.a. an den Unterschenkeln (**Abb. 11.1**) und am Gesäß (nicht wegdrückbar)
- Arthralgien mit schmerzhafter Schwellung, Bewegungseinschränkung und Schonhaltung (v.a. von Knie-, Sprung-, Ellenbogen- und Handgelenk)
- bei Nierenbeteiligung: Hämaturie und Proteinurie
- bei gastrointestinaler Beteiligung: Bauchschmerzen, Übelkeit, Erbrechen, Blut im Stuhl
- bei ZNS-Befall: Krampfanfälle, Bewusstseinsstörungen
- bei Hodenbeteiligung: Hodenschmerzen

Komplikationen arterielle Hypertonie, Invagination, Lungenblutung, Hodentorsion, Orchitis, Epididymitis, Spätkomplikation: Glomerulonephritis.

Diagnostik: klinische Diagnose; Labor unauffällig (Gerinnungsparameter, Hb, Erythrozyten und Thrombozyten im Normbereich, Leukozyten evtl. erhöht). Hautbiopsie zur Diagnosesicherung. Wichtigste Differentialdiagnose ist das Waterhouse-Friderichsen-Syndrom.

Therapie: symptomatisch; i.d.R. spontane Ausheilung innerhalb von Wochen. Bei schweren Verlaufsformen (v.a. abdominelle Symptomatik) Gabe von Glukokortioiden.

PRÜFUNGSHIGHLIGHTS

- ! Der **IgA-Vaskulitis** geht manchmal ein **Atemwegsinfekt** voraus.
- !!! **Klinik bei IgA-Vaskulitis:** Petechien an Unterschenkeln und Gesäß, makulopapulöses Exanthem, kein Juckreiz, schmerzhafte Gelenkschwellung, Bauchschmerzen, blutige Stühle und Hämaturie, Laborbefunde unauffällig (evtl. leichte Leukozytose)
- ! **Diagnosesicherung:** Hautbiopsie.

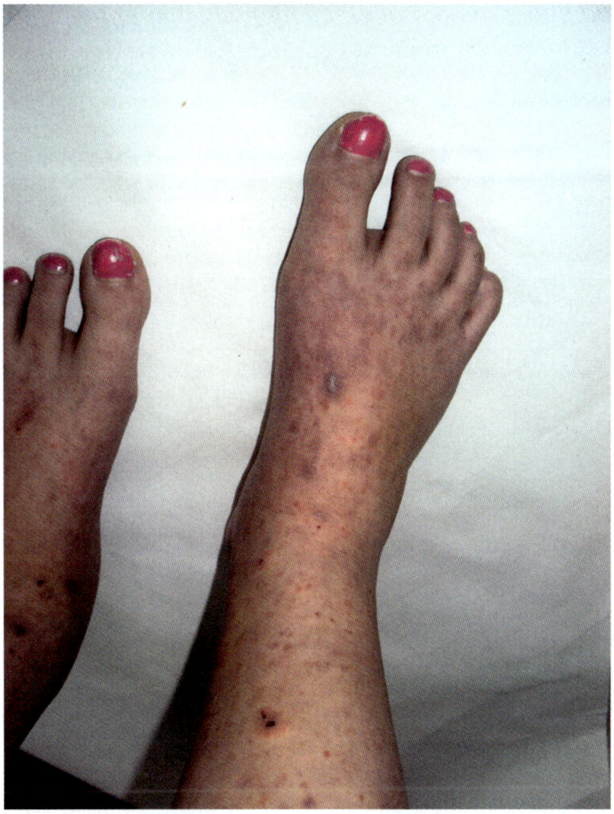

Abb. 11.1 IgA-Vaskulitis. Petechien und Ekchymosen an den Streckseiten an Schienbein und Fußrücken bei einer jugendlichen Patientin. [aus Bald et al., Kurzlehrbuch Pädiatrie, Thieme, 2012]

11.3 Immundefekte

Primäre Immundefekte treten meist im Säuglings- bzw. Kindesalter auf. Sie sind insgesamt selten (Ausnahme: selektiver IgA-Mangel). Man unterscheidet: Störungen der humoralen (ca. 50 %) bzw. der zellulären (ca. 10 %) Immunabwehr, kombinierte Störungen (ca. 25 %), Störungen der Phagozyten (ca. 15 %) und des Komplementsystems (< 1 %)

Hinweise auf einen angeborenen Immundefekt sind:

- **rezidivierende Infektionen** im Bereich des Mittelohrs (> 8/Jahr), der Nasennebenhöhlen (> 2/Jahr) und der Lunge (> 2/Jahr), die häufig antibiotikaresistent sind und eine intravenöse Antibiotikagabe erforderlich machen
- **rezidivierende** tiefe Haut- oder Organ**abszesse**
- 2 oder mehr schwere Infektionen der Hirnhäute (Meningitis), der Knochen (Osteomyelitis) oder des gesamten Körpers (Sepsis)
- Gedeihstörungen im Säuglingsalter
- Soor in der Mundhöhle bei Kindern über einem Jahr
- positive Familienanamnese für einen primären Immundefekt.

Tab. 11.1 gibt einen Überblick über primäre Immundefekte und die jeweils typischen Erreger.

LERNTIPP

Wenn kleine Kinder immer wieder an schweren Infektionen mit Abszessen leiden, die nicht wirklich abheilen, sollten Sie an einen primären Immundefekt denken, insbesondere an Immundefekte, die für bakterielle Infektionen prädestinieren. Charakteristisch ist diese Anamnese z.B. für die septische Granulomatose (häufigster Phagozytendefekt). Diese wird meist X-chromosomal vererbt, weshalb immer Jungen betroffen sind. Fragen Sie nach, ob es ähnliche Fälle in der Familie gibt, insbesondere bei männlichen Verwandten.

Wenn Sie Genaueres zu Immundefekten wissen möchten, lesen Sie dies im Skript Innere und Chirurgie – Immunsystem.

PRÜFUNGSHIGHLIGHTS

- ! **septische Granulomatose:** Kinder mit rezidivierenden bakteriellen Infektionen (Abszesse), die auch nach chirurgischer Spaltung nur schlecht abheilen.

LERNPAKET 4

Tab. 11.1 Primäre Immundefekte.

	typische Erreger	Erkrankungen (Auswahl)
primäre B-Zell-Defekte	Bakterien (Staphylo-, Strepto-, Pneumo-, Meningokokken, Haemophilus influenzae, Enterobakterien) → Assoziation: Autoimmunerkrankungen, Malignome	selektiver IgA-Mangel (am häufigsten), kongenitale Agammaglobulinämie
primäre T-Zell-Defekte	Viren (Herpesviren), intrazelluläre Bakterien (Mykobakterien, Listerien), opportunistische Erreger (Pneumocystis jirovecii)	DiGeorge-Syndrom, Low-CD4-Syndrom
kombinierte Immundefekte	Erreger der B- und T-Zell-Defekte	Severe combined immunodeficiency (SCID), Wiskott-Aldrich-Syndrom (WAS), Ataxia teleangiectatica
Phagozytendefekte	intrazelluläre Bakterien (Mykobakterien, Listerien, Salmonellen), nicht bekapselte Katalase-bildende Bakterien (Staph. aureus, Serratia, Klebsiellen, Proteus), Hefepilze (v. a. Candida und Aspergillus)	septische Granulomatose (am häufigsten), Chediak-Higashi-Syndrom, Shwachman-Diamond-Syndrom
Komplementdefekte	Bakterien (Neisserien, Pneumokokken) → Assoziation: Autoimmunerkrankungen	C 5-C 8-Mangel, C 3-Mangel, C 1-/C 2-/C 4-Mangel

11.4 Juvenile idiopathische Arthritis

DEFINITION Arthritis unbekannter Ursache mit Manifestation vor dem 16. Geburtstag und Dauer von mehr als 6 Wochen.

Epidemiologie und Ätiologie: Prävalenz 1–2:10 000 Kinder. Die Ätiologie ist unklar, es besteht eine genetische Assoziation.

Formen: Unter dem Begriff der juvenilen idiopathischen Arthritis (JIA) werden folgende Erkrankungen zusammengefasst:
- systemische juvenile Arthritis (Morbus Still)
- Oligoarthritis (Oligoarthritis Typ I)
- Arthritis mit Enthesitis (Oligoarthritis Typ II)
- rheumafaktornegative Polyarthritis
- rheumafaktorpositive Polyarthritis.

Klinik und Diagnostik: Zeichen einer Arthritis sind Gelenkschwellung und -schmerzen (bei Bewegung, bei Berührung oder in Ruhe), Bewegungseinschränkung, Überwärmung und Rötung des Gelenks. In der Anamnese sollte man v. a. nach der Dauer der Beschwerden fragen. Wichtig ist es dabei, auf die Beschreibungen der Eltern zu achten, z. B. im Hinblick auf Verhaltensänderungen (z. B. Hinken, Vermeiden von Bewegungen). Die Diagnose einer juvenilen idiopathischen Arthritis kann erst gestellt werden, wenn die Gelenkbeschwerden mindestens 6 Wochen bestehen.

Oligoarthritis (Oligoarthritis Typ I): Erkrankungsbeginn ca. zwischen 2. und 6. Lebensjahr. Mädchen erkranken häufiger. Bei der Oligoarthritis sind während der ersten 6 Krankheitsmonate nicht mehr als 4 Gelenke betroffen (asymmetrischer Befall), v. a. das Knie-, Sprung- und Handgelenk. Häufig zudem **beidseitige Uveitis anterior (Iridozyklitis)**, die meist chronisch asymptomatisch bleibt.

Arthritis mit Enthesitis (Oligoarthritis Typ II): Manifestation um das 10. Lebensjahr, Jungen erkranken häufiger. Die Erkrankung beginnt mit einer Arthritis des Knie- und Sprunggelenks, später Beteiligung von Hüft- und Zehengrundgelenken sowie Sakroileitis. Weitere Symptome sind Enthesitis mit schmerzhaften Sehnenansätzen, Rückenschmerzen, Enteritis regionalis Crohn und evtl. akute, symptomatische **Uveitis anterior**.

Systemische juvenile Arthritis (Still-Syndrom): Manifestation v. a. im Alter von 3–8 Jahren; meist intermittierend hohes Fieber und polymorph-kleinfleckiges und lachsfarbenes Exanthem; Arthritis betrifft i. d. R. Halswirbel und große Gelenke, tritt aber erst im Verlauf hinzu (verspätete Diagnosestellung); weitere Symptome: Hepatosplenomegalie, Lymphadenopathie, Beteiligung der serösen Häute (Polyserositis mit Pleuritis, Peritonitis und Peri [myo]karditis). Eine Tenosynovitis ist auch häufig, eine Uveitis kommt nicht vor (DD: Sarkoidose). Labor: Anämie und Leukozytose, CRP und BSG ↑ ↑.

Rheumafaktornegative und -positive Polyarthritis: Symmetrische Polyarthritis, die sowohl die großen als auch die kleinen Gelenke betrifft (auch Halswirbel- und Kiefergelenk). Anfangs Allgemeinsymptome mit leichtem Fieber und Müdigkeit. Die häufigere Form ist die rheumafaktornegative Polyarthritis. Sie kann sich in jedem Lebensalter manifestieren (die RF-positive Form beginnt um das 10. Lebensjahr). Mädchen erkranken häufiger.

Psoriasisarthritis: Diagnosekriterien sind eine vorliegende Psoriasis in Kombination mit einer Arthritis oder eine Arthritis allein, die 2 der folgenden Kriterien erfüllt:
- strahlenartiger Befall der Finger oder Zehen (Daktylitis, „Wurstfinger")
- Veränderungen an den Nägeln (z. B. Tüpfelnägel)
- positive Familienanamnese.

Diagnostisch relevant ist außerdem der Nachweis von HLA-B27 sowie von antinukleären Antikörpern.

Einen Überblick über die richtungweisenden Befunde der unterschiedlichen Subtypen gibt **Tab. 11.2**.

Uveitisgefahr: Eine Uveitis tritt v. a. bei Kindern mit Oligoarthritis, nachgewiesenen antinukleären Antikörpern, früher Erstmanifestation und Mädchen auf.

Eine augenärztliche Untersuchung an der Spaltlampe muss wegen der Gefahr einer Uveitis bei allen Kindern mit Verdacht auf eine JIA erfolgen.

Therapie: Die Therapie der JIA erfolgt in mehreren Stufen:
- nichtsteroidale Antirheumatika (Naproxen, Ibuprofen, Indometacin, Diclofenac)
- krankheitsmodifizierende Medikamente (niedrigdosiertes Methotrexat oder Biologicals wie Etanercept oder Adalimumab)

Tab. 11.2 Charakteristische Befunde der Subtypen der JIA

	ANA	Rheumafaktor	HLA-Assoziation
Oligoarthritis	++	–	DR5, 6, 8
Arthritis mit Enthesitis	(+)	–	B27
Still-Syndrom	–	–	–
rheumafaktornegative Polyarthritis	+	–	DR1
rheumafaktorpositive Polyarthritis	++	+	DR4
Psoriasis-Arthritis	+	–	B27

- Glukokortikoide (Prednisolon)
  - systemisch: bei Still-Syndrom, wenn die Medikamente der Stufe 1 und 2 nur eine unzureichende Wirkung erzielen oder eine Perimyokarditis besteht
  - lokal: am Auge bei Uveitis oder als intraartikuläre Injektion (Triamcinolonhexacetonid) bei Mono- oder Oligoarthritis.

Eine physio- und ergotherapeutische Behandlung ist indiziert, um der Versteifung der Gelenke und Fehlhaltungen vorzubeugen.

Um Komplikationen wie Synechien oder eine Katarakt rechtzeitig zu erkennen, sind regelmäßige augenärztliche Kontrolle (Spaltlampenuntersuchung) sowie Messungen des Augeninnendrucks erforderlich.

Prognose: Unbehandelt kann es zu folgenden Komplikationen kommen:

- Übergang nach > 6 Monaten in eine „extended form", bei der > 4 Gelenke betroffen sind (Oligoarthritis Typ I); bei Oligoarthritis Typ II evtl. Übergang in eine Spondylitis ankylosans
- Achsenfehlstellung durch lokal beschleunigtes Wachstum und vorzeitigen Epiphysenschluss
- Baker-Zyste (durch den erhöhten intraartikulären Druck)
- bleibende Augenschädigung (z. B. Sehbehinderung durch Sekundärglaukom, Katarakt, bandartige Keratopathie oder Phthisis bulbi)
- Amyloidose (10 %) bei Still-Syndrom.

PRÜFUNGSHIGHLIGHTS

Juvenile idiopathische Oligoarthritis Diese Erkrankungen treten bei Kindern **< 16 Jahren** auf.

- ! Damit die Diagnose einer juvenilen idiopathischen Arthritis gestellt werden kann, müssen die Gelenkbeschwerden mindestens **6 Wochen** bestehen.
- **Oligoarthritis**
  - !! **Prädilektionsalter** zwischen 2. und 6. Lebensjahr, Befall von **1–4 Gelenken** (innerhalb der ersten 6 Krankheitsmonate), die geschwollen und überwärmt sind, Verhaltensänderungen wie z. B. Meiden bestimmter Bewegungen
  - !! Die **Iridozyklitis** (**Uveitis anterior**) ist eine typische Manifestation der Oligoarthritis.
- !! **Enthesitis-assoziierte Arthritis:** hohe Assoziation mit HLA-B27
- !! **systemische idiopathische Arthritis:** intermittierende Fieberschübe mit hohem Fieber, lachsfarbener Ausschlag, generalisierte Lymphadenopathie, Hepatosplenomegalie, Polyserositis und Polyarthritis
- ! rheumafaktornegative und -positive **Polyarthritis**: betrifft die großen und kleinen Gelenke (auch **Halswirbel-** und **Kiefergelenk**), jedoch fast nie die Endgelenke
- ! **juvenile Psoriasis-Arthritis:** Arthritis, Daktylitis, Nagelveränderungen, Assoziation mit HLA-B27 und Nachweis von antinukleären Antikörpern
- !! Wegen der Gefahr der Uveitis bei allen Kindern mit JIA **regelmäßige augenärztliche Untersuchungen** an der **Spaltlampe** durchführen.
- !! Kinder mit antinukleären Antikörpern (**ANA**) haben ein erhöhtes Risiko einer **Uveitis**.
- **Komplikationen**
  - ! am Auge: Iridozyklitis, Sekundärglaukom, Katarakt, bandförmige Keratopathie, Phthisis bulbi
  - ! am Skelett: Entwicklung einer Achsenfehlstellung, lokale Wachstumsbeschleunigung, vorzeitiger Epiphysenfugenschluss, Ausbildung einer Baker-Zyste
- !! Zur **systemischen Behandlung** werden Immunsuppressiva (z. B. Methotrexat) eingesetzt, wenn NSAR und Glukokortikoide nicht mehr ausreichend wirksam sind.
- ! Zur **intraartikulären Injektion wird** das Glukokortikoid **Triamcinolonhexacetonid** verwendet.

12 Blut und blutbildende Organe

12.1 Anämien

DEFINITION Erniedrigung des Hämoglobinwerts und/oder der Erythrozytenzahl unter den altersabhängigen Normwert.

LERNTIPP

Bei der Beurteilung des kindlichen Blutbilds muss berücksichtigt werden, dass sich die Laborwerte altersabhängig ändern und dementsprechend beurteilt werden müssen!

- Der Hb-Wert beträgt am 1. Lebenstag rund 18,7 g/dl und sinkt bis zum 3. Lebensmonat auf rund 11,6 g/dl (physiologische Trimenonanämie). Zum 1. Geburtstag beträgt er rund 12 g/dl.
- Am 1. Lebenstag hat ein Neugeborenes rund 5,5 Mio. Erythrozyten/µl, im 3. Lebensmonat ca. 3,8 Mio./µl (**physiologische Trimenonanämie**). Danach findet sich wieder ein sukzessiver Anstieg bis ca. 5,4 Mio./µl bei männlichen und ca. 5,0 Mio./µl bei weiblichen Jugendlichen.
- Der Anteil des HbF beträgt in den ersten beiden Lebenswochen rund 75 % des Gesamthämoglobins. Zum 3. Lebensmonat fällt es deutlich ab.

LERNPAKET 4

- Das MCV liegt in den ersten beiden Lebenswochen i. d. R. noch bei > 100 fl, mit 3. Monaten bei ca. 88 fl und mit 1 Jahr bei 73 fl, ab dem 2. Lebensjahr gilt ein Wert von 75 fl als grobe untere Normgrenze.
- Das MCH beträgt am 1. Lebenstag rund 35 pg, im 3. Lebensmonat dann nur mehr 23 pg. Danach steigt es wieder kontinuierlich an (grobe untere Normgrenze ab dem 2. Lebensjahr: 25 pg).

PRAXIS Bei einem dreijährigen Jungen mit einem Hb von 9,25 g/dl, einem MCV von 75 fl und einem MCH von 25 pg liegt beispielsweise eine **normozytäre normochrome Anämie** vor.

LERNTIPP !

Im Folgenden sind Anämieformen vorgestellt, die das IMPP sehr gern im Rahmen von pädiatrischen Fragestellungen abprüft. Für Ausführliches zu Anämien insgesamt und zu den speziellen Formen verweisen wir an dieser Stelle auf das Skript Innere/Chirurgie Blut.

12.1.1 Eisenmangelanämie

Epidemiologie und Ätiologie: weltweit häufigste Anämieursache. Häufigste Ursache bei Kindern ist der ernährungsbedingte Eisenmangel (Unterernährung, falsche Ernährung!); weitere Ursachen: Malabsorptionssyndrom (z. B. Zöliakie), Parasiteninfektion, Blutungen (z. B. Meckel-Divertikel), Frühgeborene.

Klinik: Blässe, Müdigkeit, Tachykardie, Gedeihstörung, Infektanfälligkeit, rissige Haut und Schleimhaut (Mundwinkelrhagaden), bei chronischem Eisenmangel auch Entwicklungsstörung.

Diagnostik: hypochrome mikrozytäre Anämie (MCV und MCH ↓, Hb ↓), Serumferritin ↓, Eisen ↓, Transferrinsättigung ↓, freies Transferrin ↑, normale bis erhöhte Retikulozyten, im Blutausstrich Poikilozytose mit Anulozyten.

Therapie: Behandlung der Ursache (z. B. Ernährung umstellen), orale Substitution mit Fe^{2+}-Präparaten

PRÜFUNGSHIGHLIGHTS

- ! Zur Beurteilung, ob eine Anämie vorliegt und, wenn ja, welche Form davon, müssen unbedingt altersadaptierte Normwerte zum Vergleich herangezogen werden, z. B.: 3-jähriger Junge mit Hb von 9,25 g/dl, MCV von 75 fl und MCH von 25 pg: **normozytäre normochrome Anämie**.
- ! Befunde bei **Eisenmangelanämie**: Blässe, Hb ↓, MCV und MCH ↓.

12.1.2 Thalassämie

Epidemiologie und Ätiologie: hohe Prävalenz im Mittelmeerraum, z. B. Türkei.

Es handelt sich um eine autosomal-rezessiv vererbte Hämoglobin-Synthesestörung → durch einen Gendefekt werden Globin-Ketten vermindert synthetisiert; betroffen sein kann das **α-Globin** (α-Thalassämie) oder das **β-Globin** (β-Thalassämie). Die Schwere der klinischen Symptomatik ist abhängig vom Genotyp (homozygot/heterozygot) und richtet sich nach der Anzahl der deletierten Genorte (α-Globin: 2 Allele = 4 Genkopien, β-Globin: 1 Allel = 2 Genkopien).

Klinik:
- **α-Thalassämie:**
  - Thalassaemia minima und minor: klinisch unauffällig, evtl. leichte Anämie und Splenomegalie
  - Thalassaemia major: ausgeprägte hämolytische Anämie mit Hepatosplenomegalie, Folsäuremangel und Gallensteinen, kompensatorisch wird HbH gebildet (Hämoglobin aus 4 β-Globin-Ketten); bei Verlust aller 4 Genkopien Abort durch einen Hydrops fetalis
- **β-Thalassämie:**
  - Thalassaemia minor: klinisch oft unauffällig (Zufallsbefund)
  - Thalassaemia intermedia: mittelschwere Form
  - Thalassaemia major: Manifestation ab dem 3. Lebensmonat: **Hepatosplenomegalie** (Hyperspleniesyndrom), schwere hämolytische Anämie, Gallensteinbildung, Ikterus, Infektanfälligkeit, Wachstumsstörungen (Minderwuchs und verzögerter Pubertätseintritt), Organschädigungen (Organsiderose) bzw. Knochendeformitäten durch die gesteigerte Erythropoese mit Knochenmarkhyperplasie (z. B. Bürstenschädel, prominente Wangenknochen).

Diagnostik:
- Anamnese: Abstammung aus dem Mittelmeerraum?
- Blutuntersuchung:
  - Blutbild: **hypochrome, mikrozytäre Anämie** (Eisenmangel ausschließen → normale bzw. erhöhte Ferritin-Werte), Retikulo- und Leukozytose
  - positive **Hämolysezeichen** (z. B. LDH ↑, indirektes Bilirubin ↑, Haptoglobin ↓)
  - Blutausstrich: **Targetzellen**, da geringer Hb-Gehalt der Erythrozyten
- Elektrophorese: kompensatorische Vermehrung anderer Hb-Spezies
- Bildgebung des Skelettsystems.

Therapie:
- **Transfusion** von Erythrozytenkonzentraten (bei chronischer Anämie)
- Zur Vorbeugung gegen eine Transfusionssiderose ist die Gabe von **Chelatbildnern** angezeigt (z. B. Deferoxamin p. o.)
- bei schweren Verlaufsformen **allogene Stammzelltransplantation** erwägen
- Minorformen müssen i. d. R. nicht behandelt werden. Eine humangenetische Beratung wird jedoch empfohlen.

PRÜFUNGSHIGHLIGHTS

Thalassämie
- ! **Klinik:** Kind mit chronischer Anämie, Ikterus, rezidivierenden Gallenkoliken, Hepatosplenomegalie und prominenten Wangenknochen; hat anamnestisch häufig Transfusionen erhalten
- !! **Therapie:** Zur Vorbeugung gegen eine Transfusionssiderose ist die Gabe von Chelatbildnern (Deferoxamin) indiziert.

12.1.3 Hereditäre Sphärozytose (Kugelzellanämie)

Ätiologie: häufigste Ursache für eine hereditäre hämolytische Anämie → ursächlich sind angeborene **Defekte** verschiedener Proteine in der **Erythrozytenmembran** → Erythrozyten werden kugelförmig (**Sphärozyten**) → schlechte Verformbarkeit → Hämolyse und verstärkter Abbau in der Milz.

Tab. 12.1 Altersabhängige Normwerte des weißen Blutbilds und der Thrombozyten

Zellen	Neugeborene	Säuglinge	Kinder
Leukozyten	8000–30 000/µl	9000–15 000/µl	8000–12 000/µl
neutrophile Granulozyten	61 %	25–65 %	35–70 %
stabkernige Granulozyten		0–10 %	0–10 %
eosinophile Granulozyten	2 %	1–7 %	1–5 %
basophile Granulozyten	< 1 %	0–2 %	0–1 %
Monozyten	6 %	7–20 %	1–6 %
Lymphozyten	30 %	20–70 %	25–50 %
Thrombozyten	140 000–190 000	200 000–470 000	150 000–400 000

Im 1. Lebensjahr zeigt der Normwert der Thrombozyten eine starke Variabilität.

Klinik: **Anämie, Ikterus, Gallensteine** und **Splenomegalie**; Infekte verschlechtern die Symptome (→ hämolytische Krise mit Fieber und Oberbauchschmerzen).

LERNTIPP !

Bei Kindern mit einem Ikterus, Gallensteinen (häufig auch bei Verwandten) und einer vergrößerten Milz müssen Sie an eine **Sphärozytose** denken und ein Blutbild anfordern.

Diagnostik: Labor: normochrome Anämie, Hämolysezeichen, Sphärozyten im Blutausstrich; molekulargenetische Bestimmung der Mutation.

Therapie: **Splenektomie** (insbesondere bei rezidivierenden hämolytischen Krisen) → vor dem Eingriff prophylaktische Impfung gegen Pneumokokken und Haemophilus influenzae. Bei Kindern < 5 Jahren sollte die Milz nicht entfernt werden, da in dieser Phase das Sepsisrisiko deutlich erhöht ist.

PRÜFUNGSHIGHLIGHTS

– !! **Klinik bei hereditärer Sphärozytose:** Anämie, Gallensteine, vergrößerte Milz und Ikterus.

12.2 Bösartige Erkrankungen des blutbildenden Systems

Leukämien sind die häufigsten malignen Erkrankungen im Kindesalter, sie haben bei Kindern jedoch eine andere Häufigkeitsverteilung als bei Erwachsenen. Die chronisch lymphatische Leukämie (CLL) gibt es beispielsweise bei Kindern nicht.

LERNTIPP !

Auch die **chronisch myeloische Leukämie** (CML) ist bei Kindern selten, aber das IMPP hat dennoch danach gefragt. Das Kind litt an einer CML mit akuter Blastenkrise, was sich mit folgenden Symptomen zeigte: Fieber, nächtliches Schwitzen, Knochenschmerzen, Splenomegalie, Priapismus bei Jungen, im Blutbild: Anämie, massive Leukozytose, Myeloblasten und Promyelozyten, außerdem deutliche Erniedrigung der alkalischen Lymphozytenphosphatase.

Charakteristisch für eine CML ist übrigens das sog. Philadelphia-Chromosom, das durch Translokation t(9;22) entsteht → das c-abl-Protoonkogen von Chromosom 9 fusioniert mit dem bcr-Gen auf Chromosom 22 → sog. bcr-abl-**Fusionsgen**.

Tab. 12.1 gibt eine Übersicht über die altersabhängigen Normwerte des weißen Blutbilds und der Thrombozyten.

12.2.1 Akute lymphatische Leukämie (ALL)

Epidemiologie: häufigste maligne Erkrankung im Kindesalter; Inzidenz 1:2000 bei Kindern < 15 Jahren → **häufigste Leukämieform** in dieser Altersgruppe (80 % aller Leukämien). Der **Altersgipfel** liegt zwischen **1 und 5 Jahren**. Jungen erkranken ca. 1,4-mal häufiger an ALL als Mädchen.

Ätiologie: Kinder mit kongenitalen Immundefizienzen (Ataxia teleangiectasia, Wiskott-Aldrich-Syndrom, Agammaglobulinämie), mit chromosomalen Anomalien (Down-Syndrom oder Fanconi-Anämie) oder positiver Familienanamnese (z. B. Geschwister von ALL-Patienten) haben ein höheres Risiko einer ALL. Die Exposition gegenüber Strahlen (z. B. durch Hochdosisradiotherapie) oder bestimmten Karzinogenen (Benzol, alkylierende Stoffe) erhöht ebenfalls das Risiko einer ALL.

Einteilung: Entscheidende Bedeutung bei der Klassifikation der ALL kommt der **Immunphänotypisierung** zu. Aus zyto- und molekulargenetischen Untersuchungen kann ggf. die Risikokonstellation abgeleitet werden.

Der **FAB-Klassifikation** liegen ausschließlich morphologische Kriterien zugrunde (Tab. 12.2).

Die **WHO-Klassifikation** der ALL basiert auf der Immunphänotypisierung. Sie ist die derzeit für Therapie und Prognose relevant. Folgende Subtypen werden unterschieden:

- B-Vorläufer-ALL (83 %): Pro-B-ALL, Common ALL, Prä-B-ALL
- T-ALL (14 %): frühe T-ALL (Pro-T-ALL und Prä-T-ALL), kortikale (intermediäre) T-ALL und reife T-ALL
- reife B-ALL (3 %)
- AUL (akute unklassifizierbare Leukämie, kein Nachweis von B-, T- oder myeloischen Antigenen; < 1 %)
- ALL mit Koexpression myeloischer Marker (< 1 %).

Die **zytochemische Untersuchung** des Knochenmarkausstrichs bei ALL ergibt: PAS-positiv, saure-Phosphatase-positiv (T-ALL), Peroxidase-negativ (in Gegensatz zur AML), Esterase-negativ.

Klinik: Die häufigsten Symptome einer ALL sind **Hepatosplenomegalie** mit Bauchschmerzen (Kapselspannung innerer Organe), **Fieber, Lymphadenopathie**, Blutungsneigung (Hämatome, Petechien oder Purpura), **Knochen-** oder **Gelenkschmerzen** (Schonhaltung), **Müdigkeit, Blässe,** Appetitlosigkeit, Gewichtsverlust. Spezifische Symptome:

Tab. 12.2 FAB-Klassifikation der ALL

FAB-Typ	Häufigkeit	Besonderheit	Blastenmorphologie
FAB L 1	84 %	kindlicher Typ	einheitlich kleine Blasten mit kleinem Zellkern und gleichförmigem Chromatin, wenig Zytoplasma, leichte Basophilie
FAB L 2	15 %	erwachsener Typ	uneinheitlich große Blasten mit unregelmäßigem Zellkern und ungleichförmigem Chromatin, variablem Zytoplasma, starke Basophilie
FAB L 3	1 %	Burkitt-Typ (entspricht reifer B-ALL)	einheitlich große Blasten mit rund-ovalem Zellkern und feinem, gleichförmigen Chromatin, viel Zytoplasma, sehr starker Basophilie und deutlichen Vakuolen

- bei Beteiligung des ZNS (Meningeosis leucaemica): Kopfschmerzen, Hirnnervenausfälle
- bei T-Zell-ALL: großer Thymustumor mit Atemwegsobstruktion (Stridor) und/oder oberer Einflussstauung
- bei B-Zell-ALL: Ileus durch große intraperitoneale Lymphome.

LERNTIPP !

Kinder mit ALL wollen wegen der Knochenschmerzen oft nicht mehr laufen, sondern getragen werden.

Diagnostik:
- **Labor**: Leukozytenzahlen im Normbereich (mit hohem Anteil von Lymphoblasten) oder Leukozytose (bei 20 % Hyperleukozytose mit Werten > 30 000/µl), meistens Anämie, Thrombozytopenie sowie verminderte Retikulozytenzahl (verdrängte Hämatopoese); außerdem: Leberwerte ↑, Elektrolyte: Kalium ↑, Kalzium ↓ (Tumorlysesyndrom), Harnsäure ↑, Kreatinin ↑, LDH ↑, Gerinnung ↓, BSG ↑.
- **Blutausstrich:** Lymphoblasten im peripheren Blut (**Abb. 12.1**)

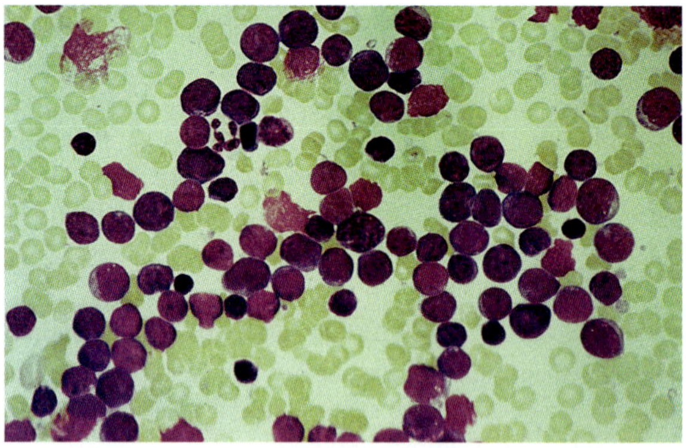

Abb. 12.1 Blutausstrich bei ALL. Lymphoblasten vom Typ FAB L 1/2. [aus Gortner, Meyer, Duale Reihe Pädiatrie, Thieme, 2018]

PRAXIS Die Abwesenheit von Blasten im peripheren Blut schließt bei Panzytopenie eine Leukämie nicht aus. Bei akuten Leukämien machen Blasten **> 25 %** der kernhaltigen Zellen im Knochenmark aus.

- **Knochenmarkausstrich:** hohe Zelldichte, 50–95 % lymphatische Vorläuferzellen (Lymphoblasten) mit typischem, leicht basophilem Zytoplasma
- **Liquorzytologie:** zum Ausschluss oder Nachweis einer **Meningeosis leucaemica**
- **Bildgebung:**
  - Abdomensonografie: zur Diagnostik von Hepatosplenomegalie, intraabdominalen Lymphomen oder Niereninfiltration
  - Röntgen-Thorax in 2 Ebenen: zum Nachweis einer Mediastinalverbreiterung bzw. eines Thymus-Tumors bei T-Zell-ALL
  - Röntgen des Skeletts: bei Verdacht auf pathologischen Lokalprozess, z. B. Osteolysen, submetaphysäre Aufhellungsbänder (leukämische Banden)
  - Schädel-MRT (oder CCT): zum Nachweis von leukämischen Infiltraten im Gehirn oder von zerebralen Komplikationen (z. B. Hirnblutung).
  - CT-Thorax und MRT-Abdomen kommen nur zum Einsatz, wenn Sonografie des Abdomens oder Röntgen-Thorax keinen eindeutigen Befund zeigen.
  - MRT der Extremitäten (oder Ganzkörper-MRT): zur Ermittlung der Markraumausbreitung (nicht routinemäßig).

Differenzialdiagnosen: Wegen der **uncharakteristischen Allgemeinsymptome** sollten Erkrankungen des Bewegungsapparats (keine Thrombo- und Leukopenie) sowie andere Ursachen einer Lymphadenopathie sowie Hepatosplenomegalie oder andere Tumorerkrankungen (Knochenmetastasen, Neuroblastom) ausgeschlossen werden. Als Ursachen einer **Panzytopenie** sollten folgende Krankheitsbilder ausgeschlossen werden: AML, aplastische Anämie, Myelosuppression (Medikamente, CMV), EBV-Infektion oder Lymphome.

LERNTIPP !

Eine Panzytopenie muss nicht nur maligne Ursachen haben – möglich sind z. B. auch Infektionen, Medikamentennebenwirkungen oder genetische Ursachen.

PRAXIS Bei kleinen Kindern kann der Thymus physiologisch noch groß sein!

Therapie: Die Therapieplanung orientiert sich am ALL-Subtyp (nach WHO-Klassifikation) und den individuellen Prognosefaktoren. Kinder mit einem hohen Risiko erhalten eine „intensivierte“ Chemotherapie. Bei diesen Patienten oder bei Patienten mit > 5 % Blasten im KM nach Induktionstherapie wird nach einer intensivierten Chemotherapie 3–4 Monate nach Beginn der Remission eine allogene hämatologische Stammzelltransplantation (HSZT) angestrebt.

Nur bei Patienten mit T-Zell-ALL oder schlechtem Ansprechen auf die Chemotherapie ist eine prophylaktische Bestrahlung indiziert. Bei nachgewiesener Meningeosis leucaemica ist eine ZNS-Bestrahlung immer notwendig.

PRAXIS Säuglinge sollten wegen möglicher Spätschäden jedoch nie eine prophylaktische ZNS-Bestrahlung erhalten.

Chemotherapie: Die Dauer der einzelnen Phasen und die Kombination der Medikamente sind vom Subtyp der ALL und dem damit verbundenen Risikoprofil abhängig:

- **Induktionsphase:** Vorphase mit Dexamethason und Cyclophosphamid, dann eigentliche Induktion: Vincristin, Dexamethason, Doxorubicin, Asparaginase, Methotrexat, Cytarabin, Mercaptopurin
- **intrathekale Chemotherapie:** zeitlich zur Induktionsphase; prophylaktisch und bei nachgewiesenem ZNS-Befall
- **Konsolidierungsphase:** durchgeführt als intensivierte Therapie; z. B. Einsatz von hochdosiertem MTX, Cytarabin, Asparaginase
- **Erhaltungsphase:** erhalten alle, die keine Stammzelltransplantation bekommen (Ausnahme: reife B-ALL). Medikamente: Methotrexat, Mercaptopurin; Dauer: bis 2 Jahre nach Diagnose

Unter der Chemotherapie ist eine Infektionsprophylaxe mittels Antibiotika und Antimykotika (Amphotericin-B-Lutschtabletten) indiziert.

Komplikationen:

- Infolge der zytotoxischen Therapie kann ein Tumorlysesyndrom mit Hyperkaliämie, Hyperurikämie und akuter Nierenschädigung auftreten, das eine Therapie mit Rasburicase erfordert.
- Die Glukokortikoidgabe kann ein iatrogenes transientes Cushing-Syndrom auslösen.
- Eine ZNS-Bestrahlung kann zu einem Hypopituitarismus mit konsekutiver Wachstumsstörung führen.

Rezidivtherapie: Rezidive können im Knochenmark, im ZNS und bei Jungen im Hoden sowie als isolierte Infiltrate auch an anderen Stellen auftreten (Ovarialrezidive bei Mädchen sind sehr selten).

Bei frühen medullären Rezidiven (< 12–18 Monaten) ist wegen der schlechten Prognose eine allogene HSZT indiziert. Bei Patienten mit späten, extramedullären Rezidiven kann eine Chemotherapie ausreichen. Eine Bestrahlung kann, abhängig von einer evtl. vorausgegangenen Strahlendosis, erwogen werden.

Prognose: Bei Kindern ist nach einer Chemotherapie eine Vollremission mit normalem Knochenmarksbefund („Heilung") möglich, die 5-Jahres-Überlebensrate (JÜR) liegt bei über 80 %, die 10-Jahres-Überlebensrate bei 75 %. Das Alter des Kindes bei der Manifestation der ALL und die Höhe der initialen Leukozytenwerte haben prognostisch die größte Bedeutung.

Hochrisikopatienten mit einer schlechten Prognose (5-JÜR bei 10–60 %) zeigen folgende Merkmale:

- Alter bei Manifestation < 1 Jahr und > 10 Jahre
- initiale Leukozytenzahl > 50 000/ µl im Blut
- chromosomale Translokationen, v. a. t(9;22) (Philadelphia-Chromosom), t(4;11) (Vorkommen v. a. bei Säuglingen und Kleinkindern) und t(8;14)
- Hypoploidie der Blasten (< 46 Chromosomen)
- ZNS-Manifestation
- männliches Geschlecht.

Patienten mit einer Translokation t(12;21) haben eine günstige Prognose.

Als Sekundärmalignome nach einer ALL können v. a. Hirntumoren (nach Schädelbestrahlung und/oder intrathekaler Chemotherapie) oder eine AML auftreten.

PRÜFUNGSHIGHLIGHTS

CML

- ! **Klinik:** Fieber, nächtliches Schwitzen, Knochenschmerzen, Splenomegalie, Priapismus bei Jungen; Blutbild: Anämie, massive Leukozytose, Myeloblasten und Promyelozyten, deutliche Erniedrigung der alkalischen Lymphozytenphosphatase.

ALL

- ! Das Leukämierisiko ist bei Kindern mit **Trisomie 21** deutlich erhöht.
- **Klinik:**
  - ! **Knochenschmerzen** → Hinweis: Kind will nicht mehr laufen, sondern getragen werden.
  - ! **viszerale Schmerzen** durch Kapselspannung innerer Organe
  - ! weitere mögliche Symptome: Hepatosplenomegalie, Petechien und Hämatome (Blutungsneigung), Stridor durch tumorbedingte Kompression der Atemwege
  - ! Aufgrund der **unspezifischen Allgemeinsymptome** sollten auch andere Erkrankungen, z. B. des Bewegungsapparates, ausgeschlossen werden.
- **Diagnostik:**
  - ! Im **Röntgen-Thorax** lässt sich eine Mediastinalverbreiterung (z. B. durch eine Thymusvergrößerung) darstellen.
  - ! Labor: **LDH** ↑
  - ! Eine **Panzytopenie** tritt nicht nur bei malignen Erkrankungen auf.
- **Therapie:**
  - ! Die (präventive) **Behandlung des ZNS** gehört zu jedem Therapieprotokoll einer ALL.
  - ! supportive Therapiemaßnahmen: **Amphotericin-B-Lutschtabletten** zur Vermeidung von Pilzinfektionen
- **Therapiekomplikationen:**
  - ! infolge der Chemotherapie: Hyperkaliämie, Hyperurikämie, Hyperphosphatämie, akutes Nierenversagen, transientes Cushing-Syndrom (durch hohe Steroiddosen in der Induktionsphase)
  - ! Strahlentherapie des Gehirns: Wachstumsstörung als Spätfolge
- ! Prophylaxe eines Tumorlysesyndroms mit **Rasburicase**
- ! **Prognose:** Prognostisch günstiger ist ein Erkrankungsbeginn zwischen 2 und 5 Jahren.

12.2.2 Lymphome

Etwa 40 % der Lymphome im Kindesalter sind Hodgkin-Lymphome (Häufigkeitsgipfel im Jugendalter) und knappe 60 % Non-Hodgkin-Lymphome. Von den Non-Hodgkin-Lymphomen ist das Burkitt-Lymphom am häufigsten. Hier besteht sehr häufig eine Translokation t(8;14); die endemische Form in Afrika ist mit EBV assoziiert. Spontane Lymphome gehen oft von den abdominalen Lymphknoten aus (imponieren als Unterbauchtumor, evtl. mit Aszites). Therapie: Polychemotherapie.

LERNTIPP !

Das IMPP hat bisher erst einmal eine Frage zu Lymphomen bei Kindern (konkret zum Burkitt-Lymphom) gestellt. Merken Sie sich, dass das Burkitt-Lymphom bei Kindern eine häufige Lymphomform ist (bei Erwachsenen ist sie selten).

PRÜFUNGSHIGHLIGHTS

- ! **Burkitt-Lymphom:** sehr häufig Translokation t(8;14), spontane Lymphome oft ausgehend von abdominalen Lymphknoten (imponiert als Unterbauchtumor, evtl. mit Aszites).

12.3 Erkrankungen des Gerinnungssystems

12.3.1 Immunthrombozytopenische Purpura (ITP)

Epidemiologie und Ätiologie: häufigste erworbene Ursache einer hämorrhagischen Diathese im Kindesalter; es handelt sich um eine Autoimmunreaktion, die nach einem viralen Infekt auftritt → IgG binden an Thrombozyten → diese werden vorzeitig abgebaut.

Klinik: Petechien an Stamm und Extremitäten, evtl. Schleimhautblutungen (Nasenbluten), der Allgemeinzustand ist nicht beeinträchtigt. Dauert die Erkrankung > 6 Monate, spricht man von Morbus Werlhof (chronische ITP).

LERNTIPP !

Denken Sie an eine ITP, wenn Kinder, die immer gesund waren, nach einem Virusinfekt plötzlich Petechien („rote Punkte") aufweisen.

Diagnostik: isolierte Thrombozytopenie, Anamnese (kürzlich durchgemachter viraler Infekt).

Therapie: meist selbstlimitierender Verlauf, bei ausbleibender Besserung hochdosierte Immunglobuline i. v., bleibt diese Maßnahme erfolglos, Glukokortikoide.

PRÜFUNGSHIGHLIGHTS

ITP

- ! **Petechien** an Stamm und Extremitäten, akute **Thrombozytopenie** im Labor
- ! **Therapie** bei zunehmender Blutungsneigung: **Immunglobuline i. v.**

12.3.2 Hämophilie

Ätiologie: X-chromosomal-rezessiv vererbter Aktivitätsmangel der Gerinnungsfaktoren VIII (Hämophilie A) und IX (Hämophilie B). Jungen erkranken, heterozygote Mädchen sind Konduktorinnen.

Klinik: großflächige Blutungen an Haut und Schleimhaut, ausgeprägte Hämatome nach Bagatellverletzungen, Einblutungen in Gelenke (geschwollenes Gelenk → Hämarthros), verstärkte Nachblutungen nach operativen Eingriffen.

Diagnostik:

- positive Familienanamnese (erkrankte männliche Verwandte)
- klinische Untersuchung (spontane Hämatome)
- Labor (**aPTT verlängert**, Quick-Wert, Thrombin- bzw. Blutungszeit normal, Verringerung der Aktivität der Gerinnungsfaktoren VIII oder IX).

Therapie: Substitution von Faktorenkonzentrat. Therapiekomplikation: Entwicklung einer Hemmkörperhämophilie (Bildung von Antikörpern gegen Faktor-VIII-Konzentrat).

Prognose: bei adäquater Substitutionstherapie annähernd normale Lebenserwartung.

PRÜFUNGSHIGHLIGHTS

- ! **Diagnostik bei V. a. Hämophilie:** Messung der aPTT/ggf. Bestimmung der Faktor-VIII- und Faktor-IX-Aktivität.

13 Herz und Kreislauf

13.1 Angeborene Herzfehler

Epidemiologie: Vorkommen bei 0,5–0,8 % der Neugeborenen.

Ätiologie: 85 % aller angeborenen Herzfehler haben eine multifaktorielle Genese, nur bei ca. 10 % besteht eine primär genetische Ursache. Bei einer positiven Familienanamnese ist das Risiko einer kardialen Fehlbildung erhöht. Ca. 5 % aller Herzfehler entstehen durch pränatale Einflüsse wie mütterliche Grunderkrankungen oder Medikamenteneinnahme (z. B. Diabetes mellitus, Infektionen, Medikamente wie ASS, Alkohol, Drogen). Die vulnerable Phase der Herzentwicklung ist die 3.–8. SSW.

Einteilung: Angeborene Herzfehler können nach verschiedenen Kriterien klassifiziert werden:

- **zyanotische Herzfehler mit Rechts-links-Shunt:** Fallot-Tetralogie, D-TGA, hypoplastisches Linksherz-Syndrom, Lungenvenenfehlmündung, TAC, Trikuspidalatresie, Ebstein-Anomalie
- **azyanotische Herzfehler mit Links-rechts-Shunt:** VSD, ASD, PDA, AVSD
- **Herzfehler mit duktusabhängigem pulmonalem Blutfluss:** kritische Pulmonalstenose, Pulmonalatresie, Trikuspidalatresie, Ebstein-Anomalie
- **Herzfehler mit ductusabhängigem systemischem Blutfluss:** kritische Aortenstenose, ISTA, hypoplastisches Linksherzsyndrom
- **Obstruktionen des linken Ventrikels:** Aortenstenose, ISTA
- **Obstruktionen des rechten Ventrikels:** Pulmonalstenose, Pulmonalatresie
- **Herzfehler mit aberrierenden Gefäßen:** rechtsseitiger Aortenbogen, Bland-White-Garland-Syndrom, Lungenvenenfehlmündungen, Koronarfisteln, TGA

- **Lageanomalien des Herzens:** Dextrokardie oder Dextropositio cordis
- **Isomerie-Syndrome:** linksatriales (Polysplenie-Syndrom) oder rechtsatriales (Asplenie-Syndrom) Isomerie-Syndrom.

13.1.1 Herzfehler mit Links-rechts-Shunt (ohne Zyanose)

Ventrikelseptumdefekt (VSD)

Epidemiologie: häufigster angeborener Herzfehler (30–35 % aller angeborenen Herzfehler).

Pathogenese: Durch die pathologische Shuntverbindung zwischen den beiden Herzkammern entwickelt sich nach dem postpartalen Abfall des Lungenwiderstands ein Links-rechts-Shunt zwischen den Herzkammern → Rezirkulation des Blutes durch die pulmonalen Gefäße.

Das Shuntvolumen ist von der Größe des VSD und dem Verhältnis der Strömungswiderstände zwischen großem und kleinem Kreislauf abhängig. Bei größeren Defekten ist auch das Rezirkulationsvolumen größer, was eine Druck- und Volumenbelastung des rechten Herzens und eine Volumenbelastung des linken Herzens verursachen kann. Übersteigt der Druck im rechten Ventrikel denjenigen des linken Ventrikels, kommt es zur **Shuntumkehr** (nun Rechts-links-Shunt) und damit zur zentralen Zyanose (sog. **Eisenmenger-Reaktion**). Bei unbehandelten großen Defekten entwickelt sich infolge der pulmonalen Widerstandserhöhung (Vasokonstriktion der Arteriolen im Lungenkreislauf) bereits im 2. Lebensjahr eine sekundäre pulmonale Hypertonie. Eine Eisenmenger-Reaktion mit fixierter pulmonaler Hypertonie ist **irreversibel**.

Einteilung: Ein Ventrikelseptumdefekt kann unterschiedlich lokalisiert sein. Es werden unterschieden:
- Typ I: infundibulärer/bulbärer VSD
- **Typ II: perimembranöser VSD** (80 %)
- Typ III: AV-Kanal-Typ/atrioventrikuloseptaler Defekt (AVSD)
- Typ IV: muskulärer VSD → mehrere Defekte möglich (sog. „**Swiss-Cheese-VSD**").

Klinik: Kleine, hämodynamisch unbedeutende Ventrikelseptumdefekte verursachen i. d. R. keine Symptome. Größere, hämodynamisch relevante Defekte werden i. d. R. in den ersten Lebenswochen und -monaten mit den Symptomen einer Herzinsuffizienz mit Tachykardie, Tachypnoe, Schwitzen, Trinkschwäche, Gedeihstörung und Belastungsdyspnoe klinisch manifest. Eine Zyanose besteht nicht.

Diagnostik: Bei der **Auskultation** des Neugeborenen fällt ein mittellautes, hochfrequentes, raues Holosystolikum mit p. m. über dem 3.–4. ICR parasternal links auf.

> **LERNTIPP** !
>
> Kleinere Defekte verursachen ein lauteres Geräusch als große Defekte (Merkhilfe: viel Lärm um Nichts).

Bei ansteigendem pulmonalem Widerstand nimmt das Systolikum einen spindelförmigen Charakter an und der 2. Herzton wird lauter. Das Systolikum kann auch erst später, d. h. in den ersten Lebenswochen, auffallen, wenn sich der Links-rechts-Shunt nach abgeschlossener kardiopulmonaler Adaptation ausgebildet hat.

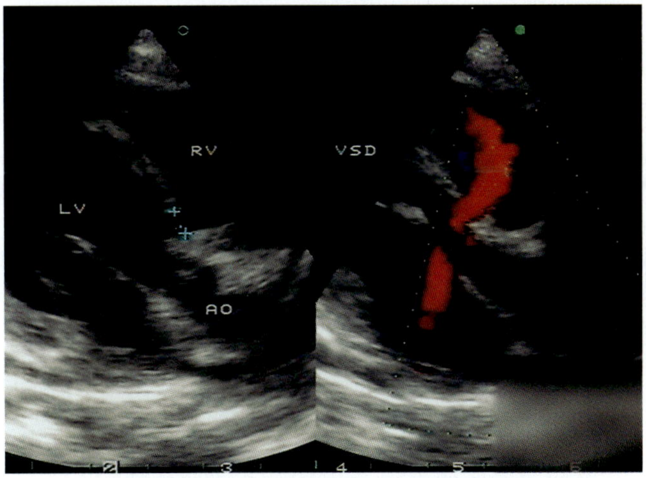

Abb. 13.1 **Perimembranöser Ventrikelseptumdefekt.** Links-rechts-Shunt auf Kammerebene. RV = rechter Ventrikel, LV = linker Ventrikel, AO = Aorta. [aus Gortner, Meyer, Duale Reihe Pädiatrie, Thieme, 2018]

Das **EKG** ist bei kleinem VSD unauffällig. Bei hämodynamisch relevanten Defekten werden Zeichen einer linksventrikulären und ggf. rechtsventrikulären Volumenbelastung gefunden.

Mittels **Echokardiografie** können Lage, Größe und hämodynamische Relevanz des VSD bestimmt werden (**Abb. 13.1**). Insbesondere bei infundibulärem VSD sollte eine Beteiligung von Aorten- oder Pulmonalklappe (Prolaps durch den VSD) ausgeschlossen werden. Shuntrichtung und -volumen sind mittels Dopplerfunktion darstellbar; auch der Druckgradient zwischen den Ventrikeln kann dopplersonografisch annähernd bestimmt werden.

Im **Röntgen-Thorax** fallen ab einem mittelgroßen Defekt Kardiomegalie, vermehrte Lungengefäßzeichnung und eine prominente A. pulmonalis auf.

Eine Herzkatheteruntersuchung ist bei einem VSD nicht zwingend notwendig. Sie ermöglicht eine exakte Messung des Shuntvolumens sowie die Erfassung der Hämodynamik im Lungenkreislauf (pulmonalarterieller Druck und pulmonaler Widerstand).

Therapie:
- Kleine, perimembranöse Defekte verschließen sich häufig spontan in den ersten Lebensjahren.
- Mittelgroße Defekte (< 5 mm), die bei noch normalem Druck im Lungenkreislauf hämodynamisch bedeutsam sind, können sich auch spontan verkleinern bzw. verschließen. Ein operativer Verschluss sollte nach Möglichkeit erst **nach dem 2. Lebensjahr** erfolgen. Die **Operationsindikation** besteht, wenn der Links-rechts-Shunt **mehr als 40 % des Lungenstromvolumens** ausmacht. Mittelgroße Defekte (v. a. ein perimembranöser und muskulärer VSD) können interventionell durch über den Herzkatheter eingebrachte Okkludersysteme verschlossen werden.
- Große Defekte mit hämodynamischer Relevanz und Symptomen der Herzinsuffizienz sollten **bis zum 6. Lebensmonat** operativ verschlossen werden. Dabei wird der Defekt unter Einsatz der Herz-Lungen-Maschine zumeist mit einem Patch verschlossen.

Bis zur definitiven Versorgung kann ein pulmonales Banding durchgeführt werden, das die übermäßige Lungendurchblutung bei starkem Links-rechts-Shunt verhindern soll.

Zusätzlich ist eine medikamentöse Therapie der Herzinsuffizienz notwendig. Eine Endokarditisprophylaxe ist bei Kindern mit VSD nicht zwingend erforderlich, kann aber im Einzelfall erwogen werden. Nach einem Verschluss wird sie für die folgenden 6 Monate empfohlen, danach nur noch bei persistierendem Restshunt.

Wenn eine fixierte Eisenmenger-Reaktion eingetreten ist, ist eine Korrekturoperation des VSD kontraindiziert.

PRÜFUNGSHIGHLIGHTS

VSD

- **!! Eisenmenger-Reaktion:** Entwicklung eines irreversibel erhöhten Strömungswiderstandes der Lungengefäße mit hieraus resultierender Shunt-Umkehr
- **!! Auskultationsbefund:** Systolikum mit p.m. im 3.–4. ICR parasternal links
- **! Röntgen-Thorax:** vermehrte Lungengefäßzeichnung bei großem VSD
- **!** Kleine, perimembranöse Defekte verschließen sich häufig spontan.
- **!** Mittels **pulmonalen Bandings** kann die Lungendurchblutung bis zur definitiven Versorgung gedrosselt werden.

Vorhofseptumdefekt (ASD)

Epidemiologie: 10 % aller angeborenen Herzfehler.

Pathogenese: Es besteht eine pathologische Shuntverbindung auf Vorhofebene mit Links-rechts-Shunt, da der Druck im linken Vorhof höher als der Druck im rechten Vorhof ist → Rezirkulation des Blutes durch die Lungenstrombahn → rechtsatriale und rechtsventrikuläre Volumenbelastung → pulmonale Hypertonie.

Einteilung: Atriumseptumdefekte (ASD) werden nach ihrer Lokalisation eingeteilt (**Abb. 13.2**):

- **Ostium-primum-Defekt** (**ASD I**, 30 %): im unteren Bereich des Vorhofs nahe der AV-Klappenebene gelegen; häufig in Kombination mit einer Mitralklappenspalte, selten mit einer Trikuspidalklappenspalte. Beide AV-Klappen inserieren auf gleicher Höhe.
- **Ostium-secundum-Defekt** (**ASD II**, 60–70 %): zentral in der Fossa ovalis gelegen
- **Sinus-venosus-Defekt** (5 %): nahe der Einmündung der V. cava superior oder inferior.

ASD II und Sinus-venosus-Defekt können mit Lungenvenenfehlmündungen (S. 96) assoziiert sein, ein ASD I mit einem AVSD (S. 93).

Klinik: Bei hämodynamisch relevanten, großen ASD stehen Gedeihstörung, verstärktes Schwitzen, Belastungsdyspnoe und Leistungsminderung im Vordergrund. Kleine ASD fallen im Kindesalter durch eine erhöhte Anfälligkeit für bronchopulmonale Infekte auf. Ab der Adoleszenz können, neben einer eigeschränkten körperlichen Belastbarkeit, Palpitationen als Zeichen supraventrikulärer Rhythmusstörungen auftreten. Eine Zyanose besteht nicht.

Diagnostik: Der ASD selbst verursacht kein Geräusch, lediglich der gesteigerte Blutstrom führt zu einem uncharakteristischen Systolikum im 2.–3. ICR links parasternal, das bis in den Rücken fortgeleitet sein kann. Diagnostisch wegweisend ist ein **fixiert gespaltener** (nicht atemvariabler) **2. Herzton**.

Das EKG zeigt bei einem ASD II ein P-dextroatriale (bei großem ASD ein P-biatriale) und einen Rechtstyp mit Volumenbelastung des rechten Ventrikels sowie evtl. einen inkompletten Rechtsschenkelblock. Bei einem ASD I kann postnatal ein Linksüberwiegen bestehen.

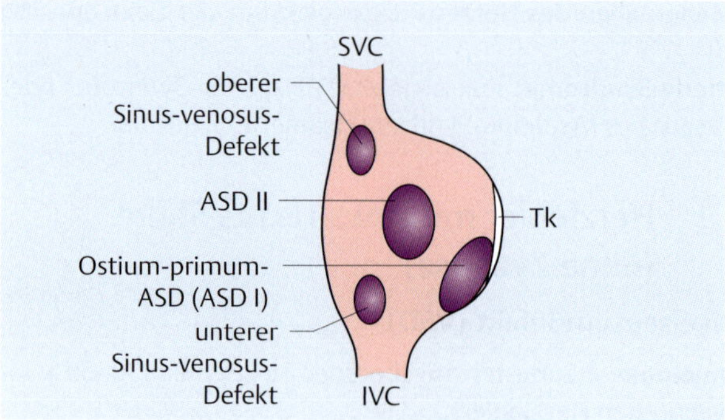

Abb. 13.2 **Lokalisation von Atriumseptumdefekten.** Vorhofseptum vom rechten Vorhof aus gesehen. SVC = V. cava superior, IVC = V. cava inferior, Tk = Trikuspidalklappe [aus Gortner, Meyer, Duale Reihe Pädiatrie, Thieme, 2018]

Echokardiografisch lassen sich Lage und Ausdehnung des Defekts, das Shuntvolumen und die rechtsventrikuläre Volumenbelastung erfassen (**Abb. 13.3**). Bei spät diagnostiziertem ASD kann der rechte Ventrikel vergrößert sein.

Im Röntgen-Thorax erscheint der Truncus pulmonalis prominent, die Lungengefäßzeichnung ist verstärkt.

Eine Herzkatheteruntersuchung wird nur dann durchgeführt, wenn der gleichzeitige interventionelle Verschluss des ASD möglich ist.

Therapie:

- **Kleine Defekte** können sich innerhalb der ersten 18 Lebensmonate **spontan** verschließen.
- Defekte vom Typ **ASD II** werden i. d. R. erst beim Auftreten von Beschwerden **interventionell mittels Okkluder-Systemen** verschlossen. Große ASD II sollten dagegen frühzeitig chirurgisch versorgt werden, insbesondere wenn eine Herzinsuffizienz auftritt.
- Wegen ihrer Lage können ASD-I- und Sinus-venosus-Defekte nur operativ verschlossen werden.

Eine Endokarditisprophylaxe wird nach interventionellem oder Patch-Verschluss des ASD für 6 Monate empfohlen.

Prognose: Nach dem Verschluss des ASD gelten die Patienten als geheilt; leicht erhöhtes Risiko von Herzrhythmusstörungen. Bei unbehandelten Patienten muss man ab dem Erwachsenenalter mit Herzrhythmusstörungen wie Vorhofflattern, -flimmern und Arrhythmia absoluta rechnen.

PRÜFUNGSHIGHLIGHTS

ASD

- Lage
  - **!** Das Loch beim **ASD I** liegt im unteren Bereich des Vorhofs nahe der **AV-Klappenebene**.
  - **!** Der Defekt beim **ASD II** liegt typischerweise zentral in der **Fossa ovalis**.
- **! Symptome bei hämodynamisch relevantem ASD:** allgemeine Leistungsminderung, Belastungsdyspnoe, häufige bronchopulmonale Infekte und supraventrikuläre Herzrhythmusstörungen, aber: keine Zyanose
- **!! Diagnostik:** weite und fixierte Spaltung des 2. HT, Systolikum im 2. ICR links parasternal, im EKG Rechtstyp mit Volumenbelastung des rechten Ventrikels, Röntgen-Thorax: verstärkte Lungengefäßzeichnung, prominentes Pulmonalsegment, Vergrößerung des rechten Ventrikels
- **!** Ein ASD II wird prinzipiell erst beim Auftreten von Beschwerden verschlossen.

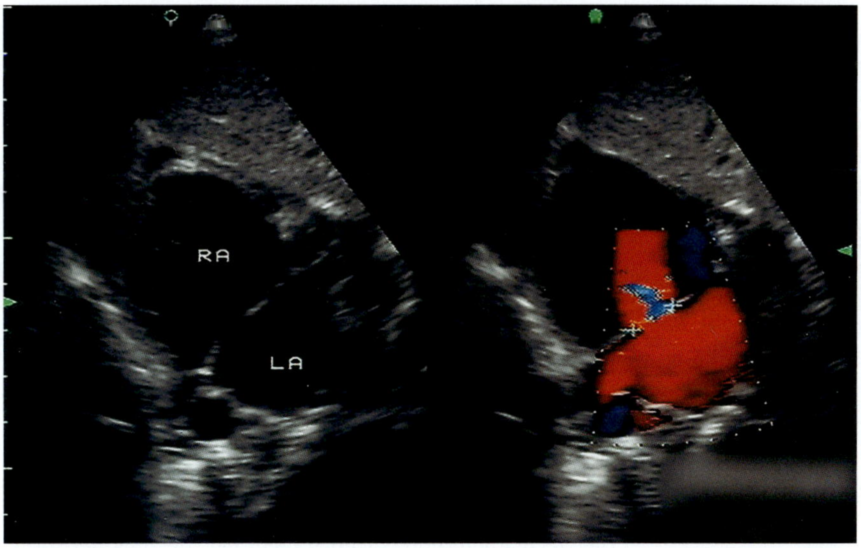

Abb. 13.3 Atriumseptumdefekt in Secundum-Position. Links-rechts-Shunt auf Vorhofebene. RA = rechter Vorhof, LA = linker Vorhof. [aus Gortner, Meyer, Duale Reihe Pädiatrie, Thieme, 2018]

Atrioventrikulärer Septumdefekt (AVSD)

Synonym: AV-Kanal, Endokardkissendefekt

Epidemiologie: 3–4 % aller angeborenen Herzfehler; gehäuftes Vorkommen bei Neugeborenen mit Trisomie 21.

Pathogenese: Es gibt 2 Formen:

- **partieller AVSD**: Kombination aus ASD I und Inlet-VSD mit geringgradig ausgeprägter Dysplasie beider AV-Klappen. Die AV-Klappen besitzen zwar einen gemeinsamen Ring, sind jedoch morphologisch und funktionell voneinander getrennt.
- **kompletter AVSD**: Kombination aus ASD I und hämodynamisch relevantem VSD mit gemeinsamer dysplastischer und insuffizienter AV-Klappe, die aus 4–7 Klappensegeln („Brückensegeln") bestehen kann. Die Sehnenfäden der linken Klappenanteile können auch im rechten Vorhof inserieren.

Die Aorta ist wegen des gemeinsamen AV-Klappenrings nach vorn verlagert.

Die Hämodynamik eines partiellen AVSD entspricht weitgehend der eines ASD. Ein kompletter AVSD führt zu einem hämodynamisch bedeutsamen Links-rechts-Shunt, insbesondere vom linken Ventrikel in das rechte Atrium. Die Lungendurchblutung ist dadurch stark erhöht.

Klinik: Gedeihstörung, häufige bronchopulmonale Infekte, Herzinsuffizienz ab dem 1.–2. Lebensmonat.

Diagnostik: Auskultatorisch fallen ein Systolikum im 3.–4. ICR links und ein betonter 2. Herzton auf, bei begleitender Mitralinsuffizienz weiches Systolikum mit p. m. über der Herzspitze und Fortleitung in die Axilla.

Das EKG zeigt einen **überdrehten Linkstyp**, im weiteren Verlauf: biventrikuläre Belastungszeichen, P-dextroatriale, AV-Block Grad I.

Befunde im Röntgen-Thorax: Kardiomegalie, verstärkte Lungengefäßzeichnung, „**Schwanenhals**"-ähnlicher **Abgang der Aorta**.

In der Echokardiografie ist das Ausmaß des Septumdefektes darstellbar. Eine Herzkatheteruntersuchung ist nur zur Bestimmung des pulmonalarteriellen Gefäßwiderstands indiziert.

Therapie: medikamentöse Therapie der Herzinsuffizienz; abhängig von der klinischen Symptomatik möglichst frühzeitige operative Korrektur (4.–6. Lebensmonat): Patchverschluss von ASD und VSD sowie Korrektur der Klappenanomalie.

Prognose: Nach der operativen Korrektur können Klappenvitien auftreten. Postoperative Störungen der atrioventrikulären Überleitung mit Schrittmacherindikation sind sehr selten. Unbehandelt sterben die meisten Patienten im Alter von 2–3 Jahren.

Persistierender Ductus arteriosus Botalli

Epidemiologie: ca. 10 % aller angeborenen Herzfehler.

Pathogenese: Der Ductus arteriosus Botalli verbindet den Truncus pulmonalis mit der Aorta. Er verschließt sich normalerweise innerhalb der ersten Lebenstage. Bleibt er bestehen, führt er zu einem Links-rechts-Shunt mit vermehrter linksatrialer und linksventrikulärer Volumenbelastung → pulmonale Hypertonie.

Ursachen:

- beim Frühgeborenen: Unreife des Kindes (erniedrigter Sauerstoffpartialdruck, hohe Prostaglandinspiegel)
- bei Neugeborenen und Säuglingen: strukturelle Anomalien.

Klinik: Dyspnoe und Gedeihstörung. Der Links-rechts-Shunt führt außerdem zu einer Minderversorgung im Systemkreislauf, die sich bei Frühgeborenen durch nekrotisierende Enterokolitis, akutes Nierenversagen und Hirnblutungen äußern kann.

Diagnostik: In der klinischen Untersuchung fallen ein hebender Puls („Pulsus celer et altus"), Schwankungen in der peripheren Sauerstoffsättigung und eine große Blutdruckamplitude auf.

Bei einem kleinen Ductus lässt sich lediglich ein Systolikum im 2. ICR links parasternal auskultieren, während ein mittelgroßer bis großer Ductus durch ein kontinuierliches „Maschinengeräusch" (systolisches Crescendo und diastolisches Decrescendo) gekennzeichnet ist.

Das EKG zeigt bei einem hohen Shuntvolumen eine linksventrikuläre Volumenbelastung an.

Der PDA kann **echokardiografisch** nachgewiesen werden. Dopplersonografisch wird das Ausmaß des Links-rechts-Shunts bestimmt. Im Röntgen-Thorax kann eine Kardiomegalie sichtbar sein. Die Lungengefäßzeichnung ist verstärkt.

Therapie: Bei Frühgeborenen häufig spontaner Verschluss des Ductus arteriosus, bei reifen Neugeborenen selten. Bei Frühgeborenen kann der Verschluss eines hämodynamisch relevanten Ductus arteriosus durch **Prostaglandinsynthesehemmer** wie Indometacin oder Ibuprofen ausgelöst werden. Falls der medika-

LERNPAKET 4

mentöse Therapieversuch scheitert, sollte der Ductus arteriosus ligiert werden. Bei Säuglingen und Kleinkindern wird primär ein interventioneller Ductusverschluss angestrebt.

PRÜFUNGSHIGHLIGHTS

- **!** Der **Ductus arteriosus Botalli** ist eine Gefäßverbindung zwischen Pulmonalarterie bzw. Truncus pulmonalis und Aorta.
- **!** Bei Frühgeborenen kann der Verschluss des Ductus arteriosus Botalli durch die Gabe von **Indometacin** unterstützt werden.

13.1.2 Herzfehler mit Rechts-links-Shunt (mit Zyanose)

Fallot-Tetralogie

DEFINITION Die Fallot-Tetralogie (TOF) ist eine Kombination aus folgenden Herzfehlern (**Abb. 13.4**):
- valvuläre oder infundibuläre Pulmonalstenose mit Hypoplasie der beiden Pulmonalishauptäste
- rechtsventrikuläre Hypertrophie
- subaortaler VSD
- über dem VSD reitende, ante- und dextroponierte Aorta.

In 20 % d. F. besteht zusätzlich noch ein Atriumseptumdefekt (sog. Fallot-Pentalogie).

Epidemiologie: 10–11 % aller angeborenen Herzfehler; gehäuft bei Kindern mit DiGeorge-Syndrom.

Pathogenese: Ursache ist eine in der Embryonalphase erfolgte Verlagerung des rechtsventrikulären infundibulären Septums nach vorn, wodurch die rechte Ausflussbahn eingeengt wird.

Die Ausprägung des Krankheitsbildes hängt vom Ausmaß der Pulmonalstenose und -hypoplasie ab: Bei leicht ausgeprägter Pulmonalstenose besteht überwiegend ein Links-rechts-Shunt mit geringer Zyanose (sog. „**pink Fallot**"). Bei stärker ausgeprägter Obstruktion überwiegt jedoch ein Rechts-links-Shunt über den VSD, da der Widerstand im rechten Ausflusstrakt wegen der Pulmonalstenose höher ist als im linken. Die Folge ist eine schwere Zyanose (sog. „**blue Fallot**").

Klinik:
- bei Geburt oft mäßige Zyanose, Tachypnoe, Gedeihstörung, Komplikation in den ersten Lebenswochen: Zyanoseanfälle bei körperlicher Anstrengung wie Trinken oder Schreien („blue spells", „tet spells") → schwere Hypoxämie, Azidose und Bewusstlosigkeit
- bei länger persistierender Zyanose: Polyglobulie, Trommelschlägelfinger und -zehen und Uhrglasnägel, unbehandelte Kinder (heute selten) gehen häufig in die Hocke (→ Erhöhung des systemischen Widerstandes)

Diagnostik: Die Auskultation ergibt ein raues 2/6–3/6-Systolikum im 2.–3. ICR links parasternal mit Fortleitung in den Rücken und einen singulären 2. HT.

Das EKG zeigt einen Rechtstyp (Cave: beim Neugeborenen schwierig vom physiologischen Rechtstyp abzugrenzen!), ein P-dextroatriale und eine deutliche Rechtsherzhypertrophie.

Die Fallot-Tetralogie wird mittels Echokardiografie diagnostiziert. Im Röntgen-Thorax zeigt das Herz eine **Holzschuhform** und aufgrund der hypoplastischen Lungenarterien eine verminderte Lungengefäßzeichnung. Das Pulmonalissegment erscheint leer.

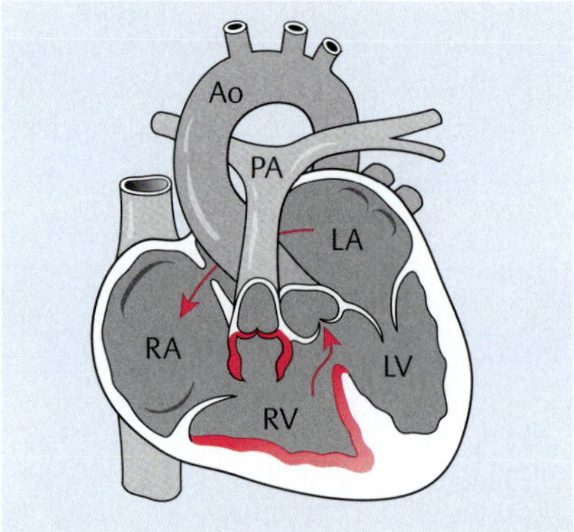

Abb. 13.4 **Fallot-Tetralogie.** Rechts-links-Shunt durch VSD bei Pulmonalstenose. RA = rechter Vorhof, LA = linker Vorhof, RV = rechter Ventrikel, LV = linker Ventrikel, Ao = Aorta, PA = Pulmonalarterie. [aus Gortner, Meyer, Duale Reihe Pädiatrie, Thieme, 2018]

Die Herzkatheteruntersuchung dient der Messung der intrakardialen Druckverhältnisse sowie des Rechts-links-Shunts und der Operationsplanung. Präoperativ können mittels Katheterintervention irreguläre aortopulmonale Kollateralgefäße verschlossen werden.

Therapie:
- konservative Maßnahmen:
  - Prostaglandin E bei Neugeborenen mit niedriger Sauerstoffsättigung (verhindert Verschluss des Ductus arteriosus)
  - im Zyanoseanfall: Knie an die Brust pressen, β-Blocker (z. B. Propanolol i. v.) und Morphin
- operative Korrektur in den ersten 6 Lebensmonaten anstreben:
  - Patchverschluss des VSD
  - Kommissurotomie der Pulmonalstenose bzw. Erweiterung des Klappenrings
  - Erweiterung des rechtsventrikulären Ausflusstrakts durch Exzision des infundibulären Muskelbündels oder Patcherweiterung.

Falls die Operation noch nicht möglich ist (z. B. bei Frühgeborenen), kann eine palliative Ballondilatation der Pulmonalstenose oder ein Blalock-Taussig-Shunt bei Pulmonalatresie vorübergehend Besserung bringen.

PRÜFUNGSHIGHLIGHTS

- **!!** Die **Fallot-Tetralogie** ist eine Kombination aus: valvulärer oder infundibulärer Pulmonalstenose, rechtsventrikulärer Hypertrophie, subaortalem VSD, über dem VSD reitender, ante- und dextroponierter Aorta.
- **!** **Herzvitien mit Rechts-links-Shunt** wie die Fallot-Tetralogie führen zu Trommelschlägelfingern und Uhrglasnägeln.

Prognose: schlecht ohne operative Korrektur. Mittlerweile ist nach erfolgreicher Operation in der Kindheit ein normales Leben im Erwachsenenalter mit voller Belastbarkeit möglich.

Komplette Transposition der großen Arterien (D-TGA)

DEFINITION Die Pulmonalarterie entspringt aus dem linken, die Aorta aus dem rechten Ventrikel (Parallelschaltung von Lungen- und Körperkreislauf).

Epidemiologie und Pathogenese:
Komplette Transposition: 5 % aller angeborenen Herzfehler. Die Aorta entspringt aus der morphologisch rechten Herzkammer und **liegt rechts vor** dem Truncus pulmonalis (**Dextropositio aortae**, daher D-TGA). Der Truncus pulmonalis entspringt aus dem morphologisch linken Ventrikel. Bei der D-TGA sind System- und Pulmonalkreislauf parallel geschaltet. Die betroffenen Neugeborenen können nur überleben, wenn zusätzliche Shuntverbindungen auf Vorhof- oder Ductusebene bestehen. Man unterscheidet 2 Formen:

- **einfache D-TGA** (bei ⅔ der Patienten): Außer PDA und Vorhofseptumdefekt bestehen keine weiteren kardialen Anomalien.
- **komplexe D-TGA** (bei ⅓ der Patienten): weitere Fehlbildungen, z. B. hämodynamisch relevante Ventrikelseptumdefekte, subvalvuläre oder valvuläre Pulmonalstenose, Mitral- oder Aortenisthmusstenose.

Korrigierte Transposition: Zusätzlich besteht eine atrioventrikuläre Diskordanz (1 % aller angeborenen Herzfehler). Der rechte Vorhof führt zum morphologisch linken Ventrikel, dem der Truncus pulmonalis entspringt, während der linke Vorhof in den morphologisch rechten Ventrikel mündet, der die Aorta versorgt. Die Aorta liegt zwar vor dem Truncus pulmonalis, aber links (daher L-TGA).

Klinik: Bereits postpartal fallen die von einer **D-TGA** betroffenen Neugeborenen durch eine **Zyanose** auf, die lebensbedrohlich sein kann, wenn keine ausreichenden Shuntverbindungen zwischen beiden Kreisläufen bestehen und sich der Ductus arteriosus verschließt. Eine Rechtsherzinsuffizienz kann sich innerhalb der ersten Lebenstage manifestieren.

Die **L-TGA** ist ein **azyanotischer Herzfehler**, der im Kindesalter häufig asymptomatisch ist und sich in der Adoleszenz durch Herzrhythmusstörungen manifestiert. Begleitfehlbildungen, wie z. B. ein VSD, können Symptome verursachen.

Diagnostik: Bei D-TGA kann ein leises Systolikum im 2. ICR links und ein lauter oder singulärer 2. Herzton auskultiert werden. Das EKG ergibt außer des bei Neugeborenen ohnehin bestehenden Rechtstyps keinen richtungweisenden Befund.

Die Diagnose wird **echokardiografisch** gestellt.

Der **Röntgen-Thorax** zeigt bei D-TGA eine Kardiomegalie und ein schmales oberes Mediastinum, da Aorta und Truncus pulmonalis hintereinander entspringen. Das Herz ist quergelagert und zeigt die Form eines liegenden Eis.

Eine **Angiografie** ist indiziert, um den Abgang der Koronararterien darzustellen.

Therapie: Der Ductus arteriosus muss postnatal mittels Prostaglandin E offen gehalten werden. Zum einen bleibt dadurch eine Shuntverbindung zwischen beiden Kreisläufen bestehen, zum anderen wird durch die vermehrte Volumenbelastung der linke Ventrikel „trainiert", damit er im Falle einer arteriellen Switchoperation den systemischen Blutdruck aufbauen kann.

Falls auf Vorhofebene keine Shuntverbindung zwischen beiden Kreisläufen besteht, ist eine **palliative Ballonatrioseptostomie** nach Rashkind zur Erweiterung des Foramen ovale indiziert.

Innerhalb der ersten beiden Lebenswochen sollte eine **arterielle Switchoperation** (Korrekturoperation) durchgeführt werden, bei der Aorta und Truncus pulmonalis in ihre normale Position gebracht werden.

Hypoplastisches Linksherzsyndrom

DEFINITION Beim hypoplastischen Linksherzsyndrom (HLHS) bestehen:
- Hypoplasie des linken Ventrikels
- Stenose oder Atresie von Mitral- und Aortenklappe
- Hypoplasie der Aorta ascendens und des Arcus aortae vor der Mündung des Ductus arteriosus
- Shunt auf Vorhofebene.

Epidemiologie: 7–9 % aller angeborenen Herzfehler; in ⅓ d. F. weitere Fehlbildungen wie Omphalozele, Zwerchfellhernie, Hypospadie und ZNS-Anomalien.

Pathogenese: Aufgrund der Hypoplasie des linken Herzens besteht eine **funktionell univentrikuläre Zirkulation**, da der rechte Ventrikel sowohl Lungen- als auch Körperkreislauf mit Blut versorgen muss. Über einen Shunt auf Vorhofebene (Foramen ovale) gelangt das oxygenierte Blut der Lungenvenen in den rechten Vorhof und den rechten Ventrikel und vermischt sich dort mit dem desoxygenierten Blut aus den systemischen Venen. Der Blutfluss in den Körperkreislauf und retrograd über die Aorta ascendens in die Koronararterien ist **abhängig vom Ductus arteriosus**. Die betroffenen Neugeborenen sind nur lebensfähig, wenn der Blutfluss über den Shunt zwischen beiden Vorhöfen ausreichend ist und der Ductus arteriosus offen bleibt.

Wegen der vermehrten Lungendurchblutung kann sich eine sekundäre pulmonale Hypertonie entwickeln.

Klinik: Innerhalb der ersten Lebenstage zeigen die Neugeborenen ein blassgraues bis zyanotisches Hautkolorit (durch den Verschluss des Ductus arteriosus). Insbesondere bei geringem Blutfluss über das Foramen ovale entwickelt sich eine ausgeprägte Zyanose. Zudem bestehen Herzinsuffizienzzeichen mit Tachykardie, Tachy-/Dyspnoe und Hepatomegalie.

Diagnostik: Die peripheren Pulse sind flach und nur schwach. Die BGA ergibt eine metabolische Azidose. Bei der **Auskultation** fallen ein Systolikum im 2. ICR rechts und 3. ICR links und ein singulärer 2. Herzton auf. Das EKG ergibt einen Rechtstyp und eine rechtsventrikuläre Hypertrophie.

Die Diagnose wird **echokardiografisch** gestellt. Der Röntgen-Thorax zeigt eine Kardiomegalie und eine vermehrte Lungengefäßzeichnung. Eine Herzkatheteruntersuchung dient der Erfassung der Morphologie (**Abb. 13.5**) und der Druckverhältnisse im Herzen. Sie wird auch durchgeführt, wenn klinisch und echokardiografisch der Verdacht auf ein restriktives Foramen ovale besteht, da bei Bedarf interveniert werden kann.

Therapie und Prognose: den Ductus arteriosus in den ersten Lebenstagen bis zur Operation mit Prostaglandin E offen halten.

Das operative Korrekturverfahren der Wahl ist die 3-schrittige **Norwood-Operation**:
- Norwood I:
  - Vorgehen: Verschließen des Ductus arteriosus, Formen einer neuen Aorta aus Pulmonalishauptstamm, der hypoplastischen Aorta und Patch, Verbinden der Pulmonalarterien mit der neuen Aorta (Blalock-Taussing-Anastomose), Schaffung eines gemeinsamen Vorhofs (Entfernung des Septums)
  - OP-Zeitpunkt: stabilisiertes Neugeborenes

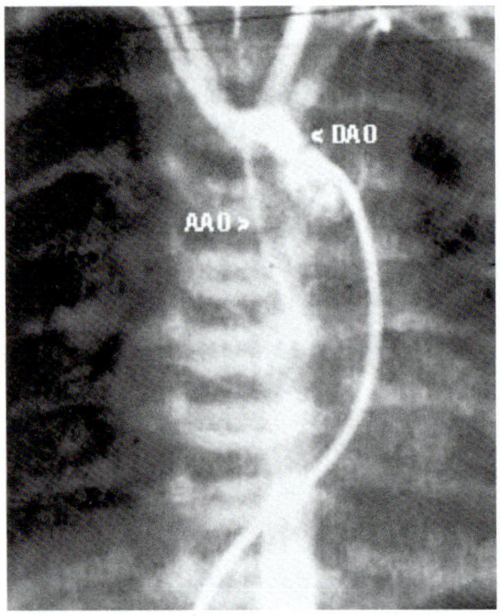

Abb. 13.5 Angiografie bei hypoplastischem Linksherzsyndrom. Die Aorta ascendens (AAO) ist hypoplastisch, nach Einmündung des Ductus arteriosus hat die Aorta descendens (DAO) ein normales Kaliber. [aus Gortner, Meyer, Duale Reihe Pädiatrie, Thieme, 2018]

- Norwood II:
  - Vorgehen: Anschluss der V. cava superior an die Pulmonalarterien (obere kavopulmonale Anastomose, Hemifontan-OP), Einnähen eines Patchs in den rechten Vorhof, Entfernen der Blalock-Taussing-Anastomose
  - OP-Zeitpunkt: 2.–3. Lebensmonat
- Norwood III:
  - Vorgehen: Anschluss der V. cava inferior an die Pulmonalarterien (totale kavopulmonale Anastomose, Fontan-OP)
  - OP-Zeitpunkt: 2.–3. Lebensjahr

Die Herztransplantation stellt eine Alternative dar.

Prognose: Das hypoplastische Linksherzsyndrom ist die häufigste Todesursache bei Neugeborenen in der ersten Lebenswoche. Unbehandelt versterben > 90 % der Neugeborenen vor dem 10. Lebenstag. Durch die Norwood-OP und die Betreuung in spezialisierten Kinderherzzentren sind die Überlebenschancen und die Lebensqualität deutlich angestiegen.

PRÜFUNGSHIGHLIGHTS

– **!** Die **häufigste kardiogene Todesursache** bei Neugeborenen in der 1. Lebenswoche ist das hypoplastische Linksherzsyndrom.

Lungenvenenfehlmündung

Epidemiologie: ca. 1 % aller angeborenen Herzfehler, in > 75 % d. F. totale Lungenvenenfehlmündung (total anomalous pulmonary venous connection, **TAPVC**) → alle Lungenvenen münden in den rechten statt in den linken Vorhof.

Formen:
- **suprakardialer Typ** (50 %): Drainage in V. anonyma (V. brachiocephalica)
- kardialer Typ (28 %): Drainage in rechtes Atrium oder in den Sinus coronarius
- infrakardialer Typ (17 %): Drainage in V. cava inferior oder V. portae
- Kombinationen (5 %).

Pathophysiologie: Totale Lungenvenenfehlmündungen führen zu einem Links-rechts-Shunt, da die Lungenvenen in Venen des Körperkreislaufs einmünden. Dadurch ist die Lungendurchblutung gesteigert (Volumenbelastung des rechten Herzens). Zusätzlich können Shuntverbindungen auf Vorhof- oder Ventrikelebene bestehen, durch die sich oxygeniertes und nicht oxygeniertes Blut vermischen.

Klinik: schwere Zyanose, Dys- und Tachypnoe, Dystrophie; insbesondere bei Lungenvenenobstruktionen (→ reduzierter Lungenblutfluss) oder bei pulmonaler Hypertonie entwickeln sich eine Herzinsuffizienz und verstärkte Zyanose.

Diagnostik:
- Auskultation: leises Systolikum im 2.–3. ICR links, fixiert gespaltener 2. HT bei partieller Lungenvenenfehlmündung
- Röntgen-Thorax: Kardiomegalie, vermehrte Lungengefäßzeichnung
- Echokardiografie: zur Diagnosesicherung.

Therapie: frühzeitige operative Korrektur (Verlagerung der Lungenvenenmündung in den linken Vorhof).

Truncus arteriosus communis (TAC)

DEFINITION Ein großes Gefäß entspringt aus der Herzbasis.

Epidemiologie: 2 % aller angeborenen Herzfehler.

Pathogenese und Pathophysiologie: Während der Embryonalentwicklung bleibt die Bildung des Septum aorticopulmonale im Bulbus arteriosus aus. Der Truncus arteriosus entspringt über einem hohen VSD und hat eine Trunkusklappe, die i. d. R. aus 4 Taschen besteht. Die Koronararterien gehen aus dem TAC ab. Aorta und die Aa. pulmonales können variable Anomalien aufweisen.

Durch die Shuntverbindungen von VSD und TAC vermischen sich oxygeniertes und nicht oxygeniertes Blut. Der Blutfluss in Lungen- und Körperkreislauf wird vom Verhältnis des Widerstands zwischen Lungen- und Körperkreislauf bestimmt: Bei der Geburt sinkt der Widerstand in den Lungengefäßen → verstärkter pulmonaler Blutfluss → pulmonale Hypertonie.

Klinik: postpartale Zyanose, Dyspnoe und Tachykardie, Herzinsuffizienz noch in der Neonatalzeit.

Diagnostik: Bei der Auskultation fallen ein Systolikum im 3. ICR links und ein singulärer 2. Herzton auf. Bei Insuffizienz der Trunkusklappe kann zusätzlich ein Diastolikum auftreten. Im EKG findet sich ein P-dextroatriale. Im Röntgen-Thorax zeigt sich eine Eiform des Herzens. Die Lungengefäßzeichnung ist verstärkt.

Therapie: zunächst Behandlung der Herzinsuffizienz, operative Korrektur im Alter von 3–6 Monaten (Trennung der großen Gefäße, Rekonstruktion von Aorta und Truncus pulmonalis, Verschluss des VSD).

Trikuspidalatresie

Epidemiologie: ca. 1–2 % aller angeborenen Herzfehler.

Pathogenese: Die Trikuspidalklappe ist fibromuskulär verschlossen, der rechte Ventrikel ist nur rudimentär angelegt. Dadurch sind rechter Ventrikel und Pulmonalishauptstamm hypoplastisch. Der Blutzustrom zu den Lungenarterien erfolgt über den Ductus arteriosus. Die betroffenen Kinder sind nur dann lebensfähig, wenn eine Shuntverbindung auf Vorhof- oder Ventrikelebene besteht: Das Blut gelangt über einen ASD vom rechten in den linken Vorhof und weiter in den linken Ventrikel. Von dort gelangt es einerseits in die Aorta und andererseits über einen VSD in den rechten Ventrikel bzw. darüber wiederum in den Lungenkreislauf.

Klinik: anhaltende Zyanose unmittelbar nach der Geburt, bei vermehrter Lungendurchblutung frühzeitige Herzinsuffizienz; evtl. auch bradykarde Rhythmusstörungen.

Diagnostik: Bei der Auskultation finden sich ein Systolikum im 3. ICR links parasternal und ein betonter 2. Herzton. Das EKG zeigt Zeichen der Linksherzhypertrophie, bereits postnatal kann ein **Linkstyp** bestehen. Im Röntgen-Thorax hat das Herz eine **Holzschuhform** und die Lungengefäßzeichnung ist vermindert.

Therapie: Bei verminderter Lungendurchblutung Offenhalten des Ductus arteriosus mittels Prostaglandin E.

Falls keine Shuntverbindung auf Vorhofebene besteht, muss postpartal eine palliative Ballonatrioseptostomie (Rashkind-Prozedur) durchgeführt werden.

Die definitive Therapie erfolgt operativ mittels Fontan-OP: Trennung des großen und des kleinen Kreislaufs wie beim hypoplastischen Linksherzsyndrom (S.95). Hierzu wird eine Anastomose zwischen den Vv. cavae und einer Pulmonalarterie (kavopulmonale Anastomose) geschaffen, wodurch das Blut passiv in den kleinen Kreislauf strömt. Dadurch sind die Pulmonalarterien nicht mehr einem überhöhten Druck ausgesetzt und Symptomatik und Prognose der Kinder verbessern sich deutlich.

PRÜFUNGSHIGHLIGHTS

Trikuspidalatresie
- ! Blutfluss: V. cava → rechter Vorhof → linker Vorhof → linker Ventrikel → rechter Ventrikel und Aorta
- ! Bei Trikuspidalatresie besteht im EKG ein Linkstyp.
- ! Fontan-OP: Ziel ist das Schaffen einer kavopulmonalen Anastomose.

Ebstein-Anomalie

DEFINITION Verlagerung der Trikuspidalklappe in den rechten Ventrikel mit Vergrößerung des rechten Vorhofs (Atrialisierung des Ventrikels).

Epidemiologie: < 1 % aller angeborenen Herzfehler.

Klinik: Die Neugeborenen sind i. d. R. zyanotisch und nur gering belastbar.

Diagnostik: Auskultation (Trikuspidalinsuffizienz), EKG (Zeichen der Rechtsherzbelastung), Echokardiografie (Verlagerung des Trikuspidalsegels in die rechte Kammer, Dilatation des rechten Vorhofs, Beurteilung der rechtsventrikulären Funktion), Röntgen-Thorax (Bocksbeutelform des Herzens, verminderte Lungengefäßzeichnung).

Therapie: operative Korrektur.

13.1.3 Herzfehler ohne Shunt

Pulmonalstenose

Epidemiologie: Auftreten isoliert (9–10 % aller angeborenen Herzfehler) oder in Verbindung mit anderen Herzfehlern.

Formen:
- **valvuläre** Pulmonalstenose: Stenose durch trikuspid oder bikuspid angelegte Pulmonalklappe mit verwachsenen Kommissuren (häufigste Form) oder myxomatös verdickten Taschen (dysplastische Pulmonalklappe, selten). Der Klappenring kann hypoplastisch sein.
- **subvalvuläre** (infundibuläre) Pulmonalstenose: Verengung des rechtsventrikulären Aussflusstrakts infolge einer Hypertrophie der rechtsventrikulären Muskulatur, v. a. bei Fallot-Tetralogie
- **„two-chambered right ventricle“**: progrediente muskuläre Stenose, sehr selten
- **supravalvuläre** Pulmonalstenose: Stenose des Pulmonalishauptstamms, meist zugleich mit valvulärer Pulmonalstenose und Stenosen der rechten und linken Pulmonalarterie (periphere Pulmonalstenose).

Pathogenese: Die Pulmonalstenose hat eine Erhöhung des rechtsventrikulären Drucks zur Folge und führt zu einer Myokardhypertrophie des rechten Ventrikels. Die Pulmonalarterie ist poststenotisch dilatiert. Zusätzlich können Shuntverbindungen auf Vorhof- oder Ductusebene bestehen.

Klinik: Niedriggradige Pulmonalstenosen: asymptomatisch, höhergradige Stenosen: Belastungsdyspnoe, Synkope, hochgradige Pulmonalstenosen: Rechtsherzinsuffizienz, Hypoxämie.

Die sog. **kritische Pulmonalstenose** des Neugeborenen ist eine hochgradige valvuläre Stenose, bei der die Lungendurchblutung über den Ductus arteriosus erfolgt. Über das Foramen ovale kommt es auf Vorhofebene zu einem Rechts-links-Shunt und damit zur Zyanose. Diese Form der Pulmonalstenose ist lebensbedrohlich.

Diagnostik:
- **Palpation:** systolisches Schwirren im 2.–3. ICR links parasternal bzw. im Jugulum, hebender Spitzenstoß
- **Auskultation:** raues Systolikum im 2.–3. ICR links parasternal mit Fortleitung in den Rücken, frühsystolischer Ejection Click, fixiert gespaltener 2. HT
- **EKG**: Rechtstyp, Zeichen einer rechtsventrikulären Druckbelastung, P-dextroatriale
- **Echokardiografie**: konzentrische Hypertrophie des rechten Ventrikels, bei valvulärer Pulmonalstenose in der Systole domförmige, verdickte, bewegungseingeschränkte Klappe
- Farbdoppler: Bestimmung des systolischen Druckgradienten über der Pulmonalstenose und damit der Ausprägung der valvulären Pulmonalstenose
- **Röntgen-Thorax**: erweiterter Pulmonalishauptstamm, verminderte Lungendurchblutung, normale Herzgröße.

Therapie:
- symptomatische Therapie der Herzinsuffizienz
- Ballondilatation bei valvulärer Pulmonalstenose
- falls Ballondilatation nicht erfolgreich bzw. bei anderen Formen der Pulmonalstenose: operative **Kommissurotomie**
- bei kritischer Pulmonalstenose: Ductus arteriosus medikamentös offen halten, Ballonvalvuloplastie in den ersten Lebenstagen

PRÜFUNGSHIGHLIGHTS

- ! **Auskultationsbefund bei Pulmonalstenose:** raues Systolikum mit Punctum maximum im 2. bis 3. Interkostalraum parasternal links.

Aortenstenose

Epidemiologie: 6–10 % aller angeborenen Herzfehler.

Formen:
- **valvuläre** Aortenstenose: Stenose durch trikuspid, bikuspid oder monokuspid angelegte Aortenklappe mit **verwachsenen Kommissuren** (häufigste Form) oder dysplastische Aortenklappe (selten). Der Klappenring kann hypoplastisch sein. Eine valvuläre Aortenstenose führt zu einer verminderten Koronardurchblutung.
- **subvalvuläre** Aortenstenose: fibröse, membranöse oder muskuläre Verengung der linksventrikulären Ausflussbahn
- **supravalvuläre** Aortenstenose: Stenose der Aorta ascendens, manchmal mit Mitralstenose, Aortenisthmusstenose oder hypoplastischem Aortenbogen. Die Koronararterien sind erweitert und geschlängelt.

Eine häufige Begleitfehlbildung ist ein Ventrikelseptumdefekt.

Klinik:
- leichtgradige Aortenstenose: i. d. R. asymptomatisch, Handlungsbedarf besteht bei Belastungsdyspnoe, Herzrhythmusstörungen, pektanginösen Beschwerden und Synkopen.
- hochgradige valvuläre Aortenstenose: graues Hautkolorit, flache Pulse, Herzinsuffizienz innerhalb der ersten Lebenstage bzw. -wochen (kritische Aortenstenose des Neugeborenen).

PRAXIS Kinder mit Aortenstenose sollten körperliche Anstrengungen vermeiden. Insbesondere dann, wenn sie schon einmal eine Synkope erlitten haben, besteht das Risiko eines plötzlichen Herztods.

Diagnostik:
- körperliche Untersuchung: verstärkter und verbreiterter Herzspitzenstoß
- Auskultation: Systolikum mit p.m. im 2. ICR parasternal rechts mit Schwirren im Jugulum und Fortleitung in die Karotiden, frühsystolischer Ejection Click, 2. Herzton paradox gespalten
- EKG: P-sinistroatriale, linksventrikuläre Hypertrophie, erhöhter Sokolow-Lyon-Index
- Echokardiografie: Darstellung der Lokalisation
- Farbdoppler: Bestimmung des systolischen Druckgradienten über der Aortenklappe
- Röntgen-Thorax: evtl. prominente Aorta ascendens, Herz normal groß oder vergrößert.

Therapie:
- valvuläre Aortenstenose:
  - Ballondilatation (Indikation: systolischer Druckgradient > 50–60 mmHg oder schwerwiegende Symptome wie Herzrhythmusstörungen, Synkopen etc.)
  - wenn nicht erfolgreich, Valvulotomie mit aortopulmonalem Bypass
- andere Formen der Aortenstenose: chirurgisch.

Aortenisthmusstenose

Synonym: Coarctatio aortae (CoA)

DEFINITION Einengung der Aorta am Übergang des distalen Aortenbogens in die Aorta ascendens.

Epidemiologie: 3–5 % aller angeborenen Herzfehler; bei Jungen deutlich häufiger als bei Mädchen; häufig Assoziation mit Turner-Syndrom.

Pathogenese: **Achtung**: Die Einteilung in prä-, juxta- und postduktale Form ist mittlerweile verlassen worden. Die aktuelle Einteilung richtet sich mehr nach klinisch-symptomatischen Gesichtspunkten und unterscheidet die kritische von der nicht kritischen Aortenisthmusstenose (s. u.).
- **präduktale Aortenisthmusstenose:** Stenose vor der Mündung des Ductus arteriosus Botalli (**infantile Form**), Versorgung der unteren Körperhälfte über den Ductus arteriosus; hypoplastischer Aortenbogen.
- **juxtaduktale Aortenisthmusstenose:** Stenose auf Höhe der Mündung des Ductus arteriosus Botalli; zählt zur **adulten Form**.
- **postduktale Aortenisthmusstenose:** Stenose nach der Mündung des Ductus arteriosus Botalli (**adulte Form**, 80 % d. F.); entsteht erst nach der Geburt → Ausbildung von Kollateralkreisläufen (z. B. A. thoracica interna → A. epigastrica superior → A. epigastrica inferior oder Interkostalarterien).

LERNTIPP !

Bei allen Formen liegt die Stenose i. d. R. hinter dem Abgang der A. subclavia sinistra.

Klinik: Klinisch wird die **kritische** von der **nicht kritischen Aortenisthmusstenose (AI)** unterschieden.
- **kritische CoA des Neugeborenen** (vital bedrohlicher Notfall!): Die Versorgung der unteren Körperhälfte und der Organe wird über den Ductus arteriosus sichergestellt bzw. ist von dessen Offenbleiben abhängig. Manifestation innerhalb der ersten 4 Lebenswochen → Zeichen der fortschreitenden Herzinsuffizienz, wenn sich der Ductus arteriosus Botalli verschließt: Tachy-/Dyspnoe, vermehrtes Schwitzen, blassgraues Hautkolorit, Hepatomegalie, Trinkschwäche, allgemeine Hypotonie, Gedeihstörung. Im weiteren Verlauf droht eine linksventrikuläre Dekompensation mit sekundärem Organversagen → u. a. Niereninsuffizienz (Oligurie bis Anurie), NEC, Schock. Solange der Ductus arteriosus offen ist, können die Femoralispulse getastet werden, verschließt sich dieser → Abschwächung bzw. Fehlen der Femoralispulse.
- **nicht kritische CoA:** Blutdruckunterschied zwischen der oberen und der unteren Extremität → arterielle **Hypertonie** der **oberen Extremität** mit Kopfschmerzen, Nasenbluten, evtl. Tinnitus, vermehrte Infektanfälligkeit, verminderte Belastbarkeit, warme Hände, arterielle **Hypotonie** oder Normotonie an der **unteren Extremität** und fehlende Femoralispulse (kalte Füße). Im Verlauf bilden sich Kollateralkreisläufe aus, sodass Symptome auch bei höhergradigen Verengungen lange Zeit fehlen bzw. sich erst im Jugendalter manifestieren können. Komplikation im Verlauf: linksventrikuläre Druckbelastung, hypertensive Krise, Schlaganfall, Herzinfarkt.

Diagnostik:
- Auskultation: systolisches Herzgeräusch (p.m. links paravertebral, oft Ausstrahlung in die Karotiden), bei der kritischen CoA des Neugeborenen oft fehlend.
- Blutdruckmessung an allen 4 Extremitäten ist richtungsweisend und kann die Verdachtsdiagnose festigen

- Die Diagnose wird mittels **Echokardiografie** gesichert. Darstellung und Lokalisation der Aortenisthmusstenose in der Angio-CT bzw. -MRT (ggf. bei älteren Kindern/Jugendlichen indiziert).
- Im Röntgen-Thorax können bei älteren Kindern Rippenusuren als Zeichen der vergrößerten Interkostalarterien sichtbar sein.

Therapie: kritische CoA:

- Gabe von Prostaglandin-E_1-Infusionen in den ersten Lebenstagen
- Cave: Die Gabe von **Ibuprofen** oder anderen NSAR ist bei der kritischen CoA kontraindiziert, da diese Medikamente einen Ductusverschluss induzieren.
- frühzeitige operative Korrektur (immer OP-Indikation!)

nicht kritische CoA:

- In der Regel operative Therapie, sofern der systolische Blutdruckgradient > 20 mmHg beträgt (die OP-Methoden variieren alters- und befundabhängig).

PRÜFUNGSHIGHLIGHTS

- ! **kritische Aortenisthmusstenose des Neugeborenen**: blassgraues Hautkolorit, Trinkschwäche, allgemeine Hypotonie, fehlende Leistenpulse, Oligurie
- !! **nicht kritische Aortenisthmusstenose:** verminderter Blutdruck und Zyanosegefahr der unteren Extremität (kalte Füße), erhöhter Blutdruck an der oberen Extremität (Kopfschmerzen, Nasenbluten, warme Hände).
- ! Eine schnelle diagnostische Orientierung liefert die **Blutdruckmessung** an allen 4 Extremitäten.
- ! Die primäre **Therapie** bei kritischer Aortenisthmusstenose besteht in der Gabe von **Prostaglandin-E_1-Infusionen**.
- ! Die Gabe von **Ibuprofen** ist bei der kritischen CoA kontraindiziert.

Bland-White-Garland-Syndrom

Synonym: ALCAPA-Syndrom (anomalous left coronary artery from the pulmonary artery)

Pathogenese: Die linke Koronararterie entspringt dem Pulmonalishauptstamm oder dem linken Pulmonalisast → Minderperfusion des linksventrikulären Myokards mit Ischämie. Es können sich Shuntverbindungen zwischen rechter und linker Koronararterie bilden, die dann zu einem Links-rechts-Shunt führen können.

Klinik: Angina pectoris und Herzinfarkte → Kinder im Alter von 2–8 Wochen schreien plötzlich und untröstbar, im Verlauf Entwicklung einer Herzinsuffizienz.

Diagnostik: EKG, Echokardiografie, Angiografie.

Therapie: operativ durch Um-Implantation der linken Koronararterie in die Aorta.

13.2 Herzrhythmusstörungen

Bei Kindern können **bradykarde** Herzrhythmusstörungen beispielsweise auftreten durch einen kongenitalen AV-Block (Kinder von Müttern mit systemischem Lupus erythematodes), angeborene Herzfehler (L-TGA, Trikuspidalatresie), nach operativem VSD-Verschluss, bei Myokarditis oder hormonellen Störungen wie Morbus Addison bzw. einer Hypothyreose.

Die häufigste Form **tachykarder** Herzrhythmusstörungen im Kindesalter ist eine **AV-Reentry**-Tachykardie bei Präexzitationssyndromen. Die betroffenen Kinder fallen bereits intrauterin mit Herzfrequenzen > 220/min auf. Tachykardien finden sich z. B. auch bei Ebstein-Anomalie, Kardiomyopathien, Myokarditis oder Hyperthyreose. Das Bradykardie-Tachykardie-Syndrom tritt v. a. nach Herzoperationen auf.

13.3 Entzündliche Herzerkrankungen und Kardiomyopathien

Endokarditis: Sie wird häufig begünstigt durch angeborene Herzfehler. In der Regel besteht eine Linksherzendokarditis, bei Früh- und Neugeborenen vorwiegend eine Rechtsherzendokarditis (ausgelöst durch einen ZVK). Die betroffenen Kinder sind meist müde und haben subfebrile Temperaturen. Die antibiotische Therapie muss intravenös und über einen längeren Zeitraum (mindestens 2 Wochen) erfolgen. Die Kombinationstherapie beinhaltet meist ein Penicillin oder Cephalosporin und ein Aminoglykosid-Antibiotikum.

Myokarditis: Im Kindesalter wird eine Entzündung des Herzmuskels vorwiegend durch Viren (v. a. Cocksackie-Viren, Adenoviren) hervorgerufen. Auch ein Kawasaki-Syndrom oder eine Mykoplasmeninfektion kann häufig zur Myokarditis führen.

Perikarditis: Die häufigste Ursache einer Perikarditis im Kindesalter ist das Postkardiotomie-Syndrom.

Kardiomyopathien: Neben primären Kardiomyopathien können bei Kindern auch sekundäre Formen auf Basis verschiedener Erkrankungen entstehen, z. B.:

- hypertrophe Kardiomyopathie bei diabetischer Fetopathie, Glykogenosen, Mukopolysaccharidosen, Gangliosidosen, Morbus Gaucher, Morbus Fabry
- dilatative Kardiomyopathie bei Z. n. Myokarditis, Therapie mit Anthrazyklinen (z. B. bei akuten Leukämien), Muskeldystrophie Duchenne und Becker.

13.4 Herzinsuffizienz

Die mit Abstand häufigste Ursache einer **Herzinsuffizienz** im Kindesalter sind **angeborene Herzfehler.** Die Mehrzahl der Kinder wird innerhalb des 1. Lebensjahres symptomatisch. Auch Systemerkrankungen wie eine Anämie, Glykogenosen, eine diabetische Ketoazidose oder beispielsweise auch eine Asphyxie, Hypokalzämie oder Sepsis können die Herzleistung einschränken. Eine Herzinsuffizienz infolge entzündlicher Herzerkrankungen oder Herzrhythmusstörungen manifestiert sich meist nach dem 1. Lebensjahr. Eine Belastungsdyspnoe im Säuglingsalter zeigt sich beim Schreien oder Trinken. Die betroffenen Kinder gedeihen schlecht.

13.5 Arterielle Hypertonie und Orthostasesyndrom

Arterielle Hypertonie: Die primäre arterielle Hypertonie kommt am häufigsten bei Jugendlichen vor. Die sekundäre Form überwiegt bei Neugeborenen, Klein- und Schulkindern. Sie kann auf verschiedene Grunderkrankungen zurückgeführt werden (z. B. erhöhter Hirndruck, endokrine Erkrankungen wie Hyperthyreose, Cushing-Syndrom, renale Ursache, Medikamente).

LERNPAKET 4

LERNTIPP !

Auch ein übermäßiger Lakritzgenuss kann einen Bluthochdruck zur Folge haben. Grund ist ein Pseudohyperaldosteronismus. Im Labor fallen zudem erhöhte Natrium-Werte auf.

Orthostase-Syndrom: Das Orthostase-Syndrom tritt v. a. bei Kindern in der Pubertät (Häufigkeitsgipfel 10.–14. Lebensjahr) auf. Große, schlanke („asthenische") Jugendliche haben ein höheres Risiko einer orthostatischen Dysregulation. Die Symptomatik bessert sich in den meisten Fällen nach Abschluss der Pubertät.

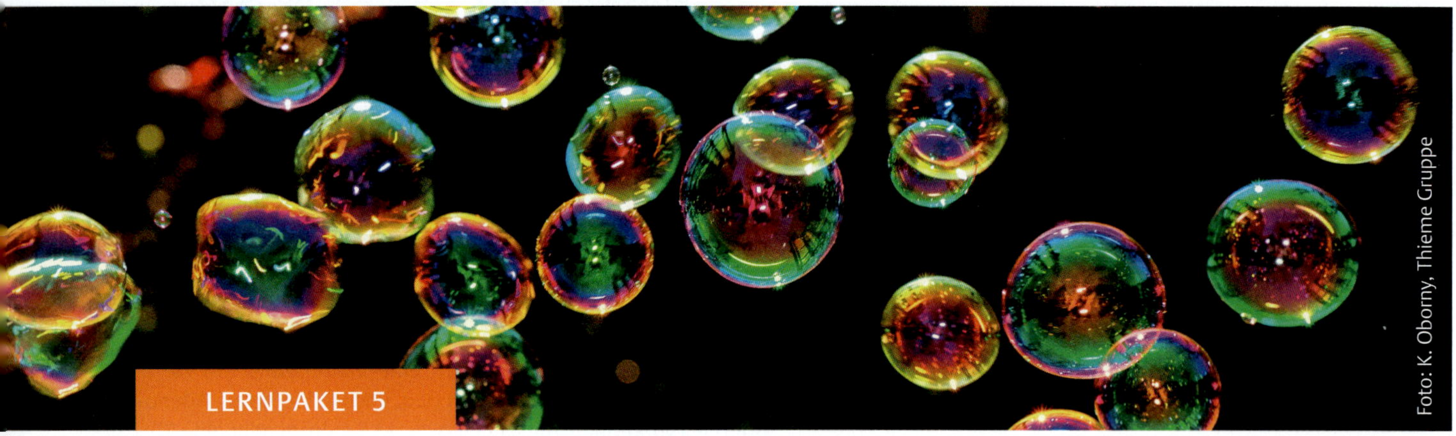

14 HNO- und Atmungsorgane

14.1 Allgemeines

Typisch für respiratorische Probleme im Kindesalter sind **Husten**, **Stridor**, **Dyspnoe** und **Zyanose**.

Stridor:

- Die häufigste Ursache des konnatalen Stridors ist eine Reifungsstörung des Kehlkopfs (**Laryngomalazie**).
- Die häufigste kardiale Ursache für eine Trachealstenose mit Stridor ist ein **doppelt angelegter Aortenbogen**.
- Die wichtigsten Differenzialdiagnosen bei einem Kleinkind mit Stridor und akuter Dyspnoe sind **Krupp-Syndrom**, **Fremdkörperaspiration** und **Epiglottitis**.

Vom Stridor muss ein Geräusch abgegrenzt werden, das als **„Karcheln"** bezeichnet werden kann. Es tritt vor allem bei Tonsillenhyperplasie, Tonsillitis, Peritonsillar- oder Retropharyngealabszess sowie hyperplastischen Adenoiden auf.

Dyspnoe: Eine Dyspnoe zeigt sich im Kindesalter mit einem veränderten Atemverhalten (Tachy-, Hyper-, Orthopnoe), vermehrter Atemanstrengung (Nasenflügeln, thorakale Einziehungen, atemsynchrone Kopfbewegungen, aufrecht sitzende Körperhaltung), exspiratorischem Stöhnen sowie mit Tachykardie (später Bradykardie), Unruhe (später Apathie) und Zyanose.

Bei der Forschung nach der Ursache der Atemnot ist immer das Alter des Kindes miteinzubeziehen:

- Früh- oder Neugeborene: z. B. angeborene Fehlbildungen, Surfactantmangelsyndrom, konnatale Pneumonie, Sepsis
- Säuglinge und Kleinkinder: z. B. Krupp-Syndrom, Bronchopneumonie, Bronchiolitis, Fremdkörperaspiration, Epiglottitis
- Schulkinder und Jugendliche: z. B. Asthma bronchiale, Pneumonie.

14.2 HNO-Erkrankungen

14.2.1 Adenoide

Es handelt sich um eine Hyperplasie der Rachenmandel (Tonsilla pharyngea), die v. a. bei Kindern zwischen dem 3. und 6. Lebensjahr vorkommt (verstärkte immunologische Aktivität sowie Infektionen in diesem Alter). Begleitend oft auch Hyperplasie der Gaumenmandel (Tonsilla palatina). Klinik: typische Facies adenoida mit geöffnetem Mund (Kinder atmen durch den offenen Mund, da die Nasenatmung behindert ist), eingefallenen Nasenflügeln und vorgelagerter Zunge; außerdem Schnarchen und kloßige Sprache. Komplikation: rezidivierende Otitis media mit Schallleitungsschwerhörigkeit und verzögerter Sprachentwicklung. Therapie: Adenotomie bzw. Adenotonsillotomie bei gleichzeitig hyperplastischer Gaumenmandel.

PRÜFUNGSHIGHLIGHTS

– !! Klinik bei Rachenmandelhyperplasie.

14.2.2 Angina tonsillaris

Ätiopathogenese: hauptsächlich **β-hämolysierende Streptokokken** der Gruppe A (Streptococcus pyogenes), seltener Haemophilus influenzae, Staphylo-und Pneumokokken.

Klinik: starkes Krankheitsgefühl, hohes Fieber, Schluckbeschwerden, Halsschmerzen (z. T. in die Ohren ausstrahlend), kloßige Sprache, schmerzhafte zervikale Lymphknotenschwellung und geschwollene Kieferwinkellymphknoten.

Diagnostik: (beidseits) **hochrote, vergrößerte Tonsillen** mit gelblichen **Stippchen** und weißlichen **Fibrinbelägen** sowie gerötete und geschwollene Rachenhinterwand sowie Gaumenbögen (gelblich weiße Stippchen an den Kryptenmündungen = Angina follicularis, **Abb. 14.1**).

Therapie:

- Antibiotikatherapie: **Penicillin V** oder Cephalosporine der 1. und 2. Generation, bei Penicillinallergie **Makrolide** (z. B. Clarithro-, Roxithromycin)
- Allgemeinmaßnahmen: Bettruhe, Breikost, Analgetika/Antiphlogistika

PRÜFUNGSHIGHLIGHTS

Angina tonsillaris

- **! Erreger:** Streptokokken (Gruppe A, S. pyogenes)
- **!! Klinik:** Halsschmerzen, Fieber, Schluckbeschwerden, Ausstrahlen der Schmerzen ins Ohr, kloßige Sprache, Lymphknotenschwellung, geschwollene Gaumenmandeln mit gelblich weißen Belägen (Stippchen).

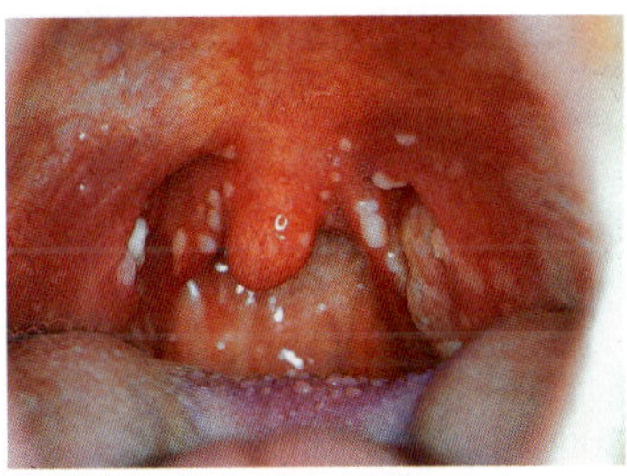

Abb. 14.1 **Angina tonsillaris.** Tonsillen und Gaumenbögen sind hochrot, daneben finden sich weißliche Fibrinbeläge (Stippchen) und ein peritonsilläres Ödem. [aus Arnold, Ganzer, Checkliste Hals-Nasen-Ohren-Heilkunde, Thieme, 2011]

14.2.3 Laryngitis und Epiglottitis

LERNTIPP

Die Unterschiede zwischen einer Laryngitis und einer Epiglottitis sollten Sie kennen! Die Epiglottitis ist ein lebensgefährliches Krankheitsbild, das aufgrund der Schutzimpfung gegen Haemophilus influenzae aber zum Glück sehr selten geworden ist.

Kinder mit **Epiglottitis** haben plötzlich hohes Fieber, starke Schluckschmerzen und sind schwer krank. Wegen der Schmerzen können sie kaum ihren eigenen Speichel schlucken.

Die **subglottische Laryngitis** entwickelt sich allmählich, oft nach einem oberen Atemwegsinfekt. Die Anfälle treten gehäuft abends oder nachts auf. Betroffene Kinder haben einen inspiratorischen und exspiratorischen Stridor, eine heisere Stimme und einen bellenden Husten (Krupp-Syndrom).

In der folgenden **Tab. 14.1** sind die Laryngitis acuta und die Epiglottitis aufgrund ihrer besonderen Relevanz einander gegenübergestellt.

Von der subglottischen Laryngitis (Krupp-Syndrom) sind folgende Krankheitsbilder abzugrenzen:

- **Laryngotracheobronchitis**: durch Bakterien (v. a. Staphylococcus aureus, Streptococcus pyogenes und S. pneumoniae, HiB) verursachte Infektion. Stridor, Einziehungen, Husten, Heiserkeit und hohes Fieber können auftreten.
- **spasmodischer Krupp** (spastische Laryngitis): wahrscheinlich allergische Reaktion (hyperreagibles Bronchialsystem). Der spasmodische Krupp kann rezidivieren, der Häufigkeitsgipfel liegt im 2. und 3. Lebensjahr. In der Regel besteht kein Atemwegsinfekt, die Körpertemperatur ist nicht erhöht. Die Anfälle treten plötzlich, typischerweise nachts, auf und äußern sich

Tab. 14.1 Unterschiede zwischen subglottischer Laryngitis und Epiglottitis

	subglottische Laryngitis	**Epiglottitis**
Synonym	Pseudokrupp (viral), Krupp-Syndrom, Laryngitis acuta, stenosierende Laryngotracheitis	supraglottische Laryngitis
Alter	6. Lebensmonat bis 5. Lebensjahr	3.–7. Lebensjahr
Epidemiologie	häufig	sehr selten (v. a. nach Einführung der HiB-Impfung)
Erreger	Parainfluenzaviren, Influenza-A- und -B-Viren, HMPV (humanes Metapneumovirus)	Haemophilus influenzae
Jahreszeit	v. a. von Oktober bis Mai	keine Häufung
Beginn	allmählicher Beginn (12–48 h), Anfälle gehäuft abends oder nachts; vorausgegangener oberer Atemwegsinfekt	plötzliches Auftreten der Symptome (4–12 h)
Pathophysiologie	subglottisches Ödem mit variabler Ausdehnung auf Trachea und Bronchien	akute Entzündung und Ödem der Epiglottis und Supraglottis
Stridor	inspiratorisch und exspiratorisch	inspiratorisch
Stimme	heiser	Dumpf, aphon, „kloßig"
Husten	bellend	nein
Dysphagie	nein	ja
Schluckprobleme	nein	ja → Nahrungsverweigerung
vermehrter Speichelfluss	nein	ja
Allgemeinzustand	variabel	deutlich beeinträchtigt
Therapie	symptomatisch (frische Luft, Kortisonzäpfchen, Suprarenin/Epinephrin inhalativ zum Abschwellen)	antibiotisch

durch Atemnot, bellenden Husten, inspiratorischen Stridor und eine heisere Stimme.
- **echter Krupp**: Diphtherie.

PRAXIS Bei Verdacht auf Epiglottitis darf ohne Intubationsbereitschaft keine Racheninspektion durchgeführt werden → die Epiglottis kann weiter anschwellen → umgehende Einweisung in eine Klinik.

14.2.4 Otitis media acuta (Mittelohrentzündung)

Ätiologie: Virale (v. a. Rhino-, Parainfluenza- oder Adenoviren) oder bakterielle (v. a. Streptococcus pneumoniae, Haemophilus influenzae) Infektion, die i. d. R. über die Tuba auditiva aufsteigt. Die viralen Erkrankungen verlaufen milder (Otitis media catarrhalis) als die bakteriellen (Otitis media purulenta).

Risikofaktoren sind: Otitis media in der Anamnese, seröse Otitis media chronica, Tubenventilationsstörungen, Rauchen (im Elternhaus), hyperplastische Adenoide, Infektionen der oberen Luftwege. Stillen wirkt protektiv.

Klinik: akutes Fieber und Allgemeinsymptomatik; außerdem heftige, pulsierende Ohrenschmerzen und Hörstörungen. Eine Otorrhö tritt bei perforiertem Trommelfell auf, die Schmerzen lassen dann nach. Bei Säuglingen sind Reizbarkeit und gastrointestinale Beschwerden (Erbrechen, Durchfall) vorrangig. Kinder fassen sich oft ans Ohr und reiben daran.

Diagnostik: **Otoskopie:** vorgewölbtes, trübes Trommelfell mit geröteter, verdickter Schleimhaut.

Therapie:
- **symptomatisch**: Paracetamol oder NSAR, abschwellende **Nasentropfen** (bessere Drainagefunktion der Tube), Bettruhe.
- **systemische Antibiotikatherapie** mit Amoxicillin, Cephalosporinen oder Makroliden

PRÜFUNGSHIGHLIGHTS

- **Epiglottitis**
  - ! Klinik: plötzliches Fieber und starke Schluckschmerzen, vermehrter Speichelfluss
  - ! Bei V. a. Epiglottitis müssen jegliche Manipulationen an Pharynx und Larynx vermieden werden.
- **subglottische Laryngitis (Krupp-Syndrom)**
  - !!! Symptome (bellender Husten, Dyspnoe, inspiratorischer Stridor) nehmen allmählich zu und sind v. a. nachts ausgeprägt
  - ! Therapie: schnell wirksames Glukokortikoidpräparat (Zäpfchen), Inhalation von Epinephrin.
- **Otitis media acuta (Mittelohrentzündung)**
  - 1! symptomatische Therapie: abschwellende Nasentropfen und Ibuprofen oder Paracetamol.

Tab. 14.2 Klinik von Bronchitis und Bronchiolitis

	Bronchitis	Bronchiolitis
Symptome	Husten (rau, zunächst unproduktiv, dann produktiv), Tachypnoe, ggf. Einziehungen, Fieber	Fieber, hochgradige Tachypnoe, Dyspnoe, vermehrte Atemanstrengung (Einziehungen, Nasenflügeln), Erkältungssymptome (Rhinitis, stakkatoartiger Husten), Zyanose
Befunde	globales exspiratorisches Giemen (ggf. bereits ohne Stethoskop zu hören), Brummen, mittel- bis grobblasige feuchte Rasselgeräusche	abgeschwächtes Atemgeräusch, feinblasige Rasselgeräusche (auch Knistern), hypersonorer Klopfschall

14.3 Erkrankungen der Lunge und der Bronchien

14.3.1 Bronchitis und Bronchiolitis

Epidemiologie und Ätiopathogenese:
- Bronchitis:
  - Kinder zwischen 2 und 6 Jahren
  - Erreger: RSV, HMPV, Adeno-, Rhino-, Influenza-, Parainfluenzaviren, Bakterien
- Bronchiolitis:
  - häufigste Atemwegsinfektion bei Säuglingen
  - Erreger: RSV (in 80% d. F.), HMPV, Adenoviren, Influenza- und Parainfluenzaviren.

Infektionen mit RSV-Viren kommen gehäuft während der Wintermonate vor. Bronchitis und Bronchiolitis sind obstruktive Atemwegserkrankungen.

Klinik: Die klinischen Symptome und pulmonalen Untersuchungsbefunde beider Erkrankungen sind in **Tab. 14.2** aufgeführt. Vor allem junge Säuglinge mit Bronchiolitis zeigen eine außerordentliche Tachypnoe und „schnaufen wie eine Lokomotive".

Komplikationen: respiratorische Insuffizienz, zentrale Apnoen, Bronchopneumonie, bakterielle Superinfektionen; Langzeitkomplikationen: chronische Bronchitis und Asthma bronchiale.

Diagnostik:
- klinische Untersuchung: **Tab. 14.2**
- BGA: Hypoxie und Hyperkapnie bei Bronchiolitis oder schwerer obstruktiver Bronchitis
- RSV-Schnelltest mit Nasopharyngealsekret
- Röntgen-Thorax bei Bronchiolitis: tief stehende Zwerchfelle, beidseitige vermehrte Transparenz der Lunge (Zeichen einer Überblähung), perihilär verstärkte Bronchialzeichnung (Zeichen der Bronchialwandverdickung), kleine minderbelüftete Areale (**Abb. 14.2**).

Bei positivem RSV-Nachweis sollten betroffene Säuglinge im Krankenhaus über die gesamte Zeit der Ansteckungsfähigkeit kohortiert werden.

Therapie: Wegen der Gefahr zentraler Apnoen sollten Säuglinge mit Bronchiolitis stationär behandelt werden. Es gilt das „Minimal handling"-Prinzip. Eine Monitor-Überwachung ist notwendig.

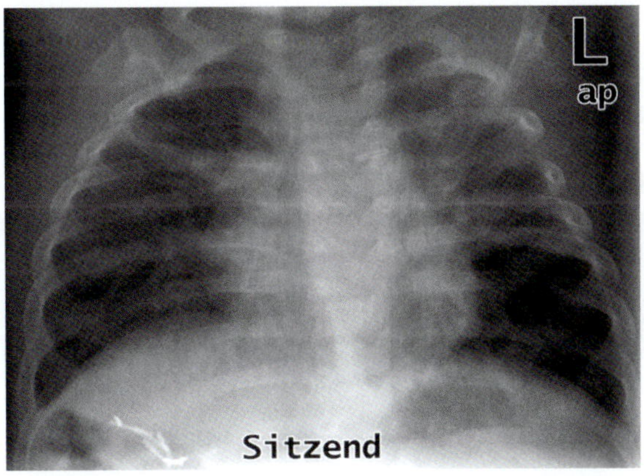

Abb. 14.2 RSV-Bronchiolitis. Röntgen-Thorax a.-p.: überblähte linke Lunge, fleckige Infiltrate beidseits und Atelektasen in beiden Oberlappen. [aus Staatz et al., Pareto-Reihe Radiologie, Kinderradiologie, Thieme, 2007]

Die symptomatische Therapie umfasst:

- Sauerstoffgabe bei einer peripheren Sauerstoffsättigung < 90 % oder Zeichen einer deutlichen Tachypnoe
- Inhalation mit NaCl 0,9 %
- β_2-Sympathomimetika oder Adrenalinderivate bei obstruktiver Bronchitis
- ausreichende Hydrierung
- ggf. Ernährung über Magensonde
- Anfeuchten der Atemluft
- bei respiratorischer Insuffizienz: CPAP-Beatmung oder Intubation
- bei schwersten, lebensbedrohlichen Bronchiolitiden oder bei Risikopatienten (Frühgeborene, Kinder mit angeborenen oder mit operierten Herzvitien) Einsatz von Ribavirin (Virostatikum)

In der Regel gehen die Symptome innerhalb von 2 Wochen zurück. Für Frühgeborene steht eine passive Impfung (Palivizumab, ein monoklonaler Antikörper) gegen RSV-Viren zur Verfügung.

14.3.2 Asthma bronchiale

Epidemiologie und Ätiologie: Rund 10 % der Kinder und Jugendlichen sowie rund 5 % der Erwachsenen leiden an Asthma bronchiale. Dominierend bei Kindern und Jugendlichen ist das allergische (extrinsische) Asthma → häufig vergesellschaftet mit anderen Erkrankungen des atopischen Formenkreises (z. B. Neurodermitis, Allergien) und z. T. genetisch determiniert. Auslöser: Umweltallergene (Pollen, Tierepithelien, Hausstaubmilbenkot, Tabakrauchexposition, Schimmelpilzbefall, offenes Kaminfeuer Nahrungsmittelallergene), Kälte, körperliche Anstrengung.

Pathogenese: Ursache des Asthma bronchiale ist eine fehlregulierte Immunabwehr mit Überwiegen der Th_2-Antwort: nach Allergenexposition → **IgE-vermittelte** Degranulation von Mastzellen in der Bronchialschleimhaut (**Sofortreaktion** vom Typ I) → Freisetzen von Mediatoren (Histamin, Leukotriene, Prostaglandine) → akute **Bronchospasmen** → außerdem bis zu einige Tage anhaltende Entzündungsreaktionen mit **bronchialer Hyperreagibilität** → ursächlich hierfür sind die ödematöse Schleimhaut und die Hypersekretion von zähem Schleim (Dyskrinie, im Anfall) → langfristig bei fehlender Behandlung: Hypertrophie der glatten Muskulatur und fibrotische Umbauprozesse mit Verdickung der Basalmembran („Remodeling").

Klinik:

- anfallsartige **Atemnot**
- **exspiratorischer Stridor**
- Attacken von trockenem **Husten**, vor allem auch in den frühen Morgenstunden
- **Giemen**
- **thorakales Engegefühl**
- **Angst.**

Die Beschwerden treten bevorzugt in der zweiten Nachthälfte (niedriger Sympathiko- und hoher Vagotonus), nach Allergenexposition oder anderen Triggerfaktoren (z. B. Spielen im Freien) auf.

Asthma beginnt zumeist mit episodenhaften Beschwerden, die von Phasen völliger Beschwerdefreiheit unterbrochen werden.

Komplikationen: **Status asthmaticus**, Pneumothorax, Lungenemphysem (Fassthorax).

Diagnostik:

- Anamnese: Neigung zu weiteren atopischen Beschwerden (z. B. Neurodermitis)? Familienanamnese?
- klinische Untersuchung: Dyspnoe (bei Kindern: thorakale Einziehungen), Tachypnoe, Einsatz der Atemhilfsmukulatur (Orthopnoe), verlängertes Exspirium mit exspiratorischem Stridor, exspiratorische Atemnebengeräusche (Giemen, Brummen, Pfeifen).
- Lungenfunktionsdiagnostik (ca. ab 6 Jahren möglich):
  - Zeichen der Obstruktion: FEV_1 ↓, FEV_1/VC ↓
  - Prüfung der Reversibilität der Obstruktion (Gabe von Bronchodilatatoren)
  - Provokationstests (z. B. Metacholin, Kaltluft, Ergometer)
  - ambulante **Peak-Flow-Messung** zur Selbstkontrolle
- Röntgen-Thorax-Aufnahme: evtl. Nachweis einer Lungenüberblähung, Ausschluss von anderen chronischen Lungenkrankheiten
- Allergiediagnostik

Therapie:

- Allergenkarenz (Meiden von Rauch, Haustieren etc.): Säuglinge sollten in den ersten 4–6 Lebensmonaten ausschließlich gestillt werden (nachweislich niedrigeres Allergierisiko).
- Asthmatikerschulung
- Immuntherapie (Hyposensibilisierung)
- medikamentöse Therapie:
  - Stufentherapie: Behandlung nach vorgegebenem Stufenplan (**Tab. 14.3**)
  - Vorgehen bei akutem schwerem Asthmaanfall:
    - Allgemeinmaßnahmen: Kind beruhigen, Oberkörper hochlagern, Sauerstoffgabe, Rehydratation
    - medikamentöse Maßnahmen (bei 1 beginnen; wenn Maßnahme erfolglos, nächste Stufe)
    1. β_2-Sympathomimetikum (z. B. Salbutamol): inhalativ → in der 1. Stunde alle 10–20 min, dann alle 30 min
    2. Prednisonäquivalent: zunächst i. v., dann auch per os
    3. Anticholinergika: inhalativ in Kombination mit Salbutamol
    4. Magnesium i. v.
    5. Theophyllin (wässriges) i. v.

PRAXIS Wegen möglicher unerwünschter Arzneimittelwirkungen (Übelkeit, Kopfschmerzen, Krampfanfälle, Herzrhythmusstörungen) sollte Theophyllin in der Asthma-Dauertherapie bei Kindern und Jugendlichen nur in retardierter Form gegeben werden. In der Therapie des akuten Anfalls kann unter stationärem Monitoring Theophyllin intravenös appliziert werden (Spiegel-Kontrollen sind notwendig!).

Tab. 14.3 Medikamentöses Stufenschema (für Kinder und Jugendliche)

	Stufe 1	Stufe 2	Stufe 3	Stufe 4	Stufe 5	Stufe 6
Langzeittherapie		**ICS** niedrigdosiert oder **LTRA**	**ICS** mitteldosiert	**ICS** mitteldosiert + **LABA** oder **ICS** mitteldosiert + **LTRA** oder **ICS** mitteldosiert + **LABA** + **LTRA** Bei unzureichender Kontrolle **ICS** mitteldosiert + **LABA** + **LTRA** + **LAMA** (Tiotropium)	**ICS** hochdosiert + **LABA** oder **ICS** hochdosiert + **LTRA** oder **ICS** hochdosiert + **LABA** + **LTRA** oder **ICS** hochdosiert + **LABA** + **LTRA** + **LAMA** (Tiotropium)	Therapie der Stufe 5 + **Anti-IgE-Antikörper** (Omalizumab) In begründeten Fällen zusätzlich oder alternativ **OCS**
Bedarfstherapie	**SABA** In begründeten Fällen zusätzlich oder alternativ **Ipratropiumbromid**					
				Bei Kindern > 12 Jahre: Fixkombination aus **ICS** und **Formoterol**, wenn diese auch Langzeittherapie ist.		

ICS = inhalative Kortikosteroide; LAMA = langwirksame Anticholinergika; LABA = langwirksame β_2-Sympathomimetika; LTRA = Leukotrienantagonisten; OCS = orale Glukokortikosteroide; SABA = kurzwirksame β_2-Sympathomimetika.

Pädiatrische Asthma-Patienten, die mit Kortikosteroiden (per os und inhalativ) behandelt werden, bedürfen einer regelmäßigen Kontrolle von Längenwachstum und Gewichtszunahme (→ Perzentilentreue?) – die Datenlage zum Ausmaß des Wachstumseinflusses variiert allerdings.

PRÜFUNGSHIGHLIGHTS

Bronchitis

- **! Klinik:** rauer, zunächst unproduktiver Husten, mittel- bis grobblasige feuchte Rasselgeräusche auskultierbar.

RSV-Bronchiolitis

- ! Das Ergebnis des RSV-Schnelltests entscheidet über Isolation oder Kohortierung des Säuglings.

Asthma bronchiale

- Ätiologie:
  - ! **häusliche Risikofaktoren:** Katzen, Tabakrauchexposition, Schimmelpilzbefall, offenes Kaminfeuer
  - ! gehäuft weitere Erkrankungen des **atopischen Formenkreises** wie allergische Rhinokonjunktivitis und Neurodermitis
- ! **Pathogenese**: gesteigerte Mukussekretion, Schleimhautödem, Hypertrophie der bronchialen Muskelzellen, Verdickung der Basalmembran
- !! **Klinik akuter Asthmaanfall:** Atemnot, Angst, verlängertes Exspirium, Giemen und Pfeifen, Tachykardie, Husten, möglicher Auslöser: Spielen im Freien
- ! Komplikation bei schweren Verläufen: Entwicklung eines **Fassthorax**
- ! Diagnostik: **Peak-Flow-Messung** zur häuslichen Selbstkontrolle
- ! Therapie bei akutem Asthma: **Salbutamol**
- ! seltene **Nebenwirkung** bei Dauertherapie mit **Glukokortikoiden** (Fluticason-Spray): geringfügig vermindertes Längenwachstum (Körpergröße regelmäßig messen)
- ! Prophylaxe: ausschließliche **Muttermilchernährung** während der ersten 4 bis 6 Lebensmonate.

14.3.3 Pneumonie

Epidemiologie und Erreger: Pneumonien sind **sehr häufige Erkrankungen** bei Kindern; häufigste Form: Bronchopneumonie.

Eine **Bronchopneumonie** kann durch virale (häufigster Erreger RSV, auch [Para-]Influenza-, Adeno-, Picornaviren) und bakterielle Erreger ausgelöst werden und tritt bevorzugt bei Säuglingen und Kleinkindern auf. **Lobärpneumonien** werden v. a. durch Bakterien (v. a. durch S. pneumoniae) verursacht und kommen i. d. R. nicht bei Kindern < 2 Jahren vor. **Atypische Pneumonien** werden bei Kindern v. a. durch M. pneumoniae und C. pneumoniae oder Viren verursacht und kommen bei Schulkindern und Jugendlichen (6–17 Jahre) gehäuft vor. Bei Frühgeborenen sind Pneumonien auch durch Ureaplasmen möglich.

Klinik: Die Leitsymptome bei Kindern sind Husten, Tachypnoe, Dyspnoe, atemabhängige Schmerzen, Nasenflügeln, thorakale Einziehungen, Tachykardie und Fieber. Bei Säuglingen und Kleinkindern kann die Symptomatik uncharakteristisch sein, Früh- und Neugeborene können mit Anzeichen einer Sepsis auffallen. Bakterielle Pneumonien zeigen meist einen schwereren Verlauf als virale Pneumonien und gehen mit hohem Fieber einher.

Die klinischen Symptome und Untersuchungsbefunde der verschiedenen Pneumonieformen sind in **Tab. 14.4** aufgeführt.

Diagnostik: Bei der Diagnosestellung muss das altersabhängige Erregerspektrum im Zusammenhang mit der klinischen Symptomatik berücksichtigt werden. Die Pulsoxymetrie und BGA dient der Abklärung des O_2-Bedarfs. Die Röntgen-Thorax-Aufnahme sichert die Verdachtsdiagnose (**Abb. 14.3**).

Therapie: Bei Neugeborenen, Säuglingen und bei Kindern mit einem schweren Krankheitsverlauf (mit respiratorischer Insuffizienz, hohem Fieber, schlechtem Allgemeinzustand) ist eine stationäre Behandlung erforderlich. Grundsätzlich sollten Kinder mit Pneumonie ausreichend Flüssigkeit erhalten, um eine Dehydratation zu verhindern und die Mukolyse zu unterstützen. Außerdem kann eine Atemtherapie indiziert sein.

Eine Sauerstoffgabe ist bei Sättigungswerten < 90 % oder bei deutlich beschleunigter Atemfrequenz notwendig. Ibuprofen kann bei Schmerzen und Fieber verabreicht werden.

Tab. 14.4 Symptome und Befunde der Pneumonieformen im Kindesalter

Befund	Bronchopneumonie	Lobärpneumonie	interstitielle Pneumonie
Häufigkeitsgipfel	Säuglings- und Kleinkindalter	Kleinkind- und Schulalter	Schulalter und Adoleszenz
Beginn	variabel; bakteriell: akut; viral: schleichend	akut	schleichend (über Tage)
Husten	zunächst trocken, dann produktiv	zunächst trocken, dann produktiv	trocken, unproduktiv; Hustenanfälle
Sekret	eitrig	eitrig, ggf. blutig tingiert	weißlich schaumig
Atemfrequenz	normal bis mäßig erhöht	erhöht	stark erhöht
Temperatur	bakteriell: hoch; viral: mäßig erhöht	meist stark erhöht (> 39 °C)	meist mäßig erhöht; afebrile Verläufe möglich
Auskultationsbefund	Rasselgeräusche (RG), verstärktes Bronchialatmen	feinblasige, ohrnahe RG	vermindertes Atemgeräusch, feinblasige RG („feines Knistern"), Giemen
Perkussionsbefund	unauffällig	umschriebene Dämpfung	unauffällig

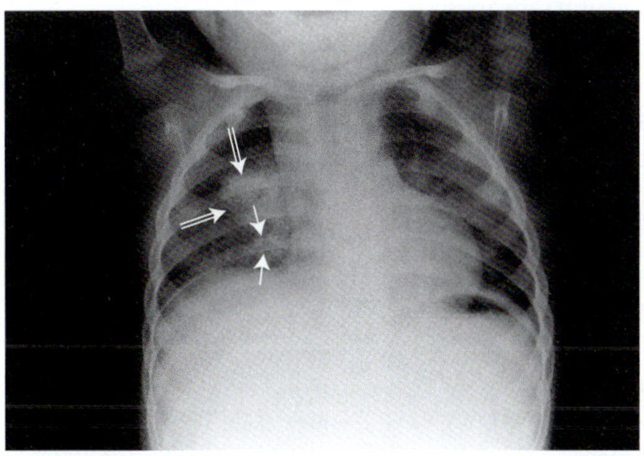

Abb. 14.3 **Säugling mit Bronchopneumonie.** Im Bereich des linken Lungenhilus erkennt man deutliche Verschattungen. Das Herz ist durch den Zwerchfellhochstand und die verminderte Inspiration quergelagert. [aus Kerbl et al., Checkliste Pädiatrie, Thieme, 2015]

Das Alter und der Allgemeinzustand des Kindes sind bei einer empirischen antibiotischen Therapie zu berücksichtigen, bevor der Erregernachweis vorliegt.

- Neugeborene:
  - 1. Wahl: Ampicillin und Aminoglykosid (i. v.)
  - Alternative: Cefotaxim (i. v.) oder Makrolid (Clarithro- oder Azithromycin; p. o. oder i. v.) bei V. a. Mycoplasma pneumoniae, Chlamydia trachomatis/pneumoniae oder Bordetella pertussis
- jüngere Säuglinge (4 Wochen bis 3. Lebensmonat):
  - 1. Wahl: Ampicillin (i. v.) oder Makrolid (Clarithro- oder Azithromycin; p. o. oder i. v.)
  - Alternative: Cefotaxim, Cefuroxim oder Ampicillin-Sulbactam (alle i. v.)
- ältere Säuglinge und Kleinkinder (4 Monate bis 4 Jahre):
  - Ampicillin (i. v.)/Amoxicillin (p. o.) oder Makrolid (Erythro-, Clarithro- oder Azithromycin; p. o.)
  - Alternative: Ampicillin-Sulbactam (i. v.), Cefuroxim (i. v.), Cefuroximaxetil (p. o.), Cefotaxim (i. v.), Cefpodoximproxetil (p. o.), Amoxicillin/Clavulansäure (p. o.), Penicillin (p. o./i. v.) und Makrolid oder Doxycyclin
- Schulkinder (> 5 Jahre):
  - oral: Makrolid (Erythro-, Clarithro- oder Azithromycin; p. o.)

Falls trotz antibiotischer Therapie keine Besserung eintritt, kann eine virale Pneumonie vorliegen. Bei Verdacht auf eine **atypische Pneumonie** müssen **Makrolide** verabreicht werden, da Penicilline und Cephalosporine gegen Mykoplasmen unwirksam sind.

Bei adäquater Therapie bildet sich die Symptomatik innerhalb von 2 Wochen zurück.

PRÜFUNGSHIGHLIGHTS

Pneumonie

– ! Mycoplasma pneumoniae ist ein häufiger Erreger der atypischen Pneumonie.

14.3.4 Mukoviszidose (Zystische Fibrose)

Epidemiologie: Inzidenz in Mitteleuropa 1:2500, deutlich seltener in Afrika und Asien.

Ätiopathogenese: Autosomal-rezessiv vererbte Mutation im CFTR-Gen; häufigste Form in Mitteleuropa und Nordamerika → **ΔF508-Mutation**. Folgen: gestörter Transport von Chloridionen (Funktionsstörung eines Chloridkanals) über die apikale Zellmembran von Drüsenzellen → erhöhte Natriumresorption → **Dyskrinie** und **Mukostase**. Betroffen sind die exokrin sezernierenden Drüsen, insbesondere die Bronchien (→ Blockade der mukoziliären Clearance → chronisch-rezidivierende Entzündungen), das Pankreas (→ Fibrose und zystische Umwandlung → Funktionsverlust), die Gallenwege (biliäre Zirrhose), der Dünndarm (Obstipation) und die Schweißdrüsen (**salziger Schweiß**).

Klinik:

- Lunge und untere Atemwege: chronisch-produktiver Husten, rezidivierende Bronchitiden und bakterielle Pneumonien, Bronchiektasen, Belastungsdyspnoe
- obere Atemwege: Polyposis nasi: bei 10–50 % der Patienten, chronische Pansinusitis
- Gastrointestinaltrakt, Pankreas, Leber
  - Mekoniumileus (S. 41): bei 10–20 % der Patienten die Erstmanifestation, selten ein Mekoniumpfropfsyndrom (S. 42)
  - Icterus prolongatus
  - Obstipation (distales intestinales Obstruktions-Syndrom, DIOS): bei 3 % der Patienten
  - Bauchkrämpfe
  - Blähungen
  - ausladendes Abdomen
  - rezidivierende Pankreatitis
  - exokrine Pankreasinsuffizienz mit Maldigestion von Proteinen, Fetten und fettlöslichen Vitaminen
  - Steatorrhö: fettige und übel riechende Stühle
  - Gedeihstörung/Dystrophie durch Maldigestion und erhöhten Energiebedarf bei chronischer Lungenerkrankung: bei 85 % der Patienten
  - Rektumprolaps: zäher Stuhl bei < 1 % der Patienten
  - biliäre Zirrhose, Hepatomegalie, Fettleber

LERNPAKET 5

> **LERNTIPP** !
>
> Bei Neugeborenen mit verspätetem Mekoniumabgang liegt in 85 % der Fälle eine Mukoviszidose vor.

- weitere Symptome: Trommelschlägelfinger und Uhrglasnägel, Fassthorax infolge der vermehrten Atemanstrengung, hypotone Dehydratation, hypochlorämische Alkalose, Mangel an fettlöslichen Vitaminen, Zinkmangel mit Dermatitis.
- bei männlichen Jugendlichen: obstruktive Azoospermie/**Infertilität** durch bilaterale Aplasie oder Atresie der Samenleiter (**CBAVD**: kongenitale bilaterale Aplasie der Vasa deferentia).

PRAXIS Bei Säuglingen, die mit Muttermilch ernährt werden, kann die Symptomatik (Gedeihstörung, Bauchkrämpfe, Blähungen, Steatorrhö und Obstipation) auch erst nach der Einführung von Beikost oder nach dem Abstillen einsetzen, da Muttermilch Lipase enthält, welche dem Kind die Fettverdauung erleichtert.

> **LERNTIPP** !
>
> Merken Sie sich **„CF PANKREAS"**: C – **c**hronischer Husten und pathologischer Röntgen-Thorax (**c**hest X-ray), F – Gedeihstörung, Dystrophie (**f**ailure to thrive), P – exokrine **P**ankreasinsuffizienz und rezidivierende **P**neumonien, A – **A**lkalose und hypotone Dehydratation, N – **N**asenpolypen und **n**eonataler Mekoniumileus, K – **K**olbenfinger (= Trommelschlägelfinger) und Uhrglasnägel, R – **R**ektumprolaps, E – **E**lektrolyterhöhung im Schweiß (salziger Schweiß), A – **A**tresie oder Abwesenheit der Samenleiter, S – erregerbesiedeltes **S**putum (Staphylokokken, Haemophilus influenzae, Pseudomonas).

Komplikationen:

- **Exazerbation der Lungenerkrankung** (vermehrter Husten, Sputum und Dyspnoe, Verschlechterung der Lungenfunktion, Hämoptyse, Gewichtsverlust, Fieber, Verschlechterung des klinischen Befundes)
- **chronische Besiedelung mit Problemkeimen:** bei Kleinkindern v. a. mit Staphylokokken und Haemophilus influenzae, bei Schulkindern und Jugendlichen mit mukoider Pseudomonas aeruginosa, die Biofilme ausbilden kann, sowie mit Burkholderia cepacia und Stenotrophomonas maltophilia. Eine chronische Besiedelung liegt vor, wenn über mindestens 6 Monate in mindestens 3 Sputumkulturen, die mit mindestens 1 Monat Abstand voneinander abgenommen wurden, ein bestimmter Keim nachgewiesen wird.
- **spontaner Pneumothorax:** bei fortgeschrittener Lungendestruktion. Cave: bei CF-Patienten keine therapeutische Pleurodese nach Pneumothorax (→ Kontraindikation für eine Lungentransplantation)
- **Hämoptyse** mit > 500 ml Blut/24 h können lebensbedrohlich sein (Blutung aus den Pulmonalarterien)
- **pulmonale Hypertonie** mit Ausbildung eines **Cor pulmonale** als Spätfolge
- **allergische bronchopulmonale Aspergillose (ABPA):** verschlechterter Allgemeinzustand, vermehrter Hustenreiz, Thoraxschmerzen, Fieber oder subfebrile Temperaturen, bräunlich tingiertes, krümeliges Sputum und asthmatische Beschwerden. Die Diagnose wird durch den Nachweis von aspergillusspezifischem IgG gesichert.
- Gallenwegsobstruktionen mit **Cholezystolithiasis** und **biliärer Leberzirrhose**, portaler Hypertension und Hypoproteinämie
- **endokrine Pankreasinsuffizienz** mit Diabetes mellitus.

> **LERNTIPP** !
>
> Merken Sie sich den Problemkeim Burkholderia cepacia.

Differenzialdiagnosen: z. B. Asthma bronchiale, chronische Rhinosinusitis, Kartagener-Syndrom, Immunschwächeerkrankungen oder Malabsorptionssyndrome. Der **Schweißtest** fällt bei diesen Erkrankungen **nicht pathologisch** aus.

Diagnostik:

initiale Diagnostik:

- **Schweißtest** (pilocarpininduzierte Schweiß-Iontophorese): Diagnosesicherung, wenn bei 2 Messungen die Chloridionenkonzentration im Schweiß **> 60 mmol/l** (Normalbefund: $Cl^- < 40$ mmol/l) beträgt und charakteristische klinische Befunde einer Mukoviszidose bestehen oder ein direkter Verwandter (Geschwisterkind, Cousin 1. Grades) von Mukoviszidose betroffen ist
- **genetische Mutationsanalyse**
- Bestimmung der **Pankreaselastase** im Stuhl (vermindert)

Verlaufsdiagnostik: Die Verlaufsdiagnostik von Patienten mit Mukoviszidose umfasst folgende Untersuchungen in regelmäßigen Abständen:

- Dokumentation von Gewichtszunahme, Längenwachstum und Ernährungszustand
- Lungenfunktionsprüfung (Zeichen einer obstruktiven Ventilationsstörung mit Lungenüberblähung), Sputumdiagnostik, Blutgasanalyse
- Labor: Elektrolyte (Na^+, K^+, Ca^{2+}), Leber- (GOT, GPT) und Cholestaseparameter (leberspezifische alkalische Phosphatase), Pankreaswerte (Lipase, P-Amylase), Spiegel der fettlöslichen Vitamine, CRP
- Blutzucker; ab dem 10. Lebensjahr: HbA_{1c}, oraler Glukosetoleranztest (1 × jährlich)
- Röntgen-Thorax (1 × jährlich): initialer Befund Lungenüberblähung, im Verlauf Bronchiektasen, Lungenemphysem, Vergrößerung der Hilus-Lymphknoten, Spätstadium Cor pulmonale
- Oberbauchsonografie (1 × jährlich)
- Thorax-CT: bei Komplikationen; v. a. bei Abszessen und Aspergillusbefall.

Therapie: Die therapeutische Basis bildet die intensive **Atemphysiotherapie**, die der Förderung der Sekretolyse dient. Sie ist bereits bei Neugeborenen möglich. Später können die Kinder Atemtechniken zur Unterstützung der bronchialen Clearance lernen, wie z. B. die **autogene Drainage**. Ausdauersport wie Schwimmen, Joggen, Radfahren und Tanzen wird ausdrücklich empfohlen.

Mukoviszidosepatienten haben wegen der Gedeihstörung, ihrer vermehrten Atemtätigkeit, der chronischen Entzündung der Lunge und der Nebenwirkungen der medikamentösen Therapie einen erhöhten Kalorienbedarf (→ häufiges Stillen, Zwischenmahlzeiten, fettreiche Kost).

Sekretolyse:

- Inhalationen mit hypertoner NaCl-Lösung (6–7 %) steigern die bronchiale Clearance und verbessern das FEV_1. Zusätzlich können Bronchodilatatoren (β-Sympathomiketika) gegeben werden.
- Die Inhalation mit rekombinanter humaner DNAse (Dornase α) kann ebenfalls die Sekretolyse verbessern, weil dadurch die granulozyteninitiierte Entzündungsreaktion abgemildert werden kann.

Tab. 14.5 Antibiotikabehandlung bei zystischer Fibrose

Therapieschema	Erreger	Antibiotika
prophylaktische Dauertherapie	Pseudomonas aeruginosa	▪ Inhalation mit Tobramycin **und** ▪ Azithromycin (p. o.); sie verhindern die Biofilmbildung von Pseudomoas aeruginosa
Exazerbationstherapie	Staphylococcus aureus	▪ Cephalosporine der 1.–3. Generation (i. v.) ▪ Flucloxacillin, Piperacillin mit Tazobactam, Clindamycin, Fosfomycin (i. v.), Imipenem, Cotrimoxazol ▪ bei MRSA: Vancomycin, Teicoplanin (i. v.)
	Haemophilus influenzae	▪ Cephalosporine der 2. oder 3. Generation (i. v.)
	Pseudomonas aeruginosa	▪ Ciprofloxacin (p. o.); bei leichter Symptomatik ▪ Ceftazidim, Cefepim, Piperacillin mit Tazobactam, Meropenem, Imipenem, Aztreonam, Tobram (i. v.) **und** ▪ Aminoglykoside (i. v., Tobramycin, Amikacin)
	Burkholderia cepacia	▪ Meropenem (i. v.) **und** ▪ Piperacillin, Ceftazidim, Trimethoprim/Sulfmethoxazol, Cotrimoxazol, Doxycyclin, Minozyklin, Chloramphenicol, Ciprofloxacin (oral/i. v.) **und** ▪ Aminoglykoside (i. v., inhalativ), Makrolide (p. o.)
	Stenotrophomonas maltophilia	▪ Trimethoprim/Sulfmethoxazol, Cotrimoxazol, Doxycyclin

Antibiotische Therapie (Tab. 14.5): von entscheidender Bedeutung, da sie die Progression der Krankheit verlangsamen kann. Man unterscheidet eine **prophylaktische Dauertherapie** (Symptome und Erregernachweis fehlen) und eine **Exazerbationstherapie** (Symptome vorhanden).

Weitere Maßnahmen:

- **Impfungen:** Mukoviszidosepatienten sollten gegen alle Keime geimpft werden, die zu Erkrankungen von Lunge und Atemwegen führen können (Pertussis, Pneumokokken, Influenza, Haemophilus influenzae).
- bei **bakterieller Pneumonie:** Flüssigkeitszufuhr, Mukolyse, Ibuprofen und Paracetamol zur Antipyrese und Analgesie
- **Sauerstoffgabe:** bei respiratorischer Insuffizienz und bei einer peripheren Sauerstoffsättigung < 88 %
- Die **allergische bronchopulmonale Aspergillose** wird mit Antimykotika (Itraconazol) und Immunsuppressiva (systemische Steroide) therapiert.
- **Pankreasenzyme** (Lipase, Protease, Amylase) sollten ab der Diagnosestellung zu jeder Mahlzeit in Form von magensaftresistenten Mikropellets substituiert werden.
- Die prophylaktische Gabe **fettlöslicher Vitamine** (Vit. A, D, E, K) sollte frühzeitig begonnen werden, um Mangelerscheinungen vorzubeugen.
- Bei Zeichen einer Cholestase oder einer biliären Leberzirrhose sollte **Ursodesoxycholsäure** gegeben werden.
- Bei hohen Außentemperaturen, Schwitzen, Infektionen mit Fieber, Erbrechen und Durchfall sollte die **Nahrung** mehr **Kochsalz** (NaCl) enthalten, um einer hypotonen Dehydratation und hypochlorämischen Alkalose entgegenzuwirken.
- **Pneumektomie:** indiziert, wenn ein Lungenlappen durch rezidivierende Entzündungen zu einer Verschlechterung des Allgemeinzustands führt und die Lungenfunktion auch mit intensivierter intravenöser Antibiotikatherapie nicht mehr verbessert werden kann.
- **Lungentransplantation:** Sind alle therapeutischen Maßnahmen ausgeschöpft, kann bei respiratorischer Insuffizienz und einer Lebenserwartung von weniger als 2 Jahren (trotz maximaler medikamentöser Therapie) eine Einzel- oder Doppellungentransplantation vorgenommen werden.

Prognose: Die Prognose der Mukoviszidose wird entscheidend vom **Zeitpunkt der Diagnosestellung**, der **Kolonisierung mit resistenten Erregern**, der Lungenfunktion sowie weiteren Komplikationen (v. a. persistierende Dystrophie, Diabetes mellitus, Pneumothorax, Cor pulmonale) beeinflusst.

Mukoviszidosepatienten können bei optimaler Therapie ein Alter von 30–40 Jahren erreichen. In Deutschland wird etwa die Hälfte der CF-Patienten nur 18 Jahre alt. Häufigste Todesursache ist respiratorisches Versagen.

Schwangerschaft und Mukoviszidose: Durch eine frühe Diagnostik und intensive Therapie können Mukoviszidosepatientinnen das Erwachsenenalter erreichen. Sie sind im Gegensatz zu männlichen Patienten fruchtbar. Werden Mukoviszidosepatientinnen schwanger, gelten sie als Hochrisikopatientinnen, da eine Verschlechterung ihrer Lungen- und Pankreasfunktion sowie eine intravenöse antibiotische Behandlung unmittelbare Folgen für den Fetus haben können.

PRÜFUNGSHIGHLIGHTS

Mukoviszidose

- **!!!** Der **Mukoviszidose** liegt ein autosomal-rezessiv vererbter Defekt im **CFTR-Gen (ΔF508-Mutation)**, welches für einen **Chloridkanal** codiert, zugrunde.
- **!!!** Symptome: **rezidivierende Bronchitiden und Pneumonien,** Polyposis nasi und chronische Pansinusitis, **Trommelschlägelfinger** und Uhrglasnägel, **Mekoniumileus**, Bauchkrämpfe, Blähungen, Hepatomegalie und Fettleber, **Rektumprolaps**, **Steatorrhö (fettglänzende Stühle)**, **Dystrophie**, bei Männern: **Infertilität** → Azoospermie als Folge einer bilateralen Aplasie oder Atresie der Samenleiter.
- **Komplikationen:**
  - **!!** Besiedelung mit **Problemkeimen** wie Pseudomonas aeruginosa und Burkholderia cepacia, spontaner Pneumothorax, Hämoptyse, allergische bronchopulmonale Aspergillose (ABPA)
  - **!** Leberzirrhose, portale Hypertension, Cholezystolithiasis, Diabetes mellitus

- **Diagnostik:**
  - **!!!** Bestätigung der Verdachtsdiagnose mittels **Schweiß-Test**
  - **!** Die **Pankreaselastase** im Stuhl ist **vermindert**.
- **!** Die **Ernährung** von Mukoviszidose-Patienten sollte wegen ihres u. a. durch die vermehrte Atemarbeit erhöhten Energiebedarfs **kalorienreich** sein.
- **!** Vorgehen bei Verdacht auf **akute bakterielle Pneumonie**: Röntgen-Thorax zur Diagnosesicherung, Blutgasanalyse zur Klärung des Sauerstoffbedarfs, antibiotische Therapie, Flüssigkeitszufuhr und Mukolyse, Ibuprofen und Paracetamol zur Antipyrese und Analgesie.

15 Gastroenterologie

15.1 Grundlagen

Im Kindesalter sind Erkrankungen des Magen-Darm-Trakts häufig auf Infektionen oder auf angeborene Anomalien zurückzuführen. Zu den häufigsten gastrointestinalen Leitsymptomen zählen

- Erbrechen
- Diarrhö
- Obstipation
- Bauchschmerzen: Neben funktionell bedingten Bauchschmerzen muss man beachten, dass insbesondere Kleinkinder Schmerzen extraabdomineller Ursachen (z. B. bei Tonsillopharyngitis) in den Bauch projizieren.

15.2 Funktionelle Beschwerden des Gastrointestinaltrakts bei Kindern

15.2.1 Nabelkoliken und irritables Kolon

Nabelkoliken:

- Ätiologie: psychogen bedingte, vegetative Darmspasmen → Auftreten bei empfindsamen und ehrgeizigen Kindern
- Klinik: rezidivierende, plötzliche Schmerzen im Nabelbereich, Episoden von Durchfall und Obstipation. evtl. andere psychovegetative Symptome
- Diagnostik: Ausschlussdiagnose
- Therapie: symptomatisch, z. B. Wärmekissen; bei Chronifizierung evtl. Psychotherapie

Irritables Kolon:

- Klinik: chronisch-idiopathische Diarrhö
- Diagnostik: Ausschlussdiagnose
- Therapie: i. d. R. nicht erforderlich

15.2.2 Dreimonatskoliken

- **Ätiologie**: Regulationsstörung des Säuglings → gestörte Eltern-Kind-Interaktion
- **Klinik:** unerklärliches, **exzessives Schreien** des Säuglings an mindestens 3 Tagen der Woche über mindestens 3 Stunden pro Tag. Symptomatik tritt ab 2. Lebenswoche bis in den 2. Lebensmonat auf; Bauch ist bretthart durch das Schreien, häufig besteht ein Meteorismus bei gutem Gedeihzustand. Zuspruch, Füttern und Wickeln beruhigt das Kind i. d. R. nicht.
- **Therapie: Entlastung** der überforderten Eltern, Aufklärung über die Harmlosigkeit, Beratung zur Pflege und Ernährung des Kindes.

15.2.3 Obstipation

Ätiologie:

- **akute Obstipation:** geringe Flüssigkeitszufuhr, einseitige Ernährung oder Ernährungsumstellung, Stuhlverhalt
- **chronische Obstipation** (Dauer ≥ 3 Monate): metabolisch (z. B. Hypothyreose, Hypoparathyreoidismus), mechanisch (z. B. Darmstenosen, Malrotation, Tumoren, Mukoviszidose), neurogen (z. B. ZNS-Erkrankungen, Morbus Hirschsprung, viszerale Neuro-/Myopathien), Medikamente (z. B. Opiate), psychogen (evtl. einhergehend mit einer Überlaufenkopresis und sekundärer Stuhlinkontinenz)

Klinik: Die Stuhlfrequenz ist bei Kindern individuell unterschiedlich. Bei voll gestillten Säuglingen kann eine Stuhlfrequenz von 1 × alle 10 Tage bis 10 × täglich als normal angesehen werden, bei älteren Kindern gilt eine Stuhlfrequenz von 1 × wöchentlich bis 6 × täglich als normal.

Therapie:

- akute Obstipation: i. d. R. hilft ein Einlauf mit NaCl; ggf. Behandlung einer organischen Ursache
- chronische Obstipation: Grunderkrankung behandeln, nach Ausschluss einer organischen Ursache Nahrungsumstellung, propulsiv wirkende Lebensmittel oder Medikamente wie Haferschleim, Laktulose, Paraffinöl oder Prokinetika

PRÜFUNGSHIGHLIGHTS

- **!** Die sog. **Dreimonatskoliken** sind eine eigentlich harmlose „Erkrankung". Blutbeimengungen dagegen sind pathologisch und können nicht durch Dreimonatskoliken ausreichend erklärt werden.
- **!** Eine **chronische Obstipation** kann zu einer Überlaufenkopresis mit sekundärer Stuhlinkontinenz führen.

15.3 Ösophagus

Die Ösophagusatresie (S. 38) wird im Kapitel Erkrankungen des Früh- und Neugeborenen behandelt.

15.4 Magen

15.4.1 Gastroösophagealer Reflux

Ein Großteil der Neugeborenen weist eine harmlose Regurgitation auf. Etwa 20 % der Neugeborenen zeigen jedoch einen bedeutsamen gastroösophagealen Reflux, der im Refluxvolumen deutlich vom harmlosen „Speien“ abweicht. Ursache ist eine **Kardiaachalasie**, die jedoch in 95 % d. F. bis zum 2. Lebensjahr ausheilt. Der Reflux tritt v. a. im Liegen oder im Schlaf auf und führt zu respiratorischen Symptomen und zu einer Gedeihstörung. Die betroffenen Kinder können missmutig und quengelig sein.

Weitere Ursachen:

- **hypertrophe Pylorusstenose** (S. 39): evtl. Entstehen des sog. Roviralta-Syndroms (Hiatushernie und gastroösophagealer Reflux), Reflux kann trotz Pyloromyotomie bestehen bleiben.
- postoperativ nach Operation einer **Ösophagusatresie**: Reflux durch gestörte Ösophagusperistaltik; Cave: Refluxösophagitis!
- **Hiatushernie:** bei älteren Kindern
- **zerebrale Entwicklungsstörungen** (z. B. spastische Zerebralparese): Reflux infolge einer Kardiaachalasie bzw. Hiatushernie → bei diesen Kindern ist wegen der schlechten Spontanremissionsrate eine chirurgische Fundoplikatio indiziert.

PRAXIS Ein unerkannter gastroösophagealer Reflux im Säuglingsalter kann eine Ursache für ein SIDS sein.

15.4.2 Hypertrophe Pylorusstenose

Die hypertrophe Pylorusstenose (S. 39) wird im Kapitel Erkrankungen des Früh- und Neugeborenen beschrieben.

15.4.3 Gastritis und Ulkuskrankheit

Gastritis und Ulkuskrankheit treten v. a. bei Kindern ab dem 10. Lebensjahr und bei Jugendlichen auf. Eindeutiger Risikofaktor ist auch bei Kindern eine Infektion mit Helicobacter pylori, die unter unhygienischen oder schwierigen sozialen Lebensumständen häufiger vorkommt (oft kann auch bei anderen Familienmitgliedern eine Hp-Infektion bzw. Erkrankung nachgewiesen werden). Therapie bei Hp-Besiedelung: Eradikation mit 2 Antibiotika und PPI.

15.5 Darm

15.5.1 Darmobstruktion und Ileus

Typische Ursachen für Darmobstruktionen im **Neugeborenen-** und **Säuglingsalter** sind: hypertrophe Pylorusstenose, Duodenalstenose, Duodenal-, Dünndarm- und Kolonatresie, Pancreas anulare, Mekoniumileus (Mukoviszidose!), Mekoniumpfropf-Syndrom, Malrotation mit Volvulus, Invagination, Morbus Hirschsprung, Analatresie.

Ursachen bei **älteren Kindern**: perforierte Appendizitis, inkarzerierte Leistenhernie, Bridenbildung nach vorausgegangener Operation, chronisch-entzündliche Darmerkrankungen.

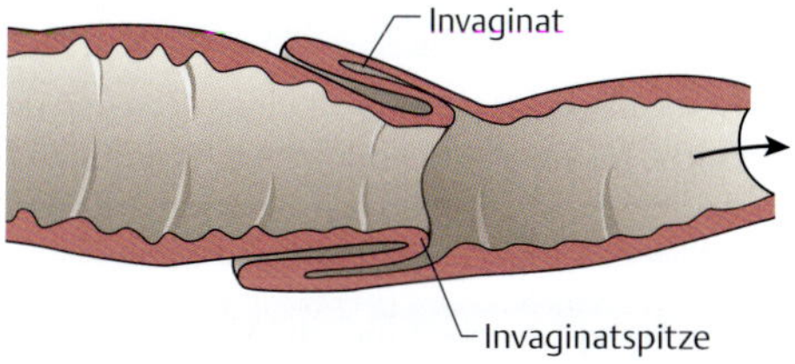

a

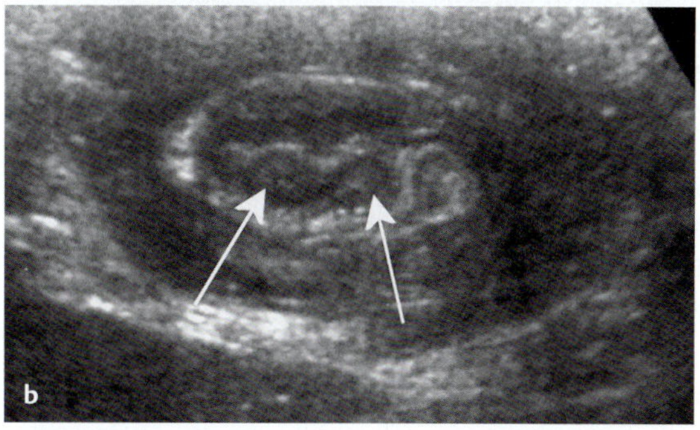

b

Abb. 15.1 **Invagination.**
a Schema.
b Sonografie: Im rechten Oberbauch gelegene Invaginationskokarde bei ileozökaler Invagination. Mitinvaginierte Lymphknoten sind, eingebettet in echoreiches mesenteriales Fettgewebe, deutlich zu erkennen. [aus Staatz et al., Pareto-Reihe Radiologie, Kinderradiologie, Thieme, 2007]

15.5.2 Invagination

DEFINITION Einstülpung eines proximalen Darmabschnitts in den folgenden distalen Darmabschnitt.

Epidemiologie: Inzidenz von 2–4:1000; in 75–90 % d. F. Auftreten vor dem 2. Lebensjahr (Altersgipfel: 5–9 Monate).

Ätiopathogenese: Ein Darmabschnitt stülpt sich in den folgenden Abschnitt und wird über die Peristaltik weiter nach distal vorgeschoben (**Abb. 15.1a**)→ Einklemmung des proximalen Darmabschnitts (sog. „Invaginatkopf“) → venöse Stauung und ödematöse Verdickung der Darmwand (Stauungsblutungen in das Darminnere äußern sich klinisch als himbeergeleeartiger Stuhl) → Beeinträchtigung der arterielle Perfusion → Darmwandnekrosen und -perforationen.

Man unterscheidet eine ileoileale von der **ileozökalen** (90 %) und kolosigmoidalen Invagination.

Risikofaktoren für eine Invagination sind eine **virale Gastroenteritis** oder **Anomalien**, die als Leitstrukturen für die Invagination dienen können (z. B. Darmduplikaturen, Meckel-Divertikel, intestinales Lymphom, Polypen, Kotsteine, Mukoviszidose).

Klinik: plötzliche kolikartige Bauchkrämpfen; betroffene Kinder schreien zunächst plötzlich und ziehen vor Schmerzen die Beine an. Zwischen den anfallsartigen Bauchkrämpfen gibt es symptomarme Intervalle, die Kinder sind lethargisch und blass. Insgesamt verschlechtert sich der Allgemeinzustand rapide, die Betroffenen **erbrechen Galle** und setzen im Verlauf oft hellroten, **himbeergeleeartigen Stuhl** ab. Ileoileale Invaginationen können auch klinisch stumm ablaufen und sich von selbst auflösen.

Komplikationen sind ein Ileus, ischämische Darmnekrosen oder eine Darmperforation mit Peritonitis.

LERNTIPP !

Die Invagination ist die häufigste Ursache für einen Ileus und die zweithäufigste Ursache für ein akutes Abdomen im Kindesalter!

Diagnostik:
- **klinische Untersuchung:** druckschmerzhaftes Abdomen, walzenförmige Resistenz im rechten Unterbauch; bei der digital-rektalen Untersuchung Schleim und Blut („Himbeergelee") am Fingerling (typisches Spätzeichen der Invagination)
- **Sonografie:** Methode der Wahl → Invagination stellt sich mit einem Zielscheibenphänomen (**Kokarde**, Abb. 15.1b) im Querschnitt und Pseudo-Kidney-Sign im Längsschnitt dar; keine Peristaltik im Bereich des Invaginats, ödematös verdickte Darmwände
- **Kolonkontrasteinlauf:** kokardenförmiger Abbruch des Kontrastmittels im Bereich der Invaginatspitze.

Therapie:
- **hydrostatische Reposition (Desinvagination)** innerhalb von 24 h nach Symptombeginn (Durchführung in Analgosedierung). Methoden:
- NaCl unter sonografischer Kontrolle oder
- Kontrastmittel unter Durchleuchtungskontrolle (selten wegen Strahlenbelastung!).

Erfolgshinweise: Die Bauhin-Klappe wird als blütenförmige Struktur sichtbar und **Flüssigkeit** bzw. Röntgenkontrastmittel **tritt ins Ileum über**.

Bei Darmperforation, Peritonitis oder hypovolämischem Schock ist eine konservative Desinvagination kontraindiziert (→ **OP**). Weitere Indikationen für einen chirurgischen Eingriff sind ein erfolgloser Repositionsversuch, ein manifester Ileus, eine ileoileale Invagination oder mehrfache Rezidive.

PRÜFUNGSHIGHLIGHTS ✗

Invagination
- ! **Risikofaktoren:** Darmduplikaturen, intestinales Lymphom, Meckel-Divertikel, Polypen
- ! Die Invagination ist eine der häufigsten Ursachen für einen **Ileus** im Kindesalter.
- !! **Klinik:** Kinder zwischen 4 Monaten und 2 Jahren, die plötzlich schreien und erbrechen, werden zunehmend blass und lethargisch. Im Verlauf oft blutig-schleimiger (himbeergeleeartiger) Stuhl.
- **Diagnostik**:
  - ! tastbare **Resistenz** durch die Bauchdecke
  - ! **Blut am Fingerling** (typisches Spätzeichen)
  - !! **Kokardenphänomen** in der Sonografie
  - ! **Röntgenbefund** bei kolosigmoidaler Invagination: Abbruch des Kontrastmittels (Spitze des Invaginats) im Sigma
- !! **Therapie:** sonografisch gesteuerter Koloneinlauf mit NaCl (**hydrostatische Desinvagination**).

15.5.3 Meckel-Divertikel

- **Ätiologie:** nicht vollständig verschlossener Ductus omphaloentericus, Lage ca. 1 m proximal der Bauhin-Klappe, enthält häufig versprengte Magenschleimhaut
- **Klinik:** schmerzlose, untere gastrointestinale Blutung (blutiger Stuhl, durch die ektope Magenschleimhaut im Meckel-Divertikel auch schwarzer Stuhl); ein Meckel-Divertikel ist ein Risikofaktor für eine Invagination.
- **Diagnostik:** Nachweis der ektopen Magenschleimhaut mittels Szintigrafie
- **Therapie:** operative Entfernung des Divertikels.

15.5.4 Malabsorptionssyndrome

Nahrungsmittelproteininduzierte Enteropathie

DEFINITION Enteropathie durch eine nach Mukosaschädigung erworbene vorübergehende immunvermittelte (nicht IgE) Nahrungsproteinunverträglichkeit von Kuhmilch- und ggf. anderen Proteinen. Somit handelt es sich bei dieser sog. „Kuhmilchproteinintoleranz" eigentlich um eine Allergie.

Die IgE-vermittelte Kuhmilchunverträglichkeit wird korrekt als „Kuhmilchallergie" (KMA) bezeichnet.

Pathogenese: virale Enteritis → Schädigung der Darmmukosa → Durchlässigkeit der Mukosabarriere für immunologisch sensibilisierende Nahrungsmittelproteine → Säuglinge, die mit Milchnahrungen auf Kuhmilchbasis ernährt werden, verlieren vorübergehend die bereits erworbene Immuntoleranz gegen Kuhmilchproteine.

Klinik: wässrig-schleimig-blutige Durchfälle, Erbrechen, kolikartige Bauchschmerzen, evtl. Malabsorption und Gedeihstörung bei länger bestehender Symptomatik.

Diagnostik:
- Diagnosesicherung durch probatorische **Kuhmilchkarenz**
- im Blut **keine (!) nahrungsproteinspezifischen IgE-Antikörper** (im Gegensatz zur Kuhmilchallergie)
- in sehr schweren Fällen: Biopsie der Dünndarmschleimhaut.

Differenzialdiagnosen:
- **Kuhmilchallergie:** IgE-vermittelte Kuhmilchproteinallergie, die v. a. bei Atopikern auftritt und sich meist klinisch mit Juckreiz, Hautbeteiligung (Urtikaria), einem Angioödem bis hin zu einem anaphylaktischen Schock äußert. Verläufe mit eosinophilen Entzündungen des GI-Trakts sind ebenfalls möglich. Neben Kuhmilch zählen Hühnereiweiß und Erdnüsse zu den häufigsten Allergenen in Nahrungsmitteln.
- **Zöliakie:** histologisch oft schwierig zu unterscheiden. Diagnostisch wegweisend ist hier die Antikörper-Diagnostik.
- **Lebensmittelvergiftung:** durch toxische Inhaltsstoffe (z. B. bakterielle Toxine) ausgelöste Durchfälle.

Therapie: Die Symptome sistieren bei **Kuhmilchkarenz** innerhalb weniger Tage. Wegen möglicher Kreuzreaktionen sind auch Soja- und Ziegenmilchprodukte kontraindiziert. Nach einer Karenzdauer von etwa 1–2 Jahren kann wieder vorsichtig mit kuhmilchproteinhaltiger Ernährung begonnen werden.

Zöliakie

Synonym: glutensensitive Enteropathie

DEFINITION IgA-vermittelte Unverträglichkeit (Nahrungsmittelallergie) von Kleberproteinen aus Getreide, die zu einer Autoimmunerkrankung mit Darmmukosaschädigung und Malassimilation führt.

Epidemiologie: Prävalenz 1:400–1:500; häufiger bei Patienten mit Down- oder Turner-Syndrom.

Ätiopathogenese: Es gibt eine **genetische Disposition** (Assoziation mit HLA-DQ8 und -DQ2). Risikofaktor für die Entwicklung einer Zöliakie ist die zu frühe oder zu späte Einführung von prolaminhaltiger Beikost. **Prolamine** sind alkohollösliche Proteinanteile von sog. Kleberproteinen, die in westlichen Getreidesorten vorkommen, wie das Prolamin **Gliadin** in Weizen.

Wegen der HLA-Assoziation können weitere Autoimmunopathien auftreten: z. B. Diabetes mellitus Typ 1, Autoimmunthyreoiditis oder Dermatitis herpetiformis Duhring. Eine Assoziation mit dem selektiven IgA-Mangel ist ebenfalls beschrieben.

Die lokale chronische Entzündungsreaktion im Darm führt zur **Apoptose von Enterozyten**, die eine **charakteristische Zottenatrophie** mit kompensatorischer Kryptenhyperplasie nach sich zieht. In der Folge dieser Mukosaschädigung entsteht eine **schwere Malassimilation aller Nährstoffe**.

Klinik: Die **klassische Zöliakie** manifestiert sich i. d. R. einige Monate nach Einführung von prolaminhaltiger Beikost mit chronisch-voluminösen, fettglänzenden und übel riechenden Durchfällen, Bauchschmerzen, Blähungen, Inappetenz, ausladendem Abdomen, muskulärer Hypotonie und Gewichtsverlust. Die betroffenen Kinder sind häufig **missgelaunt**.

Es kann zwischen potenziellen, subklinischen, symptomatischen, klassischen und refraktären Zöliakieformen unterschieden werden.

Komplikationen:
- **Gedeihstörung** mit perzentilenschneidendem Wachstum
- **Dystrophie** (Tabaksbeutelgesäß, magere Extremitäten, **Abb. 15.2**)
- **Vitamin- und Mineralstoffmangel** (v. a. Eisen-, Vitamin K-, Vitamin D-, Zink-, Folsäure-, Vitamin-B_{12}-Mangel) mit den entsprechenden Folgeerkrankungen
- weitere: Anämie, Gerinnungsstörungen, Zahnschmelzdefekte, exokrine Pankreasinsuffizienz, **hypoproteinämische Ödeme, Infektanfälligkeit, Kleinwuchs, verzögerte Pubertät**, erhöhtes Risiko maligner intestinaler Lymphome.

LERNTIPP !

Stellt man anhand des Perzentilenverlaufs fest, dass das Wachstum oder das Gewicht perzentilenflüchtig ist, also z. B. dass ein Kind, das mit seinem Gewicht konstant auf der 75. Perzentile lag, sich plötzlich auf der 10. Perzentile findet, ist das immer ein Anlass für eine weiterführende Diagnostik.

Diagnostik: Diagnostisch wegweisend sind Anamnese und Zöliakie-Serologie. **Anti-Gliadin-Antikörper** (AGA) vom **Typ IgA** (spezifischer) und IgG können mittels ELISA nachgewiesen werden. **Anti-Endomysium-Antikörper** (EMA) und **Transglutaminase-Antikörper** (tTG-AK) (beide vom Typ IgA) können fluoreszenzmikroskopisch bzw. mittels ELISA nachgewiesen werden und haben eine hohe Spezifität.

Ein selektiver IgA-Mangel muss im Rahmen der Zöliakiediagnostik ausgeschlossen werden, da bei IgA-Mangel die diagnostisch relevanten Antikörper vermindert sind.

Die Diagnose wird durch eine Dünndarmbiopsie gesichert. Hierzu sind 3–5 Biopsate aus dem distalen Duodenum erforderlich. Histologische Kriterien für eine Zöliakie sind:
- intraepitheliale Lymphozyten > 30 (pro 100 Enterozyten)
- Kryptenhyperplasie
- Zottenatrophie (**Abb. 15.3**).

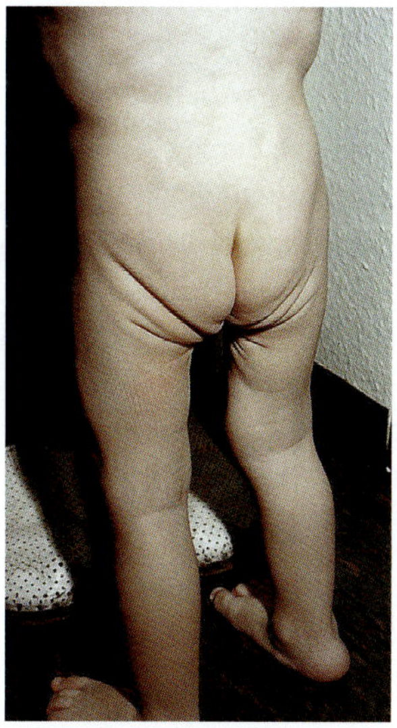

Abb. 15.2 Zöliakie. 18 Monate alter Junge mit Zöliakie und Tabaksbeutelgesäß. [aus Gortner, Meyer, Duale Reihe Pädiatrie, Thieme, 2018]

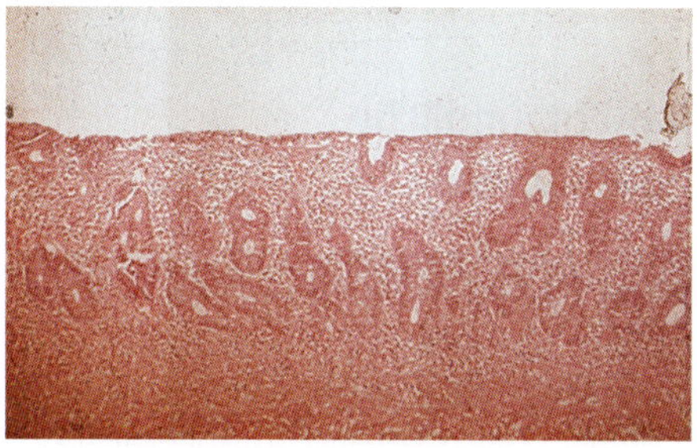

Abb. 15.3 Histologischer Befund bei Zöliakie. Ausgeprägte Zottenatrophie und Kryptenhyperplasie mit intraepithelialer Lymphozyteninfiltration. [aus Greten, Rinninger, Greten, Innere Medizin, Thieme, 2010]

Charakteristisch ist außerdem eine **Plasmazellvermehrung** in der Lamina propria.

Die Histologie ist nach aktuellen Leitlinien für die Diagnosestellung aber nicht zwingend erforderlich. In bestimmten Fällen (typische Anamnese und Klinik, Nachweis einer genetischen Disposition [HLA DQ2 und/oder DQ8 positiv], deutlich erhöhte Transglutaminase-Antikörper und positive Endomysium-Antikörper) kann die Diagnose bei Kindern und Jugendlichen ohne Biopsie gestellt werden.

Therapie und Prognose: Es muss lebenslang eine **glutenfreie Diät** eingehalten werden. Glutenfreie Nahrungsmittel sind Reis, Mais, Hirse, Buchweizen, Soja, Kastanienmehl, Amaranth, Quinoa, Kartoffeln, Milch, viele Käsesorten, Butter, Eier, Fisch, Fleisch, Gemüse und Obst.

Zur Überwachung der Therapie dient die Serologie, da die spezifischen Antikörper unter einer konsequenten Therapie zurückgehen. Bei konsequenter Einhaltung der Diät setzt ein Aufholwachstum ein.

PRÜFUNGSHIGHLIGHTS ✘

Zöliakie

– ! Bei Verdacht auf Zöliakie werden die Antikörper gegen **Anti-Endomysium** und gegen die **Gewebs-Transglutaminase** bestimmt.

– ! Hirse ist glutenfrei.

15.5.5 Akute Gastroenteritis

Erreger: meist Viren (**Rota**-, Adeno-, Noro-, Astroviren).

Klinik: **Virale Gastroenteritiden** äußern sich durch eine **osmotische Diarrhö**; meist unkompliziert und selbstlimitierend.

> PRAXIS Die akute Gastroenteritis ist eine sehr häufige Ursache für Dehydratation bei Säuglingen und Kleinkindern!

E.-coli-Subspezies (EPEC, EHEC, EIEC, ETEC), Salmonellen, Shigellen, Campylobacter jejuni u. a. verursachen eine nachhaltige Mukosaschädigung und damit schleimig-blutige Durchfälle. Insbesondere EPEC können bei Säuglingen und Kleinkindern zu schweren Durchfällen mit rascher Dehydratation führen. EHEC verursachen eine hämorrhagische Kolitis und können ein hämolytisch-urämisches Syndrom = HUS (S. 118) auslösen.

Postenteritis-Syndrom: Malabsorptionssyndrom mit Protein- und Laktoseintoleranz, das sich nach einer akuten Enteritis manifestiert (Klinik: rezidivierende Durchfälle, die 3–12 Wochen andauern können).

15.5.6 Chronisch-entzündliche Darmerkrankungen

> **LERNTIPP !**
>
> Das IMPP hat in den letzten Jahren noch nie nach chronisch-entzündlichen Darmerkrankungen im Zusammenhang mit der Pädiatrie gefragt. Ausführliches dazu finden Sie daher im Skript Innere/Chirurgie Verdauungssystem. Allerdings können diese Erkrankungen durchaus auch schon im Kindesalter auftreten. Merken Sie sich deshalb an dieser Stelle das Nötigste:
> - **Morbus Crohn:** v. a. ältere Kinder und Jugendliche betroffen, oft unspezifische Symptome (Bauchschmerzen, Durchfall, Gewichtsverlust, Amenorrhö bzw. Stillstand der Pubertät), schubhafter Verlauf mit häufig verspäteter Diagnosestellung; Erkrankung tritt segmental auf und betrifft potenziell den gesamten GI-Trakt; Komplikation: Fistelbildung und Stenosierungen
> - **Colitis ulcerosa (CU):** Auftreten in jedem Lebensalter, Klinik: blutige Durchfälle, Tenesmen, schubhafter Verlauf; Komplikation: toxisches Megakolon; Erkrankung betrifft das Kolon, beginnt distal und breitet sich nach proximal aus
> - **Sonstiges:**
>   - bei beiden Krankheiten bestehen extraintestinale Symptome, bei CU erhöhtes Karzinomrisiko bei langjährigem Bestehen
>   - Diagnostik: Endoskopie mit Biopsie (Histologie)
>   - Therapie: Akuttherapie mit Immunsuppressiva (Glukokortikoide bei Morbus Crohn, Salizylate bei CU), anschließende Remissionstherapie (Azathioprin, 6-Mercaptopurin), CU kann mittels Proktokolektomie geheilt werden.

15.5.7 Appendizitis

Epidemiologie: Die Appendizitis ist die häufigste Ursache für ein akutes Abdomen und der häufigste chirurgische Notfall im Kindesalter! Der **Erkrankungsgipfel** liegt im 12.–14. Lebensjahr.

Klinik: Kolikartige Schmerzen, zunächst im Epigastrium, Schmerz wandert in den rechten Unterbauch und nimmt zu, Übelkeit und Erbrechen, typische Druckschmerzpunkte (z. B. McBurney), bei Beteiligung des Peritoneums Abwehrspannung, akutes Abdomen bei Perforation oder Peritonitis (Komplikationen); der früher häufig genannte klinische Hinweis einer axillo-rektalen Temperaturdifferenz von bis zu 1 °C hat inzwischen keine Bedeutung mehr für die Diagnosestellung.

Diagnostik: Palpation des Abdomens (mit Prüfung der Appendizitiszeichen wie Mc-Burney-Punkt, Lanz-Punkt, Psoas-Zeichen), Sonografie (sonografische Appendizitiszeichen: z. B. vergrößerter Appendixdurchmesser, Kokardenphänomen), Labor, stationäre Aufnahme (zur Überwachung bei unklaren Befunden oder Beschwerdepersistenz) ,im Zweifel auch explorative Laparotomie. Bei kleinen Kindern oft schwierige Diagnosestellung!

Differenzialdiagnosen: Zu den wichtigsten zählen: Stuhlverhalt (häufig!), Gastroenteritis, Meckel-Divertikulitis, Invagination und Volvulus

Therapie: In der Regel Appendektomie.

> **PRÜFUNGSHIGHLIGHTS**
>
> **Appendizitis**
> - !! **Diagnostik**: Prüfung der Appendizitiszeichen, Sonografie, stationäre Aufnahme bei unklaren Befunden bzw. Beschwerdepersistenz.

15.6 Leber und Gallenwege

15.6.1 Akutes Leberversagen

Ätiologie: Akute Lebererkrankung mit (INR > 1,5) oder ohne (INR > 2) hepatischer Enzephalopathie; insgesamt selten; mögliche Auslöser sind Infektionen (z. B. Virushepatitis, Reye-Syndrom), unerkannte Stoffwechselerkrankungen (z. B. neonatale Hämochromatose, Morbus Wilson), Intoxikationen oder eine unbekannte Autoimmunhepatitis.

Klinik: Hepatomegalie, Transaminasenerhöhung, Ikterus, Erbrechen, Blutungsneigung (Quick-Wert ↓), hepatische Enzephalopathie (Somnolenz, Stupor, Koma, Hirndruckzeichen).

Diagnostik:
- Überwachung der Leberfunktion: u. a. Bilirubin, Transaminasen, Gerinnungswerte, Gesamteiweiß, Albumin, Cholinesterase, Glukose, Harnstoff, Kreatinin, Ammoniak, Laktat
- Ursachensuche: u. a. Hepatitisserologie, weitere Virusantikörper (EBV, CMV, Herpesviren), Blutgasanalyse, Serum-Ferritin, Coeruloplasmin und Kupfer, Drogen/Toxine
- Überwachung des Allgemeinzustandes: Blutbild, Elektrolyte (Hypokaliämie!), Glukose (Hypoglykämie!), Ammoniak (Hyperammonämie!), Herzfrequenz, intraarterieller Blutdruck, Atmung (respiratorische Alkalose!), Diurese

Therapie: Ursache behandeln und symptomatische Therapie des Leberversagens (z. B. Behandlung von Ödemen, Blutungsprophylaxe) und der Enzephalopathie (z. B. Hirndruck senken); lebensrettend ist oft eine Lebertransplantation.

15.6.2 Leberzirrhose

Ätiologie: im Kindesalter sehr selten; mögliche Ursachen: konnatale bzw. perinatal erworbene Infektionen (Toxoplasmose, Hepatitis B und C), Autoimmunhepatitis, Stoffwechseldefekte (z. B. Galaktosämie, Glykogenosen, Sphingolipidosen, α_1-Antitrypsin-

Tab. 15.1 Charakteristika der Syndrome mit Erhöhung des indirekten Bilirubins

	Crigler-Najjar Typ I	Crigler-Najjar Typ II	Gilbert-Meulengracht
Synonym	hereditäre Hyperbilirubinämie		Morbus Meulengracht, familiäre Hyperbilirubinämie
Inzidenz	1:1000000		3–10 %
Erbgang	autosomal-rezessiv	autosomal-rezessiv/-dominant	autosomal-rezessiv
Enzymdefekt	absoluter UDP-Glucuronyltransferase-Mangel	partieller UDP-GT-Mangel	reduzierte Aktivität der UDP-GT (auf 20–30 % der Norm)
Pathophysiologie	keine Bilirubinglucuronidierung	verminderte Bilirubinglucuronidierung;	verlangsamte Bilirubinglucuronidierung
Klinik	bei NG: Icterus gravis mit Kernikterus und Enzephalopathie; Cholelithiasis	bei NG selten Enzephalopathie	bei NG: Icterus prolongatus; intermittierender Ikterus (oft nur der Skleren), meist erst ab Jugendalter, ausgelöst durch Fasten oder Infektionen
indirektes Blirubin im Serum	15–45 mg/dl	8–25 mg/dl	1,5–7 mg/dl
Diagnostik	Leberbiopsie	Leberbiopsie	Fastentest über 24 h
Therapie	Fototherapie, Plasmapherese, Lebertransplantation	Enzyminduktion mittels Phenobarbital	nicht erforderlich

UDP-GT = Uridindiphosphat-Glucuronosyl-Transferase

Tab. 15.2 Charakteristika der Syndrome mit Erhöhung des direkten Bilirubins

	Dubin-Johnson	Rotor
Erbgang	autosomal-rezessiv	autosomal-rezessiv
Enzymdefekt	kanalikulärer multispezifischer Transporter organischer Anionen (CMOAT)	unbekannt
Pathophysiologie	Störung der Bilirubinexkretion → Bilirubin-Akkumulation in Hepatozyten	Defekt des intrazellulären Transports und der Speicherung von Bilirubin
Klinik	evtl. Müdigkeit, Bauchschmerzen	evtl. Müdigkeit, Bauchschmerzen
Gesamtbilirubin im Serum	3–10 mg/dl (60 % direkt)	2–7 mg/dl (50 % direkt)
Diagnostik	Leberbiopsie	Koproporphyrinausscheidung im Urin ↑
Therapie	nicht erforderlich	nicht erforderlich

Mangel, Morbus Wilson), cholestatische Erkrankungen (z. B. Gallengangatresie, Choledochuszyste, Mukoviszidose).

Klinik: Müdigkeit, zunehmender Bauchumfang, Schmerzen im rechten Oberbauch, Zeichen der Cholestase (Ikterus, Pruritus), Zeichen einer portalen Hypertonie (z. B. Caput medusae).

Diagnostik und Therapie: abhängig von der Ursache. Sonografisch erkennt man eine veränderte Leberkontur bzw. Binnenstruktur; die Diagnosesicherung erfolgt histologisch.

15.6.3 Hereditäre nicht hämolytische Hyperbilirubinämien

Hierunter fallen erbliche Glucuronidierungsstörungen bzw. Störungen des hepatischen Bilirubintransports. Allen Erkrankungen ist das **Leitsymptom Ikterus** gemeinsam. Man unterscheidet Syndrome mit Erhöhung des indirekten (unkonjugierten) Bilirubins (**Tab. 15.1**) und Syndrome mit Erhöhung des direkten (konjugierten) Bilirubins (**Tab. 15.2**).

PRAXIS Zum Ausschluss einer Cholestase sollten das direkte und indirekte Bilirubin sowie γGT, GPT und Gallensäuren bestimmt werden.

LERNTIPP !

Beim Gilbert-Meulengracht-Syndrom kann ein Ikterus durch Fasten, Infektionen oder andere Stresssituationen ausgelöst werden! Es besteht kein Krankheitswert.

15.6.4 Reye-Syndrom

Das Reye-Syndrom ist selten und tritt bevorzugt in Kombination mit **viralen Infektionen** (Influenza, Varizellen, Herpes) und der **Einnahme von Salizylaten** auf. Vor allem Kleinkinder erkranken. Klinik: **akutes Leberversagen** und **Enzephalopathie**, die wenige Tage nach einem grippeartigen Infekt der oberen Luftwege auftreten. Therapie: symptomatische Maßnahmen. Die Letalität ist hoch.

PRÜFUNGSHIGHLIGHTS

Crigler-Najjar-Syndrom

- ! Typ I: genetisch bedingter absoluter UDP-Glucuronyltransferase-Mangel

Gilbert-Meulengracht-Syndrom

- !!! verminderte Aktivität der UDP-Glucuronyltransferase mit ikterischen Schüben in Belastungssituationen (z. B. Fasten, Infektion)

– ! überwiegende Erhöhung des unkonjugierten Bilirubins

Reye-Syndrom
– ! Klinik: akute Leberfunktionsstörung und Enzephalopathie.

15.7 Pankreas

15.7.1 Akute Pankreatitis

Ätiologie: im Kindesalter selten; mögliche Ursachen: Infektionen (z. B. Begleitpankreatitis bei Gastroenteritis, systemische Virusinfektionen wie Mumps oder EBV, Mykoplasmeninfektion), Systemerkrankungen (z. B. Mukoviszidose, HUS, Kawasaki-Syndrom, IgA-Vaskulitis), kongenitale Anomalien (z. B. Pancreas anulare oder divisum), Obstruktionen des Ausführungsganges (Gallensteine), ein stumpfes Bauchtrauma, Medikamente bzw. Noxen (z. B. Valproat, Thiazide, Furosemid, Glukokortikoide), hereditär oder idiopathisch.

Klinik: gürtelförmige Schmerzen im oberen Mittelbauch, Verstärkung nach Nahrungsaufnahme, Übelkeit, Erbrechen, u. U. Kreislaufsymptomatik bis hin zum Schock.

Therapie: bei akuter Pankreatitis: Schmerztherapie, kurzzeitige Nahrungskarenz, kalkulierte Antibiotikagabe, in sehr schweren Fällen intensivmedizinische Betreuung

15.7.2 Pankreasinsuffizienz

Im Gegensatz zur Pankreasinsuffizienz bei Erwachsenen, die meist durch eine chronisch-rezidivierende Pankreatitis ausgelöst wird, liegen der Pankreasinsuffizienz bei Kindern systemische Erkrankungen zugrunde: Mukoviszidose, Hämochromatose, Shwachman-Diamond-Syndrom (Neutropenie, exokrine Pankreasinsuffizienz, Skelettdysplasien), hereditäre Pankreatitis.

15.8 Hernien

- Hernia umbilicalis (S. 45)
- **Hernia inguinalis**: Bei Leistenhernien im Kindesalter handelt es sich i. d. R. um indirekte Leistenhernien. Die Inzidenz beträgt 1–4 % (bei Frühgeborenen 25–40 %); Jungen sind 4-mal häufiger betroffen als Mädchen. Die Herniotomie sollte zeitnah (elektiv) erfolgen, um die Gefahr der Inkarzeration von Bauchorganen zu minimieren. Diese ist indirekt proportional zum Lebensalter. Eine Inkarzeration stellt einen Notfall dar, der eine sofortige Reposition bzw. Operation erfordert. Die Herniotomie wird bei Kindern immer **ohne Netzeinlage** durchgeführt.
- kongenitale Zwerchfellhernie (S. 36)
- Hiatushernie.

PRÜFUNGSHIGHLIGHTS

– !! Unkomplizierte Leistenhernien sollten zeitnah elektiv operiert werden.

15.9 Fremdkörper im Gastrointestinaltrakt

Ätiologie: Kleinkinder zwischen dem 1. und 4. Lebensjahr oder geistig retardierte Kinder nehmen häufig Fremdkörper (z. B. Münzen, Murmeln, Spielzeugteile) in den Mund und verschlucken sie absichtlich oder unwissentlich.

Klinik: Der verschluckte Fremdkörper kann entweder noch im Ösophagus stecken (Ösophagusengen), im Magen liegen bleiben (Pylorusenge) oder bereits durch die Peristaltik in den Darm gewandert sein (Cave: Bauhin'sche Klappe). Bei Lage im Ösophagus sind die Kinder unruhig, speicheln und würgen. Je nach Fremdkörperlage bestehen retrosternale Schmerzen oder unklare Bauchschmerzen. Bei einer Obstruktion kommt es zu Nahrungsverweigerung, Ileus und Erbrechen. Bei Perforation entwickeln sich Symptome einer Mediastinitis bzw. Peritonitis.

Diagnostik: Anamnese, Abdomenübersichtsaufnahme und Röntgen-Thorax mit Hals.

Therapie:
- eingeklemmte Fremdkörper im Ösophagus schnellstmöglich endoskopisch entfernen
- Fremdkörper, die den Magen erreichen, gehen meist auf natürlichem Wege ab (Beschleunigung durch faserreiche Kost)
- Wenn ein Fremdkörper den Magen auf physiologischem Weg auch nach einer Woche nicht verlassen hat → endoskopische Entfernung; ist diese nicht möglich oder bei Perforation → Operation.

16 Niere, ableitende Harnwege und äußere Geschlechtsorgane

16.1 Fehlbildungen

Angeborene Fehlbildungen der Niere treten bei 3 % aller Neugeborenen auf und kommen familiär gehäuft vor. 30 % aller polygen vererbten Fehlbildungen betreffen Niere und Urogenitaltrakt. Es gibt vielfältige Fehlbildungen der Nierenanlage, z. B. Agenesie, Dystopie, Hufeisenniere, doppelte oder einseitige Nierenanlagen.

16.1.1 Nierenerkrankungen

Hydronephrose

DEFINITION Dilatation des Nierenbeckenkelchsystems. Als Hydronephrose wird ein pathologischer, meist sonografisch erhobener Befund bezeichnet.

Die Hydronephrose ist die häufigste konnatale Nierenanomalie. Mögliche Ursachen:

- obstruktive Erkrankungen mit konsekutiver Druckerhöhung in den Harnwegen, z. B. Ureterabgangsstenose (**Abb. 16.1**), obstruktiver Megaureter, Ureterozele, ektope Uretermündung, Urethralklappen
- vesikoureteraler Reflux.

Sie lässt sich mittels Sonografie bereits pränatal diagnostizieren. Differenzialdiagnostisch sollten Erkrankungen ausgeschlossen werden, denen ein anderer Pathomechanismus, d. h. keine Druckerhöhung in den Harnwegen, zugrunde liegt. Als nichtobstruktive Erkrankungen kommen z. B. infrage: Prune-belly-Syndrom (S. 116), multizystische Nierendysplasie oder ein nicht obstruktiver Megaureter.

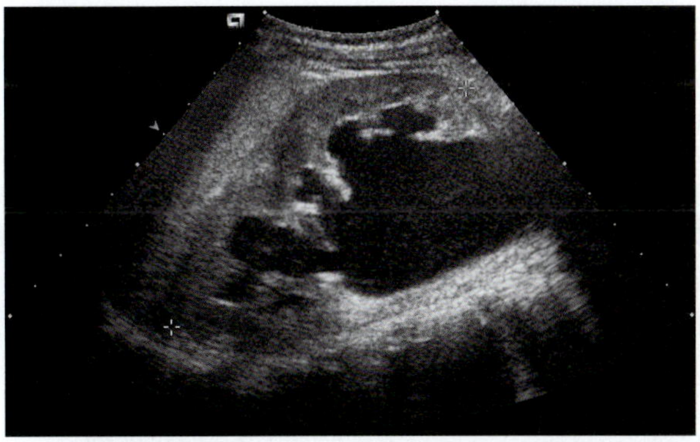

Abb. 16.1 Hydronephrose bei Ureterabgangsstenose. Die größte Aufweitung liegt zentral, mit radiär angeordneten ektatischen Kelchen. Das Parenchym kann aufgebraucht sein. [aus Hofmann, Deeg, Hoyer, Ultraschalldiagnostik in Pädiatrie und Kinderchirurgie, Thieme, 2018]

Polyzystische Nierenerkrankung

Autosomal-rezessive polyzystische Nierenkrankheit

- Ätiologie: autosomal-rezessiver Erbgang, beide Nieren betroffen
- Klinik: Manifestation bei der Geburt bzw. im Säuglingsalter: ausladendes Abdomen, respiratorische Komplikationen durch die Raumforderung und/oder Lungenhypoplasie (ARDS); begleitend können eine kongenitale Leberfibrose oder Pankreaszysten bestehen; im Verlauf progrediente Niereninsuffizienz und portale Hypertension
- Diagnostik:
  - Sonografie: massiv vergrößerte Nieren mit glatter Rindenstruktur, echoreiches und inhomogenes Nierenparenchym (Pfeffer-Salz-Muster), Vielzahl von Zysten
  - Röntgen: vergrößerte Nieren, hochstehende Zwerchfelle beidseits
- Therapie: keine, da infauste Prognose

Multizystische Nierendysplasie

- Ätiologie: nicht erblich, meist eine Niere betroffen
- Klinik: Manifestation bei der Geburt bzw. in der frühen Kindheit: klinisch asymptomatisch, ggf. palpabler Tumor/Verdrängungssymptome; evtl. begleitende Fehlbildungen des kontralateralen Harntrakts
- Diagnostik:
  - Sonografie: Tumor mit multiplen Zysten, meist Zufallsbefund
  - Nierenfunktionsszintigramm: fehlende Anreicherung auf der betroffenen Seite (betroffene Niere ist funktionslos)
- Therapie: symptomatisch; bei Komplikationen Operation

PRÜFUNGSHIGHLIGHTS

Autosomal-rezessive polyzystische Nierenkrankheit
- !! **Klinik**: ausladendes Abdomen, stark vergrößerte Nieren
- **Diagnostik**
  - ! Sonografie: verstärkte Echogenität der Nieren und der Leber in der Sonografie
  - ! Röntgenbild: vergrößerte Nieren, hochstehende Zwerchfelle

Multizystische Nierendysplasie
- !! Nicht erblich, tritt einseitig auf, zahlreiche Zysten und funktionslose Niere auf einer Seite.

16.1.2 Fehlbildungen der ableitenden Harnwege

Obstruktive Erkrankungen

Ureterabgangsstenose: Stenose des Ureters am Übergang vom Nierenbecken in den Harnleiter (subpelvine Abgangsstenose) mit konsekutiver Dilatation des Nierenbeckens. Die Ureterabgangsstenose ist die häufigste Ursache der kongenitalen Hydronephrose.

Ureterozele: Dilatation des letzten, submukös verlaufenden Ureterabschnitts vor der Mündung in die Blase infolge einer Mündungsstenose. Die Stenose besteht meist durch Persistenz der embryonalen Verschlussmembran. Die Zele wölbt sich in das Blasenlumen vor.

Ektope Uretermündungen: Der Ureter mündet an atypischen Stellen (z. B. in den unteren Bereich des Trigonum vesicae, in den Blasenhals oder extravesikal). Häufig bei Ureter duplex.

Ureter duplex: Die Ureterknospe ist doppelt angelegt, sodass es zu einer Doppelbildung des Harnleiters mit 2 Nierenbeckenkelchsystemen und 2 Mündungen in die Blase kommt. Die Ureteren kreuzen sich vor der Mündung in die Blase. Dabei mündet der Harnleiter der oberen Nierenanlage kaudal medial und der Harnleiter der unteren Nierenanlage kranial. In der Regel asymptomatisch.

Ureter fissus: Unvollständige Doppelbildung des Ureters mit doppeltem Nierenbeckenkelchsystem bei nur einer gemeinsamen Mündung in die Harnblase.

Ureterobstruktion: Stenose des Harnleiters bei der Mündung in die Blase. Auf der betroffenen Seite bilden sich aufgrund des Urinrückstaus bis in die Niere ein sekundärer Megaureter und eine Hydronephrose.

Urethralklappen (Abb. 16.2): Harnabflussstörung durch persistierende embryonale Urogenitalmembran zwischen der prostatischen und der membranösen Harnröhre. Von hinteren Harnröhrenklappen können **nur Jungen** betroffen sein. Häufig treten schon in der Fetalzeit ein vesikoureteraler Reflux, ein sekundärer Megaureter und eine Hydronephrose (gestörte Nierenentwicklung) auf. Therapie: Entlastung der Harnblase mittels Katheter, im Alter von 2–3 Monaten transurethrale Resektion der Urethralklappen. Prognose: Entstehung einer Niereninsuffizienz aufgrund der gestörten Nierenentwicklung, bei nicht behandelten Kindern Entwicklung einer Balkenblase.

LERNPAKET 5

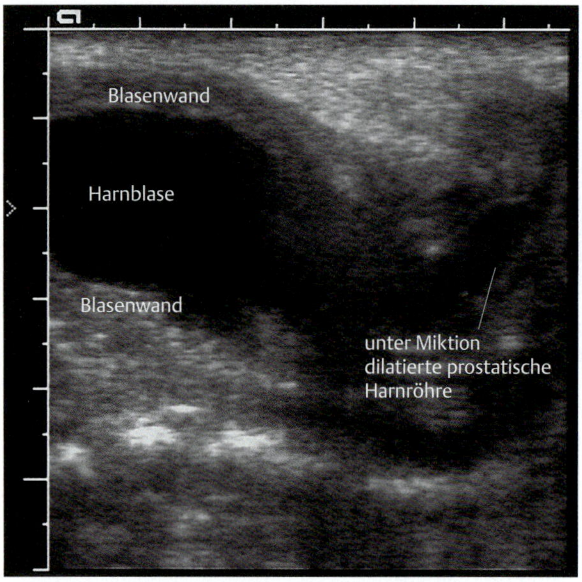

Abb. 16.2 **Urethralklappen bei einem Neugeborenen.** Blasenlängsschnitt während der Miktion: unterhalb der Symphyse dilatierte prostatische Harnröhre. [aus Hofmann, Deeg, Hoyer, Ultraschalldiagnostik in Pädiatrie und Kinderchirurgie, Thieme, 2018]

PRAXIS Harnröhrenklappen sind die häufigste obstruktive Erkrankung des Urogenitaltrakts. Sie sind ein Risikofaktor für Entzündungen der Harn- und Genitalorgane (→ häufig bereits Infektionen in den ersten Lebensmonaten).

Meatusstenose: Verengung des Meatus urethrae externus.
- bei Jungen:
  - kongenital (selten), v. a. bei Hypospadie
  - erworben durch Balanitiden oder infolge einer Zirkumzision
- bei Mädchen: distale Urethrastenose.

Nicht obstruktive Erkrankungen

Vesikoureteraler Reflux (VUR): Rückfluss von Urin aus der Blase in Harnleiter bzw. Nieren. Idiopathisch bei 1–3 % der Kindern. Es besteht eine familiäre Häufung. Bei idiopathischem VUR bleibt nach der Miktion i. d. R. kein Restharn zurück.

VUR kann auch ein sekundäres Leitsymptom von Harntraktanomalien (s. o.) sein. VUR ist ein Risikofaktor für (rezidivierende) **Harnwegsinfekte**. Die Diagnose wird nach Miktionsurosonografie oder Miktionszysturethrogramm gestellt.

Kongenitale Uretermündungsinsuffizienz: Störung des Verschlussmechanismus des Harnleiters bei der Mündung in die Blase (Ostiuminsuffizienz). Auf der betroffenen Seite kommt es häufig – insbesondere bei erhöhtem intravesikalem Druck (z. B. bei Bauchpresse oder Miktion) – zum vesikoureteralen Reflux.

Harnblasendivertikel: Sie fallen klinisch durch rezidivierende Harnwegsinfekte oder Restharnbildung auf. Man unterscheidet:
- echtes Blasendivertikel: Ausstülpung aller Schichten der Blasenwand
- Pseudodivertikel: Ausstülpung der Blasenschleimhaut durch die Muskelschichten des M. detrusor vesicae nach außen
- Urachusdivertikel: divertikelartige Ausstülpung des Blasendachs am Abgang des Urachus (s. u.).

Urachusanomalien: Persistenz des Urachus unterschiedlicher Ausprägung (Urachusfistel, -sinus, -zyste, -divertikel). Die Symptome von Urachusanomalien sind ein nässender Bauchnabel, rezidivierende Omphalitiden bei Säuglingen, periumbilikale Hautmazeration und rezidivierende Harnwegsinfekte.

Epispadie-Ekstrophie-Komplex: Hemmungsfehlbildung der Bauchwand und der vorderen Blasenwand mit Spaltbildung. Jungen sind 2- bis 4-mal häufiger betroffen als Mädchen.
- **Epispadie:** Spaltbildung der Harnröhre mit dorsal ektoper Mündung der Urethra. Die Höhe der Epispadie ist variabel. Wenn der Blasenhals betroffen ist, sind die Patienten inkontinent.
- **Ekstrophie:** klaffender Bauchwanddefekt mit offener Blase und sichtbarer Blasenhinterwand sowie sichtbaren Uretermündungen. Eine Blasenekstrophie kann beim Prune-belly-Syndrom (S. 116) vorkommen.
- **kloakale Ekstrophie:** klaffender Bauchwanddefekt mit fehlender Blasenhinterwand und ventral offenem Enddarm.

Die Entwicklung des knöchernen Beckens ist ebenfalls gestört, die Symphysen klaffen auseinander. Bei Jungen besteht eine Penisverkürzung und kongenitale Penisverkrümmung nach dorsal sowie häufig ein Kryptorchismus.

Hypospadie: Unvollständiger Schluss der Harnröhre mit ventral ektoper Mündung. Die Vorhaut ist meist gespalten (dorsale Präputialschürze). Bei der Hypospadie können eine kongenitale Penisverkrümmung nach ventral und eine Meatusstenose vorliegen. Sie kann ein Hinweis auf ein intersexuelles Genitale sein. Eine Hypospadiekorrektur sollte im Säuglings- bzw. Kleinkindalter durchgeführt werden bzw. abgeschlossen sein.

PRÜFUNGSHIGHLIGHTS

- ! Bei idiopathischem VUR bleibt nach der Miktion i. d. R. **kein Restharn** zurück.
- ! **Hypospadie**: OP im Säuglings- bzw. Kleinkindalter.

Prune-belly-Syndrom

Epidemiologie und Ätiologie: Prävalenz 1:3000–1:40 000, weibliche Neugeborene selten betroffen. Die Ätiologie ist unklar.

Klinik:
- **Hypo-** bzw. **Aplasie der Bauchmuskulatur** → verschrumpeltes, pflaumenähnliches Aussehen der Bauchhaut
- **bilateraler Kryptorchismus**
- **Fehlbildungen** des Harntrakts (variabel): Megazystis, Megaureter (erhöhtes Risiko von Harnwegsinfekten).

Diagnostik: klinische Diagnose.

Therapie und Prognose: plastische Operation, operative Behandlung des Kryptorchismus, Harnwegsinfektprophylaxe. Die Patienten können eine terminale Niereninsuffizienz entwickeln (zu 30 % noch im Kindesalter).

16.1.3 Männliches Genitale

Phimose: angeborene oder erworbene Vorhautverengung. Die Vorhaut ist distal verengt und lässt sich nicht über die Eichel zurückziehen. Bis zum 3. Lebensjahr ist eine Phimose physiologisch, da die **Vorhaut mit der Eichel** verklebt ist. Daher sollte bei Säuglingen und Kleinkindern **keinesfalls** versucht werden, die Vorhaut zurückzustreifen. Eine erworbene Phimose entsteht durch Entzündungen oder Vernarbungen (durch gewaltsames Zurückziehen oder nach inkompletter Beschneidung).

Kongenitale Penisverkrümmung: angeborene Verkrümmung des Penis durch gestörte Entwicklung der Corpora cavernosa. Sie kann in jede Richtung bestehen. Bei schlaffem Penis ist die Verkrümmung i. d. R. kaum sichtbar. Kommt es zu einer Erektion, wird die Verkrümmung verstärkt. Daher fällt die kongenitale Penisverkrümmung häufig erst in der Pubertät auf. Eine Penisverkrümmung kann im Zusammenhang mit einer Hypo- oder Epispadie vorliegen.

Maldescensus testis (Hodenhochstand): unvollständiger oder fehlender Descensus testis in das Skrotum, der ein- oder beidseitig auftritt, sodass im Skrotum kein Hoden tastbar ist. Es werden 4 Formen des Maldescensus testis unterschieden:

- **Retentio testis abdominalis:** Der Hoden liegt im Abdomen und ist nicht tastbar (**echter Kryptorchismus**).
- **Retentio testis inguinalis:** Der Hoden ist im Leistenkanal tastbar.
- **Gleithoden**: Der Hoden liegt vor dem äußeren Leistenring und lässt sich unter Spannung in das Scrotum verlagern, gleitet jedoch sofort wieder zurück.
- **Ectopia testis:** Der Hoden liegt fern seinem physiologischen Deszensusweg.

Im Unterschied dazu ist ein **Pendel- oder Wanderhoden** physiologisch deszendiert und wird lediglich durch eine starke Kontraktion des M. cremaster zurückgezogen (z. B. Kältereiz).

Bei ungefähr 4 % aller reif- und 20 % aller frühgeborenen Jungen liegt ein Hodenhochstand vor. Bis zum 6. Lebensmonat kann noch ein spontaner Descensus stattfinden. Die Therapie (zunächst mit GnRH oder hCG, OP bei fehlendem Erfolg, ektopem Hoden oder assoziiertem Leistenbruch) sollte bis zum 18. Monat abgeschlossen sein. Sie ist erforderlich, um Komplikationen wie maligne Entartung oder Unfruchtbarkeit zu vermeiden. Ein Pendelhoden muss nicht behandelt werden.

16.1.4 Weibliches Genitale

Labiensynechie: sekundäre Verklebung der kleinen Labien. Eine Labiensynechie entsteht meist durch chronische mechanische, entzündliche oder hygienebedingte Reizung. Häufigkeitsgipfel im Kleinkindalter. Therapie: Applikation östrogenhaltiger Salben zur Lösung der Synechie. Die früher gebräuchliche Methode der manuellen Trennung gilt inzwischen wegen möglicher Narbenbildungen als obsolet.

Hymenalatresie: angeborene Fehlbildung des Hymens, das die Vagina kaudal komplett verschließt. Eine Hymenalatresie entsteht, wenn das Hymen im Verlauf der Embryonalentwicklung nicht perforiert. Die Hymenalatresie fällt häufig erst in der Pubertät auf: **Ausbleiben der Menstruation** bei ansonsten regelhafter Pubertätsentwicklung und regelmäßig rezidivierende Unterbauchschmerzen. Bei der Inspektion des Genitales erscheint das **Hymen vorgewölbt**. Sonografisch lassen sich **Hämatokolpos** bzw. **Hämatometra** darstellen.

> **PRAXIS** Bereits bei der U2 sollte eine Hymenalatresie nicht übersehen werden, um Sekundärkomplikationen zu vermeiden. Bei der Inspektion sollte auf eine vaginale Sekretion und damit auf eine Durchlässigkeit des Hymens geachtet werden.

Vaginalatresie: angeborener oder erworbener Verschluss der Vagina. Eine angeborene Vaginalatresie entsteht, wenn die Vaginalplatte im Verlauf der Embryonalentwicklung nicht perforiert. Die Vagina ist bis auf ein Vaginalgrübchen hinter dem Hymen nicht sondierbar. Im Extremfall kann ebenfalls eine Atresie von Cervix und Corpus uteri bestehen. Bei angelegtem Uterus entwickelt sich nach der Menarche eine Hämatometra, die klinisch durch regelmäßig rezidivierende Unterbauchschmerzen und primäre Amenorrhö auffällt. Die Pubertätsentwicklung verläuft ansonsten normal. Eine erworbene Vaginalatresie entsteht durch Infektionen oder Verletzungen der Vagina.

Mayer-Rokitansky-Küster-Hauser-Syndrom: kongenitale Aplasie des Uterus und der Vagina durch Hemmungsfehlbildung der Müller-Gänge. Diagnosestellung oft erst in der Pubertät → Menarche bleibt aus, restliche Pubertätsentwicklung unauffällig, zyklische Unterbauchschmerzen bestehen nicht. Bei der gynäkologischen Untersuchung fällt auf, dass die Vagina hinter dem Hymen verschlossen und kein Uterus tastbar ist. Sonografisch lassen sich intakte Eierstöcke darstellen, glg. ist eine Uterusknospe vorhanden.

> **LERNTIPP** !
>
> In der Prüfung wird die Situation gerne so geschildert: Ein 17-jähriges Mädchen, das noch keine Regelblutung hatte, berichtet, dass der Versuch, mit seinem Freund Geschlechtsverkehr zu haben, frustran gescheitert sei.

Das Syndrom ist Bestandteil der MURCS-Assoziation (S. 49). ⅓ der Patientinnen hat gleichzeitig Nierenfehlbildungen (einseitige Agenesie). Skelettanomalien können vorkommen.

Uterus duplex und Uterus septus: Doppelbildungen des Uterus durch unvollständige Verschmelzung der paarigen Müller-Gänge in der Organogenese. Doppelbildungen des Uterus sind i. d. R. **asymptomatisch**. Lediglich bei asymmetrischen Doppelbildungen kann nach der Menarche der Abfluss des Menstruationsbluts behindert sein und es dadurch zu einer Hämatometra kommen. Je nach Höhe der unvollständigen Verschmelzung der Müller-Gänge kann auch die Vagina betroffen sein: **Vagina duplex** bzw. **Vagina septa**. Eine einseitige Aplasie des Müller-Gangs führt zu einem **Uterus unicornis**.

Mammae: Zu den Fehlbildungen zählen z. B. eine Polymastie (Mamma aberrata und Mamma accessoria) oder Polythelie (zusätzliche Brustwarzen). Polymastie und Polythelie können Hinweise auf Fehlbildungen der Nieren und der ableitenden Harnwege sein.

> **PRÜFUNGSHIGHLIGHTS** ✗
>
> – !! **Labiensynechie:** Zur Lösung der Synechie ist eine Therapie mit östrogenhaltiger Salbe indiziert.
>
> – ! Beim **Mayer-Rokitansky-Küster-Hauser-Syndrom** bleibt bei **unauffälliger Pubertätsentwicklung** die **Menarche aus**. Die **Vagina** ist hinter dem Hymen **verschlossen**, ein Uterus ist nicht vorhanden.

16.2 Harnwegsinfektionen (HWI)

Ätiologie: häufiges Vorkommen; i. d. R. aufsteigende Infektionen; Erreger: in 80–90 % d. F. E. coli, weitere: Proteus (häufiger bei Jungen), Klebsiellen (v. a. bei Neugeborenen), Pseudomonaden, Enterokokken (v. a. bei Säuglingen) und einige Staphylokokken (häufiger bei Mädchen > 10 Jahre).

Man unterscheidet unteren HWI (Urethritis, Zystitis) und oberen HWI (Pyelonephritis).

LERNPAKET 5

Risikofaktoren: u. a. VUR (in 30–50 % d. F. vorhanden), obstruktive Harntraktanomalien (in 10 % d. F. vorhanden), Urolithiasis, funktionelle Blasenentleerungsstörungen, chronische Obstipation, mangelnde Hygiene beim Toilettengang, niedrige Trinkmenge oder HWI in der Vergangenheit.

Klinik: Je jünger der Patient ist, desto unspezifischer sind die Symptome:

- unterer HWI: Dysurie, Pollakisurie, Leukozyturie, evtl. Erythrozyturie, kein Fieber
- oberer HWI: schweres Krankheitsgefühl, Fieber, Flankenschmerzen, klopfschmerzhaftes Nierenlager, Leukozyturie

Ein **komplizierter HWI** liegt vor, wenn eine **Harnwegsanomalie** (Obstruktion, VUR), eine **funktionelle Störung** (z. B. neurogene Blasenfunktionsstörung) oder eine **Immunschwäche** besteht. Komplizierte Harnwegsinfekte manifestieren sich v. a. als obere Harnwegsinfekte und werden von Erregern höherer Virulenz wie Proteus oder Pseudomonaden verursacht. Eine **Urosepsis** (Thrombozytenabfall, Schocksymptomatik) kann bei verschlepptem HWI auftreten.

Diagnostik: Urinuntersuchung (Teststreifen, Urinsediment, Urinkultur mit Antibiogramm), Sonografie der Nieren zum Ausschluss von Fehlbildungen, bei Säuglingen und Jungen Miktionsurethrografie zum Ausschluss eines VUR.

Therapie:

- viel trinken/Flüssigkeit
- Antibiotikatherapie nach dem wahrscheinlichsten Erregerspektrum und der Resistenzlage:
  - Säuglinge ≤ 2 Monaten bei allen HWI-Formen: Amoxicillin plus Aminoglykosid i. v.
  - Säuglinge ≤ 6 Monaten bei allen HWI-Formen: Ceftriaxon i. v., dann Umstellung auf orale Gabe von Cephalosporinen der 3. Generation (keine orale Therapie bei kompliziertem Verlauf, Erbrechen oder nicht zuverlässiger Einnahme)
  - Kinder > 6 Monate mit Pyelonephritis: Cephalosporine der 3. Generation oral (keine orale Therapie bei kompliziertem HWI, Erbrechen oder nicht zuverlässiger Einnahme)
  - Kinder > 6 Monate mit Zystitis: Cotrimoxazol, Cephalosporine der 2. oder 3. Generation, Amoxicillin/Clavulansäure.

Therapiedauer: bei kleinen Säuglingen sowie bei Pyelonephritis 10–14 Tage, bei Zystitis 3–5 Tage (Einmalgabe nicht empfohlen).

Prophylaxe: Eine niedrigdosierte Antibiotikaprophylaxe mit Nitrofurantoin, Trimethoprim oder Cephalosporinen der 1. Generation (Cefaclor, Cefalexin) ist indiziert bei:

- Kindern < 3 Jahren, bis Fehlbildungen oder VUR ausgeschlossen sind
- Kindern mit Harntraktanomalien, die ein erhöhtes Risiko rezidivierender Harnwegsinfekte haben
- Kindern ohne Harntraktanomalien, die an rezidivierenden HWI leiden.

16.3 Hämolytisch-urämisches Syndrom (HUS)

Epidemiologie und Pathogenese: Betroffen sind vorwiegend Säuglinge und Kleinkinder.

Das typische HUS (90 % der Fälle bei Kindern) tritt meist 3–10 Tage nach einer Gastroenteritis mit (meist) blutiger Diarrhö auf. Enterohämorrhagische E. coli (**EHEC**, zu 80 %), Salmonellen, Shigellen, Campylobacter bilden Verotoxin, das das Gefäßendothel der Nierenrinde oder des Gehirns schädigt. Dadurch kommt es zu einer thrombotischen Mikroangiopathie, mit mechanischer Hämolyse und bei Verschluss der Glomerulumkapillaren zu Urämie.

Klinik:

- akute Blässe durch hämolytische Anämie
- Ikterus
- Oligurie mit Blutbeimengung oder Anurie (Cave: Gewichtszunahme trotz Gastroenteritis!)
- bei zerebraler Beteiligung: Eintrübung oder Krampfanfälle
- Ekchymosen
- arterielle Hypertonie

Diagnostik:

- Blutausstrich: Thrombozytopenie und Fragmentozyten (Eierschalen-Erythrozyten) sowie Retikulozytose
- Serum: Harnstoff ↑, Kreatinin ↑ (eingeschränkte Nierenfunktion), Gesamtbilirubin ↑, ggf. metabolische Azidose, Kalium ↑, LDH ↑ (Hämolyse!), Kalzium ↓, Natrium ↓ oder ↑
- Gerinnung: normal
- Coombs-Test: negativ
- Harn: Hämaturie, Hämoglobinurie, nichtselektive Proteinurie
- Stuhl: in ca. 75 % EHEC, Shigatoxin (Synonym: Verotoxin, Shiga-like-Toxin).

LERNTIPP !

Die Symptomtrias des HUS ist: hämolytische Anämie, Thrombozytopenie, akutes Nierenversagen! Das HUS ist die häufigste Ursache für ein akutes Nierenversagen bei Kindern jenseits des Säuglingsalters!

Therapie: Die Therapie erfolgt beim typischen HUS symptomatisch. Bei Hypovolämie und mäßiggradiger Niereninsuffizienz sollte eine Glukose-NaCl-Lösung im Verhältnis 1:1 infundiert und Furosemid gegeben werden, um die Urinproduktion zu steigern. Bei Therapieversagen oder Anurie muss früh eine Dialyse begonnen werden. Der Blutdruck sollte regelmäßig kontrolliert und ggf. gesenkt werden.

Die Gabe von Antibiotika gegen EHEC sollte wegen einer vermehrten Toxinfreisetzung vermieden werden.

PRÜFUNGSHIGHLIGHTS ✘

Hämolytisch-urämisches Syndrom

- ! Die häufigsten Erreger des HUS sind **enterohämorrhagische E. coli**.
- !! **Klinik:**
  - Ekchymosen, hämolytische Anämie (Blässe!) und Thrombozytopenie nach einem gastrointestinalen Infekt mit schwerer (oft blutiger) Diarrhö.
- **Diagnostik:**
  - ! Der **Blutausstrich** zeigt Thrombozytopenie und Fragmentozyten (Eierschalen-Erythrozyten) sowie Retikulozytose.
  - !! **Labor:** u. a. Erhöhung von Harnstoff, Kreatinin (als Zeichen der Niereninsuffizienz) und LDH (als Zeichen der Hämolyse), Hyperkaliämie, normale Gerinnung
  - ! **Stuhl**: Nachweis von EHEC und Shigatoxin
- ! Als Komplikation kann es zu **zerebralen Krampfanfällen** kommen.

16.4 Glomerulonephritiden und nephrotisches Syndrom

Die häufigste Glomerulonephritis im Kindesalter ist die **Poststreptokokken-GN**.

Einige Formen der Glomerulonephritis können ein **nephrotisches Syndrom** nach sich ziehen. Im Kindesalter tritt das nephrotische Syndrom zu 90 % primär auf (häufigste Ursache Minimal-change-GN). Man unterscheidet u. a. einen kongenitalen (nephrotisches Syndrom in den ersten 3 Lebensmonaten) vom infantilen Typ (4.–12. Lebensmonat). In 10 % d. F. wird das nephrotische Syndrom durch andere Erkrankungen (z. B. systemischer Lupus erythematodes, IgA-Vaskulitis, IgA-Nephritis, Alport-Syndrom) ausgelöst.

16.4.1 Poststreptokokken-GN

- **Ätiologie:** Auftreten i. d. R. 1–3 Wochen nach einer akuten Infektion mit Streptokokken der Gruppe A (postinfektiöse GN) → Bildung von Immunkomplexen → Immunkomplexe lagern sich auf der glomerulären Basalmembran ab.
- **Klinik:** Makrohämaturie, Ödeme (v. a. an den Lidern), Abgeschlagenheit, Bauchschmerzen, Kopfschmerzen (Zeichen einer arteriellen Hypertonie)
- **Diagnostik:** serologischer Nachweis einer Streptokokkeninfektion (erhöhter Anti-Streptolysin-Titer, Anti-DNAse-B), Erniedrigung von Komplement C 3 in der Frühphase, Histologie: diffuse endokapilläre Glomerulonephritis (Nierenbiopsie allerdings erst bei persistierender Symptomatik erforderlich.)
- **Therapie:** Überwachung des Flüssigkeits- und Elektrolythaushaltes, bei ausgeprägten Ödemen Einschränkung der Flüssigkeitszufuhr, NaCl-Restriktion, ggf. Diuretika. In über 90 % d. F. heilt die GN folgenlos aus, evtl. besteht weiterhin eine arterielle Hypertonie.

16.4.2 IgA-Nephropathie (mesangioproliferative GN)

- **Ätiologie:** vermehrte Bildung von IgA, das in der Folge im Glomerulum abgelagert wird
- **Klinik:** rezidivierende Makrohämaturie (nach Infekten), Flankenschmerzen
- **Diagnostik:** mäßige Proteinurie, nicht selten persistierende Mikrohämaturie auch im symptomfreien Intervall, Diagnosesicherung mittels Nierenbiopsie und Immunfluoreszenzuntersuchung des Biopsats (Nachweis der IgA-Ablagerungen)
- **Therapie:** nur symptomatisch (ACE-Hemmer, in schweren Fällen Immunsuppressiva)

16.4.3 Minimal-change-GN

- **Ätiologie:** häufigste Ursache des nephrotischen Syndroms bei Kindern und Jugendlichen (Auftreten häufig im Alter von 3–6 Jahren); meist idiopathisch
- **Klinik:** massive Ödeme (Knöchel, Tibia, Lider, bis hin zu Anasarka), Gewichtszunahme, i. d. R. kein Krankheitsgefühl
- **Diagnostik:** ausgeprägte Proteinurie (> 3 g/d), Nierenfunktion i. d. R. normal, Histologie nicht zwingend erforderlich
- **Therapie:** Glukokortikoide.

PRÜFUNGSHIGHLIGHTS

Poststreptokokken-Glomerulonephritis
- **Klinik**
  - **! Ödeme** (v. a. an den Lidern)
  - ! Die Kinder können eine **arterielle Hypertonie** entwickeln (nach Kopfschmerzen fragen!).
- ! Diagnostisch hinweisend ist ein **erniedrigter Komplement-C 3**-Wert.
- ! Pathogenetisch liegt eine **Ablagerung von Immunkomplexen** zugrunde.

IgA-Nephropathie
- ! Diagnosesicherung bei V. a. IgA-Nephropathie durch Immunfluoreszenzuntersuchung des Nierenbiopsates.

16.5 Tubulopathien

16.5.1 Phosphatdiabetes

Ätiologie: X-chromosomal-dominant vererbte hypophosphatämische, Vitamin-D-resistente Rachitis (phosphopenische Rachitis).

Klinik: Manifestation innerhalb der ersten 2 Lebensjahre mit **Rachitis** und **Osteomalazie**: Genua vara, breitbeiniger, watschelnder Gang, Minderwuchs und gestörte Zahnentwicklung.

Diagnostik: Wegweisende **Laborbefunde** sind eine Hypophosphatämie und normale Werte von Kalzium, PTH und 25-Hydroxy-Vitamin-D im Serum. Die Aktivität der alkalischen Phosphatase ist leicht erhöht, die tubuläre Rückresorption von Phosphat vermindert (Phosphat im Serum ↓). Eventuell besteht eine Hyperkalziurie.

LERNTIPP !

Bei dieser typischen Laborkonstellation in Verbindung mit Genua vara sollten Sie an einen Phosphatdiabetes denken. Manifestationszeitpunkt meist im 2. Lebensjahr.

Im **Röntgenbild** fallen neben den typischen Rachitiszeichen (S. 125) verbreiterte distale Femur- und proximale Tibiaepiphysen auf.

Differenzialdiagnosen:
- Vitamin-D-Mangel-Rachitis (Ansprechen auf Vitamin-D-Gabe)
- Tumorrachitis (v. a. bei gutartigen mesenchymalen Tumoren, Manifestation erst ab dem späten Kindesalter).

Therapie: Eine operative Therapie von Beinfehlstellungen kann notwendig werden. Durch eine frühe adäquate medikamentöse Therapie (Phosphat und Kalzitriol per os) sind starke Skelettdeformitäten vermeidbar. Initial sollte Kalzium in Serum und Urin häufig kontrolliert werden, um eine Hyperkalzämie, Hyperkalziurie und Nephrokalzinose zu vermeiden. Die medikamentöse Therapie ist bis zum Ende der Wachstumsphase fortzuführen.

PRÜFUNGSHIGHLIGHTS

- **! Klinik bei Phosphatdiabetes:** Genua vara, im Serum: Phosphat ↓, alkalische Phosphatase meist ↑, Kalzium, Parathormon und Vitamin D normal.

16.5.2 Zystinurie

Ätiologie und Epidemiologie: autosomal-rezessiv vererbte Störung des Transports von Zystin, Lysin, Ornithin und Arginin im proximalen Tubulus der Niere und im Gastrointestinaltrakt mit vermehrter Ausscheidung dieser Aminosäuren im Harn. Prävalenz 1:7000.

Klinik: meist beidseitige Nierensteine (Zystinsteine); Manifestation im Jugendalter.

Diagnostik: Ausscheidung der o. g. Aminosäuren (v. a. Zystin) im 24-h-Urin ↑↑, positiver Natriumnitroprussidtest (Brandprobe), Zystinkristalle im Urinsediment.

Therapie: Neben der Behandlung vorhandener Nierensteine (z. B. Lithotrypsie) zielt die Therapie v. a. auf die Prophylaxe ab (hohe Flüssigkeitszufuhr, Urin-pH-Wert > 6,5).

16.5.3 DeToni-Debré-Fanconi-Syndrom

Synonym: renales Fanconi-Syndrom

Generalisierte tubuläre Funktionsstörung, häufig begleitend bei Stoffwechselerkrankungen (z. B. Galaktosämie, Morbus Wilson). Klinik: Polyurie mit Gedeih- und Wachstumsstörungen und Dehydratation, Phosphatdiabetes, Aminoazidurie, Phosphaturie, Glukosurie und Proteinurie sowie eine Azidose und Hypokaliämie. Therapie: symptomatisch.

16.6 Urolithiasis

Steinbildung in der Niere oder in den ableitenden Harnwegen, im Kindesalter sehr selten.

Harnsteine können bei bestimmten Erkrankungen vermehrt auftreten, z. B. bei **Harnwegsinfekten** (durch ureasebildende, harnstoffspaltende Bakterien wie Proteus mirabilis, Klebsiella, Pseudomonas), **Harnwegsobstruktionen**, Zystinurie, Lesch-Nyhan-Syndrom, Kurzdarmsyndrom, endokrine Erkrankungen).

Die **Symptome** sind bei Kindern **unspezifisch**. Jüngere Kinder beklagen nicht die typischen kolikartigen Schmerzen, sondern diffuse Schmerzen im Unterbauch oder Nabelbereich, erbrechen und haben ggf. Fieber.

PRÜFUNGSHIGHLIGHTS

– ! Wie viele andere gramnegative Bakterien (außer E. coli) bildet **Proteus** mirabilis Urease → Salze kristallisieren im alkalischen Milieu leichter aus → Risiko von Harnsteinen.

16.7 Niereninsuffizienz

Akute Niereninsuffizienz: Die Hälfte d. F. von akuter Niereninsuffizienz im Kindesalter kommt bei Säuglingen (prärenales Nierenversagen, z. B. durch arterielle Hypotension) vor. Die häufigste Ursache bei Kindern jenseits des Säuglingsalters ist das hämolytisch-urämische Syndrom.

Chronische Niereninsuffizienz: ⅔ d. F. von chronischer Niereninsuffizienz im Kindesalter werden durch angeborene Nieren- und Harntraktanomalien verursacht, ⅓ durch erworbene Erkrankungen wie chronische Glomerulonephritiden oder HUS. Die chronische Niereninsuffizienz manifestiert sich im Kindesalter mit

- Polydipsie und Polyurie
- Hypervolämie und Ödemen
- Juckreiz
- urämischer Anorexie (Erbrechen und Unterernährung) mit Gedeihstörung und Wachstumsretardierung
- renaler Osteopathie/Rachitis (Vitamin-D-Stoffwechselstörung mit Hyperphosphatämie, Hypokalzämie, Hyperparathyreoidismus)
- verzögerter Pubertätsentwicklung
- renaler Anämie
- Hypertonie mit Kopfschmerzen.

PRAXIS Bei Kindern mit chronischer Niereninsuffizienz strebt man immer eine Nierentransplantation an.

16.8 Enuresis

Formen:

- **Enuresis nocturna:** Einnässen im Schlaf („Bettnässen")
- **Enuresis diurna:** Einnässen im Wachzustand
- **primäre Enuresis:** Einnässen nicht organischer Ursache über das 5. Lebensjahr hinaus. Mindestens 2-mal pro Monat über 3 Monate hindurch.
- **sekundäre Enuresis:** Wiederauftreten der Enuresis nach einer trockenen Phase von 6 Monaten.

Cave: Häufig ist mit Enuresis die primäre Enuresis nocturna gemeint!

Ätiologie: Die Ursachen der primären, monosymptomatischen Enuresis nocturna sind Entwicklungsverzögerung, Störungen der zirkadianen ADH-Sekretion oder Schwierigkeiten beim Aufwachen (Arousal). Eine Enuresis diurna hat meist eine organische Ursache. Psychosoziale Faktoren spielen v. a. bei der sekundären Enuresis eine Rolle (z. B. Einnässen in Konfliktsituationen). Kinder mit ADHS nässen häufiger ein.

Diagnostik: Im Vordergrund stehen die ausführliche Entwicklungs- und vegetative Anamnese sowie eine urologische und neurologische Untersuchung. Weitere Maßnahmen sind:

- Auswertung eines Trink- und Miktionstagebuchs
- Urinstatus (zum Ausschluss eines Harnwegsinfekts)
- Bestimmung der Urinosmolalität (Tag- und Nachturin)
- Sonografie (Fehlbildungsausschluss, Restharnbestimmung)
- urodynamische Messungen: Uroflowmetrie, Zystomanometrie
- MCU
- ggf. psychiatrische Intervention bei V. a. Entwicklungsverzögerung oder psychogene Ursache.

Die Diagnose primäre Enuresis nocturna kann erst **nach Ausschluss** einer organischen Ursache für die **kindliche Harninkontinenz** gestellt werden.

Therapie:

- organische Ursache beheben
- bei primärer Enuresis nocturna zunächst abwarten, positives Verstärken des Kindes bei Erfolg, evtl. Alarmgerät (z. B. „Klingelhose") nachts
- Desmopressin als Nasenspray bei fehlendem Anstieg der Urinosmolalität während der Nacht.

16.9 Harninkontinenz

Mechanische Blasenentleerungsstörung:

- Ursachen: z. B. Urethralklappen, Meatusstenose
- Klinik: erschwerte und verlängerte Miktion, Kinder setzen Bauchpresse ein, ausgeprägte Restharnbildung
- Therapie: Abflussbehinderung beseitigen

Neurogene Blasenentleerungsstörung:

- Ursachen: Meningomyelozele, selten Rückenmarkstumoren, Blutungen, Trauma
- Klinik: ständiges oder intermittierendes Harnträufeln, weitere Symptome abhängig von der Ursache (z. B. Lähmungen)
- Therapie: intermittierende Katheterisierung der Blase, damit diese vollständig geleert wird, Behandlung der Grunderkrankung, begleitend anticholinerge Therapie

Funktionelle Blasenentleerungsstörung:

- Ursachen: gestörtes Zusammenspiel von Sympathikus und Parasympathikus
- Dranginkontinenz (Urge-Inkontinenz): sehr starker Harndrang (durch die Kontraktionen des M. detrusor vesicae), tagsüber Pollakisurie, Kinder versuchen, Harn zu halten, indem sie in die Hocke gehen oder die Beine überkreuzen (gelingt oft trotzdem nicht → häufigste Form des Einnässens am Tag), nachts häufig Enuresis
- Therapie: Blasentraining, Gabe von Oxybutinin, um den Detrusortonus zu senken.

PRÜFUNGSHIGHLIGHTS

– ! **Oxybutinin** kann begleitend zu verhaltenstherapeutischen Maßnahmen bei Dranginkontinenz eingesetzt werden.

16.10 Hydrozele und Hodentorsion

Hydrozele: häufig bei Neugeborenen und noch häufiger bei Frühgeborenen. Ansammlung seröser Flüssigkeit zwischen viszeralem und parietalem Blatt der Tunica vaginalis von Hoden und/oder Samenstrang. Das Skrotum ist nicht schmerzhaft, normal gefärbt und prall-elastisch geschwollen. Die Diaphanoskopie ist positiv. I.d.R. ist keine Therapie erforderlich.

Hodentorsion: Stieldrehung des Hodens um die eigene Achse mit Unterbrechung der Blutzufuhr und Infarzierung. Altersgipfel um das 13. Lebensjahr. Symptome: plötzlicher, heftiger Schmerz im Skrotum mit Ausstrahlung in Leiste und Abdomen, ggf. Übelkeit und Erbrechen aufgrund der peritonealen Reizung. Der betroffene Hoden ist geschwollen, steht höher und kann livide verfärbt sein. Diagnostik: Prehn-Zeichen negativ (beim Anheben des Hodens bleiben die Schmerzen bestehen) und Doppler-Sonografie (eingeschränkte oder fehlende Perfusion des Hodens). Therapie: sofortige operative Freilegung des Hodens bei Verdacht! **Eine Hodentorsion ist ein urologischer Notfall!** Nach Auftreten der ersten Anzeichen muss eine urologisch-chirurgische Korrektur erfolgen, da infolge der Ischämie ein Verlust von Hodengewebe – und damit der Zeugungsfähigkeit – droht.

PRÜFUNGSHIGHLIGHTS

– !! Die **Hodentorsion** ist ein urologischer Notfall, welcher schon bei Verdacht die **sofortige operative Freilegung des Hodens** erfordert!

LERNPAKET 5

17 Störungen des Wasser-, Elektrolyt- und Säure-Basen-Haushalts

17.1 Störungen des Wasser- und Elektrolythaushalts

Neugeborene, Säuglinge und junge Kleinkinder haben, bezogen auf ihr Körpergewicht, einen großen Wasserumsatz. Daher reagieren sie empfindlich auf Wasserverluste und auf eine verminderte Wasserzufuhr. Bei Dehydratation kann es zu einem schweren hypovolämischen Schock kommen.

17.1.1 Dehydratation

Je nach Natriumkonzentration im Serum unterscheidet man 3 Formen der Dehydratation mit den in **Tab. 17.1** dargestellten charakteristischen Symptomen.

Schweregrade:

- **leichte Dehydratation:** Gewichtsverlust ≤ 5 % (Säugling) bzw. 3–4 % (Kleinkind), verminderter Turgor, blasse Hautfarbe, aber noch feuchte Schleimhäute und Fontanelle im Niveau.
- **mittelschwere Dehydratation:** Gewichtsverlust 5–10 % beim Säugling, 6–8 % beim Kleinkind, beschleunigte Pulsfrequenz bei schwachem Puls, stärker verminderter Hautturgor, trockene Schleimhäute, Oligurie, evtl. leicht eingesunkene Fontanelle. Die Kinder können sehr unruhig oder matt und lethargisch sein.
- **schwere Dehydratation:** Gewichtsverlust > 10 %, stark verminderter Turgor mit stehenden Hautfalten, Hyperirritabilität oder Somnolenz, marmorierte Haut und spröde Schleimhaut, fehlende Tränenproduktion, Oligo- oder Anurie, deutlich eingesunkene Fontanelle.

Therapie:

Orale Rehydratation: Eine orale Rehydratation mit standardisierten Trinklösungen (Glukose-Elektrolyt-Gemische) ist bei einem Gewichtsverlust von bis zu **5 %** des Körpergewichts möglich. Die Zusammensetzung der Trinklösung orientiert sich an der Ursache der Dehydratation. Der Flüssigkeitsbedarf berechnet sich aus

- dem **Grundbedarf** (Neugeborenes: 150–170 ml/kg KG/d, Säugling: 100–150 ml/kg KG/d, Kleinkind bis 10 kg: 100 ml/kg KG/d, Kind von 10 bis 20 kg: 50 ml/kg KG/d, Kind von 20 bis 40 kg: 60 ml/kg KG/d)
- dem **aktuellen Defizit** (am klinischen Zustand und Gewichtsverlust erkennbar) sowie
- den **anhaltenden Verlusten**, z. B. durch Fieber, Durchfall (→Windeln wiegen).

Tab. 17.1 Formen der Dehydratation

	isotone Dehydratation	hypotone Dehydratation	hypertone Dehydratation
Natriumkonzentration im Serum	130–150 mmol/l	< 130 mmol/l	> 150 mmol/l
Ursachen	Erbrechen; Durchfall, Gastroenteritis, Blutungen	Durchfall; Salzverlust, z. B. bei AGS oder Hypoaldosteronismus (renal), präterminaler Niereninsuffizienz (renal), zystischer Fibrose (kutan), vermehrtem Schwitzen (kutan), Diuretika- oder Laxanzienabusus	Fieber, Durchfall, Fütterung hyperosmolarer Nahrung, zu geringe Trinkmenge, starke Flüssigkeitsrestriktion, Diabetes insipidus, Diabetes mellitus, Verbrennungen
Symptome	Hypotonie	neurologische Störungen, Lethargie, Kopfschmerzen, Erbrechen, Verwirrung, motorische Störungen, Krampfanfälle, Koma	Müdigkeit, Sopor, Konzentrationsstörungen, Krampfanfälle, Koma
Komplikationen	–	**Hirnödem** (durch erhöhten Hirndruck)	**intrakranielle Blutungen** (durch verminderten Hirndruck)

Die 24-h-Trinkmenge sollte so aufgeteilt werden, dass ⅔ **der Menge in den ersten 8 h** und ⅓ der Menge in den verbleibenden 16 h getrunken wird.

Intravenöse Rehydratation: Ab einem Gewichtsverlust von etwa **10 %** bzw. bei einer mittelschweren Dehydratation ist eine intravenöse Rehydratation indiziert.

Bei allen Dehydratationsformen sollte in den ersten Stunden zunächst ein 1:1-Gemisch aus 5 %iger Glukose- und 0,9 %iger (isotoner) Kochsalzlösung verabreicht werden. Danach kann je nach Dehydratationsform und Schweregrad zu einem Gemisch aus 5 %iger Glukose und halbisotoner (0,45 %iger) bzw. drittelisotoner (0,3 %iger) Kochsalzlösung gewechselt werden, bis die Dehydratation und die Elektrolytverschiebungen ausgeglichen sind.

Bei der **hypotonen Dehydratation** sollte mittels Infusion einer **isotonen NaCl-Lösung** ein Natriumdefizit schnell bis zu einem Wert von 125 mmol/l ausgeglichen werden. In einem 2. Schritt sollte der Natriumwert bis 135 mmol/l durch eine Infusion innerhalb von 48–72 h korrigiert werden. Ein zu schneller Anstieg des Serumnatriumwerts von mehr als 12 mmol/l pro Tag birgt das Risiko einer zentralen pontinen Myelinolyse.

Die **hypertone Dehydratation** erfordert einen **langsamen** Elektrolytausgleich. Wichtig ist, dass ein Serumnatriumwert von 145 mmol/l erst nach 48 h, bei einem Ausgangswert von > 160 mmol/l erst nach 72 h erreicht wird. Wegen der Gefahr eines Hirnödems darf der Serumnatriumwert um nicht mehr als 0,6 mmol/l pro Stunde bzw. 15 mmol/l pro Tag abgesenkt werden.

PRAXIS Ein- und Ausfuhr sind zu protokollieren (Windeln wiegen!).

17.1.2 Hypotone Hyperhydratation

Ätiologie:

- iatrogen (zu hohe Flüssigkeitsmenge bei zu geringer Elektrolytzufuhr)
- Schwartz-Bartter-Syndrom (erhöhte ADH-Sekretion)
- Medikationsfehler (zu hohe Dosis von ADH bei Enuresis)
- Ertrinkungsunfall in Süßwasser.

Klinik: Flüssigkeitseinlagerungen, Ödeme und Gewichtszunahme.

Therapie: Flüssigkeitsrestriktion.

17.2 Störungen des Säure-Basen-Haushalts

Diagnostik und Therapie von Schwankungen des Elektrolyt- und Säuren-Basen-Haushalts bei Kindern entsprechen weitgehend der Vorgehensweise bei Erwachsenen. Lediglich unmittelbar postpartal gelten für die Diagnose der Azidose andere Normwerte als im weiteren Kindes- und Erwachsenenalter.

17.2.1 Metabolische Azidose

Befund in der Blutgasanalyse: pH < 7,36, HCO_3^- ↓, BE: < –2 mmol/l, pCO_2 ggf. kompensatorisch erniedrigt.

Ursachen:

- metabolische Azidose mit **normaler Anionenlücke**
  - gastrointestinale Ursachen wie Durchfall oder Dünndarmfisteln
- metabolische Azidose mit **vergrößerter Anionenlücke** (→ erhöhter Säureanfall)
  - diabetische Ketoazidose
  - angeborene Stoffwechseldefekte (Organoazidopathien, Ahornsirupkrankheit, Fettsäure-Oxidationsdefekte, Mitochondriopathien)
  - Nebennierenrindeninsuffizienz (Morbus Addison, AGS)
  - Urämie
  - Medikamente (Ibuprofen, Salizylate, Isoniazid)

Die Anionenlücke ist die Differenz aus der Summe der Hauptkationen (Na^+, K^+) und der Summe der Hauptanionen (Cl^-, HCO_3^-).

Klinik: beschleunigte, vertiefte Atmung (Kußmaul-Atmung), Bauch- und Brustschmerzen, zentralnervöse Störungen.

17.2.2 Metabolische Alkalose

Befund in der Blutgasanalyse: pH > 7,44, HCO_3^- ↑, BE: > + 2 mmol/l, p_aCO_2 ggf. kompensatorisch erhöht.

Ursachen:

- Erbrechen
- angeborene Stoffwechseldefekte: Harnstoffzyklusdefekte
- zystische Fibrose (hypochlorämische Alkalose)

Klinik: flache, verlangsamte Atmung; weitere Symptome je nach Grunderkrankung.

17.2.3 Respiratorische Azidose

Befund in der Blutgasanalyse: pH < 7,36, p_aCO_2 ↑, BE: →, pO_2 ↓, HCO_3^- ggf. kompensatorisch erhöht.

Ursachen: Hypoventilation.

Klinik: abhängig von der Grunderkrankung.

17.2.4 Respiratorische Alkalose

Befund in der Blutgasanalyse: pH > 7,44, p_aCO_2 ↓, BE: →, HCO_3^- ggf. kompensatorisch erniedrigt.

Ursachen: Hyperventilation.

Klinik: erhöhte neuromuskuläre Erregbarkeit im Sinne einer Tetanie.

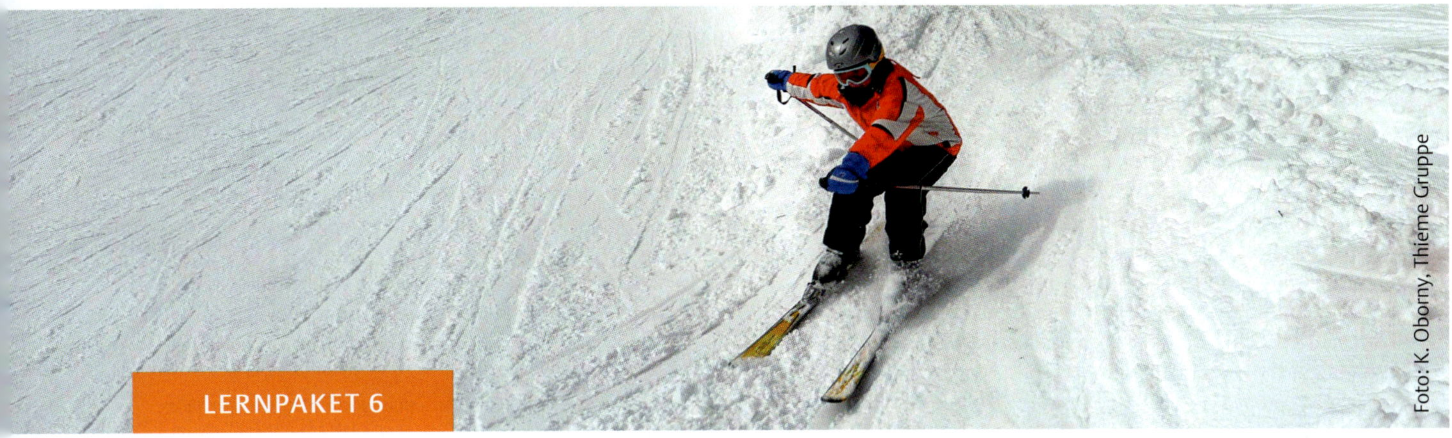

18 Skelett und Muskulatur

18.1 Grundlagen

Skelett- und Muskelerkrankungen bei Kindern sind meist angeboren (Hüftgelenkdysplasie), genetisch bedingt (Klumpfuß, Osteogenesis imperfecta) oder treten sekundär im Rahmen anderer erblicher Erkrankungen (Stoffwechseldefekte) auf. Zerebrale Erkrankungen sind eine weitere Ursache für Fehlhaltungen und Bewegungsstörungen. Degenerative Erkrankungen im Kindesalter sind selten.

18.2 Knochen und Gelenke

18.2.1 Kongenitale Hüftdysplasie

LERNTIPP !

Die angeborene Hüftdysplasie ist beim IMPP sehr beliebt. Hier können Sie sich schon einmal die wichtigsten IMPP-Fakten durchlesen, die Erkrankung selbst lernen Sie aber am besten im Skript Orthopädie.

PRÜFUNGSHIGHLIGHTS

Angeborene Hüftdysplasie

- ! **Mädchen** sind deutlich häufiger von einer Hüftdysplasie betroffen als Jungen.
- ! Frühzeichen einer Hüftgelenkluxation sind eine **Beinverkürzung**, **asymmetrisches Strampeln**, **asymmetrische Hautfalten** und eine **Abduktionshemmung**.
- !! Beim **Ortolani-Zeichen** wird ein Einschnappgeräusch beim An- und Abspreizen der Hüfte um 90° festgestellt. (→ Das Ortolani-Zeichen sollte nicht mehr ausgelöst werden, da eine weitere Schädigung der Hüfte möglich ist.)
- **Hüftsonografie:**
  - ! Bei **Risikofaktoren** wie einem instabilen Hüftgelenk, Lageanomalien während der Geburt (Steiß/Beckenend-Lage), Hüftgelenkdysplasien in der Familie und anderen Fehlbildungen der Extremitäten, insbesondere der Füße (Klumpfuß), sollte **frühzeitig** eine Hüftsonografie durchgeführt werden.
  - ! Folgende **Strukturen** können beurteilt werden: Hüftgelenkpfanne, Labrum acetabuli mit knorpeligem Pfannendach, lateraler Anteil des Os ilium mit knöchernem Pfannenerker sowie die Position des Hüftgelenkkopfs.
  - ! Vermessen werden der **Knorpel**- und der **Knochenwinkel**.
  - ! Aufgrund der zunehmenden Verknöcherung des Hüftgelenks ist die Hüftsonografie nach dem 1. Lebensjahr **nicht mehr geeignet**.
- ! Nach jeder Reposition ist eine **Retentionsbehandlung** erforderlich.
- ! **Repositionshindernisse** stellt man heutzutage vorwiegend im **MRT** dar (früher: Arthrografie).
- ! Eine zusätzliche **intertrochantäre Varisationsosteotomie** ist bei begleitender hochgradiger Coxa valga antetorta angezeigt.
- ! Auch nach einer korrekt behandelten Hüftgelenkdysplasie kann es zur **Hüftkopfnekrose** kommen.

18.2.2 Morbus Perthes

LERNTIPP !

Auch der Morbus Perthes wird immer wieder gerne geprüft. Stellen Sie sich also darauf ein und wiederholen Sie die kompakten Prüfungsfakten in diesem Skript. Ausführliches zum Krankheitsbild erfahren Sie im Skript Orthopädie.

PRÜFUNGSHIGHLIGHTS

Morbus Perthes

- ! Das **Alter** der Erkrankten **bei Diagnosestellung** beeinflusst die Prognose zum Grad der Ausheilung.
- **Symptome**:
  - !! schmerzhafte Bewegungseinschränkung in der Hüfte, Knieschmerzen, Hinken.
  - ! Eine Spätfolge des Morbus Perthes ist die Koxarthrose.
- **Diagnostik**
  - ! **klinische Untersuchung:** positives Trendelenburg-Zeichen bei fortgeschrittener Erkrankung
  - !! Im Initialstadium kann ein **Hüftgelenkserguss sonografisch** gut nachgewiesen werden.
  - !! Als Spezialaufnahme des Hüftgelenks bei Morbus Perthes eignet sich die **Lauenstein-Aufnahme**.
  - ! **Röntgenbefund:** der Hüftkopf ist verdichteter, zusammengesintert und abgeflacht
  - ! **Stadienablauf:** Initial-, Kondensations-, Fragmentierungs, und Reparationsstadium
  - ! Im **Fragmentationsstadium** erscheint der Hüftkopf im Röntgen schollig aufgelöst.
  - ! Ein ungünstiges radiologisches Zeichen (**Head-at-Risk-Zeichen**) ist die Kalzifikation der lateralen Epiphyse.
  - ! Frühzeitige Veränderungen lassen sich mittels **MRT** erfassen.
  - !! Im **MRT** kann außerdem die Größe des **Nekroseareals** der Femurkopfepiphyse bestimmt werden.
- ! **Differenzialdiagnosen:** Eine **Hypothyreose** führt zu einem Perthes-ähnlichen Krankheitsbild (Mangel an Wachstumshormon → Skelettretardierung).
- **Therapie:**
  - ! Das Hauptziel der Behandlung ist es, ein **Containment** des Hüftkopfs (= möglichst vollständige Überdachung des Femurkopfes durch die Hüftpfanne) zu erreichen.
  - ! Im akuten Stadium sind **Schonung** und der **Gebrauch von Gehstützen** empfohlen.
  - !! Eine mögliche operative Maßnahme ist die **Femur-Umstellungsosteotomie**.
- **Prognose:**
  - !! Ein wesentlicher prognostischer Faktor ist der **Erkrankungsbeginn**. Je **jünger** das Kind bei Erkrankungsbeginn, desto **besser** ist die Prognose.
  - !! Bleiben die Gelenkflächen inkongruent, besteht ein erhöhtes Risiko einer **frühzeitigen Koxarthrose**.

18.2.3 Idiopathische Skoliose

LERNTIPP !

Auch zur Skoliose sollten Sie sich am besten jetzt schon die wichtigsten IMPP-Fakten zu Gemüte führen. Das Krankheitsbild lernen Sie dann im Skript Orthopädie. Zu dem Orthopädie-Skript gibt es auch die passenden Fragen zu kreuzen.

PRÜFUNGSHIGHLIGHTS

Skoliose

- ! Die idiopathische **Adoleszenten-Skoliose** beginnt definitionsgemäß nach dem 10. Lebensjahr.
- ! Eine **Säuglingsskoliose** ist eine C-förmige Krümmung (Fehlhaltung) von BWS und LWS.
- ! Die **Neurofibromatose (von Recklinghausen)** ist mit einem erhöhten Vorkommen von Skoliosen vergesellschaftet.
- Klinik:
  - !! Asymmetrie der **Taillendreiecke**, asymmetrische Stellung der **Schulterblätter**, **Rippenbuckel** auf der konvexen Seite und kompensatorische **lumbale Gegenkrümmung** der Wirbelsäule.
  - ! Die Skoliose verursacht immer auch eine **Rotation der Wirbelsäule**.
  - ! **Schmerzen** treten bei einer Skoliose **zunächst nicht** auf (erst nach dem Wachstumsabschluss infolge der Wirbelsäulendeformierung).
- Diagnostik:
  - ! Bestimmung des Krümmungswinkel nach Cobb
  - ! Die **Bending-Röntgenaufnahme** zeigt die Korrigierbarkeit der Verkrümmung durch Gegenkrümmung.
  - ! Bestimmung der **Skelettreife** nach **Risser**
- Therapie:
  - ! Die **Korsettbehandlung** kann die Progression der Skoliose aufhalten oder verzögern, das Korsett muss dafür aber täglich ca. 23 Stunden getragen werden.
  - ! Die Skoliose-Operation besteht in einer **Spondylodese**.
  - ! Eine mögliche Komplikation der Skoliose-Operation ist eine **Querschnittslähmung**.

18.2.4 Infektiöse Knochenerkrankungen

Coxitis fugax

Es handelt sich um eine infektassoziierte abakterielle Koxitis („Hüftschnupfen") mit Schmerzen, Bewegungseinschränkung und Gelenkerguss, die vor allem bei Kindern zwischen 4 und 8 Jahren nach einer Infektion der oberen Luftwege auftritt. Sie kann zeitlich versetzt – bis zu 14 Tage nach dem Infekt – auftreten. Rückbildung innerhalb weniger Tage.

Osteomyelitis

Eitrige Knochenmarkentzündung, die bei Kindern i. d. R. hämatogen bedingt ist und nach bakteriellen Allgemeininfekten auftritt. Infektionen nach lokalen offenen Verletzungen kommen seltener als bei Erwachsenen vor, häufig kann jedoch ein Trauma vorausgehen. In 70 % d. F. sind die **Röhrenknochen der unteren Extremitäten** betroffen, in etwa 15 % d. F. die der oberen Extremitäten (Tab. 18.1).

Tab. 18.1 Sonderformen der Osteomyelitis bei Kindern

Charakteristika	Säuglingsosteomyelitis	juvenile Osteomyelitis
Manifestationsalter	≤ 2. Lebensjahr	> 2. Lebensjahr
Erreger	A-Streptokokken, Pneumokokken, Staphylokokken, Kingella kingae; bei NG: B-Streptokokken, Enterobakterien oder S. aureus, Pseudomonas aeruginosa	A-Streptokokken, Pneumokokken, Staphylokokken, Haemophilus influenzae
Manifestationsort	Metaphyse v. a. des Femurs; Ausbreitung in Epiphyse und Gelenk mit eitrigem Gelenkerguss (Pyarthros) möglich	Metaphyse
Therapie	Ruhigstellung, gezielte Antibiose (z. B. Penicillin i. v.), bei Gelenkeinbruch Gelenkpunktion und Spül-Saug-Drainage	Ruhigstellung, gezielte Antibiose, bei Abszessen chirurgischer Eingriff

Tab. 18.2 Kraniosynostosen

Kopfform	Synonym	vorzeitig verknöcherte Schädelnaht
Skaphozephalus, Dolichozephalus	Längsschädel	Sagittalnaht
Brachyzephalus, Turrizephalus	Turmschädel	beidseitige Koronarnaht
Plagiozephalus	Schiefschädel	einseitige Koronarnaht
Trigonozephalus	Kielschädel	Frontalnaht
Oxyzephalus	Spitzschädel	alle Schädelnähte

Leitsymptom sind Schmerzen und Schonhaltung. Die akute Osteomyelitis kann sich als septisches Krankheitsbild mit hohem Fieber, Allgemeinsymptomen und Schüttelfrost äußern. Die Laboruntersuchung zeigt erhöhte Entzündungszeichen (Leukozytose mit Linksverschiebung, CRP-Erhöhung). Wird die Erkrankung rechtzeitig behandelt, ist die Prognose meist gut. Bei Zerstörung der Epiphysenfuge treten jedoch z. T. erhebliche Wachstumsstörungen und Deformitäten auf.

Bei der Säuglingsosteomyelitis ist eine Ausbreitung der Infektion von der Metaphyse auf die Epiphyse und das benachbarte Gelenk möglich, da bis zum 2. Lebensjahr noch Blutgefäße von der Metaphyse ausgehend die Epiphysenfuge überschreiten, um die Epiphyse zu versorgen.

PRÜFUNGSHIGHLIGHTS

Osteomyelitis
– !! Schmerzen, Schwellung, Bewegungseinschränkung, bei Kindern oft nach Trauma, Infektzeichen (Leukozytose, CRP-Erhöhung).

18.2.5 Kraniosynostosen

DEFINITION Vorzeitiger Verschluss von Schädelnähten, die zu Fehlbildungen des Schädels mit auffälligen Kopfformen führen.

Epidemiologie und Ätiologie: Jungen sind häufiger betroffen. Kraniosynostosen (**Tab. 18.2**) kommen isoliert oder bei autosomal-dominant vererbten Syndromen (z. B. Apert-, Crouzon-, Pfeiffer-Syndrom) vor.

Differenzialdiagnose: Schädeldeformitäten durch einseitige Lagerung (ausgleichbar durch richtige Lagerung, Physiotherapie und Helmtherapie).

Komplikationen: kosmetische Probleme, Anstieg des intrakraniellen Drucks, Protrusio bulbi.

Therapie: operativ.

18.2.6 Rachitis

Ätiopathogenese: Vitamin-D-Mangel-Erkrankung → in den meisten Fällen durch **ungenügende alimentäre Zufuhr von Vitamin D**. Weitere Ursachen: geringe Sonnenlichtexposition, **Malassimilationssyndromen**, Einnahme von bestimmten Antiepileptika (Phenytoin, Phenobarbital), Stoffwechselerkrankungen, **Niereninsuffizienz** (reduzierte renale Umwandlung in 1,25-$(OH)_2$-Cholecalciferol), genetisch bedingte Rachitis (sehr selten).

Klinik: **Akut** führt eine **Hypokalzämie** zu **Tetanien** und Krampfanfällen. Symptome einer **chronischen Rachitis** sind:

- **Kraniotabes:** Erweichung des Schädelknochens; später Quadratschädel durch okzipitale Abflachung
- **Marfan-Zeichen:** äußerlich sichtbare Auftreibung der Metaphysen, zuerst an Hand- und Fußgelenken
- **rachitischer Rosenkranz:** Auftreibung der Knorpel-Knochen-Übergänge an den Rippen
- **Harrison-Furche:** Einziehungen des Thorax auf Höhe der Zwerchfellinsertion
- **weitere:** Blässe, verzögerter Fontanellen-Schluss, verzögerte Dentition und Schmelzdefekte, Kyphose, Beinachsendeformitäten (Genua vara), disproportionierter Kleinwuchs, Obstipation, Myopathie mit muskulärer Hypotonie, psychomotorische Entwicklungsverzögerung, Infektanfälligkeit, Tetanie mit tonisch-klonischen-Krampfanfällen (durch Hypokalzämie).

Diagnostik:

- **Labor:** Hypokalzämie (evtl. normales Kalzium durch verstärkte Freisetzung aus Knochen), Hypophosphatämie, erhöhte alkalische Phosphatase, erniedrigtes Vitamin D
- **Röntgenbefund:** aufgetriebene, becherförmige und unscharf begrenzte Metaphysen (**Abb. 18.1**), verbreiterte Epiphysen, subperiostale Aufhellung, Osteopenie, Knochendeformitäten.

PRAXIS **Röntgenaufnahmen des Knies** (a.-p. Strahlengang) oder des Unterarms eignen sich für die Diagnostik einer Rachitis am besten, da dort das Knochenwachstum besonders schnell voranschreitet. Daher treten rachitische Veränderungen zuerst an diesen Gelenken auf.

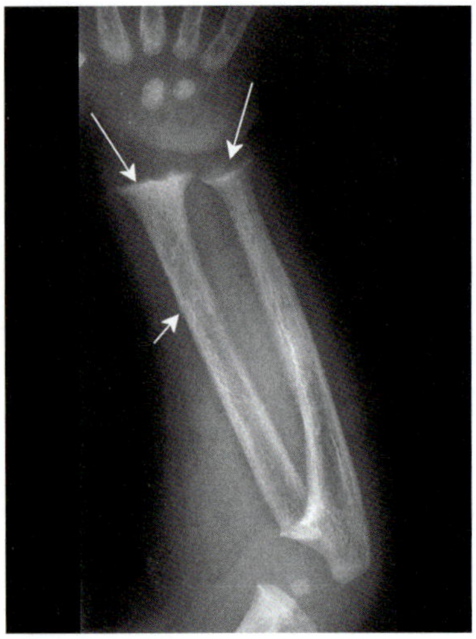

Abb. 18.1 **Rachitis.** Becherförmige metaphysäre Auftreibungen an beiden Unterarmknochen (Pfeile). [aus Staatz et al., Pareto-Reihe Radiologie, Kinderradiologie, Thieme, 2007]

Therapie: hochdosiertes Vitamin D_3 und Kalzium über mehrere Wochen.

PRÜFUNGSHIGHLIGHTS

Rachitis

- !! Marfan-Zeichen (äußerlich sichtbare Auftreibung der Metaphysen), rachitischer Rosenkranz (Auftreibung der Knorpel-Knochen-Übergänge an den Rippen), verzögerter Fontanellen-Schluss, verzögerte Dentition, Genua vara, Myopathie mit muskulärer Hypotonie.
- ! Im Rahmen einer Rachitis können **tonisch-klonische Krampfanfälle** auftreten.
- ! **Labor:** Hypokalzämie (evtl. normales Kalzium), Hypophosphatämie, erhöhte alkalische Phosphatase, erniedrigtes Vitamin D.

18.3 Muskulatur

18.3.1 Myopathien

Tab. 18.3 gibt eine Übersicht über die verschiedenen Myopathien. Die angeborenen Myopathien manifestieren sich bereits unmittelbar postnatal oder in den ersten 6 Lebensmonaten. Die wichtigsten Symptome sind muskuläre Hypotonie („floppy infant"), Muskelschwäche, Hyporeflexie und eine verzögerte motorische Entwicklung.

LERNTIPP

Von den Myopathien hat das IMPP in den letzten Jahren v. a. nach der Duchenne-Muskeldystrophie gefragt. Prägen Sie sich also insbesondere diese Erkrankung gut ein. Die restlichen Myopathie-Formen lernen Sie dann im Skript Neurologie.

Tab. 18.3 Übersicht über die verschiedenen Myopathien

Myopathie	Erkrankung
hereditär	Muskeldystrophien ▪ X-chromosomal vererbte Muskeldystrophien – Typ Duchenne – Typ Becker ▪ autosomal vererbte Muskeldystrophien – kongenitale Muskeldystrophien – Gliedergürteldystrophie
	Myotonien ▪ myotone Muskeldystrophien – Typ I (Curschmann-Steinert) – Typ II (PROMM) ▪ Ionenkanalerkrankungen – Myotonia congentia Typ Thomsen – Myotonia congentia Typ Becker – Paramyotonia congenita Eulenberg – dyskaliämische periodische Lähmungen
	kongenitale Strukturmyopathie
	metabolische Myopathien Glykogenosen (Typ II und V) mitochondriale Myopathien Lipidspeichermyopathien
	kongenitale Myasthenie
erworben	entzündliche Myopathie ▪ Polymyositis ▪ Dermatomyositis ▪ Einschlusskörperchenmyositis ▪ Polymyalgia rheumatica
	nicht entzündliche Myopathie ▪ medikamenteninduzierte Myopathien ▪ endokrine Myopathien ▪ paraneoplastische Myopathie
	Entwicklungsstörungen der Muskulatur
	Myasthenia gravis

Duchenne-Muskeldystrophie

Epidemiologie und Ätiologie: X-chromosomal vererbte, rasch progrediente Myopathie infolge eines absoluten Dystrophinmangels (⅔ d. F. sind Deletionen des Dystrophin-Gens, ⅓ Punktmutationen), fast ausschließlich erkranken Jungen. Die Wahrscheinlichkeit, an der Duchenne-Muskeldystrophie zu erkranken, wenn die Mutter eine Konduktorin ist, liegt bei 50 %.

Klinik und Diagnostik: Manifestationsbeginn meist im Vorschulalter: Kinder gehen unsicher, können nicht rennen und nur erschwert Treppen steigen; es besteht eine nicht progrediente Intelligenzminderung (z. B. auffällig durch Sprachentwicklungsverzögerung). Typische Befunde:

- **Pseudohypertrophie der Waden:** pathologische Einlagerung von Fett und Bindegewebe in Muskeln
- betonte Lendenlordose
- **Gowers-Zeichen:** Beim Aufstehen gehen die Kinder in eine Vierfüßlerstellung und „klettern" am eigenen Körper in die Höhe, indem sie sich mit den Armen an den Beinen abstützen.

In der klinischen Untersuchung fällt außerdem in der Reflexprüfung auf, dass die Reflexe der oberen Extremität und der Patellarsehnenreflex frühzeitig verschwunden sind, der Achillessehnenreflex bleibt länger vorhanden. Weitere Diagnostik: CK-Erhöhung im Labor, EMG (myopathisches Muster), Diagnosesicherung mittels Immunhistologie (fehlende Expression von Dystrophin, **Abb. 18.2**).

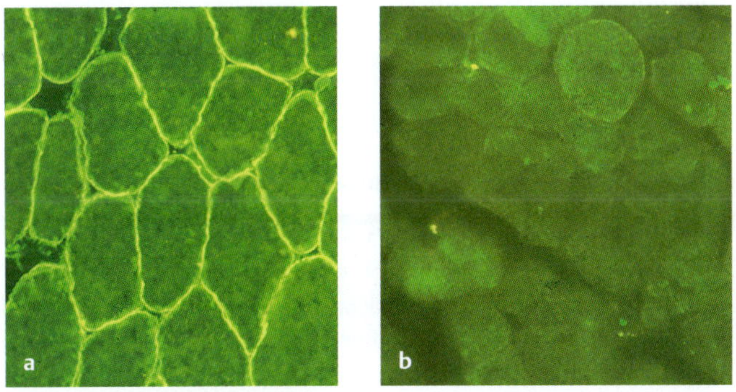

Abb. 18.2 **Dystrophinmangel.**
a Dystrophinexpression in der normalen Skelettmuskulatur. [aus Gortner, Meyer, Duale Reihe Pädiatrie, Thieme, 2018]
b Duchenne-Muskeldystrophie. [aus Gortner, Meyer, Duale Reihe Pädiatrie, Thieme, 2018]

LERNTIPP !

Die Gliedergürteldystrophie ähnelt der Muskeldystrophie Duchenne (zunehmende Schwäche der Beckengürtelmuskulatur, z. B. beim Treppensteigen, Pseudohypertrophie der Waden), nur dass hier aufgrund des Erbgangs auch Mädchen erkranken.

Komplikationen: Gehunfähigkeit (meist 10 Jahre nach Erstmanifestation), Skoliose, Gelenkkontrakturen, Kardiomyopathie, Herzrhythmusstörungen, Atem- und Herzinsuffizienz.

Bei Kindern mit neuromuskulären Erkrankungen ist generell das Risiko einer malignen Hyperthermie bzw. Maligne-Hyperthermie-ähnlicher Reaktionen erhöht. Im Rahmen von Operationen müssen daher die entsprechenden Triggersubstanzen wie Succinylcholin oder volatile Anästhetika (z. B. Desfluran) gemieden werden.

Therapie und Prognose: keine kausale Therapie möglich; Kortikosteroide verbessern Muskelkraft und -funktion und zögern den Verlust der Gehfähigkeit hinaus; Physiotherapie, nichtinvasive Heimbeatmung bei Ateminsuffizienz. Der Verlauf ist chronisch-progredient. Die meisten Patienten sterben vor dem 30. Lebensjahr an kardiorespiratorischen Komplikationen oder Infekten.

Myotonia congenita

Epidemiologie und Ätiologie: sehr selten; ursächlich ist ein autosomal-dominant (Myotonia congenita Thomsen) oder autosomal-rezessiv (Myotonia congenita Becker) vererbter Chloridkanaldefekt, der zu einer gestörten Kontraktion und Erschlaffung der Muskelfaser führt.

Klinik: Manifestationsalter im 1.–3. Lebensjahr (Typ Thomsen) bzw. im 10.–14. Lebensjahr (Typ Becker) mit

- generalisierter Myotonie (= Muskelsteife und Muskelverspannungen) und Hypertrophie der Willkürmuskulatur → z. B. löst sich nach einem Handschlag der Griff verzögert
- athletischem Körperbau
- myotoner Reaktion (kräftige Muskelkontraktion) durch Beklopfen eines Muskels (**Perkussionsmyotonie**).

Diagnostik: Anamnese, klinische Untersuchung, EMG (charakteristische Zu- und Abnahme der Frequenz und Amplitude der Potenziale), molekulargenetische Diagnosesicherung.

Therapie: symptomatische Physiotherapie, bei schwerer Symptomatik Natriumkanalblocker (Mexiletin) oder Carbamazepin.

PRÜFUNGSHIGHLIGHTS

Duchenne-Muskeldystrophie
- ! Ursache: Häufig sind **Deletionen des Dystrophingens**, seltener Punktmutationen.
- ! Wiederholungswahrscheinlichkeit 50 % bei Söhnen von Konduktorinnen.
- **Klinik:**
  - ! **Pseudohypertrophie** der **Waden** („Gnomenwaden")
  - ! **Gowers-Zeichen:** Aufrichten durch Abstützen am eigenen Körper
  - ! **Sprachentwicklungsverzögerungen** sind mit der Muskeldystrophie Duchenne assoziiert und Ausdruck einer kognitiven Teilleistungsschwäche.
  - ! Verlust der Gehfähigkeit spätestens in der 2. Lebensdekade
  - ! **Reflexe:** abgeschwächter BSR, abgeschwächter PSR, normaler ASR, negatives Babinski-Zeichen
- !! **Komplikationen:** Kardiomyopathie mit Herzinsuffizienz und Herzrhythmusstörungen, Skoliose, erhöhtes Risiko maligner Hyperthermie, Kontrakturen der Hüft- und Kniegelenke
- **Diagnostik**
  - !! **Immunhistologie**: **fehlende** Expression von **Dystrophin** sichert die Diagnose.

Myotonia congenita
- ! **autosomal-dominante Form:** Verspannungen der Muskulatur, Griff nach Handschlag löst sich nur verzögert, Perkussionsmyotonie (tonische Kontraktion auslösbar durch Beklopfen der Muskulatur), athletischer Körperbau.

Gliedergürteldystrophie
- ! Klinik: ähnlich wie bei Duchenne-Muskeldystrophie, aber auch Mädchen erkranken (autosomaler Erbgang).

18.3.2 Myasthenia gravis und kongenitale Myasthenie

Juvenile Myasthenia gravis: Sie manifestiert sich i. d. R. nach dem 2. Lebensjahr und weist die gleiche Pathogenese wie die adulte Form auf.

Neugeborenenmyasthenie: Etwa 10 % der Kinder von Müttern mit Myasthenia gravis zeigen wegen diaplazentar übertragener Antikörper eine myasthene Symptomatik. Leitsymptom ist eine Trinkschwäche, die sich innerhalb der ersten 2 Lebensmonate vollständig zurückbildet.

Kongenitale Myasthenie: Von den autoimmun vermittelten Myasthenien ist die kongenitale Myasthenia gravis abzugrenzen, der hereditäre Defekte (wie eine reduzierte Acethylcholin-Synthese, Acetylcholinrezeptormangel oder Acetylcholinesterasemangel) zugrunde liegen. Neonatale Symptome sind Schluckstörungen, vermindertes Schreien und Ptosis. Es kann durch Apnoen zu akuter respiratorischer Insuffizienz kommen. Die Therapie richtet sich nach dem Enzym- oder Rezeptordefekt (z. B. Pyridostigmin bei Störungen der Acetylcholinsynthese).

19 Haut

19.1 Überblick

LERNTIPP !

Im Folgenden werden einige wichtige bzw. IMPP-relevante Hauterkrankungen bei Kindern besprochen. Weitere Hauterkrankungen, auf die hier nicht eingegangen wird, die allerdings auch bei Kindern auftreten können (z. B. Psoriasis, Vitiligo, verschiedene Nävi) werden im Skript Dermatologie ausführlich behandelt.

19.2 Atopische Dermatitis

Epidemiologie: Prävalenz im Kindesalter: 10–20% (Jungen > Mädchen); deutlich steigende Tendenz.

Ätiologie: multifaktoriell bedingt, u. a. durch genetische Disposition, immunologische und neurovegetative Störungen sowie eine defekte Hautbarriere. Umweltfaktoren beeinflussen die Ausprägung der Erkrankung, z. B. Infekte, Allergene, Irritation der Haut, klimatische Bedingungen, Stress und starke Emotionen. Pathogenetisch relevante Faktoren sind erhöhte IgE-Spiegel und IgE-Rezeptor-Polymorphismen, ein Dominieren der Th 2-Reaktion sowie eine gestörte Barrierefunktion der Haut.

Klinik: Das Ekzem verläuft in **2 Stadien**: akut mit Erythemen und **Papulovesikeln** (Th 2-Zellen-dominiert) und chronisch mit Hyperplasie der Epidermis, **Lichenifikation** und dermaler **Fibrosierung** (Th 1-Zellen-dominiert). Charakteristisch sind außerdem die trockene Haut und der starke Juckreiz. Die Erkrankung tritt am häufigsten im Kleinkindalter auf und heilt oft bis zur Pubertät aus.

- **Säuglings- und Kleinkindalter:** Manifestation i. d. R. nach dem 3. Lebensmonat als **Milchschorf** (Abb. 19.1a) → juckendes, exsudatives Ekzem mit Papulovesikeln und anschließenden Verkrustungen an Gesicht, behaarter Kopfhaut und Streckseiten der Extremitäten.
- **Kindesalter:** betroffen sind v. a. Extremitätenbeugen (**Beugeekzem**, **Abb. 19.1b**), Gesicht (ggf. wangenbetont, z. T. mit feinlamellärer Schuppung), Hals, Nacken, Rumpf und den Oberseiten von Händen und Füßen → eher trockenes Ekzem mit Papeln und Lichenifikation → starker Juckreiz v. a. nachts → häufig Kratzeffekte zu beobachten
- **Jugendalter:** Veränderungen der Haut durch chronischen Juckreiz und Kratzen → Lichenifikation, Hyperpigmentierung.

Komplikationen: Superinfektionen der betroffenen Haut, v. a. durch Streptokokken und Staphylococcus aureus sowie Herpesviren (Eczema herpeticatum).

Diagnostik: Die Diagnose wird klinisch gestellt. Festzustellen sind häufig: stärkere Zeichnung der Hand- und Fußlinien, doppelte untere Lidfalte, Verdünnung der temporalen Augenbrauenenden (Hertoghe-Zeichen), weißer Dermografismus (Abblassen der Haut nach kräftigem Bestreichen mit einem Holzspatel).

Weitere Diagnostik: Familienanamnese und allergologische Diagnostik mit Abklärung von Sensibilisierungen/Triggerfaktoren: Hauttest, Gesamt-IgE, spezifisches IgE, Provokationstests.

Therapie:

- **Minimieren von Triggerfaktoren** (z. B. durch Meidung von irritierenden Stoffen, Erlernen von Entspannungstechniken)
- medikamentöse Therapie:
  - **Rückfettung der Haut** (z. B. mit urea- oder glycerinhaltigen Präparaten) als Basistherapie
  - **Lokaltherapie von Superinfektionen** (möglichst keine Antibiotika → Sensibilisierungsrisiko), desinfizierende Cremes (z. B. Triclosan)
  - **topische Anwendung von Immunmodulatoren** (1. Wahl: Glukokortikoide, 2. Wahl: z. B. Calcineurininhibitoren wie Pimecrolimus und Tacrolimus) als Salbe oder Creme, evtl. in Kombination mit feuchten Verbänden. Cave: Im Gesicht nur schwache Glukokortikoide anwenden!

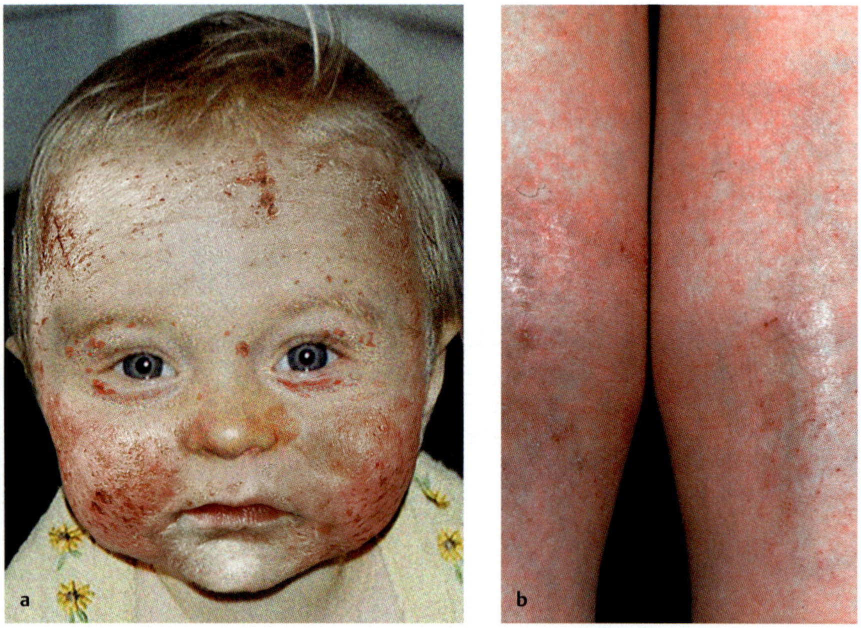

Abb. 19.1 **Atopische Dermatitis.**
a Milchschorf. Die Läsionen erinnern an übergekochte Milch [aus Gortner, Meyer, Duale Reihe Pädiatrie, Thieme, 2018]
b Beugenekzem in der Kniekehle. [aus Moll, Duale Reihe Dermatologie, Thieme, 2016]

- **systemische Therapie** mit **Glukokortikoiden** als kurzfristige Stoßtherapie (in schweren Schüben) oder Ciclosporin (bei therapierefraktärem Verlauf)
- **Antihistaminika** gegen den Juckreiz (sedierende Wirkung ist oft erwünscht, da der Juckreiz meist nachts auftritt), polidocanolhaltiger Badezusatz bei Juckreiz

- **UV-Therapie** (PUVA, UV-A und UV-B-Therapie).

PRAXIS Topische Glukokortikoide sollten über einen Zeitraum von 7–14 Tagen ausgeschlichen werden, um ein rasches Rezidiv zu verhindern.

PRÜFUNGSHIGHLIGHTS

– !!! **Atopische Dermatitis beim Säugling und Kleinkind:** Milchschorf, Gesichtserythem (ggf. wangenbetont), papulovesikulöse Effloreszenzen an Wangen und Stirn mit Nässen und Krusten, Kratzeffekte, doppelte Unterlidfalten.

19.3 Infektiöse Hauterkrankungen

19.3.1 Impetigo contagiosa

Ätiologie: Erreger sind Staphylococcus aureus (v. a. großblasige Form) und Streptococcus pyogenes (v. a. kleinblasige Form). Klassische Infektionsquellen: eigener Nasen-/Rachenraum und Impetigoläsionen bei anderen Erkrankten.

Klinik: **Bläschen** und Blasen an Hautarealen, die nicht von Kleidung bedeckt sind (**Gesicht**, Hände) → die Bläschen stehen auf erythematösem Grund und rupturieren → im Anschluss bilden sich **bräunliche, honiggelbe Krusten** (Abb. 19.2). Begleitende Allgemeinsymptome (Fieber, Abgeschlagenheit) treten nur selten auf, oft besteht ein leichter Juckreiz. Im Verlauf heilt die Erkrankung meist vollständig ab. Komplikation: Poststreptokokken-Glomerulonephritis.

PRAXIS Die Erkrankung ist hochkontagiös! Kontakt mit anderen erkrankten Kindern sowie mit evtl. kontaminierten Gegenständen (z. B. Spielzeug, Handtücher) unbedingt vermeiden!

LERNTIPP !

Meist wird die Impetigo contagiosa im Examen als Blickdiagnose abgefragt (**Abb. 19.2**). Achten Sie zusätzlich auf weitere Hinweise im Text, wie das gleichzeitige Auftreten bei Geschwistern oder anderen Kindergartenkindern sowie das Fehlen von Allgemeinsymptomen.

Diagnostik:

- klinischer Befund: honiggelbe Krusten auf erythematösem Grund, Auftreten im Kindesalter
- Mikrobiologie: Abstrich von den befallenen Hautarealen (Keimnachweis und Antibiogramm)

Therapie: bei geringem Befall topische (z. B. Fusidinsäure oder Erythromycin), sonst systemische Antibiotikatherapie (z. B. Penicillin, Cephalosporine der ersten Generation). Zudem können lokale Steroide in Kombination gegeben werden.

PRÜFUNGSHIGHLIGHTS

– !! **Klinik bei Impetigo contagiosa:** honiggelbe Krusten auf geröteter Haut, oft im Gesicht, betroffen sind Kinder.

19.3.2 Mollusca contagiosa

Ätiologie: Erreger ist das Molluscipoxvirus (Molluscum contagiosum). Übertragung durch Haut-zu-Haut-Kontakt (über virusbeladenen Molluskumbrei). Inkubationszeit: 2–7 Wochen.

Klinik: betroffen v. a. Kinder mit atopischem Ekzem oder Immunschwäche; Hautbefund: multiple bis zu 5 mm große, hautfarbene, derbe **Papeln** mit **zentraler Einziehung** oder Öffnung (**Abb. 19.3**); aus den Papeln lässt sich der Molluskumbrei (virusbeladene Epithelzellen) exprimieren; **Prädilektionsstellen:** Gesicht, Augenlider (→ therapieresistente Begleitkonjunktivitis), Hals, Achselhöhlen, Stamm oder Anogenitalregion. Die Papeln können auch durch **Autoinokulation** auf andere Hautareale verschleppt werden.

LERNTIPP !

Mollusca contagiosa sind eine beliebte Blickdiagnose im Examen. Die kleinen hautfarbenen Papeln sind an ihrer zentralen Delle (→ „Dellwarzen“) gut zu erkennen. Denken Sie auch bei Kindern mit einer hartnäckigen Konjunktivitis, die sich durch Antibiotikagabe nicht bessert, daran.

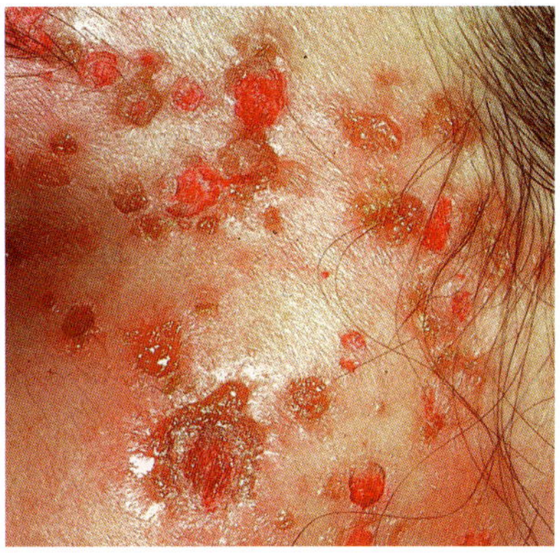

Abb. 19.2 **Impetigo contagiosa.** [aus Gortner, Meyer, Duale Reihe Pädiatrie, Thieme, 2018]

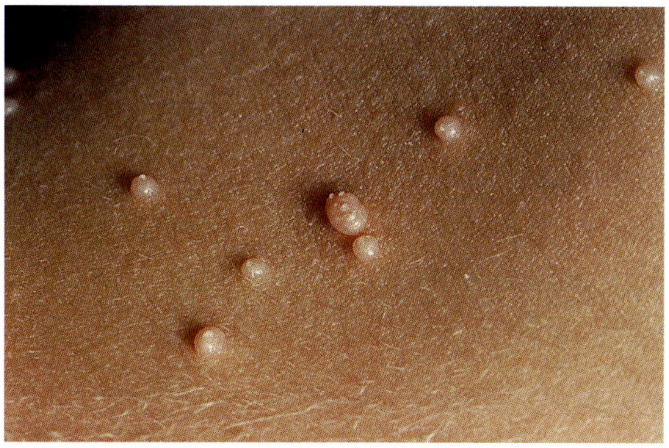

Abb. 19.3 **Mollusca contagiosa.** Hautfarbene Papeln mit zentraler Einziehung. [aus Moll, Duale Reihe Dermatologie, Thieme, 2016]

Therapie: hohe Spontanheilungsrate, daher i. d. R. nur Beobachten. Evtl. Behandlung mit salicylsäurehaltigen Pflastern bzw. Abtragung in Lokalanästhesie bei multiplen Läsionen.

PRÜFUNGSHIGHLIGHTS

Mollusca contagiosa
- !! **Ursache:** Infektion mit einem **Pockenvirus**
- ! **klinischer Befund**: hautfarbene, derbe **Papeln** mit **zentraler Einziehung**, aus denen sich der Molluskumbrei exprimieren lässt; Prädilektionsstellen: Gesicht, Lid (Begleitkonjunktivitis), Anogenitalregion.

19.3.3 Weitere Infektionserkrankungen

LERNTIPP

Weitere infektiöse Hauterkrankungen bei Kindern und Jugendlichen sind z. B. Infektionen mit humanen Papillomaviren (Verruca vulgaris, Condylomata acuminata), Pilzinfektionen (Kandidose, Tinea) sowie Parasiten- und Wurmerkrankungen (z. B. Läusebefall, Skabies, Oxyuriasis, Askariasis). Ausführliches zu diesen Infektionen erfahren Sie im Skript Innere/Chirurgie Infektionserkrankungen bzw. im Skript Dermatologie.

19.4 Ekzematöse Erkrankungen

Seborrhoische Säuglingsdermatitis: fettige gelbliche Schuppung („**Gneis**") v. a. an der behaarten Kopfhaut; Manifestation innerhalb der ersten 3 Lebensmonate (DD: Milchschorf beginnt meist später!); Rückbildung meist bis zum 1. Geburtstag. Weitere Lokalisationen sind das Gesicht, die retroaurikulären Hautpartien, Halsfalten, Achselfalten und der Windelbereich. Die nur gering juckenden, schuppenden Areale sind scharf begrenzt und leicht gerötet.

Windeldermatitis: Meist sind Säuglinge zwischen 7 und 12 Monaten betroffen, oft weil die Windel zu selten gewechselt wird und/oder Seifen im Genitalbereich nicht ausreichend abgewaschen werden (Prädilektionsstellen: Beugefalten und Perianalregion). Hautbefund: Rötung, Schuppung und manchmal auch Bildung von nässenden Bläschen. Eine Superinfektion mit Candida albicans (Windelsoor) ist eine häufige Folgeerscheinung. Therapeutisch kommen primär austrocknende Maßnahmen zum Einsatz (z. B. „Windelpause", Zinksalbe). Zeigt sich darunter keine Befundbesserung oder/und ist ein eindeutiger Hefepilzbesiedlung nachweisbar, sind lokale Antimykotika (z. B. Nystatin in hydrophiler Paste) indiziert.

PRÜFUNGSHIGHLIGHTS

- ! **Therapie der Windeldermatitis:** austrocknende Maßnahmen, wenn darunter keine Befundbesserung und/oder bei Nachweis einer Hefepilzbesiedelung → lokale Antimykotika (z. B. Nystatin in hydrophiler Paste).

19.5 Arzneimittelbedingte bzw. infektallergische Hautreaktionen

19.5.1 Erythema exsudativum multiforme

Ätiologie: häufig Assoziation mit einer vorausgegangenen Herpes-simplex-Infektion (Minor-Typ) oder Einnahme von Medikamenten, z. B. Sulfonamide (Major-Typ) ursächlich. Auch andere Erreger (Mykoplasmen, Streptokokken) kommen als Auslöser infrage.

Klinik: 2–3 mehrere mm große, erythematöse Ringe mit einer zentralen lividen Papel oder Blase → erinnern an eine Zielscheibe („target lesions", Kokardenform oder zonaler Aufbau). Prädilektionsstellen sind die distalen Extremitäten. Beim Major-Typ zusätzlich Schleimhautbefall → starke Schmerzen mit gestörter Nahrungsaufnahme und reduzierter Allgemeinzustand.

Therapie: Auslöser beseitigen, antiseptische Wundauflagen bzw. Mundspülungen sowie kortikoidhaltigen Externa (in schweren Fällen systemische Kortikoidgabe).

19.5.2 Erythema nodosum

Ätiologie: am häufigsten sind vorausgegangene Infekte, v. a. der oberen Luftwege (meistens durch Streptokokken); weitere Ursachen sind Medikamente (u. a. Sulfonamide, Penicilline), chronisch-entzündliche Darmerkrankungen oder Sarkoidose.

Klinik: anfangs warme, hochrote und knotige Schwellungen an den Streckseiten der Unterschenkel, Schwellungen sind druckschmerzhaft und haben eine teigige Konsistenz; evtl. begleitend Fieber oder Kopfschmerzen. Die Läsionen heilen nach einigen Tagen bis wenigen Wochen aus.

LERNTIPP

Prägen Sie sich die hochroten, teigigen und schmerzhaften Schwellungen an den Schienbeinen ein – danach fragt das IMPP gerne. Bei Kindern lässt sich häufig ein vorausgegangener Infekt der oberen Luftwege eruieren.

Therapie und Verlauf: Lokaltherapie mit Glukokortikoiden, Bettruhe, feuchte Umschläge, Kompressionsverbände und Gabe von NSAR, bei schwerem Verlauf kurzfristige systemische Glukokortikoidtherapie.

PRÜFUNGSHIGHLIGHTS

- ! **Erythema exsudativum multiforme:** Exanthem v. a. an Gesicht und Streckseiten der Extremitäten, erythematöse Ringe mit zentraler Papel oder Blase (ähnlich Schießscheiben), oft nach Einnahme von Medikamenten (Antibiotika) oder Infektionen.
- ! **Erythema nodosum:** prätibiale, druckschmerzhafte Schwellungen nach vorausgegangenem Infekt bzw. Penicillintherapie, spontanes Abheilen nach einigen Tagen.

19.6 Ichthyosis vulgaris

Ätiologie: autosomal-dominanter vererbter Defekt im Filaggrin-Gen.

Klinik: Manifestation ab der frühen Kindheit (etwa 3. Lebensmonat), Progredienz bis zur Pubertät; Prädilektionsstellen: Rumpf, Streckseiten der Extremitäten (→ große Beugen wie Achseln und Kniekehlen sind meist nicht betroffen, **Abb. 19.4**) und Ohrmuscheln. Hautbefund: fein- bis mittellamelläre, **festhaftende Schuppung**, die an Fischschuppen erinnert, trockene Haut (Xerose) und Hyperkeratosen (→ **verstärkte Linienzeichnung** an Handtellern und Fußsohlen); Befundbesserung im Sommer.

Diagnostik: klinischer Befund und Genanalyse.

Therapie: rein **symptomatisch**: Rückfettung und Aufweichen der Schuppen, Keratolyse, bei schweren Erkrankungsformen evtl. systemische Therapie mit oralen Retinoiden (v. a. Acitretin).

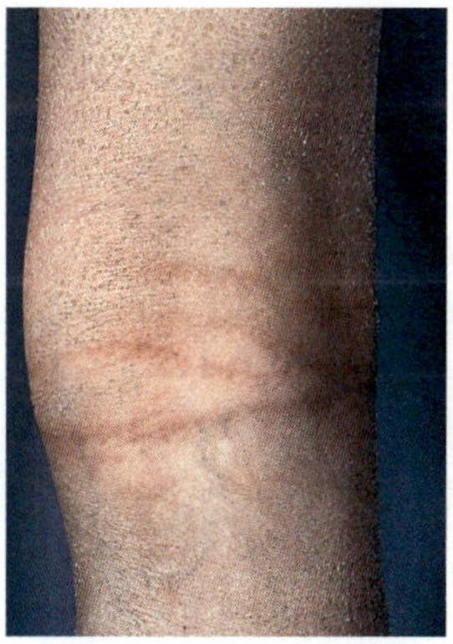

Abb. 19.4 **Ichthyosis vulgaris.** Die Kniekehlen werden von der feinlamellären Schuppung ausgespart. [aus Gortner, Meyer, Duale Reihe Pädiatrie, Thieme, 2018]

PRÜFUNGSHIGHLIGHTS

– ! **klinischer Befund bei Ichthyosis vulgaris:** feinlamelläre Schuppung unter Aussparung der großen Beugen, an Handflächen und Fußsohlen verstärkte Linienzeichnung, trockene Haut.

19.7 Acne vulgaris

Epidemiologie: häufigste Hauterkrankung, 90 % der Pubertierenden sind betroffen. Männer erkranken häufiger und meist schwerer als Frauen.

Ätiologie: relevante Faktoren sind: **genetische** Prädisposition, **hormonelle** Faktoren (Seborrhö, erhöhte Empfindlichkeit der Talgdrüsen gegen Androgene), bakterielle Besiedelung mit **Propionibacterium acnes.**

Klinik: Man unterscheidet 3 klassische Akneformen:

- **Acne comedonica:** Auftreten von Komedonen („Mitessern") v. a. im Gesicht
- **Acne papulopustulosa:** mittelschwere Verlaufsform, bei der die Papeln und Pusteln auch an Rücken, Brust, Dekolleté und Oberarmen auftreten können
- **Acne conglobata:** v. a. bei männlichen Jugendlichen; schwerste Form mit Knoten, Fistelungen und einschmelzenden Entzündungen, auch an weniger typischen Hautarealen mit Narbenbildung (→ erhebliche kosmetische Beeinträchtigung).

LERNTIPP

Prägen Sie sich ein, wie die unterschiedlichen **Akneformen** aussehen. Vor allem zur Maximalvariante, der **Acne conglobata**, hat das IMPP in der Vergangenheit schon öfters Bildbefunde gezeigt. Betroffen sind v. a. männliche Jugendliche im Gesicht und am Rücken.

Therapie:

- **Lokaltherapie**: initial mit Reinigungsmitteln, die synthetische Tenside, **Benzoylperoxid** oder Alkohol enthalten (→ Seborrhö ↓). Wirksam gegen die Hyperkeratose sind **Vitamin-A-Säure-Derivate**, bei deutlicher Entzündung lokale Antibiotika (z. B. **Doxycyclin**, Erythromycin und Clindamycin).
- bessert sich der Hautbefund nicht, zusätzlich zeitlich begrenzte, **systemische Antibiotikagabe** z. B. mit Minocyclin
- bei therapierefraktären Verläufen oder Vernarbungstendenz **systemische** Retinoide (bei Mädchen auf zuverlässige Kontrazeption achten → am besten mit oralen Kontrazeptiva mit antiandrogener Komponente).

19.8 Hämangiome

Ätiologie: benigne Kapillarneubildungen („Blutschwämme").

Klinik: **bläulich rote Knoten** (Blickdiagnose!), oft im Gesicht, fallen oft kurz nach der Geburt auf. Bei ungünstiger Lage evtl. **Komplikationen** (z. B. Amblyopie bei Lokalisation am Lid).

Verlauf und Therapie: Sie nehmen i. d. R. in den ersten 6 Lebensmonaten an Größe zu und bilden sich nach einer stationären Phase im Grundschulalter (ab 5. Lebensjahr) zurück. Bei rascher Zunahme und ungünstiger Lage: orale Kortisontherapie, β-Blocker (Propranolol), Kryo-/Lasertherapie oder Sklerosierung.

20 Nervensystem

20.1 Fehlbildungen von ZNS, Schädel und Rückenmark

Das ZNS und der umgebende Knochen beeinflussen sich gegenseitig in ihrer Entwicklung. Daher sind Fehlbildungen des Schädels oder der Wirbelsäule häufig mit Anomalien des Gehirns oder des Rückenmarks verknüpft. Angeborene Fehlbildungen von ZNS, Schädel und Rückenmark können schon bei pränatalen Ultraschalluntersuchungen auffallen.

20.1.1 Schädelfehlbildungen

Die Kraniosynostosen (S. 125) werden im Kap. Skelett und Muskulatur besprochen.

Mikrozephalus

Kopfumfang unterhalb der 3. Perzentile. Ursächlich ist ein vermindertes Wachstum des Gehirns. Mögliche Ursachen sind genetische Erkrankungen (Chromosomenanomalien), pränatale Infektionen oder eine mütterliche Toxämie während der Schwangerschaft. Postnatale Ursachen sind u. a. hypoxisch-ischämische Enzephalopathie, Hirnblutungen, Entzündungen, Stoffwechselentgleisungen oder Traumata. In über 90 % der Fälle findet sich eine psychomotorische Entwicklungsretardierung. Zerebralparese und Epilepsie können vorkommen.

Eine Mikrozephalie kann auch Resultat eines vorzeitigen Verschlusses der Schädelnähte sein oder ohne Krankheitswert familiär auftreten.

Makrozephalus

Kopfumfang oberhalb der 97. Perzentile. Eine Makrozephalie kann durch genetische Syndrome (z. B. Fragiles-X-Syndrom), intrauterine Infektionen (Toxoplasmose) oder durch Speicherkrankheiten bedingt sein. Beim Säugling kann eine intrakranielle Druckerhöhung (z. B. Hydrozephalus, Tumoren oder Hirnblutungen) zu einem Makrozephalus führen, solange die Schädelnähte noch nicht geschlossen sind.

Hydrozephalus

Pathogenese und Einteilung:

- Hydrocephalus occlusus/obstructivus (60 % d. F.): z. B. bei Fehlbildungen, Tumoren, Infektionen, Blutungen
- Hydrocephalus hypersecretorius: z. B. bei Plexuspapillom
- Hydrocephalus non-/aresorptivus: Verklebung arachnoidaler Villi (z. B. bei Entzündungen, Blutungen)
- Hydrocephalus e vacuo: kompensatorische Erweiterung der Liquorräume infolge von Hirnatrophie (Hirndruck normal).

Klinik:

- bei noch offenen Schädelnähten: rasche **Zunahme des Kopfumfangs,** große, **vorgewölbte vordere Fontanelle** und verzögerter Fontanellenschluss (nach 24. LM), **Sonnenuntergangsphänomen** (nach unten gerichtete Pupillen mit darüber sichtbaren Skleren, manchmal vertikale Blickparese), Strabismus, Unruhe, schrilles Schreien
- bei bereits geschlossenen Schädelnähten: Kopfschmerzen, Erbrechen, Verhaltensänderung

PRAXIS **Cave:** Bei einem unentdeckten Hydrozephalus kann es zu einer Herniation von Hirngewebe kommen.

Diagnostik: Die Diagnose kann klinisch gestellt und mittels bildgebender Verfahren des Gehirns (Sonografie, MRT) gesichert werden. Bei chronischem oder länger bestehendem Hydrozephalus kann eine Stauungspapille bestehen (→ fehlende Stauungspapille schließt intrakranielle Druckerhöhung aber nicht aus).

Therapie: Abhängig von der Ursache. Lässt sich die Ursache (z. B. ein das Ventrikelsystem verlegender Tumor) nicht beseitigen, kann die Anlage einer temporären oder dauerhaften Liquorableitung (sog. Shunt) indiziert sein. Am häufigsten wird bei Kindern ein ventrikuloperitonealer Shunt eingesetzt, wenn eine langfristige Liquorableitung notwendig ist. Liquorshunts erhöhen, wie alle einliegenden Fremdkörper, das Risiko für bakterielle Infektionen. Die am häufigsten nachgewiesenen Erreger sind Staphylokokken und gramnegative Stäbchen. Viele Kinder mit Liquorshunt machen in ihrem Leben eine oder mehrere Shuntinfektionen durch, die häufig einen Austausch des Shunts zur Folge haben.

20.1.2 Dysgenesien des ZNS

Holoprosenzephalie Unvollständige Differenzierung von Prosenzephalon (= Tel- + Dienzephalon). Die Holoprosenzephalie gehört zu den Mittelliniendefekten und kann mit genetischen Syndromen assoziiert sein. Risikofaktoren: frühe intrauterine Infektionen, Toxämie der Mutter, mütterlicher Diabetes mellitus.

Minder schwer betroffene Kinder haben bis auf eine Arhinenzephalie (Fehlen des Riechhirns) keine Symptome. Stärker betroffene Kinder sterben entweder intrauterin oder weisen eine z. T. schwere Entwicklungsretardierung mit Epilepsie und Mikrozephalie auf. Faziale Stigmata (Hypotelorismus, mediane LKG-Spalte, singulärer Schneidezahn) können vorhanden sein.

Balkenagenesie Agenesie/Aplasie des Corpus callosum. Aufgrund von anderen interhemisphärischen Verbindungen können betroffene Kinder symptomfrei sein. Auch ein schwerer Verlauf mit Epilepsie, mentaler Retardierung und zerebral bedingten Bewegungsstörungen ist möglich.

Lissenzephalie Störungen der Gyrierung der Großhirnrinde:

- Agyrie: mangelnde oder minimal ausgeprägte Gyrierung der Großhirnrinde.
- Pachygyrie: Anlage von nur breiten, plumpen Windungen der Großhirnrinde.

Als Risikofaktoren gelten Chromosomenanomalien, frühe intrauterine Infektionen oder Toxämie der Mutter.

Porenzephalie Lokale Hirnmissbildung („Höhlenbildung"), die auf eine prä- oder perinatale Durchblutungsstörung des Gehirns zurückzuführen ist. Ursprünglich angelegtes Hirngewebe geht nach dem Insult zugrunde, sodass sich eine liquorgefüllte Höhle bildet, die mit dem Ventrikelsystem kommuniziert.

20.1.3 Fehlbildungen von Strukturen der hinteren Schädelgrube

Kleinhirnhypoplasie Hypoplasie des gesamten Kleinhirns oder nur von Kleinhirnanteilen. Eine Kleinhirnhypoplasie kann bei verschiedenen genetischen Erkrankungen auftreten. Sie kann klinisch stumm sein oder zu einer Ataxie führen.

Dandy-Walker-Syndrom Fehlbildung des Kleinhirnwurms. Der 4. Ventrikel ist zystisch erweitert und kann das Tentorium cerebelli sowie der Confluens sinuum nach kranial verlagern. Ein Hydrozephalus kann vorkommen. Hauptsymptom ist die Ataxie.

Arnold-Chiari-Malformation Fehlbildung des Kleinhirns, bei der die Kleinhirntonsillen durch das Foramen magnum in den Spinalkanal verlagert sind. Es sind vier Typen (Schweregrade) bekannt, wobei die Arnold-Chiari-Malformation Typ 2 am häufigsten ist, da sie als assoziierte Fehlbildung bei der Spina bifida mit auftreten kann.

Die Arnold-Chiari-Malformation kann zu Liquorzirkulationsstörungen führen. Gelegentlich können Symptome einer Hirnstammkompression, wie Hirnnervenausfälle und Atemlähmung, auftreten. Die Arnold-Chiari-Malformation wird durch Anlage eines Liquorshunts therapiert, manchmal ist eine entlastende Operation (Dekompression der hinteren Schädelgrube) erforderlich.

PRÜFUNGSHIGHLIGHTS

- ! Liquorshunts erhöhen das Risiko **bakterieller Infektionen**.
- ! **Arnold-Chiari-Malformation Typ 2** kann als assoziierte Fehlbildung bei der **Spina bifida** mit auftreten. Klinisch können **Atemunregelmäßigkeiten** und erweitere Seitenventrikel auftreten.
- ! **Arnold-Chiari-Malformation:** Liquorzirkulationsstörung am kraniozervikalen Übergang.

20.1.4 Dysrhaphische Störungen (Neuralrohrdefekte)

Dysraphische Störungen sind die Folge eines defekten Neuralrohrschlusses. Man unterscheidet folgende Krankheitsbilder:

- **Anenzephalie:** Fehlen von Schädelkalotte und Großhirnhemisphären durch einen fehlenden Verschluss. Der Gesichtsschädel ist normal entwickelt. Anenzephale Kinder sind i. d. R. nur wenige Tage lebensfähig.
- **Enzephalozelen:** Unvollständiger Neuralrohrschluss mit medianer Vorwölbung von Hirnstrukturen bei intakter Haut. Enzephalozelen können operativ versorgt werden. Die betroffenen Kinder sind in der Regel behindert. Folgen einer Enzephalozele sind Mikro- und Hydrozephalus.
- **Spina bifida** (s. u.): knöcherner Defekt der Wirbelsäule mit Beinschmerzen, Gangstörung, Fußdeformitäten
- **Tethered-cord-Syndrom:** bindegewebige Verbindung zwischen Filum terminale und Rückenmarkshaut (→ Rückenmark ist in einer tieferen Position als üblich fixiert, „Syndrom der angebundenen Schnur").

Spina bifida

DEFINITION Dysraphische Fehlbildung der Wirbelsäule und evtl. des Rückenmarks durch einen unvollständigen Schluss des Neuralrohrs.

Epidemiologie und Ätiologie Die Häufigkeit liegt bei 1–3 ‰; Wiederholungsrisiko ca. 4 %. Die Ätiologie ist unklar; vermutlich Zusammentreffen von genetischen Faktoren und Umwelteinflüssen (Folsäuremangel). Assoziierte Fehlbildungen: Arnold-Chiari-Malformation Typ II (in 80–90 % d. F.) und Tethered-cord-Syndrom (selten):

Klinik: Es werden zwei Formen unterschieden (**Abb. 20.1**):

- **Spina bifida occulta**: Defekt des Wirbelbogens und evtl. des Rückenmarks. Die Haut ist über dem Defekt geschlossen. Äußerlich können Hautveränderungen wie Grübchen, Haarbüschel, Hyperpigmentierung etc. sichtbar sein.
- **Spina bifida aperta**/cystica: Die Haut ist über dem Defekt nicht verschlossen und Anteile der daruntergelegenen Gewebe wölben sich vor.
  - **Meningozele**: Vorwölbung der Rückenmarkshäute (10 %)
  - **Meningomyelozele**: Vorwölbung des mit seinen Häuten bedeckten Rückenmarks (90 %, **Abb. 20.2**)

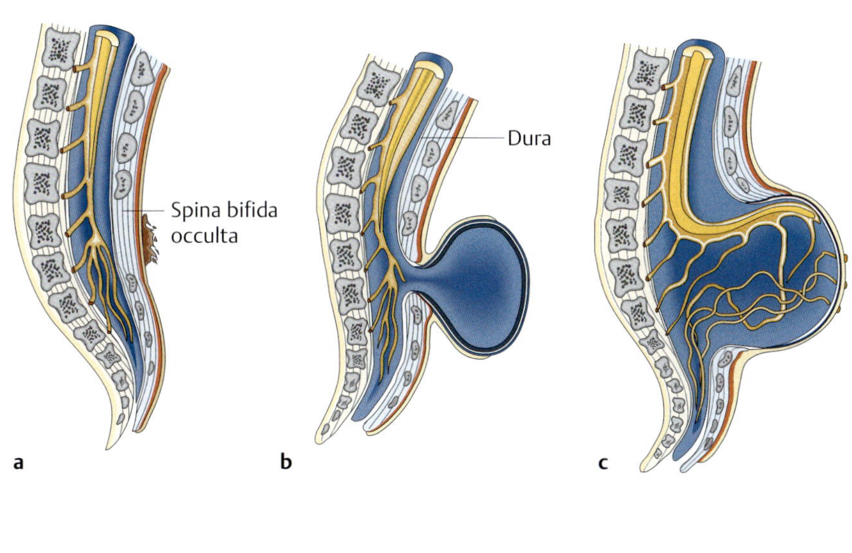

Abb. 20.1 **Spina-bifida-Formen. a** Spina bifida occulta. **b** Meningozele. **c** Meningomyelozele. [aus Niethard, Kinderorthopädie, Thieme, 2010]

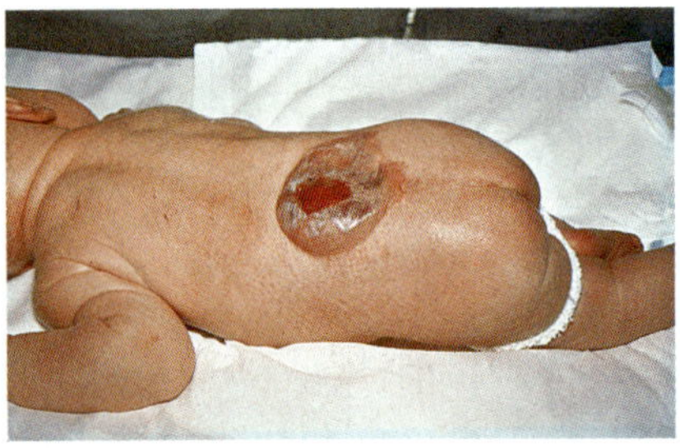

Abb. 20.2 **Neugeborenes mit lumbaler Meningomyelozele.** [aus Gortner, Meyer, Duale Reihe Pädiatrie, Thieme, 2018]

Die Symptomatik ist abhängig von der Höhe des Defekts (meist lumbal/sakral) und reicht von normalen neurologischen Funktionen bis hin zur kompletten oder inkompletten Querschnittslähmung mit Verlust der Blasen- und Mastdarmfunktion.

Diagnostik:
- Pränataldiagnostik: AFP im mütterlichen Blut ↑, Acetylcholinesterase ↑ im Fruchtwasser, Defektnachweis in der Pränatalsonografie, evtl. auch MRT
- körperliche Untersuchung: Bestimmung der Läsionshöhe
- Bildgebung: Besteht bei Hautveränderungen am Rücken der klinische Verdacht auf eine Spina bifida occulta, kann eine Sonografie durchgeführt werden. Mittels MRT sollte abgeklärt werden, ob ein Tethered-cord-Syndrom oder zerebrale Liquorzirkulationsstörungen vorliegen. Eine neurogene Blasenstörung sollte mittels Ultraschall und Miktionszysturethrogramm abgeklärt werden.

Therapie und Prognose: bei pränatal bekannten Fehlbildungen muss eine Sectio erwogen werden.

Bei einer Spina bifida occulta ist nur bei neurologischen Ausfällen eine Operation erforderlich; offene Neuralrohrdefekte müssen dagegen sofort nach der Geburt (innerhalb der ersten 48 h) chirurgisch versorgt werden (operativer Verschluss der offenen Neuralrohrplatte mit Hautdeckung). Eine Komplikation nach der OP ist eine Perfusionsstörung des Hautlappens.

Besteht gleichzeitig ein Hydrozephalus, kann durch eine interne oder (vorübergehende) externe Ventrikeldrainage behandelt werden. Die meisten Patienten bedürfen einer dauerhaften urologischen (neuropathische Blase) und orthopädischen Begleittherapie.

Die langfristige Therapie erfolgt multidisziplinär mit Physiotherapie, Ergotherapie, Frühförderung sowie neuropädiatrischer Behandlung.

LERNTIPP !

Das IMPP hat in der Vergangenheit eine Abbildung nach einer plastischen Deckung der Meningomyelozele gezeigt. Die Aufnahme wurde am 1. postoperativen Tag angefertigt und zeigt eine Perfusionsstörung des Hautlappens (Hautlappen verfärbt sich livide). Gleichzeitig sind bei dem betroffenen Kind auch die Entzündungswerte erhöht (Akute-Phase-Reaktion), was einerseits die Folge der Operation an sich, andererseits auch die Folge der schlechten Hautlappenperfusion sein kann.

Durch eine adäquate Behandlung bessern sich die Überlebenschancen der Kinder deutlich. Die 5-Jahres-Überlebensrate beträgt etwa 95 %, allerdings lernen nur 12 % der Kinder normal gehen.

PRÜFUNGSHIGHLIGHTS ✗

Spina bifida
- ! Eine **offene** Spina bifida sollte innerhalb der **ersten 48 h** nach der Geburt **operiert** werden.
- !! Pränataldiagnostik: Bei Neuralrohrdefekten ist die Konzentration von α-Fetoprotein (AFP) im mütterlichen Blut erhöht; außerdem: Acetylcholinesterase im Fruchtwasser ↑; geeignete Bildgebung: Sonografie, evtl. auch MRT; Sectio erwägen
- ! **postoperative Komplikation:** livide Verfärbung des Hautlappens infolge einer Minderperfusion
- ! Durch die operative Behandlung bessern sich die Überlebenschancen der Kinder deutlich.

20.1.5 Infantile Zerebralparese (ICP)

Ätiologie: frühkindliche Hirnschädigung:
- **pränatale Ursachen**: chromosomale Störungen, Infektionen, Hypoxie, Blutgruppenunverträglichkeit
- **perinatale Ursachen:** Frühgeburt, Hypoxie (hypoxisch-ischämische Enzephalopathie, periventrikuläre Leukomalazie), Hirnblutung, Geburtsverletzungen, Medikamente, Kernikterus
- **postnatale Ursachen**: Meningoenzephalitis, Hirninfarkt, Tumoren, metabolische Veränderungen, Traumata.

Klinik: am häufigsten (90 %) spastische ICP→ abnorm erhöhter Muskeltonus, gesteigerte Muskeleigenreflexe, positive Pyramidenbahnzeichen, abnorme Haltung (Zehenspitzengang durch Spitzfuß-Stellung; Innenrotation und Adduktion in der Hüfte; Pronation und Flexion im Unterarm); bi- oder unilaterales Auftreten → häufigste Form bei Frühgeborenen: spastische Diplegie.

Seltene Formen: dyskinetische ICP (6 %), ataktische ICP (4 %).

Begleitsymptome sind mentale Retardierung, Hör- und Sehstörungen, Epilepsie, gastroösophagealer Reflux, Essstörungen, Ernährungsschwierigkeiten, Sprachstörungen sowie Verhaltensauffälligkeiten (ADHS, Lernstörungen).

Diagnostik: klinische Diagnose → POSTER-Kriterien: P: abnorme Haltungs- und Bewegungsmuster (**p**osturing), O: **o**ropharyngeale Probleme (Schluck-, Sprachstörungen), S: **S**ehstörungen (Strabismus), T: abnormer Muskel**t**onus (hyperton oder hypoton), E: **E**ntwicklungsstörungen (u. a. Persistenz der Primitivreflexe), R: **Re**flexe (gesteigerte Muskeleigenreflexe)

Bildgebung zur Darstellung der Hirnschädigung (Sonografie durch die Fontanelle, MRT).

Therapie: so früh wie möglich Physio- und Ergotherapie, außerdem Logopädie und Versorgung mit und Seh-/Hörhilfen; medikamentöse Möglichkeiten gegen die Spastik sind Baclofen oder Injektionen von Botulinumtoxin.

Prognose i. d. R. auch bei frühzeitiger Therapie bleibende Behinderung, ICP ist aber keine progrediente Erkrankung (Symptome, z. B. Kontrakturen, können sich jedoch verschlimmern).

PRÜFUNGSHIGHLIGHTS ✗

- ! **infantile Zerebralparese:** gesteigerte Muskeleigenreflexe, positive Pyramidenbahnzeichen sowie pathologische Bewegungsmuster (z. B. Zehenspitzengang durch Spitzfuß-Stellung). Risiko v. a. bei Frühgeburtlichkeit.

20.2 Meningitis

Ätiologie: Viren sind die häufigsten Erreger bei Kindern (ca. 90 % der Infektionen), dabei stehen Enteroviren (v. a. ECHO-Viren und Coxsackieviren), FSME- und Mumpsviren im Vordergrund; weitere Viren: VZV, HSV, EBV, CMV, Röteln- und Masernvirus (meistens als [Meningo-]Enzephalitis).

Die bakteriellen Erreger unterscheiden sich je nach Lebensalter:

- **Neugeborene:** B-Streptokokken (in den ersten Lebenstagen), gramnegative Enterobakterien (E. coli), Listerien, selten Staphylokokken oder Klebsiellen
- **Säuglinge, Kinder:** bevorzugt Meningo- und Pneumokokken, bei Ungeimpften Haemophilus influenzae, selten Borrelien
- **Jugendliche:** Meningokokken, seltener Pneumokokken, Borrelien, Mykoplasmen.

Klinik: v. a. beim jungen Kind nur unspezifische Symptome:

- beim **Neugeborenen:** eher Sepsis-ähnliche Symptomatik (blassgraues Hautkolorit, Lethargie oder Hyperexzitabilität, Berührungsempfindlichkeit, Krampfanfälle, gespannte Fontanelle), zusätzlich können sie schrill schreien und erbrechen; oft kein Fieber, sondern Hypothermie.
- bei **Säuglingen:** Fieber, Erbrechen, Krampfanfälle, Berührungsempfindlichkeit
- bei **Kindern/Jugendlichen:** Fieber, Erbrechen, Kopfschmerzen, Nackensteife/Meningismus, Lichtscheu.

Diagnostik:

- neurologische Diagnostik: bei älteren Kindern Meningismuszeichen (meningitische Zeichen wie Nackensteifigkeit finden sich umso seltener, je jünger die Kinder sind; sie sind oft erst ab dem Kleinkindalter nachweisbar und nicht obligat!)
- Liquordiagnostik:
  - bakterielle Meningitis: eitrig trüber Liquor, starke Pleozytose (massenhaft neutrophile Granulozyten), deutliche Erhöhung von Eiweiß und Laktat, erniedrigte Glukosekonzentration
  - virale Meningitis: mäßige lymphomonozytäre Pleozytose sowie Plasmazellen; Eiweiß, Laktat und Glukose nur wenig verändert
- Blutentnahme (Differenzialblutbild, CRP) und -kultur, evtl. serologische Diagnostik (z. B. FSME, Borrelien), ggf. PCR.

Therapie:

- bei V. a. **bakterielle Meningitis** umgehende empirische i. v.-Antibiotikatherapie (direkt nach Liquor- und Blutentnahme):
  - Frühgeborene, Neugeborene: Cefotaxim plus Ampicillin (evtl. plus Gentamicin bei Schwerstkranken)
  - Kleinkinder, Kinder, Jugendliche: Cephalosporine der 3. Generation (Ceftriaxon oder Cefotaxim)
  - plus **adjuvante Glukokortikoidtherapie**: erste i. v.-Dexamethasongabe kurz vor oder zusammen mit Beginn der Antibiotikagabe
- bei **Virusmeningitis**: symptomatische Therapie.

Prognose:

- Sie ist von der Art des Erregers und dem Alter des Kindes abhängig und bei bakterieller Meningitis auch unter optimaler Therapie ernst.
- Zu den möglichen Spätfolgen zählen u. a. Hörstörungen (v. a. nach Pneumokokkenmeningitis).

PRÜFUNGSHIGHLIGHTS

Meningitis

- ! Beim **Neugeborenen** wird die bakterielle Meningitis häufig durch **E. coli** ausgelöst.
- ! Bei **älteren Kindern** besteht eine höhere Wahrscheinlichkeit, einen **Meningismus mit Nackensteifigkeit** nachweisen zu können, als bei Säuglingen und Kleinkindern.
- ! **Liquorbefund bei bakterieller Meningitis:** Glukosekonzentration erniedrigt (im Verhältnis zur Glukose-Serum-Konzentration)
- ! bei Verdacht auf eine bakterielle Meningitis sofortige **i. v.-Antibiotikatherapie** (jenseits der Neugeborenenperiode: Cefotaxim i. v.)
- ! zudem kurz vor oder zusammen mit Beginn der Antibiotikatherapie Gabe von **Dexamethason i. v.**
- ! Vor allem nach **Pneumokokkenmeningitis** können **Hörstörungen** als Folgekrankheit auftreten.

20.3 Fazialisparese

LERNTIPP !

Die Fazialisparese lernen Sie im Skript Neurologie. Im Zusammenhang mit der Pädiatrie sollten Sie sich merken, dass eine Borrelieninfektion die häufigste Ursache für eine Fazialisparese im Kindesalter ist. Daher sollten Sie bei einem Kind mit einer peripheren Fazialisparese diagnostisch eine Borrelien-Serologie bzw. entsprechende Liquoruntersuchung durchführen.

20.4 Epileptische Anfälle und Epilepsiesyndrome

LERNTIPP !

Epilepsien entwickeln sich nicht selten bereits im Kindesalter. Diese sind in den meisten Fällen idiopathisch bei bestehender genetischer Disposition. Es gibt einige typische Epilepsiesyndrome, die in einem bestimmten Lebensalter auftreten. Verschaffen Sie sich einen guten Überblick über die folgenden Epilepsieformen. Ausführliches zum Thema Epilepsie erfahren Sie im Skript Neurologie.

Ätiologie: Epileptische Anfälle können idiopathisch (häufigste Form), symptomatisch (als Folge morphologischer Veränderungen) oder kryptogen (Ursache nicht belegbar) auftreten. Bei Kindern sind symptomatische Anfälle häufig zurückzuführen auf Fieber, Infektionen, frühkindliche Hirnschäden, Traumata oder angeborene Ursachen wie Stoffwechselerkrankungen sowie Phakomatosen.

Die Anfälle können provoziert werden durch Elektrolytentgleisungen, Schlafentzug, Fieber, Alkohol, Medikamente, Hyperventilation sowie Flackerlicht.

Diagnostik: Abb. 20.3 zeigt typische EEG-Befunde.

Therapie: Man unterscheidet:

- **Akuttherapie:** Diazepam oder Clonazepam rektal oder i. v.; bei Status epilepticus Phenytoin, Valproat, Phenobarbital oder Levetiracetam i. v.
- **Anfallsprophylaxe:** s. bei den jeweiligen Formen.

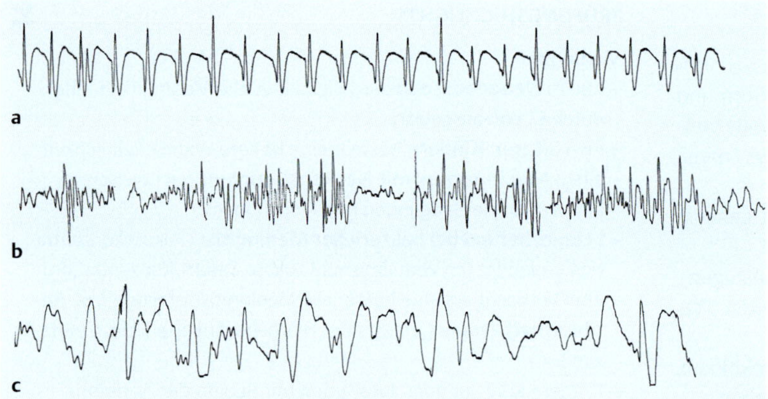

Abb. 20.3 **EEG-Befunde bei Epilepsie.**
a Absence: Typische 3/s-Spike-Wave-Komplexe. [aus Masuhr, Neumann, Duale Reihe Neurologie, Thieme, 2013]
b Grand-mal-Anfall: Spikes. [aus Masuhr, Neumann, Duale Reihe Neurologie, Thieme, 2013]
c BNS-Krämpfe: Hypsarrhythmie. [aus Masuhr, Neumann, Duale Reihe Neurologie, Thieme, 2013]

20.4.1 Primär generalisierte Epilepsie

Grand-mal-Epilepsie

Klinik: generalisierte tonisch-klonische Anfälle, evtl. mit vorausgehender Aura: plötzlicher Bewusstseinsverlust (Sturz → Verletzungsrisiko!), Dauer der Anfälle rund 1 min; Begleitsymptome während des Anfalls: lateraler **Zungenbiss**, **Einnässen** und subkonjunktivale Einblutung, weite, lichtstarre Pupillen; postiktale Schläfrigkeit und Verwirrtheit, evtl. postiktale kortikale Funktionsstörung.

Diagnostik: EEG: Spikes.

Therapie: Valproat, Lamotrigin oder Levetiracetam.

Absencen

Epidemiologie und Ätiologie: häufigste Epilepsieform im Schulalter (Manifestationsalter 2.–12. Lebensjahr); idiopathische Anfälle vermutlich mit genetischer Komponente.

Klinik: plötzliche, kurzdauernde (wenige Sekunden) Bewusstseinsstörung, die sich häufig wiederholt. Die Kinder unterbrechen ihre Tätigkeiten kurzzeitig und nehmen sie nach dem Anfall wieder auf. In der Schule zeigen die Kinder häufige Phasen von Unaufmerksamkeit und geistiger Abwesenheit, welche auf die Anfälle zurückzuführen sind.

Diagnostik: typischer EEG-Befund mit generalisierten 3/s-Spike-Wave-Komplexen. Das kraniale MRT ist üblicherweise unauffällig.

LERNTIPP !

Denken Sie an eine **Absence**, wenn der Lehrer berichtet, dass das Schulkind oft für kurze Momente verträumt sei, wie abwesend wirke und man es dann auch nicht ansprechen könne. Es handelt sich dabei um eine kurze Bewusstseinsstörung (5–30 s), während deren die Tätigkeit unterbrochen wird (z. B. Kind hört auf zu sprechen oder spielen). Nach der kurzen „Abwesenheit“ nimmt das Kind die Tätigkeit wieder ganz normal auf.

Therapie: Therapie der Wahl sind Ethosuximid und Valproat, bei Unverträglichkeit ist Lamotrigin angezeigt.

Prognose: Bei adäquater Therapie ist die Prognose gut: Bei Anfallsfreiheit und EEG-Sanierung kann nach 3–5 Jahren versucht werden, die Medikamente abzusetzen.

Juvenile myoklonische Epilepsie (Impulsiv-Petit-mal-Epilepsie)

Epidemiologie und Ätiologie: Manifestationsalter 12.–25. Lebensjahr; idiopathische Ursache.

Klinik: kurze Zuckungen v. a. der Extremitätenmuskulatur und sekundärer Tonusverlust, kein Bewusstseinsverlust; Auslöser sind Alkohol, Flackerlicht oder Schlafmangel; im Verlauf Entwicklung eines tonisch-klonischen Anfalls.

Diagnostik: EEG: Polyspike-Wave-Komplexe.

Therapie: Valproat, alternativ ab 16 Jahren Levetiracetam.

Aufwach-Grand-mal-Epilepsie

Epidemiologie und Ätiologie: Manifestationsalter 12.–25. Lebensjahr; genetische Komponente.

Klinik: generalisierte tonisch-klonische Anfälle (auch Absencen oder myoklonische Anfälle möglich) 1–2 h nach dem morgendlichen Aufwachen (seltener Auftreten abends bei Müdigkeit).

Diagnostik: EEG: Spike-Waves.

Therapie: Valproat, alternativ Lamotrigin.

Myoklonisch-astatische Epilepsie

Epidemiologie und Ätiologie: Manifestationsalter 1.–6. Lebensjahr; genetische oder organische Ursache.

Klinik: myoklonische (an den Schultermuskeln) und astatische (Tonusverlust) Anfälle mit Stürzen; außerdem Absencen; bei wiederholten Anfällen geistige Entwicklungsverzögerung.

Diagnostik: EEG: Spike-Waves und Polyspikes.

Therapie: Valproat.

Blitz-Nick-Salaam-Anfälle (West-Syndrom, BNS-Epilepsie)

Epidemiologie und Ätiologie: Manifestation im Säuglingsalter; ursächlich sind überwiegend organische Störungen (z. B. zerebrale Entwicklungsstörungen, peri-/postnatale Hypoxien bzw. Blutungen).

Klinik: kurze Zuckungen der Extremitäten und Kopfnicken (Verkrampfung der Nackenmuskeln), Hochwerfen der Arme und schnelle Beugung von Kopf und Rumpf; Anfälle dauern wenige Sekunden und sind unbeeinflusst von äußeren Einflüssen, Auftreten in Serien möglich.

Diagnostik: EEG: Hypsarrhythmie.

Therapie: ACTH oder Kortikosteroide; schlechte Prognose.

Lennox-Gastaut-Syndrom

Epidemiologie und Ätiologie: Manifestation zwischen 2. und 8. Lebensjahr; ursächlich sind überwiegend organische Störungen (z. B. zerebrale Entwicklungsstörungen, peri-/postnatale Hypoxien bzw. Blutungen).

Klinik: unterschiedliches Bild: tonisch-myoklonische Anfälle, Anfälle mit Stürzen, Absencen; hohe Anfallsfrequenz.

Diagnostik: EEG: slow Spike-Wave-Muster.

Therapie: ACTH oder Kortikosteroide; schlechte Prognose.

20.4.2 Fokale Epilepsie

Einfache und komplexe fokale Epilepsie

Einfach-fokale Anfälle: variable Symptome, vorübergehende, teilweise kombinierte motorische (z. B. Muskelzuckungen, die sich auch ausbreiten können → Jackson-Anfall), sensible, sensorische und vegetative (z. B. Blässe, Erröten, Speichelfluss) Störungen; Patienten sind bei vollem Bewusstsein. Nach dem Anfall ist der betroffene Muskel vorübergehend gelähmt (Todd-Lähmung), evtl. besteht auch eine Sprachhemmung. Ursachen: unterschiedliche ZNS-Läsionen.

Komplex-fokale Anfälle: Diese beginnen häufig mit einer Aura („komisches Gefühl"). Die Anfälle selbst äußern sich mit stereotypen Bewegungen, vegetativen Symptomen, starrem Blick und langer Reorientierungsphase. Meistens besteht eine Amnesie für das Ereignis. Häufigste Ursache: Läsion des Temporallappens.

Primär fokale Anfälle können sekundär generalisieren.

Rolando-Epilepsie

Epidemiologie und Ätiologie: idiopathische Temporallappenepilepsie im Kindesalter (Manifestation: 5.–9. Lebensjahr) → häufigste fokale Epilepsie bei Kindern; genetische Ursache.

Klinik: einfach fokaler Anfall mit motorischen (z. B. Pharynxmuskulatur) und sensorischen Störungen im Gesicht, Bewusstsein ist erhalten, Beginn oft im Schlaf, nach dem Anfall besteht oft eine Sprachhemmung.

Diagnostik: EEG: zentrotemporales Sharp-Wave-Muster.

Therapie: Sultiam.

PRÜFUNGSHIGHLIGHTS

Epilepsie
- ! **Erkrankungsbeginn** der verschiedenen Epilepsieformen: Absence-Epilepsie 2.–12. Lebensjahr, Blitz-Nick-Salaam-Krämpfe: Säuglingsalter, Impulsiv-Petit-mal: 12.–25. Lebensjahr, myoklonisch-astatische Epilepsie: 1.–6. Lebensjahr, Rolando-Epilepsie: 5.–9. Lebensjahr

Absencen
- ! Absencen sind primär generalisierte Epilepsien.
- ! **Klinik:** Kind fällt in der Schule durch kurze, aber häufige Phasen von Unaufmerksamkeit und geistiger Abwesenheit auf, obwohl es sich sehr bemüht, am Unterricht aufmerksam teilzunehmen.
- Diagnostik:
  - ! EEG: **3/s-Komplexe**
  - ! üblicherweise Normalbefund im kranialen MRT
- ! Therapie der Wahl bei Absencen ist **Valproat**, bei Unverträglichkeit sind Ethosuximid oder Lamotrigin angezeigt.
- ! Bei adäquater Therapie ist die Prognose gut: Bei Anfallsfreiheit und EEG-Sanierung kann nach 3–5 Jahren versucht werden, die Medikamente abzusetzen.

BNS-Epilepsie
- ! Säugling mit kurzen Zuckungen der Extremitäten und Kopfnicken (Verkrampfung der Nackenmuskeln), Hochwerfen der Arme und schneller Beugung von Kopf und Rumpf; Anfälle dauern wenige Sekunden; ohne äußere Einflüsse, Auftreten in Serien möglich.

20.5 Phakomatosen (neurokutane Erkrankungen)

DEFINITION Gruppe von hereditären Krankheitsbildern, die durch ektodermale Dysplasien gekennzeichnet sind. Charakteristisch sind tumorartige Wucherungen, sog. Hamartome, an der Haut, im ZNS und an anderen Organen.

Einteilung:
- **Neurofibromatosen**:
  - Neurofibromatose Typ 1 (NF1 = Morbus Recklinghausen): periphere Neurofibromatose
  - Neurofibromatose Typ 2 (NF2): zentrale Neurofibromatose
- **tuberöse Sklerose** (Morbus Bourneville-Pringle)
- Angiophakomatosen:
  - **Morbus Sturge-Weber**, enzephalotrigeminale Angiomatose
  - **von-Hippel-Lindau-Syndrom**
- **Ataxia teleangiectatica** (Louis-Bar-Syndrom).

Epidemiologie und Ätiologie: Die Neurofibromatose Typ 1 ist die häufigste Phakomatose. Alle Phakomatosen werden autosomal-dominant mit hoher Penetranz und variabler Expressivität vererbt (Ausnahme: Ataxia teleangiectatica → autosomal-rezessiv). In über 50 % der Fälle liegen Spontanmutationen vor. Bei der Neurofibromatose Typ 1 führen ganz überwiegend Punktmutationen zum Funktionsverlust des Gens. Typ 1 **Tab. 20.1** gibt einen Überblick.

Diagnostik: klinischer Befund und bildgebende Verfahren. Damit die Diagnose Morbus Recklinghausen gestellt werden kann, müssen 2 der folgenden Befunde vorliegen:
- ≥ 6 Café-au-lait-Flecken: präpubertärer Fleckendurchmesser ≥ 0,5 cm, postpubertärer Durchmesser ≥ 1,5 cm.
- ≥ 2 Neurofibrome
- N.-opticus-Gliome
- Lisch-Knötchen (**Abb. 20.4**)
- sommersprossähnliche Veränderungen in den Axillen
- Knochenbeteiligung
- Diagnose Morbus Recklinghausen bei den Eltern (bzw. eigenen Kindern).

Tab. 20.1 Überblick über die Phakomatosen

Erkrankung	Häufigkeit	Klinik und Pathologie
Neurofibromatose Typ 1 (Morbus Recklinghausen)	1:2500	multiple **Neurofibrome** (kutan, epikutan, subkutan, auch plexiform möglich), **Café-au-lait-Flecken** (meist ab Geburt), hyperpigmentierte Maculae v. a. in der Axilla (**axillary freckling**), ossäre Dysplasien, Neurinome, Irisknötchen (**Lisch-Knötchen, Abb. 20.4**), **Optikusgliome**, Kyphoskoliose, mentale Retardierung.
Neurofibromatose Typ 2	1:40 000	bilaterale Akustikusneurinome (Hörverlust), multiple Meningeome, Hautneurinome, Neurofibrome im Bereich der Haut und im Spinalkanal.
Morbus Bourneville-Pringle (tuberöse Sklerose)	1:6000	blattförmige, amelanotische Nävi (Leukoderme, bereits im 1. Lebensjahr), **verkalkende Gliawucherungen** (Tuberome, meist an der Ventrikelwand oder im Hirnparenchym), Riesenzellastrozytome, **Epilepsie** (BNS-Anfälle), motorische und **mentale Retardierung**, **Adenomata sebacea** auf Nasenrücken und Wangen (stecknadelkopfgroße, symmetrische gelblich-bräunliche Effloreszenzen), polyzystische Nieren, Rhabdomyome, Neurofibrome oder Hämangiome an Herz und Nieren, peri- und subunguale Fibrome (Koenen-Tumoren), Lymphangioleiomyomatose der Lunge (nur bei Frauen).
Morbus Sturge-Weber	1:50 000	**unilateraler kongenitaler Naevus flammeus** im Trigeminusgebiet, (fokale) Epilepsie, Entwicklungsverzögerung, Glaukom, Angiomatose der zerebralen Venen (einseitig), ggf. Zerebralparese (spastische Hemiplegie).
Morbus von Hippel-Lindau	1:40 000	Angiomatosis retinae, Hämangioblastome im Kleinhirn, Hirnstamm und Rückenmark, Nierenzysten, Nierenkarzinome, Pankreaszysten, Phäochromozytome, Nebenhodenzystadenome.
Louis-Bar-Syndrom	1:40 000	Ataxie durch Kleinhirnatrophie, Athetose, konjunktivale und kutane Teleangiektasien, psychomotorische Retardierung, Immundefekt mit Infektanfälligkeit, Hypogonadismus.

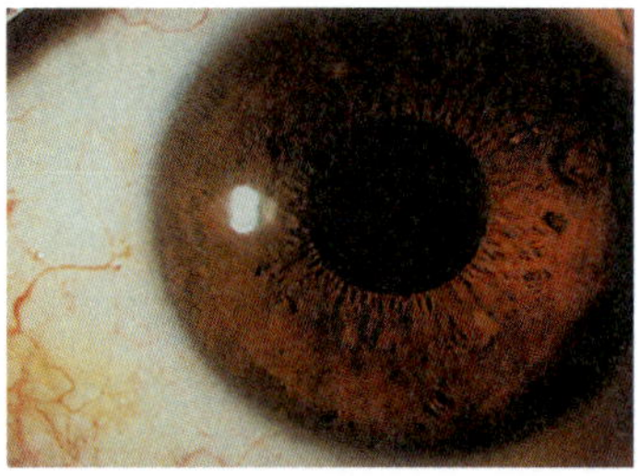

Abb. 20.4 **Lisch-Knötchen bei Morbus Recklinghausen.** Kleine weiße bis pigmentierte Irisknötchen. [aus Burk, Burk, Checkliste Augenheilkunde, Thieme, 2018]

Therapie und Prognose: Die Therapie erfolgt symptomatisch. Raumfordernde ZNS-Tumoren werden neurochirurgisch entfernt (Cave: Dies kann auch weiteres Wachstum induzieren!). Durch das erhöhte Tumorrisiko ist die Lebenserwartung eingeschränkt. Die tuberöse Sklerose hat insgesamt eine schlechte Prognose.

PRÜFUNGSHIGHLIGHTS

Neurokutane Erkrankungen

- **!!! Neurofibromatose Typ 1:** Café-au-lait-Flecken, Irisknötchen (sog. Lisch-Knötchen), Optikusgliome
- **!** NF1 wird **autosomal-dominant** vererbt. Ist ein Elternteil Mutationsträger, liegt die Mutation bei dessen Kindern zu 50 % vor.
- **!** Die Mutation des NF1-Gens ist in den meisten Fällen eine **Punktmutation.**
- **!! tuberöse Sklerose:** BNS-Epilepsie, weiße (depigmentierte) blattförmige Flecken, zerebrale Verkalkungen, Rhabdomyom des Herzens, Angiomyolipome der Nieren, Adenomata sebacea im Gesicht
- **! Sturge-Weber-Syndrom:** einseitiger Naevus flammeus, epileptische Anfälle
- **! Louis-Bar-Syndrom:** Assoziiert ist ein Immundefekt.

21 Tumorerkrankungen

21.1 Hirntumoren

Epidemiologie: Tumoren des zentralen Nervensystems machen im Kindesalter etwa 20 % der malignen Erkrankungen aus und sind damit nach den Leukämien die zweithäufigsten Malignome und die häufigsten soliden Tumoren im Kindesalter. Inzidenz: 2–4:100 000.

Am häufigsten sind astrozytische Tumoren (Gliome = Astrozytome), die man wiederum in niedergradige (Gliome WHO Grad I und II) und höhergradige (Gliome WHO Grad III und IV [Glioblastom]) unterteilt. Die zweithäufigsten Hirntumoren sind primitiv neuroektodermale Tumoren (PNET), v. a. das Medulloblastom (embryonaler Tumor). **Tab. 21.1** zeigt die Häufigkeitsverteilung von Hirntumoren im Kindesalter.

Klinik: Symptome hängen vom Tumorsitz ab. Bei Kindern sind Tumoren häufig in der hinteren Schädelgrube lokalisiert (v. a. Medulloblastom), sodass es frühzeitig zu Hirndrucksymptomen kommt: morgendlichem Nüchternerbrechen und Kopfschmerzen. Weitere Symptome können z. B. epileptische Anfälle oder weitere neurologische Ausfälle (Lähmungen, Sensibilitätsstörungen, Sehstörungen, Blasenfunktionsstörung) sein. Tumoren mit Nähe zur Hypophyse können hormonelle Symptome hervorrufen (z. B. Diabetes insipidus und Wachstumsverzögerung bei Kraniopharyngeom).

LERNTIPP !

Klagt ein Kind über Sehstörungen und trinkt es vermehrt, sollten Sie an ein Kraniopharyngeom denken.

Diagnostik:
- neurologischer Status, Augenhintergrundspiegelung (Stauungspapille?)
- Bildgebung: CT/MRT → Vor allem bei Tumoren mit häufiger Absiedelung in den Spinalkanal (Medulloblastom!) auch MRT des **Rückenmarks**
- Liquordiagnostik (Cave: Bei erhöhtem Hirndruck darf keine Liquorpunktion erfolgen, da Hirngewebe eingeklemmt werden kann!)
- Biopsie und histologische Beurteilung: zur endgültigen Diagnosesicherung (in Ausnahmefällen nicht erforderlich)
- weitere: z. B. Hormonstatus, EEG.

Therapie: abhängig vom Tumor und von dessen Lokalisation. Angestrebt wird primär die vollständige Tumorentfernung. Adjuvant oder bei Inoperabilität wird eine Bestrahlung durchgeführt (bei Kindern < 3 Jahren kraniale Bestrahlung möglichst vermeiden), bei Medulloblastom wird wegen der Metastasierungsgefahr auch der Spinalkanal mitbestrahlt. Bei Medulloblastom bzw. höhergradigen Gliomen wird adjuvant außerdem eine Chemotherapie durchgeführt.

PRÜFUNGSHIGHLIGHTS

Kraniopharyngeom
- ! **Klinik:** Diabetes insipidus, Wachstumsverzögerung, Sehstörungen, in der Bildgebung: supraselläre Verkalkungen

Medulloblastom
- ! Ursprung: **embryonaler Tumor**
- !! frühzeitige **Hirndrucksymptome** (Erbrechen, Kopfschmerzen)
- ! **Diagnostik:** spinale MRT, um nach Tumorabsiedelungen im Rückenmark zu fahnden
- ! **Therapie:** postoperative kraniospinale Radiatio, um auch evtl. Absiedelungen in den Spinalkanal zu erwischen
- ! bevorzugte Lage: **Zerebellum** (Kleinhirnwurm)

21.2 Nephroblastom (Wilms-Tumor)

Epidemiologie: häufigster Nierentumor im Kindesalter; Inzidenz von 1:100 000; Häufigkeitsgipfel zwischen 1. und 4. Lebensjahr.

Ätiologie: Bei 30 % der Patienten findet sich eine **Mutation** im Wilms-Tumor-Suppressor-Gen (**WT 1-Gen**). Wilms-Tumoren sind zudem mit verschiedenen Fehlbildungen (z. B. Aniridie, urogenitale Fehlbildungen, Hemihypertrophie) und Syndromen (z. B. Wiedemann-Beckwith-Syndrom) assoziiert. Nicht selten besteht eine Nephroblastomatose (persistierendes, abnormales embryonales Gewebe), die entarten kann.

Einteilung: Das Nephroblastom wird in 5 Stadien eingeteilt (**Tab. 21.2**).

Histologisch werden niedrig-, intermediäre und hochmaligne Tumoren unterschieden. In 80 % d. F. liegt ein Standardrisiko, d. h. eine intermediäre Malignität vor. Metastasen entstehen v. a. in Lunge, Lymphknoten, Leber, Retroperitonealraum und Knochen. Wilms-Tumoren können in die Nierenvene einwachsen und weiter bis in die V. cava inferior vordringen.

Tab. 21.1 Epidemiologie von Hirntumoren im Kindesalter

Hirntumoren	Häufigkeit	bevorzugte Lage
Gliome (meist Astrozytome)	30–40 %	niedergradige Gliome: Zerebellum und N. opticus; höhergradige Gliome: Zerebrum und Hirnstamm
Ependymome	10–15 %	4. Ventrikel
Medulloblastome	15–20 %	Zerebellum (Kleinhirnwurm)
Kraniopharyngeome	8–10 %	Sellaregion (intra- oder suprasellär)

Tab. 21.2 Stadieneinteilung des Nephroblastoms (International Society of Pediatric Oncology)

Stadium	Merkmale
I	Der Tumor ist auf eine Niere beschränkt und kann vollständig entfernt werden. Die Nierenkapsel wird nicht überschritten.
II	Der Tumor überschreitet die Nierenkapsel. Er kann vollständig entfernt werden.
III	Der Tumor überschreitet die Nierenkapsel und kann nur unvollständig entfernt werden. Lokale Lymphknoten sind befallen.
IV	Es existieren Fernmetastasen in Lunge, Leber, Knochen und Gehirn.
V	bilaterales Nephroblastom

Klinik: Zunahme des Bauchumfangs, einseitig vorgewölbtes Abdomen („schwierig, den Hosenbund zu schließen"), Bauchschmerzen, Obstipation, selten arterielle Hypertonie und Hämaturie. Allgemeinsymptome sind Müdigkeit und verminderte körperliche Belastbarkeit.

LERNTIPP !

Bei einer schmerzlosen Hämaturie im Kindesalter an einen Wilms-Tumor denken.

Diagnostik:

- **klinische Untersuchung:** bei V. a. Wilms-Tumor das Abdomen nur sehr vorsichtig palpieren, um den Tumor nicht zu verletzen (Rupturgefahr!)
- **Abdomensonografie**: Methode der Wahl: heterogene, der Leber isoechogene, intrarenale Raumforderung, meist durch eine echoreichere Pseudokapsel vom übrigen Nierengewebe abgegrenzt, evtl. Einblutungen oder zystische Nekrosen
- **MRT/CT** (Abb. 21.1: Beurteilung der Tumorverhältnisse zu Nachbarorganen und Gefäßen, Ausschluss eines kontralateralen Wilms-Tumors bzw. einer Einzelniere
- **CT-Thorax:** Suche nach Lungenmetastasen
- **Nierenbiopsie:** bei Kindern > 6 Monaten und < 16 Jahren wegen der Gefahr der Tumoraussaat primär nicht indiziert.

LERNTIPP !

Das IMPP hat bereits MRT-Bilder von Wilms-Tumoren gezeigt, anhand deren man die infiltrierten Strukturen festmachen musste. Machen Sie sich auf solche Fragestellungen gefasst.

Differenzialdiagnosen: Neuroblastom.

Therapie: Die Therapie basiert auf der **neoadjuvanten Chemotherapie** (mit Actinomycin D, Vincristin oder Adriamycin in fortgeschrittenen Stadien) und der **chirurgischen Resektion** (i. d. R. Tumornephrektomie → intraoperative Tumorruptur vermeiden!).

Eine Radiotherapie wird nur bei höheren Stadien (Stadium III und IV bzw. bei hoher Malignität in Stadium II) oder bei Tumorruptur durchgeführt. Eine Lungenbestrahlung erfolgt nur in Ausnahmefällen. Ab Stadium II bzw. bei intermediärer oder hoher Malignität ist auch eine postoperative Chemotherapie indiziert. Die Dauer der Behandlung hängt von Stadium und Malignität ab.

Prognose: Die Wahrscheinlichkeit einer dauerhaften Heilung liegt bei über 80 %. Rezidive bzw. Metastasen treten i. d. R. innerhalb von 2 Jahren nach Abschluss der Therapie auf, daher sind Nachsorgeuntersuchungen über mehrere Jahre indiziert.

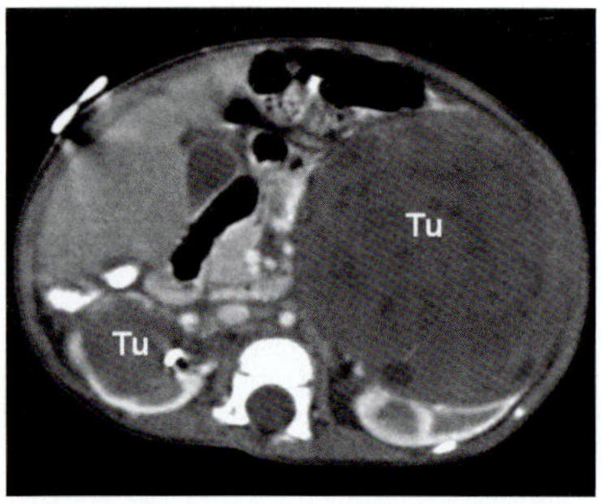

Abb. 21.1 Bilateraler Wilms-Tumor. Abdomen-CT: Insbesondere im linksseitigen, größeren Nephroblastom erkennt man hypodense Tumornekrosen. [aus Staatz et al., Pareto-Reihe Radiologie, Kinderradiologie, Thieme, 2007]

PRÜFUNGSHIGHLIGHTS

Nephroblastom

- **!** Bei einigen Patienten kann ein (Funktions-)Verlust des Wilms-Tumor-Suppressor-Gens (**WT 1-Gen**) nachgewiesen werden.
- **!** Eine assoziierte Fehlbildung ist z. B. die Aniridie.
- **Diagnostik:**
  - **!** diagnostische Maßnahmen: Abdomensonografie, Oberbauch-MRT, Thorax-CT zur Metastasensuche
  - **!** Eine Biopsie ist bei Wilms-Tumoren wegen der Gefahr der Metastasenverschleppung nicht indiziert.
- **!** Differenzialdiagnostisch kommt bei einer abdominellen Raumforderung auch ein **Neuroblastom** infrage.
- **!** Eine intraoperative **Tumorruptur** muss unbedingt **vermieden** werden.
- **! Rezidive** bzw. Metastasen treten während der ersten beiden Jahre nach Beendigung der Therapie auf.
- **!** Die Wahrscheinlichkeit einer dauerhaften **Heilung** liegt bei > 80 %.

21.3 Knochentumoren

21.3.1 Osteosarkom

Epidemiologie: häufigster primärer maligner Knochentumor im Kindesalter; Auftreten meist zwischen dem 10. und 25. Lebensjahr (Häufigkeitsgipfel während des pubertären Wachstumsschubs), Jungen > > Mädchen. Ein zweiter Häufigkeitsgipfel liegt nach dem 50. Lebensjahr. Es besteht eine familiäre Häufung.

Ätiologie: unbekannt. Ein erhöhtes Risiko besteht bei Patienten mit erblichem Retinoblastom. Osteosarkome des Erwachsenen sind v. a. mit einem Morbus Paget und einer vorausgegangenen Radiotherapie assoziiert.

Einteilung:

- **osteoblastisches Osteosarkom** (radiologisch dicht und unscharf begrenzt)
- **osteolytisches Osteosarkom** (mottenfraßähnliche Osteolysen, radiologisch weniger dicht, makroskopisch hämorrhagisch).

In der Regel liegen Mischformen vor.

Histologie: Histologisches Charakteristikum ist das **Tumorosteoid**, das von den neoplastischen Zellen gebildet wird (Abb. 21.2).

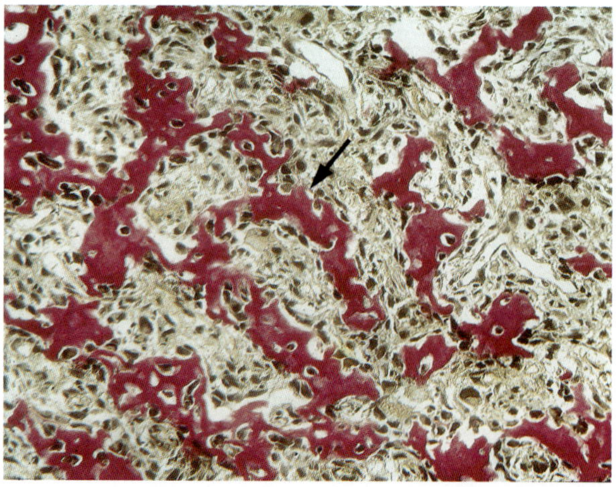

Abb. 21.2 Histologischer Befund bei Osteosarkom. Typisch ist das vom Tumor gebildete Osteoid (Pfeil), das sich innerhalb polymorphzelliger Stromazellen befindet. [aus Riede, Werner, Schaefer, Allgemeine und spezielle Pathologie, Thieme, 2004]

Metastasierung: **v. a. in Lunge** und andere Knochen. Sonderform: parossales Osteosarkom → zeigt primär kein infiltrierendes Wachstum. Rezidive sind häufig, Metastasen selten.

Klinik: Auftreten am häufigsten in den Metaphysen der **langen Röhrenknochen** im **Kniebereich** (distales Femur oder proximale Tibia). Symptome sind Schmerzen, Schwellung, Bewegungseinschränkung, evtl. pathologische Frakturen, Allgemeinsymptome wie Gewichtsverlust meist erst bei fortgeschrittener Erkrankung.

Diagnostik:

- **Labor:** evtl. Erhöhung von LDH und AP
- **Röntgenbefund**: Knochendestruktion mit Osteolysen, zerstörte Kortikalis sowie osteosklerotische Veränderungen → typisch sind sog. **Spiculae** und **Codman-Dreiecke** („Sunburst-Phänomen")
- **Kontrastmittel-MRT:** Darstellung der gesamten Ausdehnung des Tumors sowie seiner Beziehung zu benachbarten Strukturen
- **CT:**
  - der betroffenen Region: Darstellung von Knochendestruktion und -neubildung
  - Thorax-CT: Ausschluss/Nachweis von Lungenmetastasen
- **Skelettszintigrafie**: Suche nach ossären Metastasen
- **Biopsie:** zur histopathologischen Differenzierung. Man unterscheidet niedrig maligne (z. B. parossales Osteosarkom), intermediär maligne (periostales Osteosarkom) und hoch maligne (klassisches Osteosarkom, 80–90 % d. F.) Osteosarkome.

Therapie: (neo)adjuvante **Chemotherapie** (Adriamycin, Hochdosismethotrexat, Cisplatin und Ifosfamid) und **operative Entfernung des gesamten Tumors** (inklusive des Inzisionsbiopsiekanals) sowie eventuell vorhandener pulmonaler Metastasen.

PRAXIS Das Osteosarkom ist nicht strahlensensibel!

LERNTIPP !

Operationspräparate neoadjuvant chemotherapeutisch behandelter Osteosarkome müssen im Hinblick auf verbliebene vitale Tumorareale histologisch untersucht werden. Zur **Bestimmung des Tumor-Regressionsgrades nach Chemotherapie** dient die **Klassifikation nach Salzer-Kuntschik**:
- Regressionsgrad 1: keine vitalen Tumorzellen
- Regressionsgrad 2: vereinzelt nachweisbare vitale Tumorzellen oder vitale Tumorinseln von < 0,5 cm Durchmesser
- Regressionsgrad 3: < 10 % vitales Tumorgewebe
- Regressionsgrad 4: 10–50 % vitales Tumorgewebe
- Regressionsgrad 5: > 50 % vitales Tumorgewebe
- Regressionsgrad 6: kein Effekt der Chemotherapie erkennbar.

Der Regressionsgrad entscheidet über die Zuordnung des Patienten zu einer Niedrig-, Standard- oder Hochrisikogruppe.

Prognose: Sehr schlecht ist die Prognose bei Kindern < 14 Jahren, bei schlechtem Ansprechen des Tumors auf die präoperative Chemotherapie, bei inoperablem oder nur teilresezierbarem Tumor und bei einer Erhöhung von LDH und AP. Regelmäßige radiologische Nachuntersuchungen sind notwendig.

PRÜFUNGSHIGHLIGHTS ✘

Osteosarkom
- ! Osteosarkome treten gehäuft bei **Jungen bzw. jungen Männern** zwischen dem **10. und 25. Lebensjahr** am **distalen Oberschenkel** auf und äußern sich zunächst mit unspezifischen Schmerzen und einer lokalen Schwellung.
- !! Patienten mit **Retinoblastom** entwickeln überzufällig häufig ein Osteosarkom.
- ! Das **parossale Osteosarkom** infiltriert nicht die Umgebung.
- ! **histologischer Befund:** Osteoid (in Gitterfaser- bzw. Maschendrahtform)
- ! **Metastasen** treten v. a. in der Lunge und im Skelett auf.
- ! **Therapie**: (neo)adjuvante **Chemotherapie** (Adriamycin, Hochdosismethotrexat, Cisplatin und Ifosfamid) und **operative Entfernung des gesamten Tumors** (inklusive des Inzisionsbiopsiekanals) sowie eventuell vorhandener pulmonaler Metastasen.
- ! Zur **Bestimmung des Tumor-Regressionsgrades nach Chemotherapie** dient die Klassifikation nach Salzer-Kuntschik.

21.3.2 Ewing-Sarkom

Epidemiologie: zweithäufigster maligner Knochentumor bei Kindern; bevorzugtes Alter zwischen 5. und 30. Lebensjahr (Häufigkeitsgipfel im 14. Lebensjahr); Jungen > > Mädchen.

Ätiologie und Einteilung: Ewing-Sarkome entstehen aus Zellen der Neuralleiste. Vorkommen: platte Knochen, Diaphysen langer Röhrenknochen oder Rippen.

Metastasierung: meist in die Lunge und in andere Knochen.

Histologie: Ewing-Sarkome gehören zu den klein-, blau- und rundzelligen Tumoren. Alle Ewing-Sarkome sind **hoch maligne**.

Klinik: diffuse Schmerzen, Schwellung, belastungsabhängige (intermittierende) Schmerzen, Allgemeinsymptome wie Fieber (DD: Osteomyelitis), Nachtschweiß und Gewichtsverlust (B-Symptomatik), evtl. pathologische Frakturen oder neurologische Symptome (bei Befall der Wirbelkörper).

PRAXIS Achtung: Ein Ewing-Sarkom kann klinisch einer Osteomyelitis ähneln!

Diagnostik:

- Röntgenbefund: meist schlecht abgrenzbar vom umgebenden Weichteilgewebe, häufig mottenfraßartige, fleckige Osteolysen der Kortikalis und stark ausgeprägte Periostreaktion
- (**Kontrastmittel**)-**MRT:** Beurteilung der gesamten Tumorausdehnung, auch auf die Weichteile (Tumor ist hypointens in T1-Wichtung und nimmt KM auf).
- Biopsie: zur Diagnosesicherung
- Thorax-CT, Skelettszintigrafie und PET: zur Metastasensuche

Therapie: (neo)adjuvante **Chemotherapie** (mit Ifosfamid oder Cyclophosphamid, Adriamycin, Doxorubicin, Etoposid, Actinomycin D und Vincristin) und **operative Entfernung des gesamten Tumors** (inklusive des Inzisionsbiopsiekanals) sowie eventuell vorhandener pulmonaler Metastasen.

Ewing-Sarkome sind **strahlensensibel**, eine Radiotherapie wird dennoch nur bei inoperablem oder inkomplett reseziertem Tumor durchgeführt.

LERNPAKET 6

Tab. 21.3 Stadieneinteilung des Neuroblastoms (INSS)

Stadium	Klinischer Befund
I	Tumor auf Ursprungsorgan begrenzt, kein regionaler Lymphknotenbefall
II	Infiltration der Umgebung durch den Tumor, dabei keine Mittellinienüberschreitung. Regionaler Lymphknotenbefall möglich.
III	Stadium II und Mittellinienüberschreitung **oder** kontralateraler Lymphknotenbefall **oder** Mittellinientumor
IV	Stadium II oder III und Metastasierung in Knochen, Knochenmark, Leber und/oder andere Organe oder entfernte Lymphknoten
IV-S*	Stadium I oder II und Metastasierung in Leber, Haut oder Knochenmark. Selten Knochenmetastasen. Spontanremission möglich.

*Auftreten nur bei Säuglingen

Prognose: Sehr schlecht ist die Prognose bei älteren Patienten, bei schlechtem Ansprechen des Tumors auf die präoperative Chemotherapie, bei Beckentumoren, bei inoperablem oder nur teilreseziertem Tumor und bei einer Erhöhung der LDH. Regelmäßige radiologische Nachuntersuchungen sind notwendig.

PRÜFUNGSHIGHLIGHTS

Ewing-Sarkom

- ! Das Ewing-Sarkom ist der **zweithäufigste maligne Knochentumor** im **Kindesalter**; er tritt v. a. am Becken und an den Diaphysen der langen Röhrenknochen auf.
- !! **klinischer** (Schmerzen, Fieber) und **röntgenologischer** (fleckige Osteolysen, lamelläre Periostverdickung) **Befund**.

21.4 Weitere Tumoren im Kindesalter

21.4.1 Neuroblastom

Epidemiologie: dritthäufigstes Malignom (nach Leukämien und Hirntumoren) im Kindesalter. 90 % der Patienten sind bei der Diagnose jünger als 5 Jahre (Häufigkeitsgipfel liegt im 2. Lebensjahr). Zum Zeitpunkt der Diagnosestellung sind 50 % der Tumoren bereits metastasiert.

Ätiopathogenese: Neuroblastome sind embryonale Tumoren der Neuralleiste. Sie entstehen aus Vorläuferzellen des sympathischen Nervengewebes und können daher überall entlang des sympathischen Grenzstrangs, in den Paraganglien oder im Nebennierenmark entstehen. Selten Assoziation mit Wiedemann-Beckwith-Syndrom (S. 53) oder Morbus Recklinghausen (S. 137). Genetische Prädispositionen sind Deletionen auf dem kurzen Arm von Chromosom 1 oder eine **Amplifikation des n-myc-Onkogens**, die bei etwa 20 % der Patienten vorkommt.

Neuroblastome metastasieren lymphogen in die umliegenden Lymphknoten oder hämatogen v. a. in Leber, Knochen, Knochenmark, Haut und Meningen. Hirn- und Lungenmetastasen sind dagegen selten.

Einteilung: Die Tumorstadien werden nach dem International Neuroblastoma Staging System (INSS) definiert (**Tab. 21.3**). Histologisch gehören Neuroblastome zu den klein-, blau- und rundzelligen Tumoren.

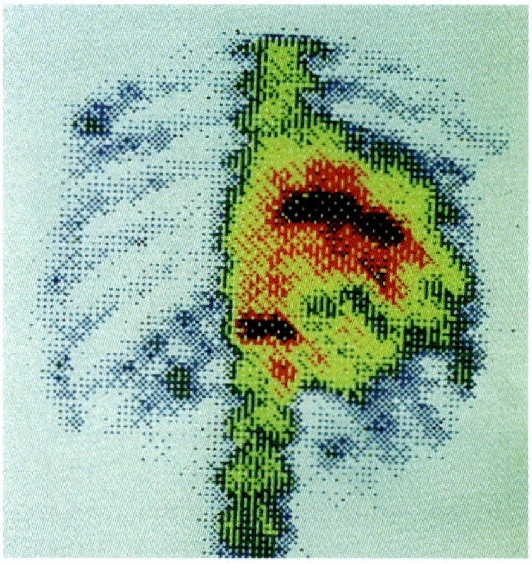

Abb. 21.3 **Neuroblastom in der MIBG-Szintigrafie.** [aus Gortner, Meyer, Duale Reihe Pädiatrie, Thieme, 2018]

Klinik: abhängig von der Tumorlokalisation: Dyspnoe, Stridor oder Dysphagie, Horner-Syndrom, Harnstau bis hin zur Hydronephrose, **periorbitale Ekchymosen** (Brillenhämatome), neurologische Symptome bei Tumoren, die sanduhrförmig über die Foramina intervertebralia in den Spinalkanal vorwachsen. Allgemeinsymptome wie Schmerzen, Blässe, Fieber und reduzierter Allgemeinzustand treten meist erst in metastasierten Stadien auf.

Diagnostik:

- häufig Zufallsdiagnose (tastbare Raumforderung)
- Labor: Erhöhung der Katecholamine und ihrer Metaboliten (Vanillinmandelsäure, Homovanillinmandelsäure, Dopamin) im Urin und im Serum; Tumormarker: neuronenspezifische Enolase (NSE)
- Sonografie: echoreich und inhomogen mit kleinen Verkalkungen, Einmauerung von Blutgefäßen
- MRT: hypointens in T1, hyperintens in T2, ausgeprägte KM-Aufnahme
- Szintigrafie mit radioaktiv markiertem Metaiodobenzylguanidin (^{123}I-MIBG): routinemäßig zur Suche des Primärtumors und von Metastasen (**Abb. 21.3**).
- Knochenmarkbiopsie zur Abklärung einer Tumorabsiedlung.

Therapie:

- Stadium I oder II: Tumorresektion
- Stadium III und IV: Kombination aus Chemotherapie, Operation und Radiatio
- Stadium IV-S: Therapie nur bei Symptomen (spontane Rückbildung), Rückbildung kann durch niedrigdosierte Chemotherapie gefördert werden.

Prognose: Die Heilungsraten liegen in Stadium I oder II bei > 90 %, in Stadium III bei 50 %, in Stadium IV bei 20 % und in Stadium IV-S bei > 80 %. Die n-myc-Amplifikation ist mit einer schlechten Prognose verbunden.

PRÜFUNGSHIGHLIGHTS

- ! **Neuroblastom**: Häufigkeitsgipfel im 2. Lebensjahr, Tumor der Nebenniere, in der Bildgebung evtl. sanduhrförmiges Einwachsen in den Spinalkanal.

21.4.2 Rhabdomyosarkom

Maligner Weichteiltumor mit Ursprung in den Vorläuferzellen der quergestreiften Muskulatur. Bevorzugte Lokalisationen sind Kopf-Hals-Region und Urogenitalbereich, die Extremitäten sind dagegen seltener betroffen. Rhabdomyosarkome metastasieren vorwiegend in Lunge und Knochenmark. Sie machen etwa 60 % der kindlichen Weichteilsarkome aus, welche wiederum die vierthäufigsten Tumoren im Kindesalter sind. Histopathologisch unterscheidet man einen embryonalen (Auftreten eher im Kleinkindalter, bessere Prognose) und einen alveolären Typ (Auftreten eher im Jugendalter, schlechtere Prognose).

21.4.3 Keimzelltumoren

Keimzelltumoren entstehen aus pluripotenten Keimzellen, liegen intra- oder extragonadal und sind benigne oder maligne. Man unterscheidet Seminome (= Dysgerminome oder Germinome) von Nichtseminomen (reife/unreife Teratome, embryonale Karzinome, Chorionkarzinome, Dottersacktumoren). Bis auf das reife Teratom sind alle Keimzelltumoren maligne.

Teratome, Dottersacktumoren und Chorionkarzinome treten v. a. im Kindes- und Jugendalter auf. Teratome enthalten Anteile aller 3 Keimblätter. **Reife Teratome** sind abgekapselte Strukturen und enthalten meist differenzierte Gewebe wie Haut, Haare, Talg- und Schweißdrüsen oder sogar Knorpel, Zähne und Organanteile, die normalerweise an dieser Lokalisation nicht vorkommen. **Unreife Teratome** beinhalten dagegen meist undifferenziertes mesenchymales oder epitheliales Gewebe.

In den meisten Fällen handelt es sich um benigne sakrokokzygeale Teratome, die bereits bei Geburt vorhanden sind. Wegen der Gefahr einer malignen Entartung sollten alle Teratome rasch entfernt werden.

PRÜFUNGSHIGHLIGHTS

– **! Reife Teratome** sind abgekapselte Strukturen, die meist differenzierte Gewebe wie Haut, Haare, Talg- und Schweißdrüsen oder sogar Knorpel, Zähne und Organanteile enthalten.

21.4.4 Hepatoblastom

Epidemiologie: häufigster primärer Lebertumor im Kindesalter (Häufigkeitsgipfel im 2. Lebensjahr); gehäuft bei Wiedemann-Beckwith-Syndrom (S. 53).

Pathogenese: embryonaler Lebertumor, wächst solitär und tritt bevorzugt im rechten Leberlappen auf. Hämatogene Metastasen entstehen v. a. in der Lunge, seltener im Knochen.

Klinik: meist asymptomatisch; evtl. Bauchschmerzen, Erbrechen, Gewichtsverlust.

Diagnostik: Erhöhung von α-Fetoprotein, Bildgebung zum Staging, ggf. Biopsie.

Therapie: Tumorentfernung im Gesunden, ggf. nach neoadjuvanter Chemotherapie.

21.4.5 Retinoblastom

Epidemiologie: häufigster maligner Augentumor bei Kindern; Manifestation meist **in den ersten 4 Lebensjahren**, in ca. 30 % d. F. beidseitig.

Ätiologie: meist spontane, selten autosomal-dominant vererbte Mutation des Retinoblastom-1-Gens (RB1).

Klinik: Leukokorie („Katzenauge"), Strabismus, schmerzhaftes, rotes Auge.

Diagnostik: Ophthalmoskopie, MRT/CT/Sonografie, keine Biopsie (Gefahr der Tumorzellverschleppung).

PRAXIS Bei Kindern mit weißer Pupille (evtl. auffallend auf Fotos mit Blitz) oder schielenden Kleinkindern muss immer ein Retinoblastom ausgeschlossen werden!

Therapie: individuelle Abwägung: **Enukleation**, **Radiatio** und **Chemotherapie** mit gleichzeitiger Laserkoagulation.

Prognose: Mortalität ohne Therapie > 99 % (Hirnmetastasen), Metastasierungsrate und Mortalität unter optimaler Therapie < 10 %; regelmäßige Kontrollen des zweiten Auges, Untersuchung auch von Geschwistern. Sehr häufig **Zweittumoren** (Osteosarkome) mit meist schlechter Prognose.

PRÜFUNGSHIGHLIGHTS

– **!! Zweittumoren** im Verlauf sind häufig, darunter v. a. Osteosarkome.

LERNPAKET 6

22 Notfälle im Kindesalter und plötzlicher Kindstod

22.1 Reanimation im Kindesalter

Reanimation bei Neugeborenen:

- Neugeborenes trocknen, in warme Tücher wickeln
- Uhr starten für APGAR-Werte
- Atmung, Herzfrequenz und Muskeltonus überprüfen
- → keine Atmung (oder Schnappatmung): Atemwege öffnen, 5 initiale Beatmungen, ggf. Sättigungsmonitoring
- Zustand erneut beurteilen (Thoraxbewegungen? Herzfrequenz?)
- → keine Thoraxbewegungen: Kopfposition prüfen, evtl. Atemwege mit Hilfsmitteln offen halten/Maskenbeatmung, Beatmung wiederholen und Zustand erneut prüfen, ggf. Sättigungsmonitoring
- weiterhin keine Veränderung: Beatmung mit 30/min fortsetzen, ggf. Intubationen/CPAP-Beatmung, Sauerstoffsättigung prüfen (akzeptable Werte des präduktalen spO_2: 60 % nach 2 min, 70 % nach 3 min, 80 % nach 4 min, 85 % nach 5 min, 90 % nach 10 min)
- Herzdruckmassage beginnen, wenn Thoraxbewegungen vorhanden, aber keine Herzaktion feststellbar bzw. Herzfre-

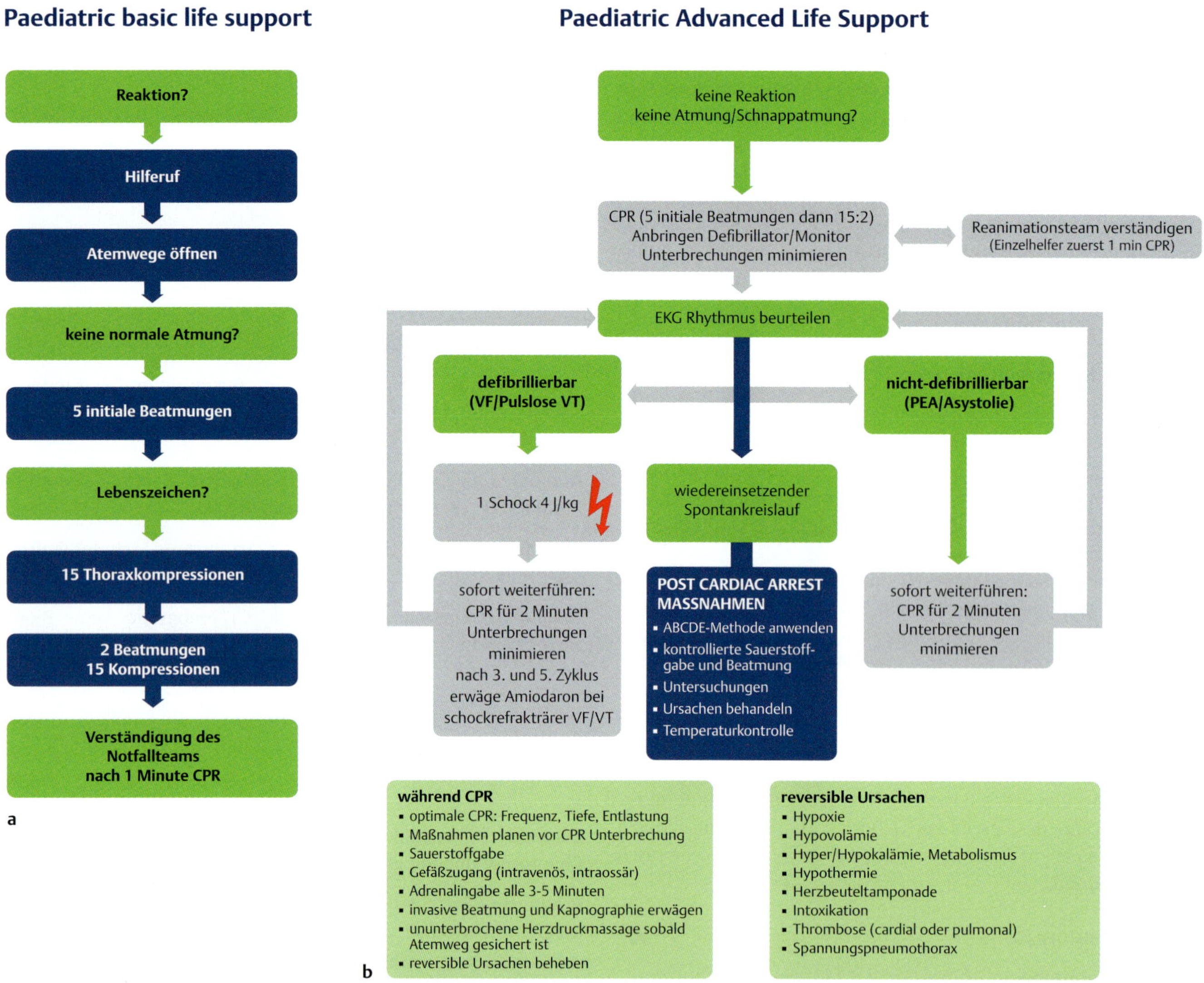

Abb. 22.1 **Reanimation bei Kindern.**

a Paediatric basic life support (Basismaßnahmen). [aus Maconochie, I., Bingham, R., Eich, C. et al., Lebensrettende Maßnahmen bei Kindern („paediatric life support"), Notfall Rettungsmed (2015) 18: 932. © German Resuscitation Council (GRC) und Austrian Resuscitation Council (ARC) 2015]

b Paediatric advanced life support (erweiterte Maßnahmen). [aus Maconochie, I., Bingham, R., Eich, C. et al., Lebensrettende Maßnahmen bei Kindern („paediatric life support"), Notfall Rettungsmed (2015) 18: 932. © German Resuscitation Council (GRC) und Austrian Resuscitation Council (ARC) 2015]

quenz < 60 Schlägen/min (3 Thoraxkompressionen:1 Beatmung, Frequenz: 120/min)

- Zustand alle 30 s überprüfen
- Zugang und Medikamentengabe, wenn keine Herzaktion feststellbar bzw. Herzfrequenz < 60 Schläge/min.

Reanimation bei Kindern: **Abb. 22.1** zeigt das Vorgehen bei kardiopulmonaler Reanimation im Kindesalter.

Herzdruckmassage bei Kindern: Das Vorgehen hängt vom Alter des Kindes ab und ist in **Abb. 22.2** veranschaulicht.

22.2 Akute Atemnot

Ätiologie: **Fremdkörperaspirationen** kommen v. a. im Kleinkindalter vor. Häufig aspirierte Fremdkörper sind z. B. Erdnüsse, Nahrungsbrocken, Plastikteile.

Klinik: Typischer Hergang: gesundes Kind, das plötzlich Atemnot hat: Dyspnoe, in- oder exspiratorischer Stridor, Husten, (oft nur kurzzeitige) Zyanose bis hin zum Atemstillstand. Weitere Auffälligkeiten sind ein verlängertes Exspirium, Nasenflügeln, ein nach hinten geneigter Kopf, juguläre Einziehungen und der vermehrte Einsatz der Atemhilfsmuskulatur. Die Kinder sind meist ängstlich und gestresst. Im weiteren Verlauf können aufgrund der zunehmenden Hypoxie eine Bradykardie und Bewusstseinsstörungen (Somnolenz, Koma) auftreten.

LERNTIPP !

Leidet ein ansonsten **gesundes Kleinkind** an **plötzlicher Atemnot**, müssen Sie immer an eine Fremdkörperaspiration denken! Oft besteht auch nur eine kurzzeitige Zyanose oder eine kurze Hustenattacke unmittelbar nach der Aspiration als einzige Symptomatik.

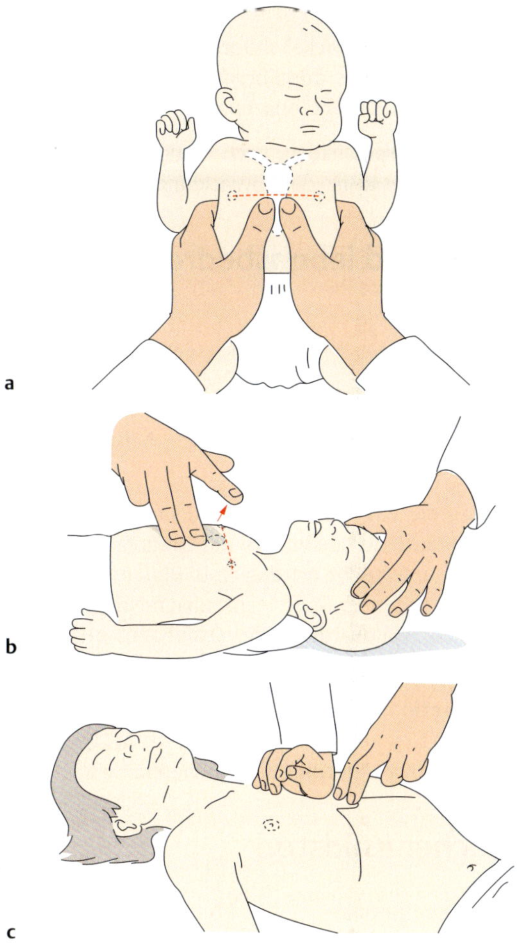

Abb. 22.2 **Durchführung der Thoraxkompressionen bei Kindern.** **a** und **b** Technik beim Säugling. a Brustumfassende Kompression mit 2 Daumen (empfohlen ab 2 Helfern); b Kompression mit 2 Fingern (bei 1 Helfer). **c** Technik beim Kind (> 1 Jahr): Kompression mit dem Handballen. [aus Secchi, Ziegenfuß, Checkliste Notfallmedizin, Thieme, 2009]

Differenzialdiagnosen:

- akute obstruktive Bronchitis (produktiver Husten, Rasselgeräusche)
- Asthma bronchiale (eher Kindergarten- oder Schulkind, sehr selten Husten, exspiratorisches Giemen)
- virales Krupp-Syndrom (bellender Husten, inspiratorischer Stridor)
- Epiglottitis (inspiratorischer Stridor, Schluckstörungen, Heiserkeit, hohes Fieber): Achtung: Die Epiglottitis ist immer vital bedrohlich!

Notfallmedizinische Maßnahmen: Atemwegsmanagement:

- falls möglich, Fremdkörperentfernung mit der Hand
- bei Kindern: Lagerung kopfüber und dosierte Schläge zwischen die Schulterblätter
- Heimlich-Manöver: bei Kindern > 1 Jahr, unmittelbarer Lebensbedrohung und fehlenden Utensilien (→ Gefahr innerer Verletzungen)
- bei Erfolglosigkeit: evtl. Reanimation, Narkoseeinleitung, endotracheale Intubation und Beatmung, evtl. Notfallkoniotomie
- bei kompletter Tracheaverlegung: als Ultima Ratio Versuch, die Lunge z. T. wiederzueröffnen, indem man nach endotrachealer Intubation den eingeklemmten Fremdkörper tiefer in einen der Hauptbronchi vorschiebt (kontralaterale Lunge kann dann beatmet werden).

Diagnostik in der Klinik: Anfertigen einer **Röntgen-Thoraxaufnahme**. Wenn der Fremdkörper zu einem **Ventilmechanismus** geführt hat (**Abb. 22.1**), d. h. Luft zwar in die Lunge hinein-, nicht aber wieder herausgelangen kann, können sich folgende radiologische Sekundärzeichen zeigen: Überblähung der Lunge mit erhöhter Strahlentransparenz, verminderter Lungengefäßzeichnung und Zwerchfelltiefstand ipsilateral sowie Mediastinalverlagerung zur Gegenseite (**Abb. 22.3**).

Eine vollständige Verlegung eines Bronchus durch den Fremdkörper führt in den kleinen Atemwegen hinter der Stenose zum Abbruch der Belüftung (**Atelektase**!)

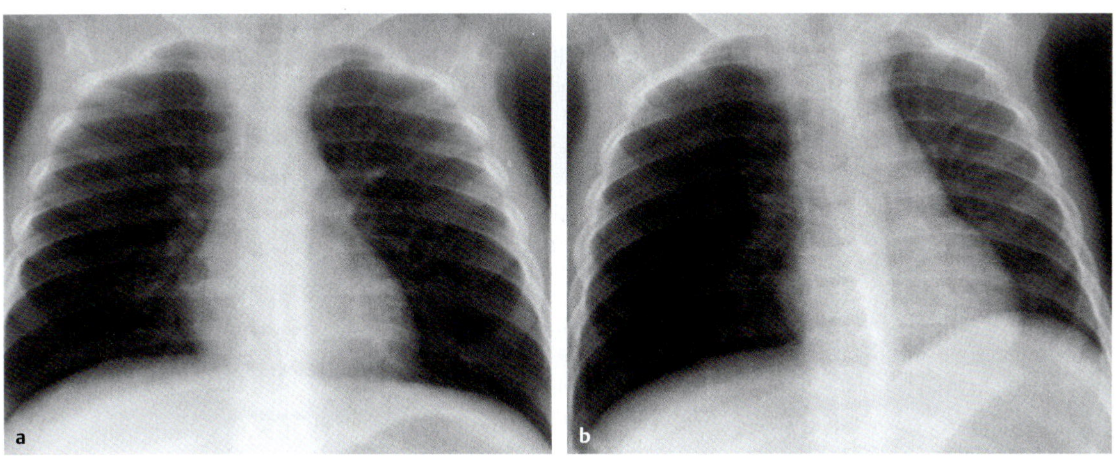

Abb. 22.3 **Fremdkörperaspiration in den rechten Hauptbronchus mit Ventilmechanismus.** Röntgen-Thorax (p.-a.) in Inspiration (**a**) und Exspiration (**b**). Die rechte Lunge ist deutlich überbläht, Mediastinalverschiebung nach kontralateral. In Exspiration paradoxe Zwerchfellbewegung. [aus Galanski et al., Pareto-Reihe Radiologie, Thorax, Thieme, 2010]

Therapie: Bronchoskopische Fremdkörperentfernung (unter Sicht!) und anschließende antibiotische Behandlung, z. B. mit Ampicillin und Sulbactam.

PRÜFUNGSHIGHLIGHTS

Fremdkörperaspiration
- !!! **Klinik**: plötzliche Hustenanfälle, in- und exspiratorischer Stridor, verlängertes Exspirium und Zyanose bei zuvor gesundem Kind
- ! Aufgrund einer zunehmenden **Hypoxie** kann eine **Bradykardie** auftreten.
- ! **Differenzialdiagnosen**: akute obstruktive Bronchitis, Asthma bronchiale, virales Krupp-Syndrom, Epiglottitis
- **Röntgenbefunde**:
  - !! bei Ventilmechanismus: Lungenüberblähung, verminderte Gefäßzeichnung, erhöhte Transparenz, Zwerchfelltiefstand und Mediastinalverlagerung zur Gegenseite
  - ! bei vollständiger Bronchusverlegung: Atelektasen
- **Notfallmaßnahmen:**
  - ! beim Kind: kopfüber lagern und dosierte Schläge zwischen die Schulterblätter
  - ! bei kompletter Trachealverlegung als Ultima Ratio Fremdkörper tiefer in einen Hauptbronchus vorschieben.
- ! **Therapie:** bronchoskopische Fremdkörperentfernung.

22.3 Fieberkrampf

DEFINITION Fieberkrampf ist keine Diagnose, sondern eine definierte Konstellation von verschiedenen Symptomen: epileptischer Gelegenheitsanfall, der unter Fieber > 38 °C bei Kindern zwischen dem 6. Lebensmonat und dem 5. Lebensjahr auftreten kann und keine zerebrale Ursache hat. Neugeborenenkrämpfe oder afebrile Krampfanfälle dürfen zuvor nicht aufgetreten sein.

Epidemiologie: **häufigster Krampfanfall** im Kindesalter (Prävalenz: 2–5 %). Der Häufigkeitsgipfel liegt im 18. Lebensmonat.

Ätiologie: noch nicht vollständig geklärt → Fieber senkt die Krampfschwelle. Risikofaktoren: positive Familienanamnese und vorausgegangene perinatale Hirnschädigung.

Klinik: i. d. R. primär generalisierter Krampfanfall. Sie treten v. a. während der ersten Phase des Fieberanstiegs (bei **Exanthema subitum**, Otitis media, Atemwegsinfektionen, Gastroenteritiden oder Harnwegsinfekten) auf.

Kriterien eines **komplizierten Fieberkrampfs**: fokale Anzeichen, Alter < 6 Monaten und > 5 Jahre, Dauer > 15 min, mehr als ein Anfall innerhalb von 24 h, erhöhtes Epilepsierisiko (bis zu 50 %) sowie zerebrale Vorschädigung, postiktale Paresen und > 4 Rezidive.

Komplikation: Status epilepticus.

Diagnostik:
- Labor (Differenzialblutbild, CRP, alkalische Phosphatase, Elektrolyte und Glukose)
- Liquordiagnostik: indiziert bei V. a. ZNS-Infektion, fokale oder prolongierte Krampfanfälle, Säuglinge (< 12 Monaten)
- evtl. EEG: Ableitung erst nach einer fieberfreien Periode von > 24 h (am besten 7–10 Tage postiktal, bei komplizierten fokalen Anfällen bereits früher).

Therapie:
- Fieber senken (kalte Wadenwickel, Ibuprofen)!
- Fieberkrampf medikamentös durchbrechen (Diazepam rektal, ggf. wiederholen, nach 10 min Clonazepam i. v. oder i. m.)

Prognose: i. d. R. keine Folgeschäden, nach komplizierten Fieberkrämpfen deutlich erhöhtes Risiko der Entwicklung einer Epilepsie.

22.4 Anscheinend lebensbedrohliches Ereignis

Synonym: Sterbeanfall, apparent life-threatening event (ALTE)

Epidemiologie und Ätiologie: Inzidenz 0,05–6 %, verbunden mit erhöhtem Risiko eines plötzlichen Kindstods. Auftreten idiopathisch oder sekundär.

Diagnostik: Kinder, die ein ALTE durchgemacht haben, sollten stationär aufgenommen und ausführlich auf Risikofaktoren und Grunderkrankungen untersucht werden (z. B. Blutentnahme, Liquor- und Harnuntersuchung, Stoffwechseldiagnostik, Schädelsonografie, EEG, EKG, Echokardiografie, Ösophagus-pH-Metrie und Polysomnografie).

Therapie und Prävention: Die Therapie orientiert sich an der Grunderkrankung. Im Gegensatz zu SIDS wurde bei ALTE ein präventiver Effekt des Heimmonitorings nachgewiesen.

22.5 Plötzlicher Kindstod

Synonym: sudden infant death syndrome (SIDS)

DEFINITION Plötzlicher Tod eines gesunden Säuglings ohne erklärbare Ursache in der Anamnese. Bei der Obduktion kann keine Todesursache festgestellt werden.

Epidemiologie: Inzidenz: 0,4/1000 Kindern. SIDS ist in Industrienationen die häufigste Todesursache während der Säuglingszeit, mit einem Häufigkeitsgipfel im 3. Lebensmonat.

Risikofaktoren:
- Raucherhaushalt oder Rauchen der Mutter in der Schwangerschaft
- Schlafen in Bauch- oder Seitenlage
- Schlafen im Bett der Eltern (Co-Sleeping) oder auf weicher Unterlage (Schaffell, Wasserbett, Sofa, Kissen, dicke Decken)
- Überwärmung
- RSV-Infektion
- Frühgeburt, niedriges GG (< 2500 g) oder SGA-/IUGR-Kind
- Mehrlingsgeburt
- Geschwisterkind, das durch SIDS gestorben ist
- männliches Geschlecht
- niedriger sozioökonomischer Status
- junges Alter der Mutter.

Vorgehen:
- Anamnese
- ausführliche Leichenschau, „death scene" (Auffindeort) dokumentieren
- beim Ausstellen der **Todesbescheinigung „ungeklärte Todesart"** ankreuzen
- Vorlage des Falls bei Staatsanwaltschaft → diese stellt Antrag beim zuständigen Amtsrichter auf eine **gerichtliche Sektion**.

Differenzialdiagnosen:
- pathologisch nachweisbare Ursache: z. B. Infektionen (Sepsis, Meningitis, Pneumonie, Pertussis), Krampfanfälle, Laryngo-Tracheo-Bronchomalazie, Aspiration, Asthma, angeborene Herzfehler, Herzrhythmusstörungen, gastroösophagealer Reflux, Dehydratation, Stoffwechsel- und endokrine Erkrankungen
- akzidentelles Ersticken: Hinweis auf Befreiungsversuche des Säuglings
- Kindesmisshandlung
- Münchhausen-by-proxy-Syndrom.

Prävention: Es gibt keine Maßnahmen, die einen plötzlichen Kindstod garantiert verhindern können. Durch eine konsequente Vermeidung der o. g. beeinflussbaren Risikofaktoren lässt sich das SIDS-Risiko reduzieren. Wichtigste Maßnahmen:
- Schlafen im **Schlafsack** auf einer flachen Unterlage bei angemessener Raumtemperatur (18–20°)
- Schlafen in **Rückenlage („back to sleep")**
- Schlafen im Schlafzimmer der Eltern, aber im eigenen Bett

PRÜFUNGSHIGHLIGHTS

Fieberkrampf
- ! Kriterien eines **komplizierten Fieberkrampfs**: fokale Anzeichen, Alter < 6 Monaten und > 5 Jahre, Dauer > 15 min.
- ! **Therapie:** Diazepam rektal.

Plötzlicher Kindstod
- ! Die Diagnose eines SIDS darf u. a. erst gestellt werden, wenn die **Obduktion keine erkennbare Todesursache** ergeben hat.
- !! **Rauchen in der Schwangerschaft** ist ein relevanter **Risikofaktor. Junges mütterliches Alter** zählt ebenfalls zu den exogenen Risikofaktoren.
- !! Bei einem Fall von plötzlichem Kindstod ist **„ungeklärte Todesart"** auf der Todesbescheinigung anzukreuzen und es wird eine **gerichtliche Sektion** veranlasst.
- !!! **Prävention:** Die Säuglinge sollten im Elternschlafzimmer, dort aber in ihrem **eigenen Bett** schlafen. Präventiv ist auch das Schlafen in **Rückenlage**, eine Überwärmung sollte vermieden werden.

23 Kinder- und Jugendpsychiatrie

23.1 Überblick

LERNTIPP

In diesem Kapitel finden Sie eine Auswahl kinder- und jugendpsychiatrischer Krankheitsbilder. Für diejenigen, die es noch genauer wissen wollen, gibt es im Skript Psychiatrie Ausführlicheres zu diesen Themen.

23.2 Essstörungen

Epidemiologie und Ätiologie: Mädchen > > > Jungen; Prävalenz bei 14- bis 25-jährigen Frauen 1 % (Anorexia nervosa) bzw. 2–4 % (Bulimia nervosa); Häufigkeitsgipfel bei Anorexia nervosa 14 und 18 Jahre, bei Bulimia nervosa > 18 Jahre.

Ursachen: multifaktoriell (genetisch, kulturell → Schlankheitsideal, Leistungsdruck, gestörte Identitätsfindung, niedriges Selbstwertgefühl).

Klinik:

Anorexia nervosa: restriktives Essverhalten, starke, irrationale Angst vor dem „Dickwerden" (**Gewichtsphobie**), verzerrte Wahrnehmung des eigenen Körpers mit dem Gefühl, „zu dick zu sein" (**Körperschemastörung**) → dramatischer, selbst verursachter **Gewichtsverlust** (zusätzlich zum Hungern evtl. auch Einnahme von Laxanzien etc.); häufig veränderte Wahrnehmung körperlicher Signale (z. B. Hungergefühl); ständige gedankliche Beschäftigung mit dem **Thema Ernährung**; häufig starker **Ehrgeiz** mit **Leistungsfixiertheit**; meist **keine Krankheitseinsicht**; sekundäre körperliche Veränderungen:
- **Gastrointestinaltrakt:** Obstipation, Kariesneigung, Schwellung der Ohrspeicheldrüsen
- **Herz-Kreislauf-System:** Bradykardie, arterielle Hypotonie, Herzrhythmusstörungen
- **Stoffwechsel und Endokrinium:** Hypoglykämie, metabolische Azidose, Hyperkortisolismus Kälteempfindlichkeit, hypogonadotroper Hypogonadismus (FSH, LH, Östradiol ↓) → Amenorrhö und verzögerte Pubertätsentwicklung
- **Haut und Haare:** brüchige Haare, diffuser Haarausfall, trockene Haut, Ödeme, Lanugobehaarung
- **Nervensystem:** Polyneuropathie, Pseudohirnatrophie
- **Elektrolytstörungen** → Nierenschädigung: Hypokaliämie, Hypochlorämie, Hypophosphatämie (z. B. durch starkes Erbrechen, Diuretikaeinnahme oder metabolische Alkalose).

Bei Anorexia nervosa ist der **BMI (kg/m²) < 17,5**. Organische Ursachen für die Gewichtsabnahme müssen ausgeschlossen sein.

Bulimia nervosa: krankhafte **Heißhungerattacken** (Essanfälle) mit „Fressen" sehr großer Nahrungsmengen in kurzer Zeit → im Anschluss meist **Erbrechen** (aus Angst vor Gewichtszunahme oder aus Scham) → meist **normales Körpergewicht**; andauernde Beschäftigung mit den Themen Ernährung und Körpergewicht, andere kompensatorische Maßnahmen zur Vermeidung einer Gewichtszunahme: Einnahme von Laxanzien, Appetitzüglern, Diuretika oder Schilddrüsenhormonen, striktes Fasten; im Gegensatz zur Anorexie großer **Leidensdruck**; sekundäre Veränderungen ähnlich wie bei Anorexie (durch das Erbrechen häufig schwere **Karies**).

Differenzialdiagnosen: Der primäre Hyperparathyreoidismus (pHPT) kann sich durch eine atypische Anorexie bemerkbar machen.

Therapie:
- Anorexia nervosa:
  - **Gewichtsrestitution**; spätestens bei BMI < 16,0 stationäre Aufnahme dringend empfehlenswert; bei akuter Lebensbedrohung (kritisch: < 14,0; < 10 meist nicht mit dem Leben vereinbar) u. U. **künstliche Ernährung**
  - Ernährungsberatung, **Psychotherapie**
- Bulimia nervosa: Psychotherapie, evtl. Antidepressiva

LERNPAKET 6

23.3 Aufmerksamkeitsdefizit- und Hyperaktivitäts-Syndrom (ADHS)

Epidemiologie und Ätiologie: Jungen > Mädchen; Ursachen: **genetische** Prädisposition; Einfluss von **psychosozialen Faktoren** (v. a. familiäre Rahmenbedingungen) auf Verlauf und individuelle Ausprägung; **Risikofaktoren**: Schwangerschafts- und Geburtskomplikationen, niedriges Geburtsgewicht, frühkindliche Schädigungen (z. B. Infektionen).

Klinik: Beginn häufig vor dem 5. Lebensjahr, Zunahme der Symptome bei psychischer Belastung. **Leitsymptome: verminderte Aufmerksamkeit, Hyperaktivität** und **motorische Unruhe, gesteigerte Impulsivität**; häufige **Begleitsymptome:** Distanzstörungen, geringe Stress- bzw. Frustrationstoleranz, dissoziales Verhalten; **Folgeerscheinungen:** Lernstörungen mit schulischer Frustration und Schulverweigerung, niedriges Selbstwertgefühl mit Depressivität, Störungen der sozialen Kontakte.

Therapie: immer **multimodal**: **Verhaltenstherapie** (z. B. Elterntraining, kognitive Therapie, Selbstbeobachtung), Beratung, Pharmakotherapie bei ausgeprägter Symptomatik und starker Funktionsbeeinträchtigung (Mittel der Wahl: Methylphenidat, 2. Wahl Atomoxetin)

Verlauf: in **> 50 % d. F. Persistenz** der Symptomatik (in unterschiedlicher Ausprägung) bis ins Erwachsenenalter: später stehen eher die psychischen Auffälligkeiten im Vordergrund.

23.4 Schlafwandeln und Pavor nocturnus

Epidemiologie: meist bei Kindern und Jugendlichen → harmlose Erscheinungen, i. d. R. spontane Besserung

Klinik:

- **Schlafwandeln (Somnambulismus): ein- oder mehrmaliges Verlassen des Bettes** in der **tiefsten Schlafphase** (häufig während des **ersten Nachtdrittels**), meist starrer und leerer Gesichtsausdruck, fehlender Kontakt zur Umwelt, schwierige Weckbarkeit, herabgesetztes Bewusstsein, verminderte Geschicklichkeit; meist Amnesie für die Phase
- **Pavor nocturnus: angsterfülltes Erwachen** aus dem Tiefschlaf (meist **erste Nachthälfte**) mit **Panikschrei**; begleitend **vegetative Symptome** (z. B. Gesichtsrötung, Tachykardie, Hyperventilation, Mydriasis, Schweißausbrüche); Dauer der Episoden: 1–10 min; Unterbrechen der Episoden durch Ansprache oder Beruhigungsversuche nicht möglich; komplette oder partielle Amnesie für die Episode.

LERNTIPP !

Im Unterschied zum Pavor nocturnus können sich Kinder, die aufgrund von Albträumen angsterfüllt aufwachen, detailliert an das Geträumte erinnern. Albträume treten häufig in den frühen Morgenstunden auf.

23.5 Ticstörungen

Epidemiologie und Ätiologie: Jungen > Mädchen; Hauptmanifestationsalter um das 7. Lebensjahr; **genetische Prädisposition**, belegt v. a. für Tourette-Syndrom.

Klinik: unwillkürliche, wiederkehrende, plötzlich einschießende, schnelle, nicht rhythmische **Bewegungen** (z. B. Blinzeln, Grimassieren, wiederholtes Berühren von Gegenständen) oder Lautäußerungen (z. B. Räuspern, Grunzen, zwanghaftes Nachsprechen) → diese werden als nicht beeinflussbar erlebt, können aber durch Willensanstrengung vorübergehend unterdrückt werden; Verstärkung durch emotionale Erregung oder Anspannung, häufig Verschwinden im Schlaf.

Gilles-de-la-Tourette-Syndrom: vokale Tics wie Räuspern oder Grunzen und komplexe motorische Tics wie Echopraxie (Nachahmen von Bewegungen), häufig mit obszönem Inhalt.

Verlauf: meist Spontanremission innerhalb von Tagen oder Wochen; in ca. 50 % d. F. deutliche Besserung im Jugendalter; bei Gilles-de-la-Tourette-Syndrom häufig lebenslange Persistenz.

Therapie: Beratung von Patient und Umfeld; **Entspannungsverfahren**; bei schwerer Symptomatik **Dopaminantagonisten** (v. a. Tiaprid, Aripiprazol).

23.6 Autismusstörungen und Rett-Syndrom

23.6.1 Frühkindlicher Autismus

Epidemiologie: Prävalenz ca. 0,5 %, Jungen > Mädchen.

Klinik: Beginn **vor dem 3. Lebensjahr**: **ausgeprägte Kontaktstörung** (kein Lächeln, kein Blickkontakt), mangelnde Empathiefähigkeit, **verlangsamte Sprachentwicklung**, häufig lebenslanger Mutismus; **meist reduzierte Intelligenz**, mitunter Spezialbegabungen (z. B. Rechnen, Merkfähigkeit) mit ausgeprägter Detailaufmerksamkeit; **Verstörung bei Veränderungen im Umfeld**; **motorische Störungen** (ritualisierte, stereotype Bewegungen, gestörte Feinmotorik); begleitend häufig Schlaf- und Essstörungen, Epilepsie.

Prognose: nur begrenzte Symptombesserung möglich, **schlechte Prognose** hinsichtlich der sozialen Integration.

23.6.2 Asperger-Syndrom

Epidemiologie: Jungen > > Mädchen

Klinik: Beginn im 2.–5. Lebensjahr; Intelligenz durchschnittlich bis überdurchschnittlich (häufig Spezialinteressen); häufig hoch entwickelte Sprache, aber affektierte Ausdrucksweise mit Verwendung eigener, für andere unverständlicher Begriffe; Kontaktstörungen mit „In-sich-gekehrt-Sein", mangelnder Empathiefähigkeit und Störungen des intuitiven Verständnisses nonverbaler Kommunikation und sozialer Regeln; bei Kindern fehlendes Verständnis für Rollenspiele („So tun als ob") und fehlender Sinn für Humor; meist feinmotorische Beeinträchtigungen; häufig begleitend Epilepsie oder ADHS.

Prognose: meist normale schulische Entwicklung, Probleme v. a. durch dauerhaft eingeschränkte Beziehungsfähigkeit; im Verlauf gehäuftes Auftreten von Angst-, Zwangs- und Ticstörungen sowie depressiven Episoden.

23.6.3 Rett-Syndrom

Epidemiologie und Ätiologie: Prävalenz: 1:10 000–20 000; ausschließlich bei **Mädchen** (→ meist Spontanmutation auf X-Chromosom).

Klinik: unauffällige Entwicklung in den ersten 6–18 Lebensmonaten → dann Entwicklungsstopp und -regression → **autistische Züge, Sprachverarmung, stereotyp wringende und knetende Handbewegungen**, Verlust bereits erworbener **feinmotorischer Fertigkeiten**; Minderwuchs mit verlangsamtem Kopfwachstum (Mikrozephalie), Apraxie, Ataxie, EEG-Veränderungen, epileptische Anfälle; im Verlauf meist spinale Muskelatrophie.

Therapie: individuelle Förderung der verbliebenen Fähigkeiten, symptomatische Behandlung neurologischer Veränderungen. Prognose intraindividuell sehr unterschiedlich.

PRÜFUNGSHIGHLIGHTS

– ! **Anorexia nervosa:** Mädchen im Teenageralter mit sehr niedrigem BMI; Symptome: subjektiv das Gefühl, „zu dick zu sein“, fehlende Pubertätsentwicklung, anamnestischer Laxanzienmissbrauch.
– ! **Pavor nocturnus:** Kinder wachen nachts mit Panik und Schreien auf, typisch ist eine folgende Amnesie. Die Erscheinung ist harmlos und sistiert meist von selbst.
– !! **Rett-Syndrom:** Mädchen, das sich in den ersten 18 Monaten normal entwickelt, dann Entwicklungsrückschritt → Autismus, Sprachverarmung, stereotype Handbewegungen → häufig epileptische Anfälle.

23.7 Kindesmisshandlung und Vernachlässigung

Formen:

- **Misshandlung:**
  - **körperlich:** gewaltsame, nichtunfallbedingte körperliche Schädigung
  - **emotional:** psychische Schädigung durch Überforderung, Drohungen, Auslösen von Ängsten oder Minderwertigkeitsgefühlen
  - **sexuell:** aktive und/oder passive Beteiligung des Kindes an sexuellen Handlungen.
- **Vernachlässigung:**
  - **körperlich:** unzureichende Versorgung und Gesundheitsvorsorge, Mangelernährung, unzureichende Körperpflege
  - **emotional:** Deprivation, Entzug von Fürsorge, Liebe, Geborgenheit

Epidemiologie: Kindesmisshandlung findet in den meisten Fällen innerfamiliär statt; ⅔ der betroffenen Kinder sind < 3 Jahre alt.

Klinik: Symptome einer körperlichen Kindesmisshandlung sind:

- multiple unterschiedlich alte Hämatome
- unbehandelte Haut- und Weichteilverletzungen an sturzuntypischen Lokalisationen: z. B. streifenförmige Hämatome (typisch für Rohrstockverletzungen), Schwellungen im Bereich des Gesäßes, Rückens, inneren Oberschenkels oder Genitales, Brand- und Bisswunden, sichtbare, symmetrische Daumenabdrücke
- **Kopfverletzungen** und **Hämatome an atypischen Stellen** wie Ohren (retroaurikulär), Kieferwinkel, Mastoid, Wangen, Oberlippe, Hals, Thorax, Rücken, Po, Genitale, Schulter, Oberarmen (v. a. symmetrische Hämatome), ventralen Unterarmen, innerem Oberschenkel, Hand- und Fußrücken und Beinrückseite
- bilateral symmetrisches Muster von Verbrühungen: Hinweis auf Verbrühungen durch Eintauchen (**Immersionsverbrühungen**), insbesondere strumpfförmig an Füßen und Unterschenkeln, die verbrühten Bezirke grenzen sich scharf von der unverletzten Haut ab
- weitere: Verletzung von Mundhöhle, Zunge, Frenulum, Zähnen, Genitalverletzung, Analfissur, Entwicklungsverzögerung, Lethargie, neurologische Defizite, Krampfanfälle.

Ein **seelischer Missbrauch** (psychische Deprivation, Kindesvernachlässigung) ist gekennzeichnet durch fehlende emotionale Zuwendung durch die Bezugsperson (= Missbrauch durch Unterlassung), Entbehrung von Nahrung, Kleidung und adäquater Unterkunft. Neben direkten Zeichen der Vernachlässigung wie reduziertem Allgemein-/Ernährungszustand und Entwicklungsstörungen zeigen die Kinder eine physische und psychische Retardierung, tiefgreifende Kontaktstörungen und Lethargie.

Von der Kindesmisshandlung im Allgemeinen grenzt man folgende Syndrome ab:

- **Shaken-baby-Syndrom:** Schütteltrauma bei Säuglingen mit **retinalen** und subduralen Blutungen und Krampfanfällen infolge von axonalen Abscherverletzungen, meist Hämatome am Brustkorb oder an den Oberarmen durch Festhalten.
  - **Shaken-impact-Syndrom:** Verstärkung der traumatischen Schädigung des Gehirns durch den Anprall (Impact) des kindlichen Kopfes gegen eine harte Oberfläche beim oder nach dem Schütteln.
- **Battered-child-Syndrom:** subdurale Hämatome, Knochenverletzungen (v. a. an Schädel, Rippen, langen Röhrenknochen)
- **Münchhausen-by-proxy-Syndrom:** Ein Verwandter („proxy“, häufig ist die Mutter des Kindes die Täterin, führt beim Kind künstlich Krankheitssymptome herbei, um eine medizinische Behandlung zu erreichen (z. B. Vortäuschung von Asthmaanfällen durch „Beinahe-Ersticken“). Dies kann bis zum Tod des betroffenen Kindes führen.

Sexueller Missbrauch: Als sexueller Kindesmissbrauch werden willentliche sexuelle Handlungen mit, an oder vor Kindern bezeichnet. Kinder sind nach deutschem Strafrecht alle Personen unter 14 Jahren. In Deutschland ist sexueller Missbrauch von Kindern gemäß § 176 StGB strafbar. Der sexuelle Missbrauch ist in der klinischen Untersuchung nicht so auffällig wie körperliche Misshandlungen. Hinweise sind Verletzungen der Genital- und Analregion, Sperma oder Fremdkörper in Vagina oder After, der Nachweis sexuell übertragbarer Krankheiten und sexuell auffälliges Verhalten des Kindes (z. B. enthemmtes triebhaftes Verhalten bei Kleinkindern mit ungewöhnlich aktivem Interesse an den eigenen oder fremden Genitalien, soziale und intime Distanzlosigkeit gegenüber Fremden, nicht altersgemäße sexuelle Aktivitäten mit Gleichaltrigen, exzessive Masturbation, spielerische Imitation und Nachvollziehen der Tat, Exhibieren und sexuell provozierendes Auftreten).

Die Kinder haben ein erhöhtes Risiko, eine posttraumatische Belastungsstörung, dissoziative Identitätsstörung, Essstörungen und Borderlinepersönlichkeitsstörungen mit autoaggressivem Verhalten zu entwickeln.

Diagnostik: **gründliche Anamnese** und **körperliche Untersuchung** des vollständig unbekleideten Kindes (Kinder sind oft ängstlich, überangepasst und verschüchtert → sie suchen bei den Eltern keinen Schutz); Aufmerksamkeit ist geboten, wenn
- die vorliegenden Befunde sich nicht schlüssig erklären lassen
- anamnestische Angaben beider Elternteile sich unterscheiden oder widersprechen
- das von den Eltern geschilderte akzidentelle Trauma nicht zum Schweregrad der Verletzungen passt bzw.
- Unfälle gehäuft in Anwesenheit einer bestimmten Person geschehen
- der Verdacht auf Schutzbehauptungen der Eltern besteht
- Dritte (z. B. Geschwister/andere Kinder) beschuldigt werden.

Bei Frakturen bzw. einem begründeten Verdacht auf Kindesmisshandlung ist eine Röntgenuntersuchung indiziert (ggf. Röntgen-Screening der Extremitäten und des Rumpfes). Radiologische Befunde sind:
- metaphysäre Frakturen
- transverse, schräge, spiralige Diaphysenfrakturen durch Torsionskräfte
- Epiphysenlösungen und subperiostalen Blutungen (Schleudertraumata)
- posteriore Rippenfrakturen
- Frakturen von Skapula, Sternum, Processus spinosi
- okzipitale Frakturen, Impressionsfrakturen
- multiple Frakturen unterschiedlichen Alters.

Eine bildgebende Untersuchung des Gehirns (Sonografie, MRT, CT) ist bei neurologischen Ausfällen oder verminderter Vigilanz indiziert.

PRAXIS Retinale Einblutungen können forensisch der einzige Hinweis auf ein Schütteltrauma sein, deswegen sollte bei Verdacht auf Schütteltrauma immer eine augenärztliche Untersuchung erfolgen!

Zusätzliche Untersuchungen wie ein Drogen-Screening, ein Schwangerschaftstest oder eine mikrobiologische Diagnostik von sexuell übertragbaren Erregern können je nach Situation und Alter des Kindes notwendig werden.

Vorgehen:
- **Unterbrechung der Missbrauchsituation** (Inobhutnahme des Kindes): bei akuter Gesundheitsgefährdung Herausnahme des Kindes aus der Familie, z. B. durch eine stationäre Aufnahme gegen den Willen der Eltern, (Krisenintervention)
- Behandlung der aktuellen Verletzungen
- psychotherapeutische Betreuung des Kindes
- Beratung bzw. sozialtherapeutische Unterstützung der Familie.

PRÜFUNGSHIGHLIGHTS

- Anzeichen für eine **Kindesmisshandlung** sind:
  - ! multiple, **unterschiedlich alte** Haut- und Weichteilverletzungen bzw. Hämatome
  - ! **Kopfverletzungen** und **Hämatome an atypischen Stellen** (innerer Oberschenkel, Po)
  - ! **bilateral symmetrisches Muster von Verbrühungen** (insbesondere strumpfförmig an Füßen und Händen)
- !!! **Schütteltrauma:** subdurales Hämatom, Blutungen am Augenhintergrund, diffuse axonale Schädigung, Hämatome an beiden Oberarmen oder auf dem Oberkörper.
  - ! **Shaken-Impact-Syndrom:** Verstärkung der traumatischen Schädigung durch den Anprall des kindlichen Kopfes gegen eine harte Oberfläche
- ! **Münchhausen-by-proxy-Syndrom**
- ! **Inobhutnahme:** Das Kind kann zur Verhinderung weiterer Misshandlungen aus dem akut gefährdenden familiären Umfeld herausgenommen werden.

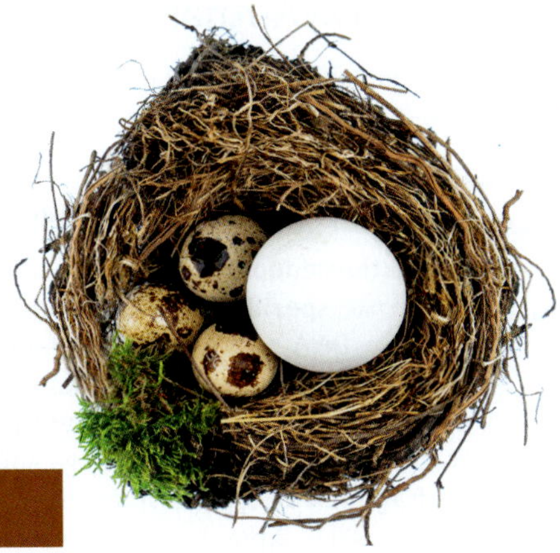

LERNPAKET 7

Foto: K. Oborny, Thieme Gruppe

24 Humangenetik

24.1 Aufbau und Funktion des Genoms

Das Genom ist die Gesamtheit der Erbinformation eines Individuums. Das menschliche Genom umfasst etwa **3 Mrd. Basenpaare (Bp)**, besteht aus etwa **25 000–30 000 proteincodierenden Genen** und verteilt sich auf **46 Chromosomen**. Jedem Gen kann genau ein bestimmbarer Ort im Genom zugewiesen werden, jedoch können Gene durch Mechanismen wie z. B. Crossing-over oder Translokation ihre Lage auf den Chromosomen ändern.

24.1.1 Aufbau

Gene: Ein Gen ist eine **funktionelle Einheit** der Desoxyribonukleinsäure (DNA). Es enthält die Erbinformation für ein oder mehrere Genprodukte, meist Proteine. Durch alternatives Splicing können verschiedene Genprodukte auf Basis eines Gens entstehen.

Exons (codierende Nukleotidsequenzen, etwa **1,1 %** der menschlichen DNA) und die längeren **Introns** (nichtcodierende Sequenzen, **24 %**) wechseln sich innerhalb eines Gens ab. Regulatorische Elemente (intergenische DNA, 75 %) liegen zwischen den Genen.

Repetitive Sequenzen: Repetitive DNA-Sequenzen sind sich wiederholende DNA-Abschnitte, die entweder funktionslos sind oder deren Funktion noch nicht aufgeklärt werden konnte. Sie werden nicht zwingend transkribiert. Bekanntestes Beispiel ist Satelliten-DNA. Man unterscheidet:

- Makrosatelliten (100–1000 Bp): liegen im Telomer- und Zentromerbereich von Chromosomen und dienen im Zentromerbereich der Anheftung des Spindelapparates bei der Mitose
- Minisatelliten (variable number of tandem repeats, VNTR, 5–50 Bp) und
- Mikrosatelliten (short tandem repeats, STR, 2–4 Bp).

Die Anzahl der Wiederholungen von Mini- und Mikrosatelliten-DNA kann innerhalb einer Population stark schwanken, ist jedoch innerhalb eines Stammbaums nahezu gleichbleibend (daher Verwendung für den **genetischen Fingerabdruck** z. B. im Rahmen eines **Vaterschaftstests**, der Täter- und Leichenidentifizierung).

24.1.2 Differenzielle Genaktivität

Eine unterschiedliche Genaktivität ist die Grundlage der Zelldifferenzierung und -entwicklung im Organismus. Sie wird durch **differenzielle Transkription** vermittelt.

Zeitlich differenzielle Genaktivität: Bestimmte Gene sind nacheinander aktiv bzw. blockiert, um eine Anpassung an sich verändernde Umgebungsbedingungen im Laufe der Entwicklung zu gewährleisten, wie z. B. die verschiedenen **Hämoglobingene**:

- Fetalzeit: **fetales Hämoglobin** (HbF, 2 α- und 2 γ-Globin-Ketten) hat eine höhere Affinität zu Sauerstoff als HbA_1 und HbA_2 (Anteil am Gesamthämoglobin ca. 80 %).
- Neonatalzeit: HbF wird sukzessive durch **HbA_1** (2 α- und 2 β-Globin-Ketten) ersetzt durch **Blockierung der γ-Globin-Ketten-Gene** und **Aktivierung der β-Globin-Ketten-Gene**.
- Erwachsenenalter: geringer Anteil (2 %) von HbA_2 (2 α- und 2 δ-Globin-Ketten).

Örtlich differenzielle Genaktivität: Organspezifisch exprimierte Gene sind v. a. Gene für **Enzyme**, die in verschiedenen gewebsspezifischen Isoformen vorkommen. Bei der **Phenylketonurie** (PKU) ist die leberspezifische Isoform der Phenylalaninhydroxylase defekt, während eine andere Isoform in anderen Körpergeweben intakt ist.

24.1.3 Transkription

Die DNA wird in 3'-5'-Richtung abgelesen, die **prä-mRNA** in 5'-3'-Richtung synthetisiert. Nach der Transkription werden durch Spleißen die Intron-Abschnitte entfernt und die **reife mRNA** entsteht. Der DNA-Strang, von dem ein Gen abgelesen wird, wird als **codogener Strang** oder Matrizenstrang bezeichnet. Abhängig vom abgelesenen Gen kann mal der eine, mal der andere DNA-Strang den codogenen Strang darstellen. Der **Sinnstrang** stimmt dabei mit der neu synthetisierten RNA überein (mit Ausnahme von Thymin und Uracil), während der codogene Strang den Gegensinnstrang darstellt.

Promotor sind spezifische Nukleotidfolgen wie TATA- oder CAAT-Sequenzen (TATA-Box bzw. CAAT-Box), die in einem definierten Abstand upstream vor dem Transkriptionsstart liegen und diesen markieren. Die **RNA-Polymerase** kann mithilfe von **Transkriptionsfaktoren** (TF) an diese Sequenzen binden und bildet gemeinsam mit Promotor und TF den **Transkriptions-Initiations-Komplex**. Der Transkriptionsvorgang beginnt erst am Transkriptionsstart.

Bei Eukaryonten existieren 3 verschiedene RNA-Polymerasen:

- RNA-Polymerase I: synthetisiert ribosomale RNA (rRNA)
- **RNA-Polymerase II**: synthetisiert **Messenger-RNA** (mRNA bzw. prä-mRNA)
- RNA-Polymerase III: synthetisiert Transfer-RNA (tRNA), 5S-rRNA und nichtcodierende RNA.

24.1.4 Variabilität des Genoms

Eine genetische Variante (**Mutation**) ist als Abweichung von der „normalen Sequenz" (genetischer Wildtyp) definiert. Mutationen können in codierenden und nicht codierenden Regionen im Genom vorkommen.

Allele sind durch Mutation entstandene Genvarianten innerhalb einer Population. Wegen seines diploiden Chromosomensatzes kann der Mensch für jedes Gen 2 verschiedene Allele besitzen:

- **Homozygotie**: zwei gleiche Allele
- **Heterozygotie**: zwei verschiedene Allele
- **Compound-Heterozygotie**: Eine Merkmalsausprägung beruht darauf, dass beide Allele eine unterschiedliche Mutation aufweisen.

Ein **Polymorphismus** liegt vor, wenn das seltenere Allel einer genetischen Variante mit einer **Häufigkeit von > 1 %** bei den Individuen der untersuchten Population vorkommt. Allele mit einer Häufigkeit von < 1 % werden als **seltene Varianten** bezeichnet.

Die Variabilität des Genoms ist vor allem auf Einzel-Nukleotid-Polymorphismen (**single nucleotide polymorphisms**, SNPs) zurückzuführen. Die verschiedenen Allele unterscheiden sich nur durch den **Austausch eines Basenpaars** (Punktmutation).

LERNTIPP !

Das IMPP beschreibt den Fall eines Mannes, der vom Hausarzt in die humangenetische Sprechstunde geschickt wird, da mehrere Familienangeörige an Diabetes mellitus Typ 2 erkrankt sind. Wissen soll man, dass der geeignete Parameter, der eine **SNP-Analyse** rechtfertigt, ein **hoher positiver prädiktiver Wert** ist; dieser Wert gibt die Wahrscheinlichkeit an, mit der ein positives Testergebnis auch bedeutet, dass die getestete Person wirklich krank ist.

PRÜFUNGSHIGHLIGHTS

- ! Anhand der **short tandem repeats** wird der genetische Fingerabdruck, z. B. für einen **Vaterschaftstest** oder die Täter- und Leichenidentifizierung, erstellt.
- ! Der **positive prädiktive Wert** kann Auskunft darüber geben, ob eine **SNP-Analyse** bei einem Patienten (in diesem Fall mit Diabetes mellitus Typ 2 in der Familie) indiziert ist.

24.2 DNA-Analyse und Genkartierung

Das Genom kann je nach Erkrankungsverdacht auf Phänotyp-, Protein-, Chromosom-, Gen- oder Nukleotidebene analysiert werden.

24.2.1 Direkte Methoden

Restriktionsendonukleasen: Sie bauen doppelsträngige DNA ab, indem sie **spezifische Restriktionsschnittstellen** erkennen und dort die DNA schneiden. Eine Mutation kann zu zusätzlichen oder zum Verlust von Restriktionsschnittstellen führen, sodass die durch die Restriktionsenzymspaltung entstehenden DNA-Fragmente eine veränderte Länge aufweisen. Dies wird **Restriktionsfragment-Längenpolymorphismus** (RFLP) genannt.

Der RFLP kann mittels **Gelelektrophorese** (Southern-Blot, s. u.) nachgewiesen werden, wenn sich Wildtypallel und mutiertes Allel in ihrem Molekulargewicht unterscheiden. So lässt sich eine Aussage darüber treffen, ob die Mutation beim untersuchten Individuum in homo- oder heterozygoter Form vorliegt. Bei **homozygoten** Individuen ist nur **eine Bande** sichtbar, bei **heterozygoten** aufgrund der unterschiedlichen Länge der DNA-Fragmente **zwei Banden**.

Der RFLP kann zur **direkten Genotypbestimmung** genutzt werden, wenn die Mutation immer an der gleichen Position innerhalb eines bestimmten Gens liegt und es durch die Mutation zum Verlust oder zum Einbau von Restriktionsschnittstellen kommt (sich also das Fragment des mutierten Gens in der Länge vom Wildtypfragment unterscheidet).

Southern-Blot: Bei der Southern-Blot-Hybridisierung wird nach einer Verdauung der DNA durch Restriktionsenzyme eine **Agarose-Gel-Elektrophorese** durchgeführt. Es lässt sich untersuchen, ob eine bestimmte DNA-Sequenz bei einem Individuum vorkommt und wie groß das DNA-Fragment ist, auf dem sie liegt (Mutationsnachweis). Außerdem kann die Homo- oder Heterozygotie für eine bestimmte DNA-Sequenz bestimmt werden. Die Southern-Blot-Technik wird heutzutage zur Untersuchung von längeren DNA-Abschnitten (> 3000 Bp), wie z. B. zum Nachweis von Deletionen oder Insertionen wie die Repeat-Expansionen bei Trinukleotid-Repeat-Krankheiten (z. B. Chorea Huntington) verwendet.

Oligonukleotidtechnik: Sie wird i. d. R. zur **Detektion von SNPs** verwendet, also zur Genotypbestimmung bei bekannten Punktmutationen.

Oligonukleotide sind DNA-Fragmente mit einer Länge von 15–20 Nukleotiden. Sie sind für diese Untersuchung fluoreszenzmarkiert und komplementär zur gesuchten DNA-Sequenz. Sie werden zusammen mit der zu untersuchenden, einzelsträngig vorliegenden DNA inkubiert. Wenn die Oligonukleotide vollständig mit der DNA hybridisieren, entsteht ein fluoreszierendes Signal, das detektiert werden kann. Bei einer Mutation (d. h. einem SNP) ist keine vollständige Hybridisierung möglich und das Fluoreszenzsignal bleibt aus.

ELISA: Der Enzyme-linked Immunosorbent Assay (ELISA) ist ein immunologisches Nachweisverfahren, bei dem spezifische Antikörper eingesetzt werden. ELISA kann zum Nachweis von großen Molekülen (Proteinen), aber auch niedermolekularen Verbindungen (z. B. Hormone) eingesetzt werden.

Polymerase-Kettenreaktion (PCR): Die PCR ist die **Standardmethode** der molekulargenetischen Mutationsdiagnostik. Eine Standard-PCR kommt bei einer Fragmentlänge von 3000 Bp an ihre Grenzen. Ab einer Größe von 20 000–40 000 Bp ist eine PCR trotz verschiedener Optimierungen nicht mehr möglich (dann Southern-Blot-Technik anwenden).

24.2.2 Indirekte Methoden

Flankierende DNA-Polymorphismen: Wenn das Chromosom, auf dem die Mutation liegen soll, aber der genaue Genlocus nicht bekannt ist, werden familienspezifisch bekannte sog. **Markerallele** untersucht, die in der Nähe des gesuchten Allels liegen und daher höchstwahrscheinlich mit diesem Allel gekoppelt vererbt werden. Je näher der gesuchte Genlocus und der Marker aneinanderliegen, desto geringer ist das Risiko einer Aufhebung der Kopplung (und damit für ein falsches Ergebnis) durch ein Crossing-over.

24.2.3 Kopplungsanalyse

Zur Genkopplung s. Abschnitt Formale Genetik (S. 165).

Genlokalisation: Eine Kopplungsanalyse dient der **regionalen Zuordnung** eines unbekannten krankheitsauslösenden Gens. Hierzu wird der Abstand des unbekannten Gens zu bekannten Genloci (sog. „Marker", meist Mikrosatelliten oder RFLP) bestimmt. Ziel ist es, festzustellen, mit welchem bekannten Locus gekoppelt das Gen an erkrankte Familienmitglieder vererbt wurde. Gesunde Verwandte dürfen nicht das gleiche Allel im Markerlocus besitzen. Mithilfe mehrerer polymorpher Marker kann so durch eine Wahrscheinlichkeitsrechnung die Mutation recht genau lokalisiert werden.

Der Abstand von 2 Genen wird in der Einheit **Morgan** angegeben, wobei **1 Centi-Morgan** (cM) im niedrigen Bereich einer **Rekombinationshäufigkeit θ** (theta) von **etwa 1 %** entspricht. Die Rekombinationshäufigkeit kann je nach Region im Genom stark variieren. Sie liegt jedoch immer zwischen 0 und 0,5.

Die Wahrscheinlichkeit der Kopplung von 2 Genen wird auch als **LOD-Score** („logarithm of the odds") angegeben. Eine gekoppelte Vererbung von 2 Genen gilt als statistisch gesichert, wenn der LOD-Score > 3 ist. Bei einem LOD-Score < –2 ist eine Kopplung von 2 Genloci nahezu ausgeschlossen.

Heterogenienachweis: Mithilfe von Kopplungsanalysen kann auch untersucht werden, ob eine erbliche Erkrankung durch ein distinktes Gen oder verschiedene Gene ausgelöst wird. Zur genetischen Heterogenität s. Abschnitt Formale Genetik (S. 165).

24.2.4 Genkartierung

Als Genkartierung wird die **Lokalisierung** von Genen mit bestimmter Funktion im menschlichen Genom bezeichnet. Formen:

- **genetische Genkartierung**: mittels Kopplungsanalysen, Angabe der **relativen Position** eines Gens, ausgedrückt als **Rekombinationshäufigkeit**
- **physikalische Genkartierung**: genaue, **absolute Position** basierend auf physikalischen Angaben (ausgedrückt in Basenpaaren), z. B. mittels Fluoreszenz-in-situ-Hybridisierung (FISH).

24.2.5 Genetische Abstammungsdiagnostik

Die genetische Abstammungsdiagnostik hat die Klärung von **Vaterschaftsfragen** zum Ziel. Goldstandard ist heute die Analyse von **genetischen Polymorphismen** (DNA-Fingerprinting).

LERNTIPP !

Die verschiedenen Methoden der DNA-Analyse wurden vom IMPP bisher nicht explizit abgefragt. Sie sollten dennoch geläufig sein, da sie in den Aufgabenstellungen erwähnt werden und daher Hinweise auf die Art der zugrunde liegenden Mutation liefern können.

24.3 Mutationen

24.3.1 Klassifizierung von Mutationen

DEFINITION

- **Keimbahnmutationen**: konstitutionelle Mutationen, die ausnahmslos in **allen Körperzellen** zu finden sind und innerhalb eines Stammbaums **weitervererbt** werden.
- **somatische Mutationen**: treten nur in einer Zelle oder in einem Verbund von Körperzellen auf und werden an die Nachkommen **nicht weitergegeben**.

Genommutationen

Numerische Chromosomenaberrationen (S. 157) sind Ursachen von Genommutationen. Der **gesamte Chromosomensatz** (z. B. Triploidie) oder nur **einzelne Chromosomen** (z. B. Trisomie) können betroffen sein.

Chromosomenmutationen

Diese **strukturellen** Veränderungen von Chromosomen entstehen durch DNA-Brüche und deren fehlerhafte Reparatur:

- **Insertion:** Einschub von genetischer Information (Chromosomenabschnitt)
- **Deletion:** Verlust von genetischer Information (Chromosomenabschnitt)
- **Duplikation:** Verdoppelung von Chromosomenabschnitten
- **Translokation:** Verlagerung eines Chromosomenabschnitts auf ein anderes Chromosom bzw. Austausch von Abschnitten zwischen 2 nicht homologen Chromosomen
- **Inversion:** Umkehrung der Abfolge der genetischen Information durch Drehung und Wiedereinbau eines Chromosomenabschnitts zwischen 2 Chromosomenbrüchen

Eine Duplikation auf einem Chromosom bei gleichzeitiger Deletion auf dem anderen kann durch **ungleiches Crossing-over** entstehen, wenn sich Chromosomen in der Meiose an nicht homologen Abschnitten paaren und nicht homologe Sequenzen austauschen.

24.3.2 Genmutationen

Der Umfang von Strukturveränderungen innerhalb der **DNA-Sequenz** eines Gens kann variabel sein:

- **Insertion:** Einschub von einzelnen Nukleotiden
- **Deletion:** Verlust von einzelnen Nukleotiden
- **Inversion:** Umkehrung der Abfolge benachbarter Basen

- **Substitution:** Basenaustausch
  - **Transition:** Austausch einer Purinbase durch eine andere Purinbase bzw. einer Pyrimidinbase durch eine andere Pyrimidinbase
  - **Transversion:** Austausch einer Purinbase durch eine Pyrimidinbase bzw. einer Pyrimidinbase durch eine Purinbase

Punktmutationen: Sie betreffen nur ein einziges Basenpaar und werden durch Substitution, Deletion oder Insertion bedingt.

Frameshift-Mutationen: Bei der Frameshift-Mutation wird durch Insertionen und Deletionen das **Leseraster** eines Gens verschoben.

Dynamische Mutationen: Wenn die Wiederholungen von repetitiven Trinukleotidsequenzen einen spezifischen Schwellenwert überschreiten, führt dies bei der Weitervererbung an die Nachkommen zu einer weiteren Expansion dieser repetitiven Sequenzen (**Repeatexpansion**). In der Regel aggravieren die klinischen Symptome bei zunehmender Repeatzahl von Generation zu Generation bzw. die Erkrankung beginnt immer früher (**Antizipation**).

Dynamische Mutationen können in Introns, im Promotorbereich und in Exons vorkommen und dadurch einen unterschiedlichen Krankheitswert haben. Größere Ausdehnungen dieser Sequenzen erhöhen die **Instabilität**, sodass Stellen erhöhter Brüchigkeit (sog. **fragile Stellen**) entstehen können.

Erkrankungen, denen dynamische Mutationen zugrunde liegen, sind die autosomal-dominant vererbte **Chorea Huntington** sowie das X-chromosomal vererbte **Fragile-X-Syndrom** und die **myotone Dystrophie**. Bei der Chorea Huntington wurden Wiederholungen des Basen-Tripletts CAG (Code für Glutamin) im Huntingtin-Gen auf Chromosom 4 (Locus 4p16.3) als ursächlich identifiziert. Normalerweise kommt das Triplett in maximal 26 Wiederholungen vor. Eine Vollmutation, d. h. die Erkrankung, liegt bei ≥ **40** CAG-Wiederholungen vor. Die Penetranz ist vollständig, d. h. die Erkrankungswahrscheinlichkeit 100 %. Von einer Prämutation wird bei 27–35 Wiederholungen gesprochen. Eine Prämutation führt meist noch nicht zu einer klinischen Manifestation der Krankheit, kann aber eine Repeatexpansion in den Zellen der Keimbahn zur Folge haben. Bei 36–39 Wiederholungen zeigt die Chorea Huntington eine variable Penetranz.

Die Chorea Huntington zeichnet sich durch **paternale Antizipation** aus, d. h., die Repeatexpansion findet i. d. R. dann statt, wenn das mutierte Allel vom Vater weitergegeben wird.

PRÜFUNGSHIGHLIGHTS

- !! Wird bei einem Gentest für die Huntington'sche Erkrankung auf Chromosom 4 eine CAG-repeat-Anzahl von **≥ 40 Wiederholungen** festgestellt, liegt eine Chorea Huntington vor. Die Erkrankungswahrscheinlichkeit ist angesichts der **vollständigen Penetranz** annähernd 100 %.
- ! Der Erbgang der Chorea Huntington ist **autosomal-dominant**.
- ! Mit zunehmender Anzahl der CAG-Repeats bei Chorea Huntington in der Erbfolge manifestiert sich die Erkrankung in den nachfolgenden Generationen frühzeitiger („**Antizipation**").

24.3.3 Ursachen von Mutationen

Spontanmutationen

Spontanmutationen (Neumutationen) treten ohne unmittelbare Ursache auf. Die Mechanismen sind: **Desaminierung** der DNA, **DNA-Replikationsfehler, Rekombinationsfehler** (Mutationen durch ungleiches Crossing-over), **Verteilungsfehler** (Disjunctionfehler).

Die **Spontanmutationsrate** des menschlichen Genoms ist je nach Genort unterschiedlich und variiert zwischen 10^{-4} und 10^{-6}.

Sporadische Fälle einer dominant vererbten Anomalie, die bei gesunden Eltern erstmalig innerhalb einer Familie auftreten, sind auf Neumutationen zurückzuführen.

Induzierte Mutationen

Induzierte Mutationen können verschiedene Ursachen haben:

- chemische Noxen: Folgen von **Nitrosierung**, **Alkylierung** und **Desaminierung** sind neben Gen- und Chromosomenmutationen auch Hypo- und Hyperploidien.
- physikalische Noxen: Die Einwirkung von **ionisierenden Strahlen** (radioaktive und Röntgenstrahlen) erhöht prinzipiell die Spontanmutationsrate und führt zu Chromosomenmutationen.
- biologische Noxen: Durch Infektionen mit **Schimmelpilzen**, **Mykoplasmen** oder **Viren** (z. B. humane Papillomaviren → Zervixkarzinom, Epstein-Barr-Virus → Burkitt-Lymphom) können ebenfalls Gen- und Chromosomenmutationen hervorgerufen werden.

Erhöhtes väterliches Alter

Die Spermiogenese ist ein kontinuierlicher Prozess, der bei Männern von der Pubertät bis zum Tod stattfindet. Die Anzahl der Zellteilungen, die eine Spermatogonie durchläuft, bevor sie in die Spermiogenese eintritt, ist bei älteren Männern höher als bei jüngeren Männern. Daher steigt auch die Mutationsrate in der Keimbahn bei Männern mit zunehmendem Lebensalter an.

Autosomal-dominant vererbte Krankheiten des **Knochen-** und **Bindegewebssystems** wie Osteogenesis imperfecta oder Marfan-Syndrom treten bei Kindern älterer Väter deutlich häufiger auf.

24.3.4 Auswirkungen von Mutationen

Funktionelle Folgen von Genmutationen

Mutationen in codierenden Regionen können zu einer mehr oder minder schweren funktionellen Veränderung des Genprodukts führen.

- **Sense-Mutation**: Eine **stille Mutation** ist durch eine Substitution gekennzeichnet, die aufgrund des degenerierten genetischen Codes das Genprodukt **nicht** verändert.
- **Missense-Mutation**: **Aminosäureaustausch** im Genprodukt (z. B. entsteht die **Sichelzellanämie** durch eine Transversion im Codon 6 des β-Globingens)
- **neutrale Mutation:** Missense-Mutationen führen nicht zwingend zu einer Funktionseinschränkung des Genprodukts, sondern können neutral bleiben, wenn sie keine negativen Auswirkungen auf Gesundheit, Lebenserwartung und Fruchtbarkeit des Individuums haben.

- **Nonsense-Mutation**: Bei einer Nonsense-Mutation entsteht ein **Stopp-Codon**, welches für einen vorzeitigen Abbruch der Translation verantwortlich ist.
- **Promotormutation**: Mutationen in der Promotorregion eines Gens führen zu einer vermehrten oder häufiger zu einer **verminderten Expression** des entsprechenden Gens (z. B. liegt bei **Morbus Meulengracht** eine Mutation in der TATA-Box vor).

Multiple Allelie

Sie liegt vor, wenn in einer **Population** von einem bestimmten Gen **mehr als zwei verschiedene Allele** (d. h. verschiedene Mutationen am gleichen Genort) auftreten. Beispielsweise existieren die verschiedenen Blutgruppenallele A_1, A_2, B und 0. Deren Kombinationen ergeben die Blutgruppen A, B, AB und 0. Ein Individuum kann jedoch nie mehr als 2 Allele eines Gens besitzen. Eine multiple Allelie liegt auch bei allen rezessiven Erkrankungen vor, die compound-heterozygot auftreten können.

Mutationen nicht gekoppelter Loci mit verwandter Funktion

Gene mit verwandter Funktion können auch auf verschiedenen Chromosomen liegen und werden **unabhängig voneinander vererbt**. Sie entstehen durch Duplikationen und Punktmutationen. Ursache für die unterschiedliche Lokalisation ist ein Crossing-over im Laufe der Evolution.

Als **Genokopien** werden Erkrankungen bezeichnet, die auf Mutationen in unterschiedlichen Genloci beruhen, jedoch den gleichen Phänotyp hervorrufen. Davon zu unterscheiden sind **Phänokopien**, bei denen durch nichterbliche Faktoren ein Phänotyp auftritt, der auch durch bestimmte Erbkrankheiten hervorgerufen wird.

Bedeutung somatischer Mutationen

Somatische Mutationen betreffen nicht die Keimzellen, sondern die Körperzellen des jeweiligen Individuums. Sie können durch äußere Einflüsse entstehen und zur Entartung von Zellen und damit zur Tumorentstehung führen.

24.4 Chromosomen des Menschen

DEFINITION Als **Karyotyp** werden die Anzahl und die Eigenschaften der Chromosomen (Größe, Form, Bänderungsmuster) eines Individuums bezeichnet, die man mithilfe zytogenetischer Methoden sichtbar machen kann.

24.4.1 Aufbau der Chromosomen

Alle kernhaltigen Körperzellen des Menschen – mit Ausnahme der Keimzellen – haben einen **diploiden Chromosomensatz** von 46 Chromosomen, bestehend aus **44 Autosomen** und **2 Gonosomen** (Geschlechtschromosomen XX bzw. XY), von denen jeweils die Hälfte von der Mutter und vom Vater vererbt wurde. Der diploide ist der normale – **euploide** – Chromosomensatz des Menschen. Die Keimzellen besitzen jeweils einen haploiden Chromosomensatz von 23 Chromosomen.

Der normale Karyotyp ist wie folgt definiert:
- **46,XX:** gesund weiblich
- **46,XY:** gesund männlich.

Die doppelsträngige DNA ist nach einem regelmäßigen Muster um Proteine gewickelt, sog. **Histone**. DNA und Histone zusammen bilden das Chromatin, welches je nach Kondensationszustand als **Euchromatin** (unkondensierte DNA, die gerade translatiert wird) oder **Heterochromatin** (kondensierte DNA, daher meist intensiver gefärbt) bezeichnet wird. Während der Pro- und der Metaphase der Mitose liegen die Chrosomomen als 2-Chromatid-Chromosomen, während des weiteren Zellzyklus als 1-Chromatid-Chromosomen vor. Das **Zentromer** ist die Anheftungsstelle der beiden Schwesterchromatiden. Als **Telomere** werden die Enden des Chromosoms bezeichnet, die aus repetitiver DNA bestehen.

Die **Autosomen** werden nach der Denver-Klassifikation anhand ihrer Größe, der **Lage ihrer Zentromere** und anderer Merkmale in 7 Gruppen eingeteilt:
- **Gruppe A:** Chromosomen 1–3; 1 + 3 metazentrisch; 2 submetazentrisch, größte Chromosomen
- **Gruppe B:** Chromosomen 4 + 5, submetazentrisch
- **Gruppe C:** Chromosomen 6–12, submetazentrisch
- **Gruppe D:** Chromosomen 13–15, akrozentrisch
- **Gruppe E:** Chromosomen 16–18, submetazentrisch
- **Gruppe F:** Chromosomen 19 + 20, metazentrisch
- **Gruppe G:** Chromosomen 21 + 22, akrozentrisch; kleinste Chromosomen (21 < 22).

LERNTIPP !

Die Interpretation eines Karyogramms wurde schon vom IMPP verlangt. Hierbei sollten Sie neben der Chromosomenanzahl auch auf deren Größe und Form (Translokation?) sowie auf das Geschlecht (gonosomale Aberrationen?) achten.

24.4.2 Charakterisierung und Darstellung der Chromosomen

Untersuchungsmaterial: Lymphozyten- oder **Fibroblastenkulturen** eignen sich besonders gut für die Chromosomendiagnostik (in der Pränataldiagnostik: Material aus Amniozentese bzw. Chorionzottenbiopsie). Nach einer Kultivierungszeit von mehreren Tagen und dem Durchlaufen mehrerer Zellzyklen wird die Mitose durch Zugabe des Spindelgifts Colchizin in der Metaphase unterbrochen. Die Zellen werden chemisch vorbehandelt, auf einen Objektträger aufgebracht und gefärbt.

PRAXIS Die Chromosomen sind nur während der **Metaphase** der Mitose darstell- und beurteilbar.

Färbemethoden: Neben einer konventionellen **Giemsa-Färbung** existieren verschiedene **Bänderungstechniken**, bei denen spezielle Färbemethoden eine für jedes Chromosom spezifische Bänderung hervorrufen. Auf diese Weise gefärbte Chromosomen können daher bereits unter dem **Lichtmikroskop** identifiziert werden, sodass eine grobe Aussage zum Karyotyp möglich ist (z. B. Aneuploidie).

Hybridisierung: Bei der Fluoreszenz-in-situ-Hybridisierung (**FISH**) muss die Doppelstrang-DNA zunächst denaturiert werden, damit sie einzelsträngig vorliegt. Dann werden **fluoreszenzmarkierte DNA-Sonden** zugegeben, die mit der gesuchten Sequenz hybridisieren können. Wenn eine Sonde an die DNA gebunden hat, ent-

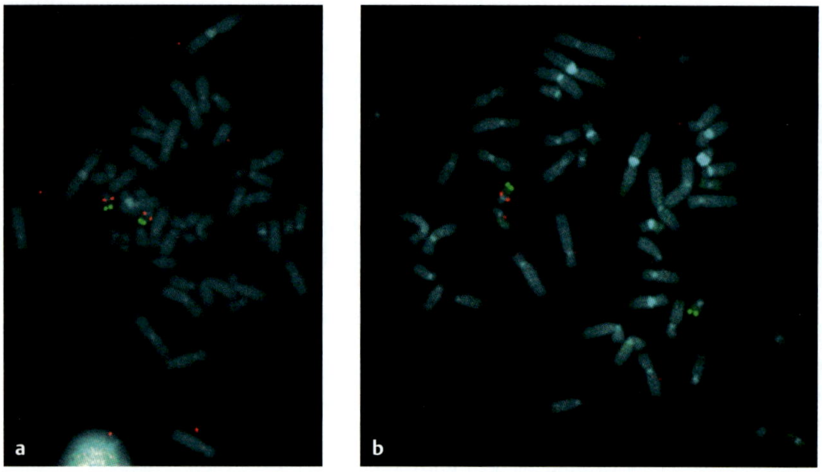

Abb. 24.1 **Mikrodeletion in der Chromosomenbande 22q11. a Normalbefund.** Die grüne Kontrollsonde (Nachweis der Bande 22q13) und die rote 22q11-Sonde haben beide mit jeweils beiden Chromosomen 22 hybridisiert. **b Mikrodeletion 22q11.** Die grüne Kontrollsonde hat an beiden Chromosomen gebunden, die rote 22q11-Sonde nur an einem. Daraus kann gefolgert werden, dass die Zielsequenz 22q11 dem anderen Chromosom aufgrund einer Mikrodeletion fehlt. [aus Murken et al., Taschenlehrbuch Humangenetik, Thieme, 2011]

steht ein Fluoreszenzsignal, das lokalisiert und ausgewertet werden kann. Eine FISH ist auch in **Interphasekernen** möglich.

Durch Verwendung verschiedener Fluoreszenzfarbstoffe lassen sich gleichzeitig mehrere Genloci, Chromosomenabschnitte oder ganze Chromosomen unterschiedlich anfärben. Somit sind Aussagen über Aneuploidien, Duplikationen, Deletionen und Translokationen möglich. FISH wird bevorzugt in der Diagnostik somatischer Mutationen, z. B. von **Tumorzellen**, und auch in der **Pränataldiagnostik** eingesetzt. Der Nachweis einer Mikrodeletion 22q11 ist in Abb. 24.1 gezeigt.

24.4.3 Sexuelle Differenzierung

X- und Y-Chromosom

Das **X-Chromosom** entspricht strukturell einem normal konfigurierten submetazentrischen Chromosom und liegt in der Größe (155 Mb) ungefähr zwischen den Chromosomen 7 und 8. Es enthält etwa **1000 Gene.** Auf dem X-Chromosom liegt das Gen für den Androgenrezeptor (AR), der bei weiblichen und bei männlichen Individuen exprimiert wird.

Das **Y-Chromosom** ist deutlich kleiner, es hat in etwa die gleiche Größe wie Chromosom 22 und umfasst ca. 60 Mb. Der kurze Arm des Y-Chromosoms enthält das **Sex-determining-region-of-Y-Gen** (SRY-Gen), welches für den **testisdeterminierenden Faktor** (TDF) codiert, der für die Entwicklung von Hoden verantwortlich ist. Auf dem längeren Arm hat das Y-Chromosom einen genfreien Bereich. Außerdem liegt die Genfamilie des Azoospermiefaktors (AZF a, b und c) auf Yq.

Etwa **5 %** der genetischen Information von X- und Y-Chromosom sind **homolog** (sog. **pseudoautosomale Regionen** an den Chromosomenenden) und können daher bei einem Crossing-over ausgetauscht werden.

Chromosomale Geschlechtsdeterminierung

Das Geschlecht eines Kindes ist bereits bei der Befruchtung chromosomal festgelegt. Die Entwicklung der **Gonaden** findet **zwischen der 6. und 8. Embryonalwoche** statt. Aus undifferenzierten Gonaden entwickeln sich unter dem Einfluss des testisdeterminierenden Faktors Hoden, ohne den Einfluss dieses Faktors Ovarien.

Im Anschluss entwickeln sich die inneren männlichen bzw. weiblichen Geschlechtsorgane:

- **männliche Embryonen**: Durch den Einfluss von **Testosteron** entwickelt sich der **Wolff-Gang** zu Samenleiter, Samenbläschen und Nebenhoden. Die Sertoli-Zellen des Hodens produzieren **Anti-Müller-Hormon** (AMH), welches zu einer Rückbildung der Müller-Gänge bis zur 8. Embryonalwoche führt. Residuen der Müller-Gänge bleiben als Appendix testis zurück.
- **weibliche Embryonen**: Ohne den Einfluss von Testosteron und Anti-Müller-Hormon entwickeln sich die **Müller-Gänge** weiter zu Tube, Uterus und dem kranialen Teil der Vagina. Der Wolff-Gang bildet sich komplett zurück.
- Durch den Einfluss von **Sexualhormonen** entwickeln sich bei beiden Geschlechtern die **äußeren Geschlechtsteile**, nämlich Penis, Urethra und Skrotum bei männlichen Embryonen und Labia minora bzw. majora bei weiblichen Embryonen.

X-Inaktivierung

Die **Lyon-Hypothese** geht davon aus, dass bei weiblichen Individuen in allen Körperzellen eines der beiden X-Chromosomen inaktiv ist (zur Kompensation der Gendosis). Bereits in der frühen Embryonalentwicklung wird für jede Körperzelle und ihre Tochterzellen nach dem **Zufallsprinzip** festgelegt, welches X-Chromosom inaktiviert wird. Die pseudoautosomale Region des X-Chromosoms ist jedoch von dieser Inaktivierung ausgenommen. Das inaktivierte X-Chromosom lässt sich zytologisch als kondensiertes **Barr-Körperchen** (sog. Sex-Chromatin; in Leukozyten: drum sticks) erkennen, was zum Geschlechtsnachweis herangezogen werden kann.

In der Regel sollten, wenn man den gesamten Organismus betrachtet, maternales und paternales X-Chromosom im **Verhältnis 1:1 inaktiviert** sein. Hiervon wird nur abgewichen, wenn bei einem X-Chromosom strukturelle Anomalien (Ringchromosom, Isochromosom) vorliegen. In diesem Fall wird dieses X-Chromosom überproportional häufig inaktiviert. Bei einer Translokation von einem X-Chromosom auf ein Autosom wird das nicht translozierte X-Chromosom inaktiviert. Beim Vorliegen von mehr als 2 X-Chromosomen werden alle bis auf eines inaktiviert.

Bei Frauen, die für X-chromosomale Mutationen **heterozygot** sind, kommen normale und abnorme Zellpopulationen **nebeneinander** vor (z. B. bei Muskeldystrophie Duchenne, chronischer Granulomatose oder Glukose-6-phosphat-Dehydrogenase-Varianten). Durch ein nicht balanciertes Inaktivierungsmuster (**skewed inactivation**) kann es auch bei weiblichen Individuen zur Manifestation einer X-chromosomal-rezessiv vererbten Erkrankung kommen.

24.5 Chromosomenaberrationen

Etwa **0,5 % aller Neugeborenen** weisen Chromosomenanomalien auf. Die **Nomenklatur** der Chromosomenaberrationen nach der ISCN (International Standard of Cytogenetic Nomenclature) ist in Tab. 24.1 dargestellt. Dabei sind die Angaben in der folgenden Reihenfolge, jeweils durch Kommata getrennt, zu machen:

1. Anzahl der Chromosomen (z. B. 47)
2. Angabe beider Geschlechtschromosomen (z. B. XY)
3. exakte Angabe einer evtl. vorhandenen Chromosomenstörung (z. B. + 21)

24.5.1 Nondisjunction

DEFINITION Fehlende Trennung homologer Chromosomen während der Meiose oder der Mitose.

Meiotische Nondisjunction

Eine meiotische Nondisjunction ist die häufigste Ursache **numerischer Chromosomenaberrationen.** Die Disjunction kann während der ersten oder der 2. Reifeteilung der Meiose auftreten, was im Genom der Nachkommen unterschieden werden kann. Wenn die Nondisjunction in der **1. Reifeteilung** der Meiose auftritt, führt dies zu einer **Heterodisomie**. Eine **Isodisomie** tritt bei einer Nondisjunction in der **2. meiotischen Reifeteilung** auf.

Meiotische Nondisjunctions treten bei höherem Alter der Mutter häufiger auf. Ferner wurden sie vermehrt unter dem Einfluss radioaktiver Strahlen beobachtet.

Bei euploiden Individuen kann eine Nondisjunction für eine uniparentale Disomie verantwortlich sein, wenn das homologe Chromosom des anderen Elternteils im Zygotenstadium verloren ging.

Mitotische Nondisjunction

Eine mitotische Nondisjunction tritt **nach der Befruchtung** auf und hat eine **Aneuploidie** zur Folge. Sie kann sowohl früh im Zygotenstadium als auch später im Verlauf weiterer Zellteilungen (z. B. im Morulastadium) vorkommen. Wenn aneuploide Zellen wieder in die Mitose eintreten, entstehen weitere aberrante Zellklone. Diese können allerdings einer **sekundären Zellselektion** unterliegen und absterben, da monosome oder trisome Zellen in den frühen Entwicklungsstadien nur in Ausnahmefällen (Monosomie X0, Trisomie 13, 18, 21) überleben können. Beispielsweise kann eine Trisomie 21 aus einem Mosaik von 45,XX, - 21/47,XX, + 21 entstanden sein.

Wenn die Nondisjunction bei der mitotischen Teilung der Zygote auftritt, sind **alle Körperzellen** von der Aneuploidie betroffen. Je später in der Entwicklung die Nondisjunction auftritt, desto weniger Zellen sind von der Aneuploidie betroffen, d. h., es liegt ein **Mosaik** aus euploiden und aneuploiden Zellen vor.

24.5.2 Fehlverteilung von Gonosomen

Numerische und strukturelle Aberrationen der Gonosomen führen i. d. R. zu weniger schweren Defekten als autosomale Anomalien, die den Phänotyp und die mentale und physische Entwicklung schwer beeinträchtigen können.

Numerische Aberrationen der Gonosomen können sowohl während der Meiose als auch nach der Befruchtung entstehen. Wegen des Einflusses der Gonosomen auf die Geschlechtsentwicklung wirken sich gonosomale Aberrationen wie Turner-, Klinefelter-Syndrom usw. vor allem auf die **Geschlechtsdifferenzierung** aus.

Bei **Mosaiken** ist der Ausprägungsgrad der klinischen Symptome abhängig vom Verhältnis von euploiden zu aneuploiden Zellen, beispielsweise können Frauen mit Turner-Syndrom-Mosaik fertil sein.

Tab. 24.1 ISCN-Nomenklatur der Chromosomenaberrationen (aus: Murken et al., Taschenlehrbuch Humangenetik, Thieme 2011)

Abkürzung	Aberration
p	kurzer Arm des Chromosoms
q	langer Arm des Chromosoms
cen	Zentromer
ter	Telomer
t	balancierte Translokation
rob	Robertson-Translokation
der	nichtbalancierte Translokation
inv	Inversion
del	Deletion
dup	Duplikation
r	Ringchromosom
i	Isochromosom
ins	Insertion
fra	fragile Stelle
+ oder –	zusätzliches oder fehlendes Chromosom
/	Mosaik; Zahl in eckigen Klammern: Verhältnis der verschiedenen Chromosomensätze zueinander

Numerische Aberrationen der Gonosomen

Gonosomale Aneuploidien sind Ursachen von Gonadendysgenesien, wie sie beim Turner- und beim Klinefelter-Syndrom i. d. R. auftreten.

Turner-Syndrom: Das Turner-Syndrom (S. 50) ist durch das Fehlen eines Geschlechtschromosoms (**Monosomie** mit 45,X0) gekennzeichnet, das meist auf einen **postmeiotischen Chromosomenverlust** zurückzuführen ist (daher kein Zusammenhang mit dem mütterlichen Alter). Etwa **99 %** der Feten mit einer Monosomie des X-Chromosoms werden **abgestoßen**. Das Turner-Syndrom ist die einzige mit dem Leben vereinbare Monosomie.

Bei **50 %** der Patientinnen liegt eine **durchgehende Monosomie** des X-Chromosoms vor, bei **10–20 %** der Patientinnen **strukturelle Anomalien** des X-Chromosoms (**Ringchromosom X,** Deletion des kurzen Arms eines X-Chromosoms [**Xp**⁻] oder **Isochromosoms** [besteht nur aus dem langen Arm des X-Chromosoms]).

Klinefelter-Syndrom: Hier liegt mindestens ein überzähliges X-Chromosom, d. h. mindestens der **Karyotyp 47,XXY**, vor. Das Klinefelter-Syndrom (S. 51) kommt bei höherem Alter der Mutter häufiger vor, in ⅔ der Fälle stammt das überzählige X-Chromosom von der Mutter (meiotische Nondisjunction). Wenn das überzählige X-Chromosom vom Vater stammt, liegt eine Nondisjunction in der **1. Reifeteilung** der Meiose zugrunde. In 20 % der Fälle besteht ein chromosomales Mosaik.

XYY-Phänotyp: Männer mit einem überzähligen Y-Chromosom (**Karyotyp 47,XYY**) sind meist klinisch unauffällig. Gelegentlich weisen sie eine überdurchschnittliche Körpergröße und Verhaltensauffälligkeiten wie psychische Labilität, Kontaktschwäche, Depressionen, Anpassungsschwierigkeiten, Impulsivität, Aggression oder Teilleistungsschwächen auf. Die Fertilität ist nicht beeinträchtigt. Das XYY-Syndrom entsteht durch eine Nondisjunction in der 2. meiotischen Reifeteilung der Spermiogenese.

XXX-Phänotyp: Frauen mit einem überzähligen X-Chromosom (**Karyotyp 47,XXX**) haben meist eine überdurchschnittliche Körpergröße und eine Mikrozephalie. Neben einer IQ-Verminderung kann eine Verzögerung der psychomotorischen Entwicklung vorkommen. Körperliche Entwicklung und Fruchtbarkeit sind dagegen meist nicht beeinträchtigt. Das überzählige X-Chromosom stammt in ca. 90 % der Fälle von der Mutter. Das Syndrom kann in 3 % d. F. auf ein Mosaik (45,X0/47,XXX) durch eine mitotische Nondisjunction im Zygotenstadium zurückgeführt werden.

24.5.3 Fehlverteilung von Autosomen

Es gibt nur wenige Erkrankungen mit Fehlverteilungen von Autosomen, bei denen die Betroffenen lebensfähig sind. Dies sind die Trisomien 21, 13 und 18 sowie partielle Trisomien und Mosaiktrisomien aus Zellen mit einem normalen und einem trisomen Chromosomensatz. Alle Trisomien gehen mit Dysmorphiezeichen und einer mehr oder minder schweren Beeinträchtigung der Entwicklung einher. Freie Trisomien 13, 18 oder 21 treten bei **höherem Lebensalter der Mutter** häufiger auf, während das mütterliche Alter keinen Einfluss auf die Häufigkeit von Mosaik- und Translokationstrisomien hat.

Trisomie 21

In **95 %** der Fälle liegt beim Down-Syndrom (S. 49) eine **freie Trisomie** vor (Abb. 24.2), die durch eine **meiotische Nondisjunction** entstanden ist. Bei über 90 % dieser Patienten kann dies auf eine meiotische Nondisjunction in der Oogenese zurückgeführt werden (ca. 5 % meiotische Nondisjunction in der Spermatogenese, ca. 2 % mitotische Nondisjunction im Zygotenstadium).

Seltener liegt dem Down-Syndrom eine Translokationstrisomie (ca. 3 %), z. B. durch eine Robertson-Translokation (S. 158), zugrunde. Eine Mosaiktrisomie (ca. 2 %) oder eine partielle Trisomie (< 1 %) können durch eine mitotische Nondisjunction entstehen.

Klinisch besteht kein Unterschied zwischen Patienten mit einer freien und Patienten mit einer Translokationstrisomie.

Das Risiko einer freien Trisomie steigt mit dem Alter der Mutter (< 30 Jahren: < 1:1000, 40 Jahre: 1:100).

Trisomie 13 und 18

Das Pätau- (Trisomie 13) (S. 49) und das Edwards-Syndrom (Trisomie 18) (S. 49) sind durch schwere Missbildungen gekennzeichnet. Die betroffenen Neugeborenen sterben meist innerhalb des ersten Lebensjahres.

In etwa **80 %** der Fälle liegt eine **freie Trisomie**, die auf einer **meiotischen Nondisjunction** (zu 85 % bzw. 95 % mütterlicherseits) beruht, diesen Erkrankungen zugrunde, 20 % der Erkrankungen sind Translokationstrisomien. Kinder mit Mosaiktrisomien 13 bzw. 18 machen einen Anteil von < 5 % der Erkrankten aus und sind i. d. R. weniger schwer betroffen.

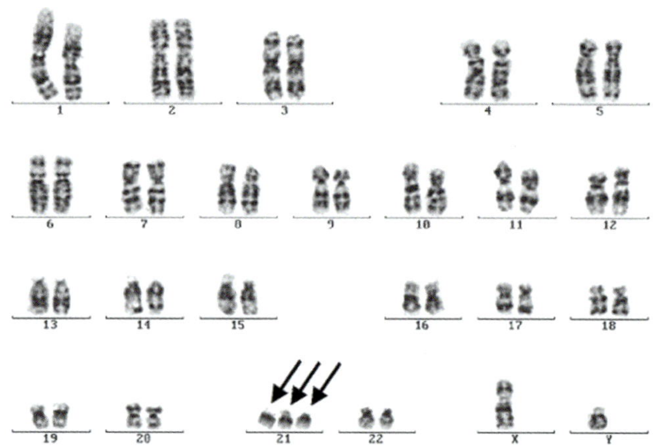

Abb. 24.2 **Karyogramm einer freien Trisomie 21.** 47,XY, +21. [aus Gortner, Meyer, Duale Reihe Pädiatrie, Thieme, 2018]

PRÜFUNGSHIGHIGHTS

- ! **Karyogramm** einer **freien Trisomie 21**
- ! Klinisch besteht kein Unterschied zwischen Patienten mit einer freien und Patienten mit einer Translokationstrisomie.
- ! Das Risiko der Geburt eines Kindes mit einer freien Trisomie 21 liegt bei **40-jährigen Müttern** bei **1:100**.

24.5.4 Strukturelle autosomale Chromosomenaberrationen

Zu den strukturellen autosomalen Chromosomenaberrationen gehören Translokationen, Inversionen, Deletionen oder sonstige Strukturanomalien. **Balancierte** Chromosomenmutationen (Gendosis bleibt unverändert) verursachen i. d. R. keinen auffälligen Phänotyp, während **unbalancierte** Chromosomenaberrationen (genetisches Material geht verloren oder kommt hinzu), meist Erkrankungen auslösen.

Eine balancierte Translokation in der Generation der Eltern hat häufig eine unbalancierte Translokation bei den Nachkommen zur Folge, die mit einer veränderten Gendosis einhergeht und daher zu klinischen Symptomen führt. Ein Beispiel hierfür ist bei der Robertson-Translokation aufgeführt.

Robertson-Translokation

Als Robertson-Translokation wird die **zentrische Fusion von zwei akrozentrischen Chromosomen** bezeichnet (Abb. 24.3). Die akrozentrischen Chromosomen 13, 14, 15, 21 und 22 können die kurzen Arme, die ohnehin nur repetitive DNA-Sequenzen enthalten, verlieren und an der Zentromerregion miteinander fusionieren. Am häufigsten sind die Chromosomen 14 und 21 von dieser Fusion betroffen. Auch die Robertson-Translokation kann balanciert auftreten, z. B. 45, XY, rob(14;21), weswegen in diesen Fällen keine klinischen Symptome zu erwarten sind. Bei der Gametogenese kann es zu numerischen Chromosomenaberrationen kommen (Abb. 24.3), es sind auch normale Befunde möglich. Eine Robertson-Translokation in der Elterngeneration ist ein Risikofaktor für eine Translokationstrisomie bei den Nachkommen, nicht jedoch für eine freie Trisomie.

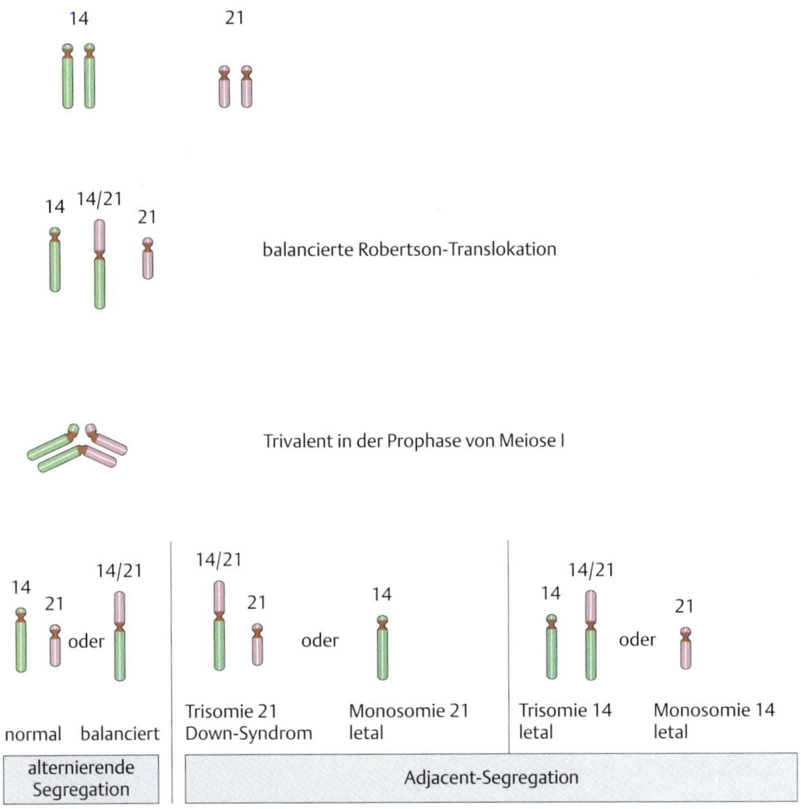

Abb. 24.3 **Robertson-Translokation von Chromosom 14 und 21.** Es entstehen Gameten mit einer Monosomie 21, mit einem normalen Chromosomensatz, mit der balancierten Translokation und, bedingt durch das Fusionschromosom, mit einer Trisomie 21. [aus Murken et al., Taschenlehrbuch Humangenetik, Thieme, 2011]

LERNTIPP !

Die Robertson-Translokation wird gerne als Ursache einer Translokationstrisomie abgefragt. Das Alter der Eltern hat allerdings mit dem Auftreten einer Translokationstrisomie bei den Nachkommen nichts zu tun (sondern mit der freien Trisomie)!

PRÜFUNGSHIGHLIGHTS

- ! **Karyogramm** mit Robertson'scher Dislokation.
- ! Träger einer balancierten 14/21-Translokation haben in der Regel keine durch die Translokation bedingten gesundheitlichen oder intellektuellen Beeinträchtigungen. Allerdings besteht für ihre **Nachkommen** ein deutlich **erhöhtes Risiko** einer unbalancierten Translokation, die in der Regel mit erheblichen Entwicklungsstörungen einhergeht.
- ! Die Wahrscheinlichkeit einer **freie Trisomie 21** ist bei Paaren mit Translokationstrisomie **nicht erhöht**, sondern hängt vor allem vom Alter der Frau ab.

Unbalancierte Chromosomenaberrationen

Unbalancierte Chromosomenaberrationen gehen aufgrund der Veränderung der Gendosis mit charakteristischen Symptomen einher. Diese fallen meist unmittelbar postnatal auf und sind klinisch durch eine klassische Trias gekennzeichnet:

- **morphologische Stigmata**, z. B. Minderwuchs, faziale Dysmorphien, typische Papillarmuster oder Handfurchen
- **Fehlbildungen innerer Organe**, z. B. angeborene Herzfehler oder Fehlbildungen des Gastrointestinaltrakts
- **psychomotorische Entwicklungsverzögerung** und mentale Retardierung.

Chromosomenaberrationen bei Spontanaborten

Chromosomenstörungen treten bei etwa 20 % aller Schwangerschaften auf und führen in mehr als 90 % der Fälle zu einem spontanen Abort. Die meisten durch Chromosomenanomalien hervorgerufenen Spontanaborte treten in der **Frühschwangerschaft** auf, z. T. auch bevor eine Schwangerschaft überhaupt bemerkt wird. In den meisten Fällen werden Spontanaborte durch **autosomale Trisomien** (Chromosom 16 und 21) oder die **X0-Monosomie** (Turner-Syndrom) verursacht. Die meisten der Chromosomenanomalien gehen auf **Neumutationen** zurück.

Unerkannte Chromosomenanomalien bei den Eltern sind ein häufiger Grund für **habituelle Aborte** und ungewollte **Kinderlosigkeit**.

LERNTIPP !

Das IMPP beschreibt den Fall eines jungen Paares, das seit einigen Jahren ungewollt kinderlos ist. In ihrer Familiengeschichte gibt es auf beiden Seiten mehrere Aborte mütterlicherseits, beim Mann ist außerdem eine Azospermie nachgewiesen (→ chromosomale Aberration ist wahrscheinlich bei dieser Problematik). In diesem Fall ist eine Chromosomenanalyse aus dem peripheren Blut beider Partner angezeigt. Wenn Sie Ausführliches zur Sterilitätsdiagnostik wissen wollen, erfahren Sie dies in den Skripten Gynäkologie und Urologie.

Somatische Chromosomenaberrationen

Siehe hierzu Abschnitt Induzierte Mutationen (S. 154).

Chromosomenanomalien und Tumorgenese

Somatische Mutationen führen häufig zur Entartung von Zellen und können damit zur Entstehung von malignen Erkrankungen beitragen.

Normalerweise dämmen **Reparatur- und Kontrollmechanismen**, wie z. B. der programmierte Zelltod (Apoptose), die Vermehrung eines aberranten Zellklons ein. Die Entstehung von malignen Erkrankungen ist ein komplexer Prozess, der auf der „Entgleisung" mehrerer Kontrollmechanismen beruht. Zum einen wird die Proliferationsrate entarteter Zellen erhöht, zum anderen ist die Mutationsrate dieser Zellen gesteigert.

Onkogene und Tumorsuppressorgene: **Onkogene** beschleunigen die Proliferationsrate von Zellen. Sie entstehen i. d. R. aus **Protoonkogenen**, die an der Regulation von Zellwachstum und -differenzierung beteiligt sind und erst durch eine Mutation ihre normale Funktion verlieren (und damit zu Onkogenen werden).

Tumorsuppressorgene verhindern die maligne Transformation von Zellen, indem sie bei entarteten Zellen den programmierten Zelltod auslösen können (z. B. p53). Mutationen von Tumorsuppressorgenen führen zu deren Funktionsverlust, was die Proliferation entarteter Zellen begünstigt.

Bereits **Punktmutationen** können Onkogene aktivieren bzw. Fehlfunktionen von Tumorsuppressorgenen auslösen (z. B. Retinoblastom).

Chromosomenbrüche: Prädispositionen für maligne Erkrankungen können vererbt werden (familiäre Chromosomenbruch-Syndrome) wie bei der autosomal-rezessiv vererbten **Fanconi-Anämie** (S. 53) oder dem **Louis-Bar-Syndrom**. Wegen eines Defekts von DNA-Reparaturenzymen bei der Fanconi-Anämie weisen die Chromosomen eine **erhöhte Brüchigkeit** auf. Daher besteht bei dieser Erkrankung eine erhöhte Anfälligkeit für maligne Erkrankungen wie myeloische Neoplasien oder Plattenepithelkarzinome der Schleimhäute.

Philadelphia-Chromosom: Bei der **chronischen myeloischen Leukämie** (CML) kann in den entarteten Knochenmarkzellen eine charakteristische **reziproke Translokation** zwischen den **Chromosomen 9 und 22** nachgewiesen werden: t(9;22)(q34;q11). Dieses sog. **Philadelphia-Chromosom** ist bei > 95 % der CML-Erkrankungen nachweisbar. Durch diese Translokation entsteht aus der Breakpoint-Cluster-Region (BCR) von Chromosom 22 und der Tyrosinkinase ABL 1 (c-ABL, **Ab**elson murine **l**eukemia viral oncogene homolog 1) von Chromosom 9 das Fusionsgen BCR-ABL, das für eine Tyrosinkinase mit erhöhter Aktivität codiert. Zellen mit dieser Mutation können sich daher ungehindert vermehren, was zur CML führt.

RET-Protoonkogen: Das Protoonkogen RET codiert für eine Rezeptortyrosinkinase, die während der Embryonalentwicklung an der Differenzierung des autonomen Nervensystems und der Nierenanlage beteiligt ist. Bei Erwachsenen ist das RET-Gen nicht mehr aktiv. Durch Mutationen kann es jedoch aktiviert bleiben (RET-Onkogen). Diese besteht bei der multiplen endokrinen Neoplasien Typ 2, die mit der Entwicklung von **medullären Schilddrüsenkarzinomen** und **Phäochromozytomen** einhergeht.

PRÜFUNGSHIGHLIGHTS

- ! Chromosomenanomalien sind ein häufiger Grund für **habituelle Aborte** und ungewollte **Kinderlosigkeit.**
- ! Bei gehäuftem Vorkommen von medullären Schilddrüsenkarzinomen und Phäochromozytomen sollte das **RET-Gen** untersucht werden.

24.6 Formale Genetik

Die formale Genetik führt im Rahmen der klinisch-genetischen Diagnostik und Beratung **Stammbaumanalysen** durch, um festzustellen, ob eine Erkrankung vererbt wird und welchem Erbgang sie folgt. Die Verwendung einer einheitlichen Nomenklatur und eindeutiger Stammbaumsymbole ist relevant (**Abb. 24.4**).

Grundlage der formalen Genetik sind die 3 Mendel-Gesetze, die besagen, dass Merkmale nach festen Regeln vererbt werden.

- **Uniformitätsgesetz:** Nachkommen von entgegengesetzt homozygoten Eltern (AA bzw. aa) sind alle uniform heterozygot (Aa).
- **Spaltungsgesetz:** Die Phänotypen der Heterozygotennachkommen spalten sich in einem bestimmten Verhältnis auf (25 % AA + 25 % aa + 50 % Aa).
- **Unabhängigkeitsgesetz:** Verschiedene Merkmale verteilen sich unabhängig voneinander in der nächsten Generation.

LERNTIPP !

Wichtig! Bitte prägen Sie sich zu allen Erbgängen typische Erkrankungen ein! Das IMPP stellt hier ganz konkrete Fragen: Sie müssen also beispielsweise das Erkrankungsrisiko von Patienten mit Hämophilie, polyzystischer Nierenerkrankung, Duchenne-Muskeldystrophie oder Mukoviszidose berechnen – damit dies gelingt, müssen Sie über die Erbgänge Bescheid wissen!

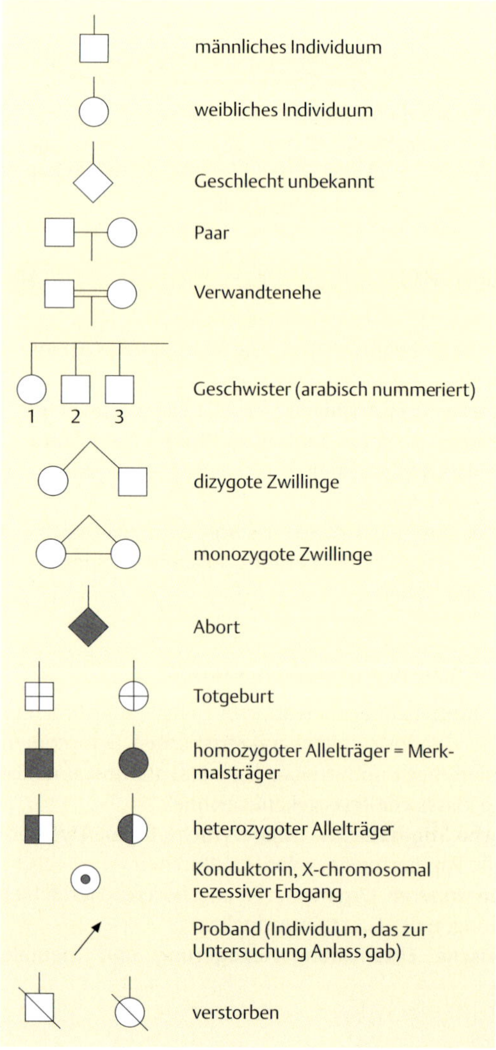

Abb. 24.4 Stammbaumsymbole in der klinischen Genetik. [aus Murken et al., Taschenlehrbuch Humangenetik, Thieme, 2011]

24.6.1 Kodominante Vererbung

DEFINITION Bei einem **heterozygoten Individuum** sind die phänotypischen Merkmale **beider Allele** nebeneinander ausgeprägt.

Dies wird beispielsweise beim **MN-Blutgruppensystem** beobachtet, da ein heterozygotes Individuum mit dem Genotyp MN phänotypisch beide Allele (M und N) nebeneinander aufweist. Im AB0-Blutgruppensystem liegt die Kodominanz nur bei den Allelen A und B vor (Blutgruppe AB), während das Allel 0 bei Heterozygoten unterdrückt wird.

Eine kodominante Vererbung kommt auch bei Enzym- und Proteinpolymorphismen vor, z. B. bei der Vererbung der **sauren Erythrozytenphosphatase**, von der 3 Allele bekannt sind, oder z. B. des **Plasmaproteins Haptoglobin**, von dem 2 verschiedene kodominante Allele existieren.

24.6.2 Autosomal-dominanter Erbgang

DEFINITION Bei **heterozygoten** Individuen prägt ein Allel den Phänotyp und „dominiert" somit das zweite Allel. Wenn dabei in heterozygotem Zustand eine leichtere Ausprägung des Merkmals vorliegt als in homozygotem Zustand, wird dies als **Semidominanz** bezeichnet.

Beispiele: **Semidominante** Erkrankungen sind Osteogenesis imperfecta, Marfan-Syndrom, Waardenburg-Syndrom, familiäre Hypercholesterinämie.

Eine **komplette Dominanz** liegt vor, wenn der Phänotyp bei Heterozygotie identisch mit dem Phänotyp von Homozygoten ist, also das Vollbild der Erkrankung vorliegt. Dies ist z. B. der Fall bei:

- Chorea Huntington
- Epidermolysis bullosa simplex.

Häufigkeit von autosomal-dominanten Anomalien

Leichte Anomalien schränken die Fortpflanzungsfähigkeit nicht ein und führen nicht zu gravierenden gesundheitlichen Beeinträchtigungen. **Schwere Anomalien** führen dagegen immer zu einer eingeschränkten Lebenserwartung und Fruchtbarkeit.

Die Gesamthäufigkeit von autosomal-dominanten Anomalien liegt bei 7:1000, wobei leichte Anomalien häufiger weitervererbt werden als schwere Erkrankungen. Daher bricht der Stammbaum häufig bei einem an einer schweren Anomalie Erkrankten ab, wodurch schwere Anomalien auch an kurzen Stammbäumen auszumachen sind. Schwere Anomalien kommen deutlich seltener vor.

Unregelmäßig dominante Vererbung

Penetranz: Die Penetranz ist ein Maß für die **Häufigkeit**, mit der ein mutiertes Gen sich phänotypisch äußert (d. h. die Merkmalsträger erkranken).

Eine **vollständige Penetranz** (100 %) besteht, wenn ein Gen sich **immer** im Phänotyp manifestiert. Leidet also ein Elternteil an einer autosomal-dominant vererbten Erkrankung mit vollständiger Penetranz, ist damit zu rechnen, dass 50 % der Kinder ebenfalls von der Erkrankung betroffen sein werden. Eine unvollständige oder **inkomplette Penetranz** liegt vor, wenn im Stammbaum einer von einer dominant vererbten Erkrankung betroffenen Familie einzelne Personen nichtbetroffen sind und von der Krankheit „übersprungen" werden, obwohl sie das mutierte Allel tragen. Die Ursachen dafür sind weitgehend unklar.

Die Chorea Huntington oder die polyzystische Nierenkrankheit weisen z. B. eine vollständige Penetranz auf, während die Penetranz der Neurofibromatose Typ 1 bei nahezu 100 %, die von BRCA-1-abhängigen Mammakarzinomen bei etwa 85 % und die der hypertrophen Kardiomyopathie bei bis zu 50 % liegt.

Expressivität: Die Expressivität einer dominant vererbten Erkrankung kann **variabel** sein. Im Gegensatz zu einer Erkrankung mit inkompletter Penetranz sind bei einer Krankheit mit variabler Expressivität zwar alle Merkmalsträger betroffen, der Schweregrad ihrer klinischen Symptome ist jedoch individuell unterschiedlich. Beispiele: myotone Dystrophie, Neurofibromatose Typ 1, Ellis-van-Creveld-Syndrom.

Spätmanifestation: Erkrankungen mit einer Spätmanifestation dürfen nicht mit Krankheiten verwechselt werden, die mit reduzierter Penetranz einhergehen. Eine reduzierte Penetranz kann durch eine Spätmanifestation vorgetäuscht werden, wenn der Merkmalsträger vor dem typischen Manifestationsalter verstirbt. Erkrankungen, die sich erst im Erwachsenenalter manifestieren, sind u. a.: Chorea Huntington, myotone Dystrophie, adulter Typ der polyzystischen Nierenerkrankung (ADPKD).

Imprinting: Dem genomischen Imprinting liegen **epigenetische Modifikationen** der DNA zugrunde, die dafür verantwortlich sind, dass bestimmte Gene in Abhängigkeit von ihrer elterlichen Abstammung exprimiert werden. Dies bedeutet, dass nur ein Allel (von Vater oder Mutter) eines Gens aktiv ist und abgelesen werden kann, das andere Allel aufgrund seiner Herkunft bereits in der frühen Embryonalphase inaktiviert wurde. Auf molekularer Ebene geschieht der Prozess der Inaktivierung durch **DNA-Methylierung.** Durch Imprinting kann der Phänotyp einer autosomal-dominant vererbten Erkrankung variieren, je nachdem, ob das mutierte Allel oder das intakte Allel inaktiviert ist.

Vom Einfluss des Imprinting auf den Phänotyp autosomal-dominant vererbter Krankheiten sind Erkrankungen wie das **Prader-Willi-Syndrom** und das **Angelman-Syndrom** zu unterscheiden, die in 70 % der Fälle durch eine Deletion im Chromosom 15 und in 25–30 % der Fälle durch eine uniparentale Disomie entstehen. Beim Prader-Willi-Syndrom ist das **paternale Allel** auf Chromosom 15 defekt, während beim Angelman-Syndrom das **maternale Allel** betroffen ist. Trotz der gleichen Deletionsstelle zeigen beide Krankheitsbilder unterschiedliche Symptome. Beide Krankheitsbilder entstehen zu einem geringen Prozentsatz der Fälle durch einen Imprinting-Defekt, wenn durch ein fehlerhaftes Methylierungsmuster der DNA das „falsche" Allel inaktiviert wird.

Pleiotropie

Eine Pleiotropie (Synonym: Polyphänie) liegt vor, wenn eine Mutation **unterschiedliche phänotypische Merkmale** verursacht. Pleiotrope Erkrankung sind das Marfan-Syndrom (S. 52) oder die Mukoviszidose (S. 105).

PRÜFUNGSHIGHLIGHTS

- ! Familiäre Hypercholesterinämie wird **semidominant** vererbt.
- !! Bei einer autosomal-dominant vererbten Erkrankung mit **vollständiger Penetranz** (Beispiele: polyzystische Nierenerkrankung, Chorea Huntington) resultieren statistisch betrachtet 2 Erkrankungsfälle bei 4 Nachkommen (also 50 % der Kinder).
- ! **inkomplette Penetranz:** Erkrankungsrisiko bis zu 50 %; Beispiel: hereditäre hypertrophe Kardiomyopathie.

24.6.3 Autosomal-rezessiver Erbgang

DEFINITION Nur **homozygote** Genträger bilden das Merkmal aus, während heterozygote Genträger gesund sind. Die Erkrankung wird erst dann klinisch manifest, wenn beide Allele eines Gens mutiert sind.

Auf Basis einer Stammbaumanalyse können autosomal-rezessive Erkrankungen daran erkannt werden, dass sie bei **beiden Geschlechtern** in **gleicher Häufigkeit** auftreten (Abb. 24.5). Eine erkrankte Person hat im Stammbaum normalerweise phänotypisch gesunde Eltern. Die Erkrankung eines Kindes blutsverwandter (konsanguiner) Eltern kann ein Hinweis auf eine autosomal-rezessive Erkrankung sein.

Beispiele: Stoffwechseldefekte werden mit wenigen Ausnahmen **autosomal-rezessiv** vererbt; Beispiele: Störungen der Enzymaktivität (z. B. Phenylketonurie, Galaktosämie, Speicherkrankheiten, Ahornsirupkrankheit, adrenogenitales Syndrom), Plasmamembrandefekte (z. B. hereditäre Sphärozytose), Rezeptordefekte (LDL-Rezeptordefekt, Androgenrezeptordefekt), Transportproteindefekte (z. B. Mukoviszidose, Hartnup-Syndrom, Zystinurie).

Pseudodominanz: Wenn ein für eine rezessive Erkrankung homozygoter Merkmalsträger mit einem heterozygoten Merkmalsträger Nachkommen zeugt, liegt die Wahrscheinlichkeit für die Erkrankung der Nachkommen bei 50 %. Somit entspricht sie rein formal der Erkrankungswahrscheinlichkeit dominant vererbter Erkrankungen, die Dominanz wird dadurch vorgetäuscht.

Häufigkeit und Isolate: Die Gesamthäufigkeit von autosomal-rezessiven Anomalien liegt bei 2,5:1000. Sie ist abhängig von der Heterozygotenhäufigkeit (S. 166) in einer Population. Seltene autosomal-rezessive Leiden können in bestimmten, meist kleinen Bevölkerungsgruppen (Isolaten) überdurchschnittlich häufig auftreten. Dies ist oft auf ethnische oder geografische Besonderheiten zurückzuführen, die dazu führten, dass kein Genaustausch mit anderen Populationen stattfand, was zu einer hohen allgemeinen Genverwandtschaft innerhalb der Bevölkerungsgruppe führte. Beispiele für solche Isolate sind die **Amish** in Nordamerika, bei denen das Ellis-van-Creveld-Syndrom häufiger vorkommt, und die **aschkenasischen Juden** in Osteuropa, bei denen der Morbus Gaucher, die Tay-Sachs-Gangliosidose sowie eine bestimmte Mutation des CFTR-Gens, die zur zystischen Fibrose führt, deutlich häufiger auftreten als in anderen Populationen.

Verwandtenehe: Bei einer Blutsverwandtschaft haben beide Elternteile gemeinsame Vorfahren. Dadurch erhöht sich das Risiko einer autosomal-rezessiven Erkrankung, da bei Blutsverwandtschaft der Eltern Übereinstimmungen in der Erbinformation vorliegen und beide Elternteile das mutierte Allel vom selben Vorfahren geerbt haben könnten. Die Häufigkeit von Verwandtenehen ist je nach Kulturkreis unterschiedlich. In Deutschland liegt sie bei 1–3 ‰.

Zur Beurteilung der Blutsverwandtschaft wird der **Verwandtschaftskoeffizient** ermittelt. Er gibt die Wahrscheinlichkeit dafür an, dass verwandte Personen dasselbe Allel tragen, das sie von einem gemeinsamen Vorfahren geerbt haben. Er beträgt für:

- Verwandte 1. Grades (Geschwister, Eltern, Kinder): ½
- Verwandte 2. Grades (Onkel/Tante, Neffe/Nichte, Halbgeschwister): ¼
- Verwandte 3. Grades (Cousin/Cousine 1. Grades, Halbonkel/-tante, Halbneffe/-nichte): ⅛.

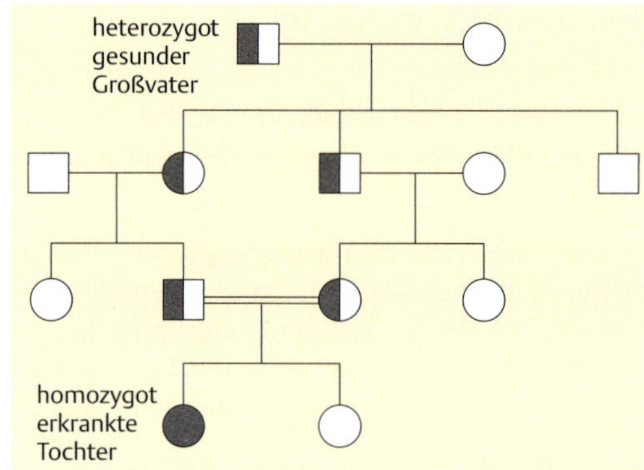

Abb. 24.5 **Autosomal-rezessiver Erbgang.** Beispiel einer Verwandtenehe zwischen Cousin und Cousine. Beide haben vom heterozygoten Großvater das krankheitsauslösende Gen geerbt, sind aber aufgrund des autosomal-rezessiven Erbgangs gesund. Die gemeinsame Tochter erbt das Gen von beiden Elternteilen (homozygot) und erkrankt. [aus Murken et al., Taschenlehrbuch Humangenetik, Thieme, 2011]

Heterozygotennachweis: Menschen, die heterozygot für ein autosomal-rezessiv vererbtes Leiden sind, sind i. d. R. symptomfrei. Sie können mit verschiedenen Verfahren identifiziert werden:

- **direkter Mutationsnachweis:** bei bekannter Mutation
- **Allelbestimmung:** durch flankierende DNA-Polymorphismen (S. 153) oder Kopplungsanalyse (S. 153)
- **Bestimmung der Enzymaktivität:** Bei manchen Enzymopathien liegt die Enzymaktivität Heterozygoter etwa in der Mitte der Enzymaktivitäten von homozygot Gesunden und homozygoten Merkmalsträgern. Dieses Verfahren liefert bei Galaktosämie, Glykogenose Typ I und Morbus Gaucher verlässliche Ergebnisse.
- **Nachweis einer abgeschwächten Manifestation:** Auch bei phänotypisch gesunden heterozygoten Merkmalsträgern sind manchmal subklinische oder laborchemische Manifestationen von rezessiv vererbten Erkrankungen feststellbar. Beispielsweise scheiden für die Mukopolysaccharidose Typ III heterozygote Individuen vermehrt Heparinsulfat im Urin aus.
- **Belastungstests:** Bei Enzymopathien kann eine Belastung mit dem Substrat des fehlerhaften Enzyms vorgenommen werden. Für die Phenylketonurie heterozygote Anlageträger zeigen im Test einen stärkeren Anstieg des Phenylalanins und einen schwächeren Anstieg des Tyrosins als homozygot Gesunde. Heterozygote Anlageträger des 21-Hydroxylasemangels reagieren beim ACTH-Test mit einem höheren Anstieg von 17-OH-Progesteron als normal üblich.

Der Heterozygotentest spielt in der humangenetischen Beratung (S. 167) eine wichtige Rolle.

PRÜFUNGSHIGHLIGHTS

- ! Pseudodominanz: Zeugt ein für eine rezessive Erkrankung homozygoter Merkmalsträger mit einem heterozygoten Merkmalsträger Nachkommen, liegt die Wahrscheinlichkeit der Erkrankung der Nachkommen bei 50 %.

24.6.4 X-chromosomale Vererbung

X-chromosomal-rezessiver Erbgang

Eine X-chromosomal-rezessiv vererbte Krankheit fällt im Stammbaum durch folgende Merkmale auf (Abb. 24.6):

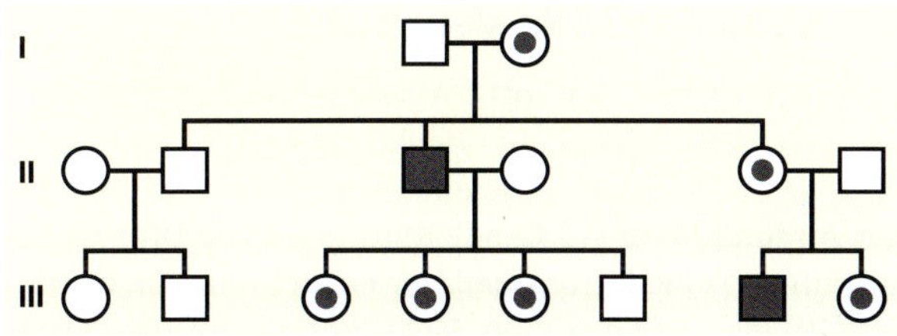

Abb. 24.6 **X-chromosomal-rezessiver Erbgang.**

LERNTIPP

Prägen Sie sich die folgenden Kriterien gut ein! Diese werden regelmäßig geprüft!

- Es sind nahezu ausschließlich Männer erkrankt.
- Wenn der Vater erkrankt und die Mutter gesund ist, werden alle Söhne gesund und alle Töchter Konduktorinnen sein.
- Mütter eines erkrankten Kindes sind phänotypisch gesund, da sie für die Erkrankung heterozygot sind, geben als Konduktorinnen das mutierte Allel jedoch zu 50 % an ihre Nachkommen weiter.
- Wenn der Vater gesund und die Mutter Konduktorin ist, werden die Schwestern eines kranken Jungen gesund sein. Für die Brüder besteht allerdings ein Wiederholungsrisiko von 50 % für die Erkrankung.
- Bei Konduktorinnen tritt das Merkmal klinisch nicht in Erscheinung, jedoch kann die unterschiedliche Genaktivität durch die nach der Lyon-Hypothese (S. 156) variable X-Inaktivierung in Einzelzellen nachgewiesen werden.
- Falls die Mutter homozygot erkrankt ist, werden alle Kinder Genträger sein, jedoch werden nur die Jungen erkranken.
- Bei 2 kranken Eltern werden alle Kinder erkranken.
- Kinder gesunder Brüder von Kranken werden immer gesund sein (sofern ihre Mutter gesund ist), Kinder gesunder Schwestern können dagegen das mutierte Allel tragen.

Aus diesen Überlegungen lassen sich Stammbäume über mehrere Generationen hinweg analysieren.

Erkrankungen mit X-chromosomal-rezessivem Erbgang sind:

- Hämophilie A und B (S. 90)
- Muskeldystrophien Typ Duchenne (S. 126) und Typ Becker
- Rotgrünblindheit.

LERNTIPP

Das IMPP fragt im Zusammenhang mit der Muskeldystrophie Duchenne gerne nach dem X-chromosomalen Erbgang. Bei dieser Erkrankung liegen bei ⅓ der Erkrankten Spontanmutationen vor. In diesem Fall sind die Eltern gesund, es besteht kein erhöhtes Wiederholungsrisiko. Es ist anzunehmen, dass die Mutter selbst Merkmalsträgerin ist, wenn die ursächliche Mutation mehrfach nachgewiesen werden konnte (z. B. bereits erkrankter Sohn, pränataldiagnostisch nachgewiesene Mutation in der Schwangerschaft).

BEISPIEL

Frage

Überlegen Sie sich Folgendes: Bei einem Jungen wurde die Diagnose Duchenne-Muskeldystrophie gestellt. Im Zuge der Familienanamnese stellen Sie fest, dass der Onkel des Jungen mütterlicherseits an derselben Muskelkrankheit litt wie der Kleine. Nun ist die Tante des Jungen (Schwester der Mutter) schwanger und möchte von Ihnen wissen, wie hoch die Wahrscheinlichkeit ist, dass ihr Baby Genträger sein wird. Die Möglichkeit von Neumutationen bzw. Keimzellmosaiken lassen Sie angesichts der Familienanamnese für Ihre Schätzung unberücksichtigt.

Antwort

Anhand der Familiengeschichte muss man annehmen, dass die Großmutter des Jungen selbst Konduktorin war (ein Sohn von ihr ist erkrankt, der Enkel auch). Damit sind die Töchter der Großmutter (Mutter und Tante des Jungen) zu 50 % auch Konduktorinnen. Die Wahrscheinlichkeit, dass die Tante das Gen an ihr Kind weitergibt, beträgt wiederum 50 %. Anders ausgedrückt beträgt die Wahrscheinlichkeit $\frac{1}{2} \cdot \frac{1}{2} = \frac{1}{4}$.

PRÜFUNGSHIGHLIGHTS

X-chromosomal-rezessiver Erbgang:

- !! Gesunde Brüder von kranken Geschwistern haben gesunde Kinder (sofern die Kindesmutter gesund ist).
- ! Bei einem erkrankten Vater werden Töchter zu 100 % Konduktorinnen, Söhne werden erkrankungsfrei und genetisch nicht betroffen sein.
- !! Heterozygote Frauen (Konduktorinnen) erkranken nicht, geben die Mutation aber an 50 % ihrer Kinder weiter (Töchter und Söhne).
- ! X-chromosomale rezessive Erkrankungen: Hämophilie, Rot-Grün-Blindheit, Muskeldystrophie Typ Duchenne und Typ Becker.

X-chromosomal-dominanter Erbgang

Bei einem X-chromosomal-dominanten Erbgang erkranken Nachkommen **beider Geschlechter** (Abb. 24.7). Oft sind jedoch nur Frauen erkrankt, da hemizygote männliche Merkmalsträger bereits intrauterin sterben. Folgende Regeln treffen auf eine X-chromosomal-dominante Vererbung zu:

- Erkrankte Väter haben immer kranke Töchter.
- Erkrankte Väter haben immer gesunde Söhne, da deren X-Chromosom von der gesunden Mutter stammt.
- Mütter geben das mutierte Allel zu 50 % an Töchter und Söhne weiter.
- Aus den Punkten 1–3 ergibt sich, dass erkrankte Söhne das mutierte Allel immer von der Mutter geerbt haben, während erkrankte Töchter das mutierte Allel von beiden Elternteilen geerbt haben können.
- Frauen sind doppelt so häufig betroffen wie Männer.

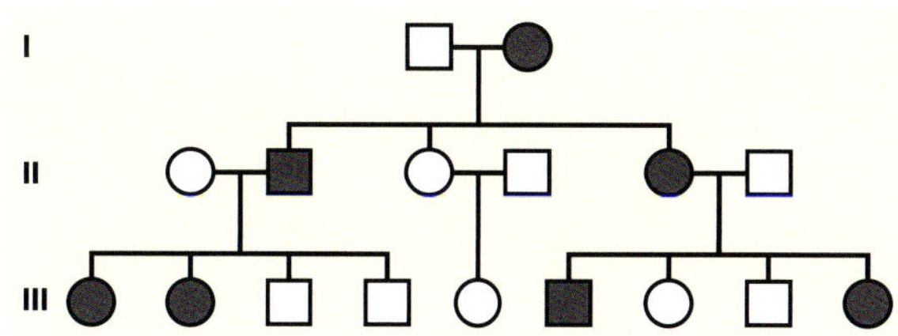

Abb. 24.7 **X-chromosomal-dominanter Erbgang.**

LERNPAKET 7

- Nachkommen gesunder Angehöriger sind immer gesund.
- Der Phänotyp der betroffenen Frauen ist stets milder ausgeprägt als bei betroffenen Männern, da bei Frauen im Regelfall die Hälfte der X-Chromosomen, die das mutierte Allel tragen, nach der Lyon-Hypothese inaktiviert ist.

Beim Menschen sind nur wenige erbliche Erkrankungen bekannt, die einem X-chromosomal-dominanten Erbgang folgen:

- Vitamin-D-resistente Rachitis (Phosphatdiabetes) (S. 125)
- Incontinentia pigmenti (S. 54)
- Rett-Syndrom (S. 149)
- Alport-Syndrom (S. 55).

PRÜFUNGSHIGHLIGHTS

– ! Ein Gesunder mit einer Schwester mit Rett-Syndrom hat kein erhöhtes Risiko, dass seine Kinder auch das Rett-Syndrom bekommen.

24.6.5 Geschlechtsbegrenzte Vererbung

Von der geschlechtsgebundenen Vererbung (X-chromosomaler Erbgang) ist die sog. geschlechtsbegrenzte Vererbung zu unterscheiden. Geschlechtsbegrenzte Anomalien werden **autosomal vererbt**, treten jedoch **nahezu ausschließlich** bei nur einem Geschlecht auf.

Eine Form der **Pubertas praecox vera** wird autosomal-dominant vererbt, wird jedoch nur bei Jungen phänotypisch ausgeprägt. Betroffene Väter geben diese Erkrankung an ihre Söhne weiter.

Eine **relative Geschlechtsbegrenzung** liegt bei autosomal vererbten Erkrankungen vor, wenn diese **bevorzugt** bei einem Geschlecht auftreten.

24.6.6 Mitochondriale Vererbung

In der mitochondrialen DNA (**mtDNA**) werden exakt **37 Gene** codiert, dabei handelt es sich hauptsächlich um t-RNA und r-RNA (22 bzw. 2 Gene) sowie um Untereinheiten mitochondrialer **Enzyme der Atmungskette** (13 Gene). Mitochondriale DNA ist zirkulär, sie enthält keine Introns und nur einen Promotor. mtDNA weist eine 10- bis 20-fach erhöhte Mutationsrate auf, da sie über keinerlei DNA-Reparaturmechanismen verfügt.

In einer Zelle können sowohl Mitochondrien mit mutierter als auch mit normaler DNA nebeneinander vorliegen (**Heteroplasmie**). Wenn ausschließlich mutierte Mitochondrien in einer Zelle vorliegen, wird dies als **Homoplasmie** bezeichnet.

Der Schweregrad einer mitochondrial vererbten Erkrankung hängt vom Verhältnis zwischen mutierter und normaler mtDNA ab, da das **Verteilungsverhältnis** zeitlich und interindividuell variieren kann.

Mitochondriale Erkrankungen sind i. d. R. durch Defekte der Energiegewinnung gekennzeichnet, sodass sie sich vor allem in **Geweben mit einem hohen Energiebedarf** (Skelett- und Herzmuskulatur, Nervensystem) manifestieren (**Tab. 24.2**). Leitbefund mitochondrialer Stoffwechselstörungen ist die Laktaterhöhung.

Mitochondriale Erkrankungen werden ausschließlich **maternal vererbt**, da bei der Befruchtung keine paternalen Mitochondrien (befinden sich im Schwanzteil des Spermiums) in die Eizelle gelangen. Männliche und weibliche Nachkommen sind gleichermaßen von der Erkrankung betroffen (**Abb. 24.8**), Kinder eines erkrankten Vaters erkranken jedoch nie.

PRÜFUNGSHIGHLIGHTS

– ! Leitbefund mitochondrialer Energiestoffwechselstörungen ist die **Laktaterhöhung**.

Tab. 24.2 Mitochondrial vererbte Erkrankungen

Syndrom	Klinik	Manifestationsalter	Mutation
Kearns-**S**ayre-**S**yndrom (KSS)	chronisch progressive externe Ophthalmoplegie (CPEO), Retinopathie, Ptosis, Taubheit, Herzrhythmusstörungen, Ataxie, Muskelschwäche, Liquorprotein ↑	5.–30. Lebensjahr	meist Deletionen in der mtDNA
Myoklonus**e**pilepsie mit „**r**ed **r**agged **f**ibers" (MERRF)	Myoklonusepilepsie, Myopathie, zerebelläre Ataxie, Neuropathie, progrediente Demenz	5.–15. Lebensjahr	Punktmutation (Substitution)
mitochondriale **E**nzephalopathie mit **L**akt**a**tazidose und **s**chlaganfallähnlichen Ereignissen (MELAS)	s. Syndromname sowie Myopathie, Kleinwuchs, Migräne, Demenz, Taubheit, Diabetes mellitus	5.–15. Lebensjahr	Punktmutation (Substitution)
hereditäre Leber'sche Optikusatrophie (LHON)	Blindheit	12.–30. Lebensjahr	Punktmutation (Substitution)

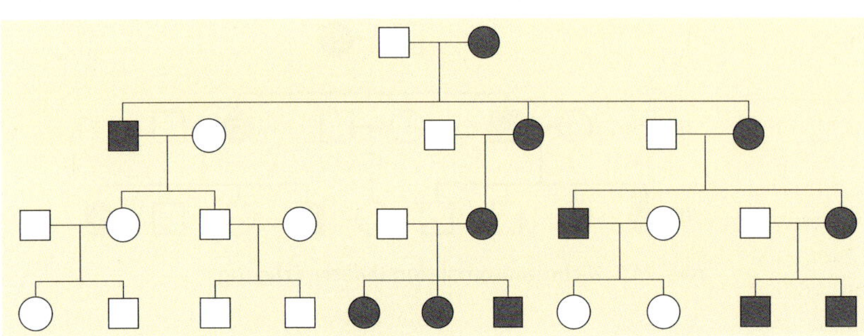

Abb. 24.8 Mitochondriale Vererbung. [aus Murken et al., Taschenlehrbuch Humangenetik, Thieme, 2011]

24.6.7 Genkopplung

DEFINITION Zwei Gene, die auf demselben Chromosom liegen, werden als **gekoppelt** bezeichnet. Sie werden i. d. R. **zusammen vererbt**. Die Kopplung besteht dabei zwischen den Genloci.

Eine Genkopplung kann durch ein **Crossing-over** während der Meiose aufgehoben werden. Die Rekombinationshäufigkeit ist umso größer, je weiter die beiden Gene auf dem Chromosom voneinander entfernt liegen. Das bedeutet, dass gekoppelt vererbte Merkmale nach einem Crossing-over getrennt vererbt werden können.

Die Genkopplung ist von folgenden Begriffen abzugrenzen:

- **Korrelation:** Korrelierte Merkmale treten überdurchschnittlich häufig gemeinsam auf. Der Begriff der Korrelation bezieht sich allein auf den Phänotyp. Bei **pleiotropen Krankheitsbildern** (z. B. Marfan-Syndrom) sind die Anomalien korreliert, die eine Genmutation in verschiedenen Organsystemen auslösen können. Korrelierte Merkmale können **nicht** durch ein Crossing-over getrennt vererbt werden.
- **Assoziation:** Als Assoziation wird das **statistisch gehäufte, gleichzeitige Vorkommen** von verschiedenen phänotypischen Anomalien bezeichnet. Ursache und Pathogenese sind unklar, sodass eine genetische Ursache nicht eindeutig angenommen werden kann. Auch im klinischen Sprachgebrauch wird daher von Assoziationen (z. B. VACTERL-, MURCS- oder CHARGE-Assoziation) gesprochen.

24.6.8 Genetische Heterogenität

DEFINITION Eine genetische Heterogenität (**Heterogenie**) liegt vor, wenn das gleiche erbliche Krankheitsbild durch **unterschiedliche** Mutationen hervorgerufen werden kann.

- **allelische Heterogenität:** Eine Erkrankung wird durch verschiedene Mutationen in ein und demselben Genlocus ausgelöst.
- **nicht allelische Heterogenität:** Verschiedene mutierte Gene unterschiedlicher Loci verursachen dieselbe Erkrankung (Locusheterogenität). Nicht allelisch heterogene Krankheitsbilder können unterschiedlichen Erbgängen folgen.

Erbkrankheiten, die den gleichen Phänotyp bei Mutationen in unterschiedlichen Genen hervorrufen, werden als **Genokopien** bezeichnet.

Beispiele: **Allelisch heterogene** Krankheitsbilder sind z. B. die Mukoviszidose, die Phenylketonurie oder der 21-Hydroxylase-Defekt.

Beispiele für **nicht allelisch heterogen** vererbte Krankheiten sind erbliche Taubstummheit (autosomal-rezessiv), Albinismus (autosomal-rezessiv), Elliptozytose (autosomal-dominant), Alport-Syndrom, Retinitis pigmentosa, Ehlers-Danlos-Syndrom, Osteogenesis imperfecta (alle verschiedene Erbgänge).

Nachweismethoden: Genetische Heterogenität kann auf verschiedene Arten nachgewiesen werden:

- **Kopplungsanalyse** (S. 153)**:** Nachweis der nicht allelischen Heterogenität. Beispiel: Bei Elliptozytose sind Mutationen in verschiedenen Genloci bekannt. Ein Gen, das die Anomalie auslöst, ist an den Locus der Rhesusblutgruppe gekoppelt, andere mutierte Gene werden unabhängig von der Rhesusgruppe vererbt.
- **Erbgangsnachweis:** Nachweis der nicht allelischen Heterogenität → wenn ein Krankheitsbild durch verschiedene Mutationen ausgelöst wird, die jedoch unterschiedlich vererbt werden (z. B. die verschiedenen Enzymdefekte beim Ehlers-Danlos-Syndrom).
- **Stammbaumanalyse:** Eine Heterogenie liegt vor, wenn an einem autosomal-rezessiven Leiden homozygot erkrankte Eltern gesunde Kinder haben, z. B. bei der erblichen Taubstummheit. Wenn die Erkrankung bei 2 taubstummen Elternteilen durch eine Mutation in 2 verschiedenen Genen ausgelöst wird, sind alle Kinder gesund.
- **biochemisch/molekularbiologisch:** Bei der phänotypisch gleichen Erkrankung sind unterschiedliche Genprodukte nachweisbar, die durch Mutationen in verschiedenen Genloci entstanden sind.

24.6.9 Komplexe (multifaktorielle) Vererbung

Polygen vererbte Merkmale werden durch Varianten verschiedener Gene verursacht, folgen keinem Mendel-Erbgang und unterliegen häufigen Mutationen, die ihre Ausprägung variieren. Der polygene Erbgang ist selten, vielmehr wird die Mehrheit physiologischer wie pathologischer Merkmale komplex (**multifaktoriell**) vererbt. Dabei findet eine Wechselwirkung mit exogenen Faktoren (**Umweltfaktoren**) statt, die modulierend wirken.

Erbgrundlage normaler Merkmale

Multifaktorielle Vererbung ist die Erbgrundlage normaler Merkmale wie z. B. **Körpergröße** und **Intelligenz**. Verwandte Personen können bezüglich der Übereinstimmung quantitativ fassbarer Merkmale (z. B. Körpergröße, Pubertätsbeginn, Intelligenz, messbare Laborparameter) miteinander verglichen werden. Der Korrelationskoeffizient beträgt

- +1, wenn 2 Personen vollständig in diesem Merkmal übereinstimmen
- 0, wenn es keine Übereinstimmung gibt
- −1, wenn sich die Merkmale zweier Personen gegensätzlich verhalten.

Die maximal mögliche Korrelation zwischen einem Elternteil und dem Kind beträgt + 0,5, zwischen eineiigen Zwillingen nahezu + 1.

Durch **Umwelteinflüsse** können komplex vererbte Merkmale **modifiziert** werden, z. B. wird der Anstieg der durchschnittlichen Körpergröße innerhalb der vergangenen 100 Jahre und der früher als vor 100 Jahren erfolgende Pubertätseintritt auf einen Anstieg des Lebensstandards in den Industrieländern zurückgeführt.

Pathologische Merkmale

Multifaktoriell vererbte pathologische Merkmale verursachen keinen charakteristischen Phänotyp, da der Übergang vom normalen zum pathologischen Merkmal fließend ist (z. B. bei der Intelligenzminderung).

Multifaktoriell bedingte Krankheiten (**Tab. 24.3**) kommen durch das Zusammenspiel von genetischen und Umweltfaktoren zustande.

Tab. 24.3 Beispiele für multifaktorielle Erbkrankheiten

Erkrankung	Häufigkeit	Geschlechterverhältnis (m : w)
hypertrophe Pylorusstenose	3:1000	4:1
Lippen-Kiefer-Gaumen-Spalte	1:600	1,5:1
kongenitale Hüftdysplasie	7:1000	1:8
angeborener Klumpfuß	1:1000	2:1
Morbus Hirschsprung	1:3000–1:5000	4:1

24.7 Genfrequenz

DEFINITION Eine **Population** im genetischen Sinn ist eine Gesamtheit von Individuen, die sich miteinander fortpflanzen bzw. fortpflanzen können. Der Populationsbegriff kann sich dabei auch auf eine lokal begrenzte oder ethnisch zusammengehörige Gruppe von Individuen beziehen.

Die **Genfrequenz** ist die Häufigkeit eines Allels an einem Genort in einer bestimmten Population.

Wenn an einem Genlocus immer dasselbe Allel auftritt, hat dessen Genfrequenz p den Wert 1. Wenn 2 verschiedene Allele vorkommen können, so ist die Summe der beiden Allelhäufigkeiten gleich 1 (**p + q = 1**). Dabei ist **p** die Häufigkeit bzw. Frequenz der einen Allelausprägung **A** und **q** die der anderen **a**. Es ergeben sich folgende Häufigkeiten:

- $p \cdot p$ (also p^2) für AA
- $p \cdot q$ und $q \cdot p$ (also 2pq) für Aa
- $q \cdot q$ (also q^2) für aa.

Angenommen, beide Allele kommen gleich häufig vor, haben beide jeweils eine Häufigkeit von 0,5.

Wenn die Zufälligkeit der Gendurchmischung, d. h. der zufälligen Partnerwahl (**Panmixie**), erhalten ist, kann für die Genhäufigkeit ein Populationsgleichgewicht (**Hardy-Weinberg-Gleichgewicht**) angenommen werden. Die Panmixie kann durch Selektion (Auslese), Mutationen, Genwanderung (genetische Drift), Migration von Angehörigen einer Population, Verwandtenehen und den Founder-Effekt (Gründereffekt) gestört werden. Darüber hinaus muss eine ausreichende Populationsgröße vorhanden sein und es dürfen keine die Genhäufigkeiten beeinflussenden Mutationen vorliegen.

Liegt ein Hardy-Weinberg-Gleichgewicht vor, wird die Genfrequenz mithilfe folgender Gleichung berechnet:

$$p^2 + 2pq + q^2 = 1$$

Heterozygotenwahrscheinlichkeit: Mithilfe des Hardy-Weinberg-Gleichgewichts kann die Heterozygotenwahrscheinlichkeit (= **Heterozygotenfrequenz**) abgeschätzt werden, die für die Berechnung des Wiederholungsrisikos bei **autosomal-rezessiven Erkrankungen** notwendig ist. Wenn **a** als das krankheitsauslösende Allel angenommen wird, entspricht $\mathbf{q^2}$ der Häufigkeit der für das Allel Homozygoten, also der **Erkrankungshäufigkeit**. Diese ist für viele Erkrankungen bekannt. Die Genfrequenz q für a ist also:

$$q = \sqrt{q^2}$$

BEISPIEL

Phenylketonurie

Die Erkrankungshäufigkeit wird für die Phenylketonurie in einer bestimmten Population mit 1:10 000 angegeben. Die Genfrequenz q für a beträgt bei der Phenylketonurie demnach 1/100. Daraus lässt sich die Genfrequenz p für A errechnen:

$$p = 1 - q = 1 - \frac{1}{100} = \frac{99}{100}$$

Wie oben angegeben beträgt die Wahrscheinlichkeit für Heterozygotie (Aa) 2pq. Setzt man die 99/100 der Einfachheit halber gleich 1, ergibt sich folgende Rechnung für die Heterozygotenwahrscheinlichkeit:

$$2pq = 2 \cdot 1 \cdot \sqrt{q^2} = 2 \cdot \frac{1}{100} = \frac{1}{50}$$

Die Heterozygotenwahrscheinlichkeit für die Phenylketonurie in dieser Population beträgt also 1/50.

Homozygotenwahrscheinlichkeit: Mit derselben Formel kann die Homozygotenwahrscheinlichkeit q^2 berechnet werden, wenn die Heterozygotenfrequenz gegeben ist, wenn also z. B. bekannt ist, dass für ein bestimmtes Allel jeder 50. Mensch heterozygoter Genträger ist. Also ist die Heterozygotenwahrscheinlichkeit:

$$2pq = \frac{1}{50}$$

Ziel der Berechnung ist die Genfrequenz q des veränderten Allels, wobei p wieder gleich 1 gesetzt wird:

$$2 \cdot 1 \cdot q = \frac{1}{50} \rightarrow q = \frac{1}{100}$$

Die Homozygotenwahrscheinlichkeit entspricht q^2 und beträgt in diesem Beispiel demnach 1/10 000.

Balancierter Polymorphismus: Ein Heterozygotenvorteil (sog. „**Heterosis**") liegt vor, wenn ein mutiertes Allel, das eigentlich zu einem Selektionsnachteil für seinen Träger führen sollte, überdurchschnittlich häufig vorkommt. Zwischen diesem Heterozygotenvorteil stellt sich zum Selektionsnachteil ein Gleichgewichtszustand her, der als **balancierter Polymorphismus** bezeichnet wird. Ein solcher balancierter genetischer Polymorphismus wurde für das **Sichelzellgen** nachgewiesen, da ein heterozygoter Trägerstatus einen Selektionsvorteil gegenüber beiden Arten von Homozygoten in Regionen bietet, in denen die tropische Malaria auftritt.

24.8 Zwillinge

Die meisten Zwillingspaare sind zweieiig. Sie unterscheiden sich in Genom und Aussehen voneinander wie Geschwister. Der Verwandtschaftskoeffizient beträgt bei ihnen ½. Eineiige Zwillinge dagegen stimmen in ihrem Genom zu 100 % überein. Dennoch kann die Genexpression durch epigenetische Regulationsmechanismen Unterschiede zwischen beiden Zwillingspartnern aufweisen. Durch die Analyse **genetischer Polymorphismen** (DNA-Fingerprinting bzw. genetischer Fingerabdruck) kann eine Eineiigkeit von Zwillingen eindeutig bewiesen werden. Daher heilen z. B. Hauttransplantate zwischen eineiigen Zwillingen aufgrund des identischen HLA-Status komplikationslos ab.

Anhand der Zwillingsforschung kann untersucht werden, ob ein bestimmtes Merkmal ausschließlich genetisch bedingt ist oder durch exogene Faktoren moduliert werden kann. Ein Merkmal liegt **konkordant** vor, wenn es bei beiden Zwillingen vorkommt. Dagegen besteht eine **Diskordanz**, wenn das Merkmal nur bei einem Zwilling auftritt. Konkordanz und Diskordanz können bei ein- und bei zweieiigen Zwillingen ermittelt und miteinander verglichen werden und lassen somit eine Aussage über die Erblichkeit eines bestimmten Merkmals zu. Wenn die Konkordanzdaten einer Erkrankung stark zwischen eineiigen und zweieiigen Zwillingspaaren variieren, wird eine genetische Ursache der Erkrankung angenommen (z. B. bei der Schizophrenie).

Die Aussagen der Zwillingsforschung können eingeschränkt werden durch **Fehler bei der Datenerfassung**, zu **kleine Patientengruppen**, Umweltfaktoren, genetische Heterogenität, polygene Vererbung oder eine reduzierte Penetranz einer Erkrankung. Chromosomenanomalien können bei einem Zwillingspartner bei **mitotischen Teilungen** auftreten, in diesen Fällen bestehen genetische Unterschiede auch zwischen eineiigen Zwillingen. Auch sollten **Wechselwirkungen der Paargemeinschaft** berücksichtigt werden.

24.9 Genetische Diagnostik und Beratung

24.9.1 Grundlagen

Ziel der genetischen Beratung ist es, die betroffenen Familien ausführlich über die Erkrankung, die medizinischen und biologischen Fakten sowie über die Erkrankungsrisiken zu informieren und ihnen eine individuelle Entscheidungshilfe anzubieten.

Indikation:

- **Geburt eines Kindes** mit angeborenen Fehlbildungen, Entwicklungsstörungen oder einer vermuteten genetischen Erkrankung
- Erbkrankheit in der **Familie eines Elternteils**
- von einer Erbkrankheit **betroffener Elternteil**
- **erhöhtes Alter der Eltern**
- **Verwandtenehe**
- **habituelle Abortneigung**
- Exposition des Ungeborenen gegenüber **teratogenen Noxen** (Infektionen, Medikamente, Drogen, Alkohol, Strahlen)

Anamnese und Stammbaum: Eine **ausführliche Familienanamnese** umfasst Fragen nach Erkrankungen der Verwandten, Fehlgeburten, der ethnischen Herkunft und ggf. vorhandener Blutsverwandtschaft sowie einer möglichen Konfrontation des ungeborenen Kindes mit teratogenen Noxen. Wenn ein Patient eine genetische Diagnostik und Beratung sucht, sollten **immer Stammbäume** erstellt werden.

Wiederholungsrisiko: Das Wiederholungsrisiko kann auf Basis der genetischen Untersuchungsergebnisse der Familie und der verschiedenen krankheits- und familienbezogenen Faktoren unter Zuhilfenahme von statistischen Daten individuell berechnet werden. Dabei muss jedoch bei der Beratung berücksichtigt werden, dass das Wiederholungsrisiko lediglich eine **Wahrscheinlichkeit**, jedoch keine mit Sicherheit eintretende Tatsache ausdrückt.

Habituelle Aborte und Infertilität: Beide Ereignisse werden manchmal durch balancierte Chromosomenanomalien bei einem der Elternteile hervorgerufen. Daher sollte nach dem dritten Abort neben einer gynäkologischen Diagnostik auch eine genetische Diagnostik eingeleitet werden. Dabei sollte eine **Chromosomenanalyse** bei **beiden Elternteilen** durchgeführt werden, da auch Chromosomenanomalien des Mannes habituelle Aborte (S. 159) auslösen können.

Eine Ursache von Infertilität können gonosomale Chromosomenaberrationen sein, daher ist auch in diesen Fällen eine Chromosomenanalyse indiziert.

Wichtige Gesichtspunkte für die Beratung: Eine genetische Beratung hat nicht direktiv zu erfolgen. Der Familie sollten wertfrei Informationen über die Erkrankung mit auf den Weg gegeben werden. Über den Schweregrad und die Therapiemöglichkeiten der Erkrankung, über die Pränataldiagnostik und die Möglichkeit eines Schwangerschaftsabbruchs sollten gesprochen werden. Ferner sollten Frauen mit habituellen Aborten auf embryo- und fetalpathologische Untersuchungen hingewiesen werden. Eugenische Gesichtspunkte dürfen nicht bei der Beratung berücksichtigt werden. Eine psychologische Konsultation sollte angeboten werden.

> **LERNTIPP** !
>
> Voraussetzung für genetische Untersuchungen ist die Beachtung des **Gendiagnostikgesetzes** (GenDG) und dem darin definierten **„Recht auf Nichtwissen"**. Dieses Recht ist v. a. für nicht-heilbare genetisch-bedingte Krankheiten relevant, z. B. um eine genetische Diskriminierung zu verhindern. In eine genetische Untersuchung muss die betroffene Person laut GenDG rechtswirksam einwilligen.

Pränataldiagnostik: Die Methoden der Pränataldiagnostik umfassen:

- sonografische Fehlbildungsdiagnostik: z. B. Bestimmung der Nackenfaltendicke
- laborchemische Diagnostik bei der Mutter: z. B.
  - Triple-Test mit der Bestimmung von
    - α-Fetoprotein (AFP)
    - humanem Chorion-Gonadotropin (β-HCG)
    - unkonjugiertem Östriol
  - Harmony-Test: Bestimmung von zellfreier fetaler DNA
- invasive Pränataldiagnostik sowie nachfolgende genetische oder laborchemische Untersuchungen (z. B. AFP, Acetylcholinesterase)
  - Amniozentese
  - Chorionzottenbiopsie
  - Nabelschnurpunktion.

24.9.2 Wiederholungsrisiko bei autosomal-rezessiven Erbkrankheiten

Das Risiko von **zwei heterozygoten gesunden** Elternteilen, ein homozygot erkranktes Kind zu zeugen, liegt theoretisch bei 25 %. Daher liegt auch das Wiederholungsrisiko für ein weiteres erkranktes Kind bei **25 %.** Die Wahrscheinlichkeit, dass ein gesundes Kind ein(e) heterozygote(r) Überträger(in) für eine autosomal-rezessive Erkrankung (z. B. adrenogenitales Syndrom) ist, liegt bei ca. 66 %.

Häufig suchen gesunde Geschwister oder andere Verwandte einer erkrankten Person mit der Frage nach dem empirischen Wiederholungsrisiko dieser Erkrankung eine genetische Beratung auf. Dieses Risiko kann berechnet werden aus:

- der **Heterozygotenwahrscheinlichkeit des Partners** → Heterozygotenwahrscheinlichkeit (S. 166) in der Bevölkerung nach dem Hardy-Weinberg-Gesetz
- der **eigenen Heterozygotenwahrscheinlichkeit**
- dem **Erkrankungsrisiko für ein Kind zweier heterozygoter Elternteile** (= 25 % bzw. ¼).

LERNPAKET 7

Je seltener ein rezessiv vererbtes mutiertes Allel in der Normalbevölkerung ist, desto unwahrscheinlicher ist es, dass 2 Heterozygote zufällig aufeinandertreffen und Nachkommen zeugen.

LERNTIPP !

Berechnungen des Wiederholungsrisikos von autosomal-rezessiv vererbten Erkrankungen sind ein beliebtes Prüfungsthema. Daher sollte der Rechenweg beherrscht werden.

BEISPIEL

Beispiel 1:
Ein Mann, dessen Mutter an zystischer Fibrose erkrankt ist, möchte eine Familie gründen. In der Familiengeschichte der Frau gibt es keine Hinweise auf die Erkrankung, sie entstammt einer Population mit einer Häufigkeit für zystische Fibrose von 1:2500. Im Rahmen einer genetischen Beratung möchte der Mann wissen, wie hoch das Risiko für sein Kind wäre, ebenfalls zu erkranken.

Die **Heterozygotenfrequenz des Partners** errechnet sich aus der Erkrankungshäufigkeit in der Population, die der Homozygotenfrequenz q^2 entspricht, in diesem Fall 1/2500. Daraus folgt eine Heterozygotenfrequenz (2pq) von 2 · 1 · 1/50, also von 1/25.

Die **Heterozygotenwahrscheinlichkeit des Ratsuchenden** liegt bei 1, da seine Mutter erkrankt und somit homozygot ist. Daraus ergibt sich ein Risiko für das Kind von 1/100:

$$\frac{1}{25} \cdot 1 \cdot \frac{1}{4} = \frac{1}{100}$$

Beispiel 2:
Ein Mann mit einem an einer autosomal-rezessiv vererbten Erkrankung leidenden Neffen (Sohn des Bruders) möchte zusammen mit seiner aus einer unauffälligen Familie stammenden Frau ein Kind. Die Häufigkeit der Erkrankung beträgt in der Population 1:40 000. Wie hoch ist die Wahrscheinlichkeit, dass das Kind ebenfalls erkrankt?

Die **Heterozygotenfrequenz des Partners** (2pq) entspricht 2 · 1 · 1/200, also 1/100. Da der Neffe homozygot für die Erkrankung ist, muss der Bruder des Ratsuchenden heterozygot sein. Die **eigene Heterozygotenwahrscheinlichkeit** beträgt also ½. Die Wahrscheinlichkeit einer Erkrankung des Kindes liegt daher bei 1/800:

$$\frac{1}{100} \cdot \frac{1}{2} \cdot \frac{1}{4} = \frac{1}{800}$$

Beispiel 3:
Eine gesunde Frau möchte mit einem an einer autosomal-rezessiven Erkrankung leidenden Mann ein gemeinsames Kind. Die Häufigkeit der Erkrankung in der Population der Frau beträgt 1:2500. Wie hoch ist das Risiko, dass das Kind erkrankt?

Die Heterozygotenfrequenz der Frau liegt bei 1/25. Da es sich hier nicht um 2 heterozygote Elternteile handelt, kann in diesem Fall nicht einfach ¼ als Erkrankungsrisiko für das Kind eingesetzt werden, sondern beide Elternteile werden getrennt berücksichtigt: Die Wahrscheinlichkeit, dass der Mann ein mutiertes Allel weitergibt, ist aufgrund seiner Homozygotie 1. Die Wahrscheinlichkeit, dass die Frau im Fall einer Heterozygotie ein krankheitsverursachendes Allel weitergibt, liegt bei ½. Das Risiko für das Kind liegt demnach bei 1/50:

$$\frac{1}{25} \cdot 1 \cdot \frac{1}{2} = \frac{1}{50}$$

24.9.3 Wiederholungsrisiko bei autosomal-dominanten Erbkrankheiten

Bei einem Elternteil mit einer autosomal-dominant vererbten Krankheit mit vollständiger Penetranz liegt das Wiederholungsrisiko für das Kind bei **50 %** (Berechnung: 100 % Penetranz · 50 % Wahrscheinlichkeit der Weitervererbung des mutierten dominanten Allels). Bei Erkrankungen mit reduzierter Penetranz ist auch das Wiederholungsrisiko geringer, obwohl die Wahrscheinlichkeit des Tragens des mutierten Allels gleich bleibt. Daher werden Generationen scheinbar „übersprungen“.

Hierzu gehört auch die Mutation des BRCA1-Gens (erhöhte Wahrscheinlichkeit, an einem Mammakarzinom zu erkranken).

Neumutanten: Das sporadische Auftreten autosomal-dominanter Erkrankungen bei einem Kind in bisher gesunden Familien ist i. d. R. auf eine **Neumutation während** der **Meiose** zurückzuführen. Bei diesen Spontanmutationen besteht kein erhöhtes Wiederholungsrisiko bei einem zweiten Kind. Die Spontanmutationsrate kann beispielsweise durch ein erhöhtes Alter des Vaters oder andere Einflüsse erhöht sein. Erkrankungen mit erhöhter Neumutationsrate sind Apert-Syndrom und Achondroplasie.

Keimzellmosaik: Ein Keimzellmosaik entsteht durch eine Mutation während der Keimbahnentwicklung (**Mitose**) der Eltern. Wenn mehrere Kinder gesunder Eltern an einer autosomal-dominanten Erkrankung leiden, ist dies auf ein Keimzellmosaik zurückzuführen. Das Wiederholungsrisiko beim nächsten Kind liegt je nach Erkrankung zwischen 5 und 10 %.

Haben gesunde Eltern bereits ein Kind mit einer autosomal-dominanten Erkrankung, wird bei einer Folgeschwangerschaft eine Pränataldiagnostik empfohlen, um eine Neumutation von einem Keimzellmosaik unterscheiden zu können.

24.9.4 Wiederholungsrisiko bei Krankheiten mit geschlechtsgebundener Vererbung

Bei der Beurteilung des Wiederholungsrisikos von Krankheiten mit geschlechtsgebundenem Erbgang ist relevant, welches Elternteil das mutierte Allel trägt und welches Geschlecht die Nachkommen haben. Das Risiko einer Frau, Konduktorin zu sein, kann häufig auch aus dem Stammbaum abgeleitet werden. Gegebenenfalls sind Heterozygotentests (S. 162) möglich.

LERNTIPP !

Das IMPP zeigt gerne Stammbäume von geschlechtsgebunden vererbten Erkrankungen oder fragt nach dem Wiederholungsrisiko. Dieses sollte in Abhängigkeit vom Geschlecht bewertet werden!

24.9.5 Wiederholungsrisiko bei multifaktoriell bedingten Erbkrankheiten

Das Wiederholungsrisiko bei multifaktoriell bedingten Erbkrankheiten kann nicht durch statistische Berechnungen ermittelt werden. Daher müssen empirisch erhobene Wiederholungsstatistiken zur Risikoermittlung herangezogen werden (**Tab. 24.4**). Im Gegensatz zu monogenen Erbleiden ist bei multifaktoriell bedingten Erkrankungen die **Anzahl bereits erkrankter Geschwister** sehr wichtig.

Tab. 24.4 Empirisches Wiederholungsrisiko bei multifaktoriell bedingten Erkrankungen

Erkrankung	Risiko für 1. Kind gesunder Eltern	Risiko für 2. Kind*	Risiko für 3. Kind*
Lippen-Kiefer-Gaumen-Spalte (beidseitig)	0,2 %	4 %	9 %
Neuralrohrdefekte	0	2–5 %	10–12 %
angeborene Herzfehler	0,5–0,8 %	2–4 %	10–12 %

* bei erkranktem Geschwisterkind und gesunden Eltern

LERNTIPP !

Das Wiederholungsrisiko bei multifaktoriell vererbten Erkrankungen (z. B. Lippen-Kiefer-Gaumen-Spalte) können Sie nicht herleiten, Sie müssen es daher auswendig wissen.

Carter-Effekt: Das Erkrankungsrisiko der Nachkommen ist bei den meisten multifaktoriell vererbten Erkrankungen vom Geschlecht des erkrankten Elternteils abhängig. So haben die Nachkommen ein höheres Wiederholungsrisiko, wenn der erkrankte Elternteil dem seltener betroffenen Geschlecht angehört (sog. Carter-Effekt). Die hypertrophische Pylorusstenose tritt beispielsweise bei Söhnen erkrankter Mütter mit einer Häufigkeit von knapp 20 % auf, während die angeborene Hüftgelenkluxation bei Töchtern erkrankter Väter mit einer Häufigkeit von 7 % vorkommt.

Erbprognosen häufiger Erkrankungen: Nachkommen von Patienten mit häufigen multifaktoriell bedingten Erkrankungen wie Diabetes mellitus, Epilepsie oder Schizophrenie haben ein erhöhtes Risiko, die gleiche Erkrankung zu entwickeln. Erbprognosen sind jedoch schwierig zu treffen, da auch Umgebungsfaktoren eine Rolle in der Pathogenese spielen. Bei Patienten mit Diabetes mellitus kann eine HLA-Typisierung vorgenommen werden, um das Wiederholungsrisiko zu präzisieren.

24.9.6 Wiederholungsrisiko bei Chromosomenaberrationen

Zur Abschätzung des Wiederholungsrisikos von Chromosomenaberrationen ist eine **Chromosomenanalyse** notwendig. So kann die zugrunde liegende Anomalie zytogenetisch diagnostiziert werden. Am Beispiel des Down-Syndroms ist das Wiederholungsrisiko für verschiedene genetische Konstellationen in **Abb. 24.9** erläutert.

Alter der Mutter: Mit dem Alter der Mutter steigt das Risiko einer meiotischen Nondisjunction und damit **freier Trisomien** an. Das Wiederholungsrisiko wird nicht höher, wenn die Frau bereits ein Kind mit Down-Syndrom geboren hat. Bei Frauen unter 30 Jahren liegt das Risiko eines zweiten Kindes mit einer Trisomie 21 bei 1 %, bei über 38-jährigen Frauen dagegen bei 1–5 %.

Chromosomenstörungen durch eine meiotische Nondisjunction treten bei älteren Frauen (> 38 Jahre) deutlich häufiger auf als bei Frauen < 30 Jahren. Allgemein ist das Wiederholungsrisiko einer durch eine Nondisjunction verursachten Chromosomenaberration für ein weiteres Kind erhöht, wenn bereits ein Kind mit einer solchen Chromosomenaberration geboren wurde. Allerdings muss nicht wieder das gleiche Chromosom von der Aberration betroffen sein. Das Wiederholungsrisiko für Translokationstrisomien (mit Ausnahme einer De-novo-Mutation) und partiellen Trisomien nimmt dagegen nicht mit dem mütterlichen Alter zu, sondern ist per se durch die Chromosomenstörung der Eltern erhöht.

LERNTIPP !

Beachten Sie den Entstehungsmechanismus: Das Alter der Mutter beeinflusst die Inzidenz von freien Trisomien, hat jedoch keinen Einfluss auf die Häufigkeit von Translokations- und partiellen Trisomien!

PRÜFUNGSHIGHLIGHTS

- ! Individuen können genetische Untersuchungen ablehnen, indem sie von ihrem im Gendiagnostikgesetz definierten **„Recht auf Nichtwissen"** Gebrauch machen.
- !! **autosomal-rezessiv vererbte Erkrankungen:** Berechnen des **Wiederholungsrisikos**
- ! **autosomal-dominante Erkrankungen**: Berechnen des Wiederholungsrisikos (bei Vorliegen einer Mutation des BRCA1-Gens tragen die erstgradig Blutsverwandten mit 50 % Wahrscheinlichkeit die Mutation)
- ! Wenn mehrere Kinder gesunder Eltern an einer autosomal-dominanten Erkrankung leiden, ist dies auf ein Keimzellmosaik zurückzuführen.
- **multifaktoriell bedingte Erkrankungen:**
  - ! Bei multifaktoriellen Krankheiten ist das Wiederholungsrisiko höher, wenn es sich beim Indexfall um einen Patienten des seltener betroffenen Geschlechts handelt.
  - ! Bei Patienten mit Diabetes mellitus kann eine HLA-Typisierung vorgenommen werden, um das Wiederholungsrisiko zu präzisieren.
- **Chromosomenaberrationen:**
  - ! Das Wiederholungsrisiko einer freien Trisomie 21 bei weiteren Geschwistern hängt vom **mütterlichen Alter** ab, steigt aber nicht durch die vorangehende Geburt eines Kindes mit **freier Trisomie 21**.
  - ! **Translokationstrisomie:** Ist die Mutter Trägerin der Translokation, liegt das empirische Wiederholungsrisiko bei ca. 10 %.

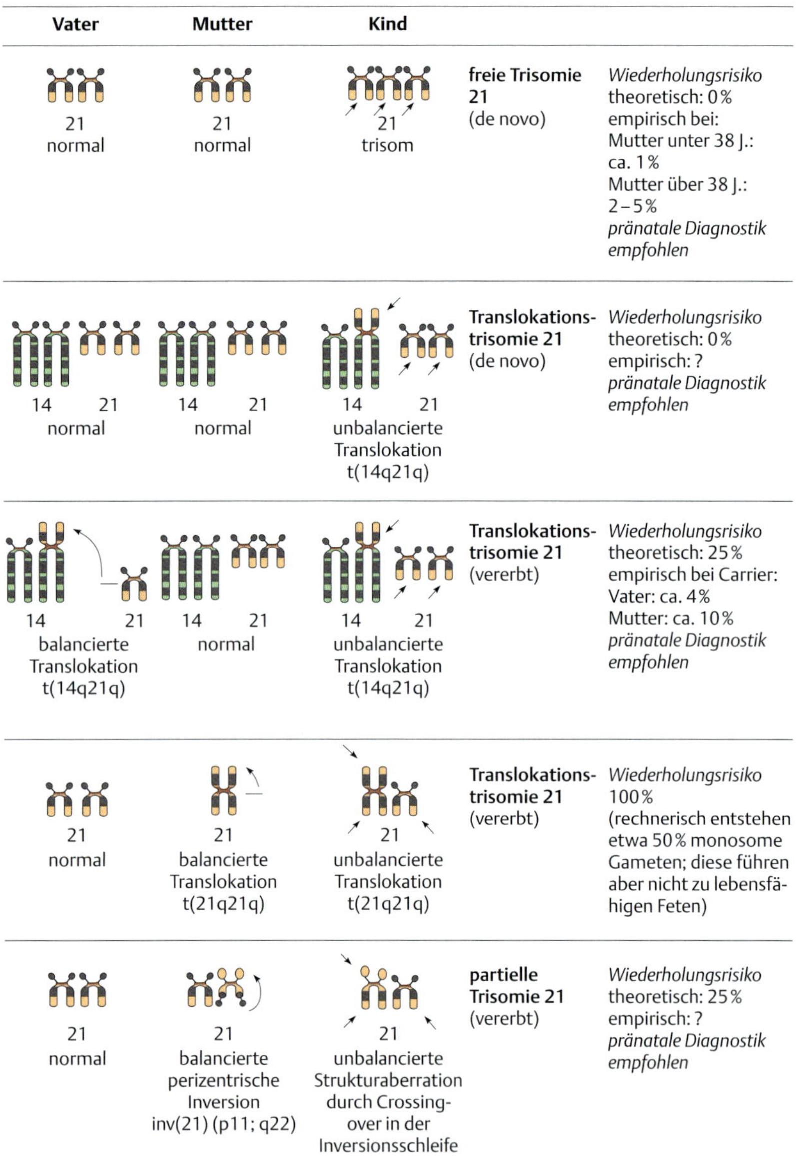

Abb. 24.9 **Zytogenetische Aberrationstypen und deren Wiederholungsrisiko für Trisomie 21.** [aus Murken et al., Taschenlehrbuch Humangenetik, Thieme, 2011]

Sachverzeichnis

A

B

C

D

E